# 细节决定健康

主 审 宋爱莉
主 编 付曙光
副主编 孙习东 康夫仁

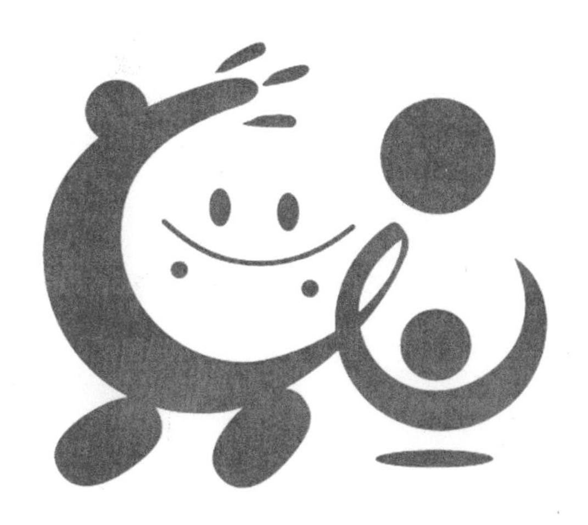

青岛出版社
QINGDAO PUBLISHING HOUSE

**图书在版编目（CIP）数据**

细节决定健康 / 宋爱莉等编著 . — 青岛 : 青岛出版社 , 2019.8
ISBN 978-7-5552-8142-9

Ⅰ . ①细… Ⅱ . ①宋… Ⅲ . ①保健—基本知识 Ⅳ . ① R161

中国版本图书馆 CIP 数据核字（2019）第 064671 号

**书　　名**　**细节决定健康**
（畅销 15 年新版精华本）
**主　　审**　宋爱莉
**主　　编**　付曙光
**副 主 编**　孙习东　康夫仁
**编　　委**　安　宁　明　亮　林　孜　孟明非　刘秉栋　赵　灿　刘　薇
孟一标　郑化磊　孟达思　张新芳　张明弘　陈进雪　明莎德
徐　斌　张凌云　李　娟　费碧灿　张葵茜
**出版发行**　青岛出版社（青岛市海尔路 182 号，266061）
**本社网址**　http：//www.qdpub.com
**邮购电话**　13335059110　0532-68068026（兼传真）　85814750（兼传真）
**责任编辑**　傅　刚　E-mail：qdpubjk@163.com
**封面设计**　光合时代
**照　　排**　青岛双星华信印刷有限公司
**印　　刷**　北京德富泰印务有限公司
**出版日期**　2019 年 8 月第 1 版　2019 年 8 月第 1 次印刷
**开　　本**　20开（889mm × 1194mm）
**印　　张**　17.4
**字　　数**　400 千
**书　　号**　ISBN 978-7-5552-8142-9
**定　　价**　58.00 元（精装本）

**编校印装质量、盗版监督服务电话　4006532017　0532-68068638**

# 出版说明

《细节决定健康》是青岛出版社2004年策划出版的一本大众健康类畅销书。该书的上市引领了当年健康图书的销售热潮。目前市场上跟风的图书达近百个品种。图书内容的编排设计以及开本都成为其他出版机构模仿的对象，也足见本书的影响力。本书入选2006年度“知识工程——中华全民读书推荐书目”和2007年度中国十大健康好书”，并成为上海新华传媒第一本专营图书。

《细节决定健康》一书的畅销也宣告着养生类图书市场开始进入一个新的时代，以往从宏观上认识养生、了解养生的图书已经被读者淡忘，以生活为本的养生类图书成为读者的新宠。

为了能够维护好《细节决定健康》一书的品牌，使其能够在市场上获得更长的销售周期，并带动青岛出版社整体大众健康类图书的销售，我们对于“细节决定健康”系列图书作出了一个中长期的出版规划，陆续推出了《细节决定健康Ⅱ》以及《细节决定健康》男人版、女人版等10个品种，丰富了“细节”类图书的产品线，扩大了市场规模，并起到了相互拉动销售的作用，削弱了跟风图书对本版图书的冲击。同时有针对性地进行专题促销，如妇女节推“女人版”，老人节推“老人版”，春节推“家庭装”，做到了全年营销有主题，极大延长了产品寿命。“细节决定健康”系列已经成为青岛出版社大众健康类图书在全国叫得响的品牌。随后，青岛出版社更是因为连续出版了多本在国内图书市场极具影响力的大众健康类图书，在大众健康出版领域树立了良好的品牌形象。“细节”成为一个品牌诞生的源动力。

在《细节决定健康》出版15周年之际，为了回报新老读者多年来对青岛出版社大众健康图书的喜爱和信任，我们特出版《细节决定健康》精华本。本书在坚持原版本特色的基础上，在内容上关注当下健康热点，在设计上贴合时代特点，是一本从生活中的细节着眼精心编撰的家庭健康百科全书。

健康是金，健康是福！祝广大读者健康快乐每一天！

# 主审简介

宋爱莉，山东中医药大学附属医院、山东省中医院乳腺甲状腺外科创始人，山东省重点专科学术带头人，教授，主任医师，博士研究生导师。荣获山东省名中医药专家、十大名医、教学名师、优秀研究生导师、千名知名技术专家、优秀医务工作者、全国名老中医药专家学术经验继承工作指导老师、全国及山东省名老中医药专家宋爱莉传承工作室专家等荣誉称号。兼任中华中医药学会外科分会副主任委员、中华中医药学会乳腺病分会副主任委员、山东中医药学会外科专业委员会主任委员、山东省医师协会乳腺甲状腺医师分会副主任委员、中国中药协会中医药适宜技术专业委员会副主任委员、山东医学会普外分会乳腺专业组顾问等。曾任山东中医药大学附属医院中医外科教研室主任、乳腺甲状腺及疮疡外科主任，国家级精品课程《中医外科学》负责人，山东省九五、十五、十一五、十二五重点学科负责人，山东省优秀教学团队负责人，成绩卓越，在国内享有较高的声誉。

从事中西医结合外科临床、教学、科研工作40余年，对乳腺甲状腺良恶性肿瘤，增生性、难治性炎性疾病的诊治和研究建树颇深。中西医结合外科专业基础全面，临床经验丰富，手术技术精湛。个人年门诊上万人次，手术约600台，长期活跃在医教研第一线。

主持参与国家“十一五”支撑计划及自然基金与博士基金等研究课题16项。获省科技进步二等奖2项、三等奖1项，国家专利1项等。编著国家教材及专著40余部，发表学术论文近80余篇。培养硕士80余名，博士18名，为全国输送了大量的素质高、技术硬的高层次专业人才。

# 目 录

## 第一章 祝您健康快乐每一天



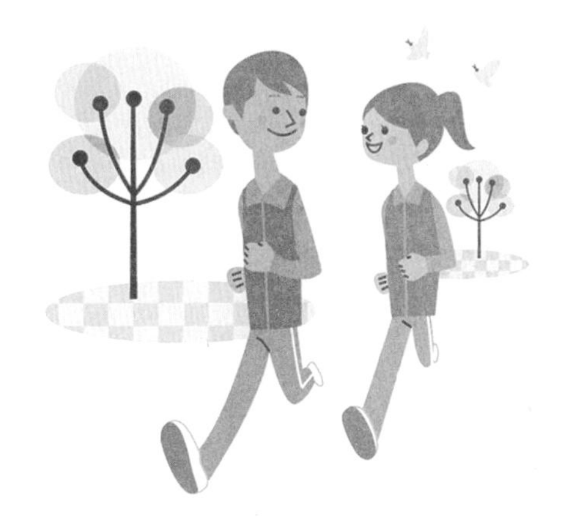

## 第二章
## 登上健康快车



## 第三章
## 无病无痛一身轻

## 第四章 求医不如求己



## 第五章 早知道　早健康

## 第六章
## 不生病的智慧

## 第七章 做最健康的自己



## 第八章 与健康零距离



主审简介

## 第九章
## 自己是最好的医生

## 第十章
## 健康在您心中



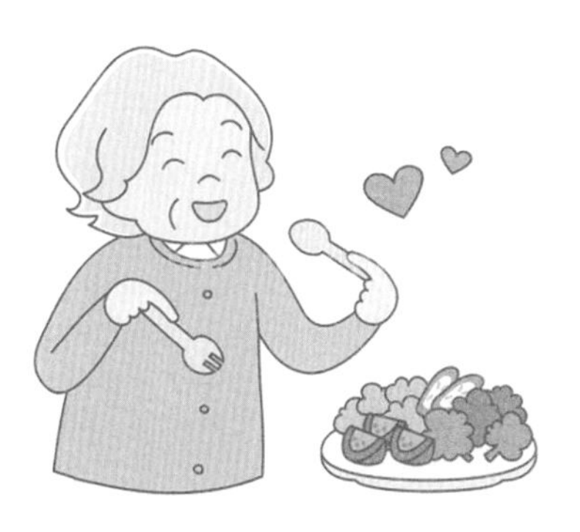

## 第十一章
## 健康之钥

## 第十二章 与健康有约

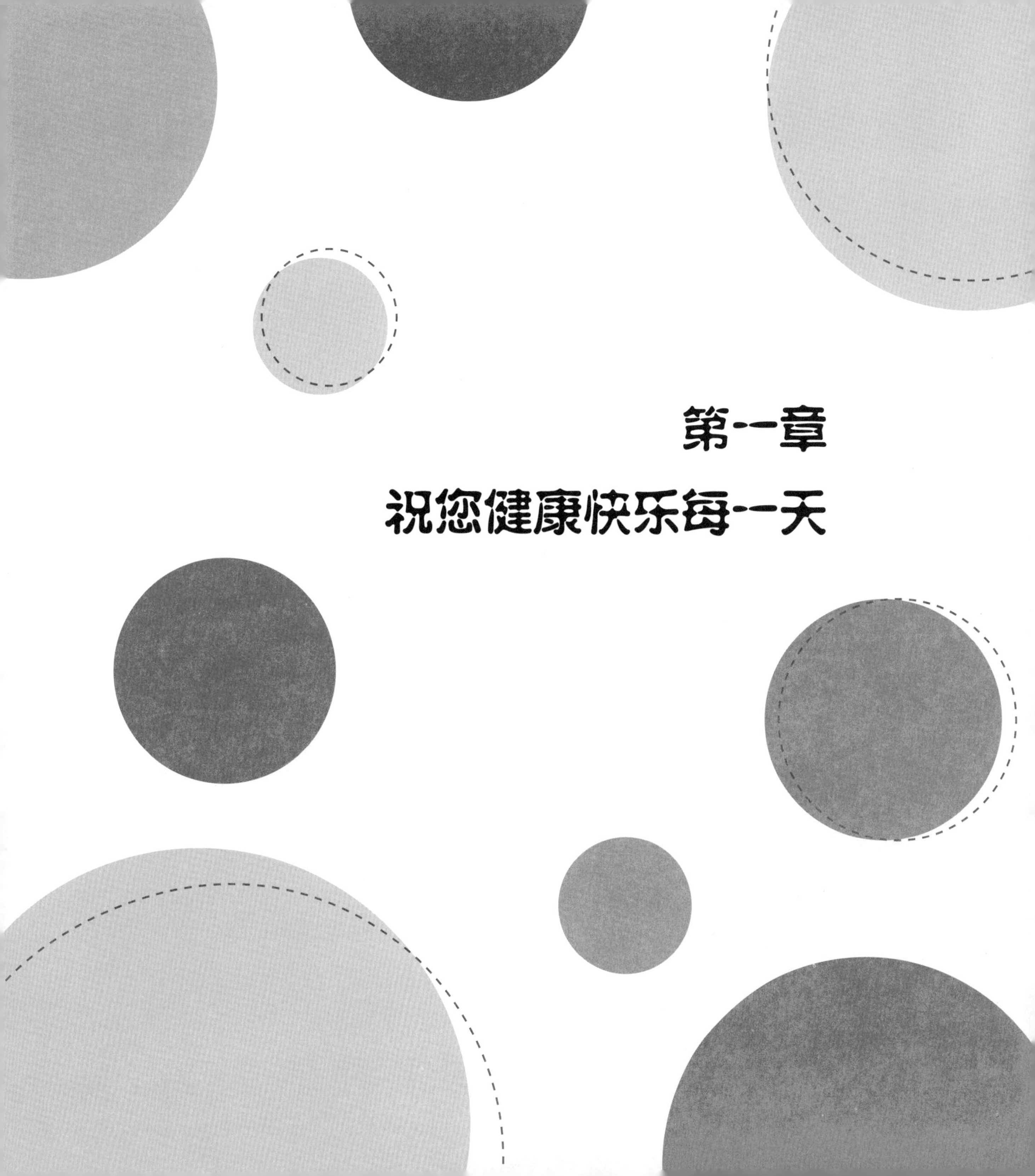

# 第一章

# 祝您健康快乐每一天

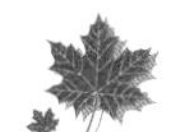

## 养生从清晨一点一滴做起

据报道，清晨是健康养生的重要时段。每天只需 6 分钟的时间坚持做下面的几个动作，并养成良好的习惯，久而久之会增强体质，使体力充沛，工作效率也会大大提高，对身体保健、延年益寿都是大有裨益的。

**· 睁开眼先搓脸**

早晨睁开惺忪的睡眼之后，我们都习惯用手揉眼睛，这是一个好的习惯，但这还不够，在揉眼睛之后，我们不妨用手搓搓脸，其好处会更多。

搓脸时，可以从眼睛周围开始，不断地扩大范围，重复揉搓，能够促进面部的血液循环，增加面部对外界的抵御能力，时间久了，可以预防感冒，还有减少面部皱纹、永葆青春容颜的作用。

眼睛左顾右盼　慢慢地转动眼球，可先左右，后上下，不停地转动几十次，这个动作能够让眼部周围的神经灵活起来，有助于增强视力，减少眼疾的发生。

**· 轻叩牙齿**

闭上嘴唇，轻轻地让上下牙齿相互叩击，兼做旋转舌头的动作，用舌尖轻舔上腭数次，这个动作能促进口腔血液循环，增加唾液的分泌，从而达到清洁口腔，提高牙齿抗龋能力和增强咀嚼功能的目的。

**· 挺胸呼吸**

平卧在床上，伸直双腿，做腹部深呼吸，吸气时腹部用力向上挺起，呼气时腹部放松，如此反复数次，可增强腹部肌肉的弹性，预防腹部肌肉松弛，减少脂肪堆积，具有健肠胃、促消化作用。

**· 按摩梳头**

坐在床上，十指代替梳子，从额头到颈部，从耳朵两侧到头顶，反复数十次，这样可以促进头部血液循环，减少脱发、白发等恼人症状的产生，同时也可以提神醒脑，降低血压。

**· 蒙耳弹头**

坐在床上，用手掌分别压紧两只耳朵，用手指轻轻弹击头部，每天早晨坚持弹 10 次以上，可以消除疲劳，预防头晕，还有增强记忆力、根治耳鸣的功效。

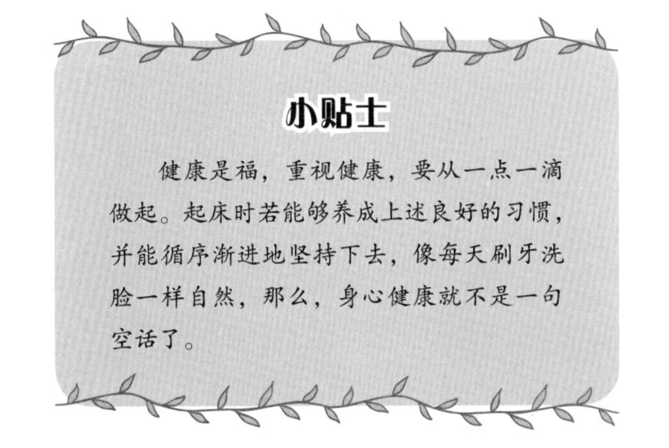

**小贴士**

健康是福，重视健康，要从一点一滴做起。起床时若能够养成上述良好的习惯，并能循序渐进地坚持下去，像每天刷牙洗脸一样自然，那么，身心健康就不是一句空话了。

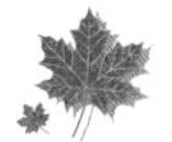

## “吐故纳新”话呼吸

人可以几天不吃饭，不睡觉，甚至不喝水，却不能不呼吸，如何合理呼吸增进健康呢？从生理角度看，呼吸过程可分为两部分：一是外呼吸，二是内呼吸。外呼吸就是我们经常看到或感觉到的，通过鼻子（或嘴）将氧气吸入肺内，再通过同样的渠道将二氧化碳排出体外，属于一种物理过程。而内呼吸既看不见也无法感觉到，但重要性比起前者来只有过之而无不及，因为是在肺脏里悄然进行的，不仅是氧气的简单进入，而且包含氧气的“燃烧”、血液的运输以及二氧化碳的形成与交换，蕴涵着种种极其复杂的化学变化。

吃饭、睡觉要讲质量，呼吸同样如此。所谓不正确的呼吸方式，主要表现为呼吸太短促——往往在吸入的新鲜空气尚未深入肺叶下端时，就开始匆匆呼气了。由于呼吸太浅，因而只利用了呼吸功能的六七成，致使“呼吸力”越来越弱。

高质量呼吸则相反，通过增加呼吸的深度，使呼吸变得缓慢而深长，将空气输送到整个肺部，动员大部乃至全部肺组织参与呼吸，既锻炼了肺功能（提升了肺活量），又供足了生命运转所需要的氧气，体质自然会“更上一层楼”。

怎样呼吸才算正确呢？关键是要摒弃不利于肺部通气的胸式呼吸，并在呼吸时心平气和。具体要把握两条：第一，呼气的时间应是吸气的两倍，多用鼻而不是嘴呼吸；第二，不妨多采用腹式呼吸，即利用膈肌的上下运动来扩大和缩小胸腔，并辅以肋间肌的运动，以增加呼吸的深度。

不过，患了高血压、冠心病则不宜做深呼吸。参见本书第 318 页。

那么，怎么调节呼吸呢？方法很简单。第一周，以 8 秒钟的时间吸气，让空气在肺部停留 2 秒钟，再用 8 秒钟时间将气呼出，反复做 7 遍。以后每小时做 1 次，做时全身肌肉务必放松。第二周，将吸与呼的时间各延长 5~8 秒钟，其他不变。以后训练，时间不拘，只要感到忧虑或有压力感，特别是在用餐之前，均可依此法锻炼。只要持之以恒，即可获益。

### 小贴士

人离不开氧，却又不能长时间吸纯氧，原因何在呢？

原来，人体组织不能承受过多的氧，因为氧本身不靠酶催化就能与不饱和脂肪酸发生反应，并破坏贮存这些脂肪酸的磷脂，而磷脂又是构成细胞生物膜的主要成分，从而造成细胞死亡，这个过程医学上叫做脂质过氧化，进而危害健康。比如胎儿呱呱坠地，如给予纯氧吸入，可能诱发眼睛视网膜增厚，有导致失明的危险，谓之氧中毒。换言之，吸纯氧会导致体内大量发生脂质过氧化，损害健康甚至危及生命。同时，过多的氧还可催生过多的自由基，而自由基已被证实为诱发癌症、加速衰老的一大祸首。

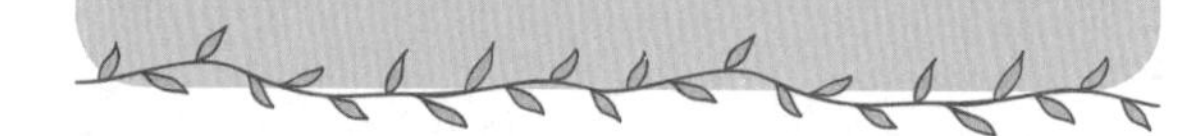

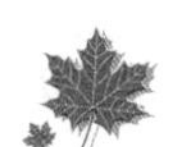

## 睡到自然醒

**· 定时**

您一定知道每天定时上床睡觉非常重要，如果您就是做不到，可以试试看每天定时起床，不消 6 个星期，实际的睡眠节奏就会与您的生理节奏相符。也别回去睡回笼觉，这样会让生理节奏变得混乱。一旦睁开眼，不要犹豫就起床吧。

**· 阳光**

还可以让阳光来帮助您。因为那些全光谱的阳光可以调节血清素在血液中的浓度。当受到光线照射，血清素会使身体的代谢加快，当天晚上就会早点想睡，隔天也就会早点起床。

· 声音

有没有发现您很容易随手按掉伴随多年的闹钟，因此可以准备两三个闹钟轮流着用，或者浪漫一点用音乐叫醒您，因为音乐会促进脑中氧气与血液的流动，让身体也想律动起来。

· 深呼吸

起床后，深呼吸可以让身体踏出舒畅的一天。先缓缓地吸气，仿佛吸至头顶，再将所有的气吐出来，停两秒钟后，再做一次，可以让身体充满早晨新鲜的空气，一天也容易神采奕奕。

· 水

一起床后，马上就去找水喝，会让身体知道新的一天要开始了。而且人在睡眠时会发汗约一杯水的量，若前一晚喝了酒，更会让身体如同置身沙漠一般，所以先喝水，然后进厕所将老废的物质排出，会让身体很舒服。

· 香味

香味也会刺激脑部，提高知觉机能，赶走睡意和疲劳。如果您的阳台上种有香草植物，也可以在洗脸盆中放满水后，摘一片薄荷浸泡水中，薄荷有促进血液循环的效果，此举也有益于皮肤。

试试看，美妙的清晨正在等着您。

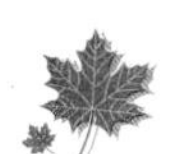

## 熬夜人的饮食八全大补

皮肤、眼睛、大脑……熬夜的人这些部位都变得很脆弱，非常容易受到伤害，不过我们可以通过一种简单的方法——吃——来均衡营养，补足亏欠。

· 呵护部位：皮肤

受伤原因　本来皮肤在晚上 22 点左右应该开始进入新陈代谢、休养生息的状态，所以熬夜会造成肌肤干涩，皱纹丛生。

解馋大补　猕猴桃、猪脚。

营养解析　猕猴桃在水果中属于含有较多维生素 C 的佳品；猪脚则以含有大量的胶原蛋白而著称，此二者均有助于防止皮肤的水分流失，并能补充肌肤修复所需要的养分，使受损肌肤恢复原有的弹性和光泽，淡化黑眼圈。

· 呵护部位：眼睛

受伤原因　在熬夜的过程中，眼睛往往会长时间不停地盯着电脑、书本或电视屏幕，因此非常容易疲劳，视力减退！

解馋大补　绿茶、枸杞。

营养解析　绿茶不仅具有抗癌症的功效，更可以清除体内产生的多余自由基，从而减轻对眼睛的伤害；枸杞味甘、性平，能养肝明目，其所含的胡萝卜素在人体内可以转化为维生素 A，从而起到治疗视物模糊、维持正常视力的作用。

· 呵护部位：大脑

受伤原因　熬夜时大脑的需氧量和耗氧量均会增加，加上熬夜时会不停地思考，而周遭的环境又大多空气流通不畅，因此大脑感到加倍的疲劳。

解馋大补　鸡蛋、燕麦

营养解析　大脑很挑剔，只喜欢既美味又有营养的食物，偏爱含有较多卵磷脂、谷氨酸的食品，比如鸡蛋中的蛋黄就含有大量的卵磷脂，而燕麦则含有丰富的 B 族维生素，这些都有保护大脑细胞、帮助其迅速恢复活力的功效。

· 呵护部位：胸部

受伤原因　大多数人的坐姿并不正确，常常是一副弓腰、驼背的模样，而熬夜会加重这种趋势，使得胸部随之下垂、塌陷。

**解馋大补** 木瓜、黑芝麻。

**营养解析** 木瓜味酸、性温，有平肝舒筋、和胃除湿的功效，能治筋骨酸软、食欲不振，如配合补血养颜的美味共同食用便是丰胸上品；维生素E又名生育酚，在黑芝麻里含量较高，它能促进卵巢的健康发育，从而丰满双乳。

**·呵护部位：腹部**

**受伤原因** 晚饭后不去睡觉而是继续做事，结果半夜饿了就会补充一些夜宵，这样下去势必会令脂肪囤积在腹部，甚至形成“游泳圈”呢！

**解馋大补** 香菇、干红葡萄酒。

**营养解析** 香菇属于菌类，能养心护脑，更具有明显降低血清中的胆固醇、甘油三酯水平的作用，经常食用可以起到降脂减肥的功效；而干红葡萄酒同样能降低胆固醇，抑制血小板聚集，还能减轻消化器官的负荷！

**·呵护部位：腰部**

**受伤原因** 熬夜的人第二天清晨总会感到腰酸背痛，这种情况的外因为腰椎、腰部肌肉劳累，内因则为肾虚、气血不调所致。

**解馋大补** 山药、杜仲。

**营养解析** 山药味甘、性温，能滋肾气，补脾胃，养阴除湿；杜仲味甘、微辛，性温，能补肝肾，壮筋骨。因此进食山药或杜仲所烹调的药膳非常适合由于因熬夜所导致腰酸背痛、四肢乏力者的调养和保健。

**·呵护部位：腿部**

**受伤原因** “夜猫子”的腿部最常出现两大状况，一为脚踝、小腿肿胀，按下去就出现一个个小坑；一为大腿因为缺乏运动大多无力却又显得比较粗壮。

**解馋大补** 苹果、冬瓜。

**营养解析** 苹果含钙量丰富，不仅能帮助机体代谢体内多余的盐分，还可以消耗剩余的热量，尤其有利于下半身的减肥；冬瓜利水、利尿，具有消肿祛湿的特殊能力，还能去除体内多余的脂肪，从而起到健康减肥的效果。

**·呵护部位：肌肉**

**受伤原因** 经常熬夜、昼夜颠倒会令身体失去规律的有氧运动机会，肌肉因为状态松懈，在不知不觉中逐步细软、萎缩、消耗。

**解馋大补** 三文鱼、酸奶。

**营养解析** 美味的三文鱼成分以蛋白质、脂肪酸为主，它能帮助肌肉修复，阻止葡萄糖转化为脂肪存储；酸奶因含有双歧杆菌，因此具有调节胃肠道正常菌群的能力，而且它具有合适的元素钙，因而兼有强壮筋骨、收缩肌肉、降低脂肪的好处。

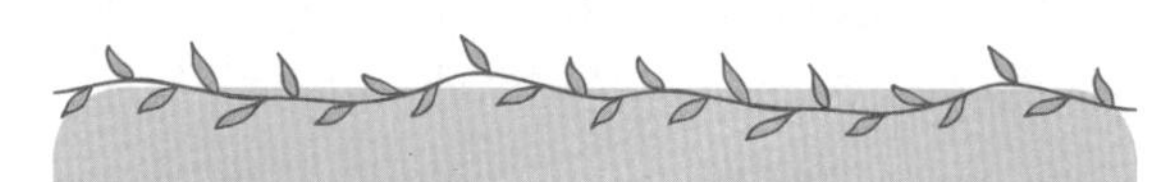

### 小贴士

**熬夜人精心滋补小药膳**

美食名称：桑叶猪肝

基本备料：桑叶20克，猪肝150克，白糖30克，姜3克。

简单做法：桑叶洗净，猪肝洗净切片，姜切片，其后均放入锅内，加水适量，大火烧开，改用文火煎熬15分钟，停火、稍晾凉，过滤后加白糖拌匀即可食用。

养生功效：明目、养血、清热、健脑。

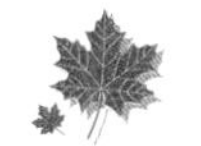

## “伸懒腰”也是一种锻炼

长时间坐在电脑桌前，常常会感到腰酸颈痛，严重的还会导致肩周炎、椎间盘突出等病症。其实，没时间锻炼的话，可经常伸伸懒腰。

伸懒腰这种简易锻炼方式，对伸展腰部、活动筋骨、放松脊柱其实有很好的效果。伸个懒腰，在短短几秒钟内，可将很多淤积停滞的血液赶回心脏，增加血液循环量，改善血液循环。

伸懒腰还能疏通颈部血管，让其顺畅地把血液输送到大脑，使大脑得到充足的营养，从而缓解疲劳，振奋精神。而且，伸懒腰能使全身肌肉，尤其是腰部肌肉在有节奏的伸缩中得到锻炼，逐渐发达强壮，还能够防止腰肌劳损，及时纠正脊柱过度向前弯曲，保持健美体形。

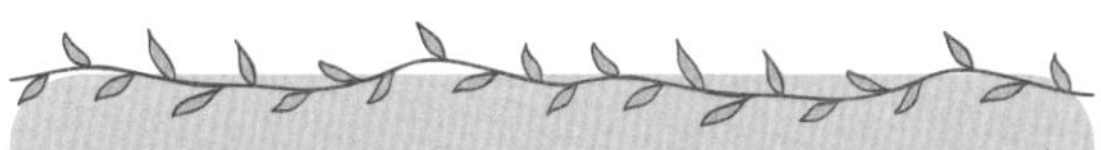

**小贴士**

**在办公室的几种简易锻炼方法**

一是前屈后伸：两腿开立，与肩同宽，双手叉腰，然后稳健地做腰部充分的前屈和后伸，各 5~10 次。二是转胯回旋：两腿开立，稍宽于肩，双手叉腰，调匀呼吸，以腰为中轴，胯先按顺时针方向做水平旋转运动，然后再按逆时针方向做同样的转动，速度由慢到快，旋转的幅度由小到大，如此反复各做 10~20 次。三是交替叩击：两腿开立，与肩同宽，两腿微弯曲，两臂自然下垂，双手半握拳，先向左转腰，再向右转腰，与此同时，两臂随腰部的左右转动而前后自然摆动，并借摆动之力，双手一前一后，交替叩击腰背部和小腹，力量大小可酌情而定，连续做 30 次左右。

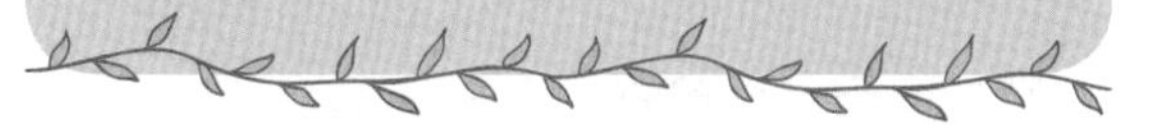

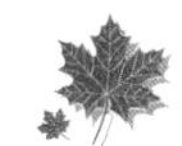

## “单腿食物”更健康

“味道鲜美，营养丰富”是最常用来称赞蘑菇的话。近些年来，市场上蘑菇的种类越来越多，从平菇、香菇、金针菇到鸡腿蘑、口蘑、滑子菇，从新鲜蘑菇到干货，无不备受青睐。

都说“四条腿的不如两条腿的，两条腿的不如一条腿的”，蘑菇就是这健康的“单腿食物”。

**·“百菇之王”香菇**

香菇有“百菇之王”的说法。对香菇而言，无论是新鲜的还是干货，都含有丰富的香菇多糖，据日本学者研究，该成分能有效抵抗癌症的侵袭，在各类蘑菇中，香菇的抗癌功效是最好的。另外，香菇中维生素 D 的含量也明显高于其他品种，孩子多吃香菇，可以帮助体内钙的吸收，促进骨骼发育。

**· 金针菇健脑益智**

金针菇是有名的益智菇。金针菇中含丰富的赖氨酸，能够促进大脑发育，尤其是孩子更应该多吃金针菇。此外，猴头菇对消化系统有促进作用，肠胃不好的人可以适当食用。

**· 干蘑菇口感好**

蘑菇有新鲜和干货之分，有的蘑菇应选干货，有的则是新鲜的更好。2/3 的香菇都是干货，虽然在营养成分上，新鲜的并不差，但在口感上，还是最好选干香菇。平菇、金针菇和野生菌类则最好选新鲜的。

在挑选蘑菇上，也需讲究一定的技巧。在买香菇时，菌盖厚一些的好，其香味更浓郁；用手摸一摸，表面不黏手、无霉变。菌盖边要向内卷，如果是直的，说明熟过了头。最好的香菇菌盖上有裂开的花纹，被称为花菇。裂开的花纹说明营养成分积累更多，因此花菇的营养价值更高。此外，平菇不是越大越好，而是大片直径在5厘米左右为佳；用手挤压一下，如果滴水多，最好不要买。还要闻闻是否有酸味等。最后，金针菇菌干长在12~15厘米为好，不能过白，太白可能用漂白剂泡过的。

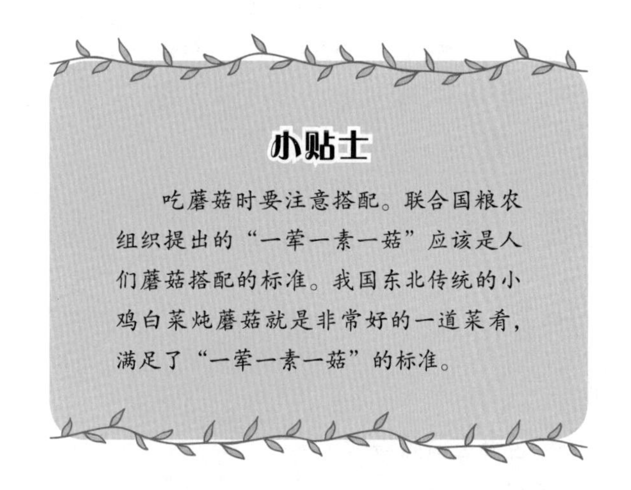

**小贴士**

吃蘑菇时要注意搭配。联合国粮农组织提出的“一荤一素一菇”应该是人们蘑菇搭配的标准。我国东北传统的小鸡白菜炖蘑菇就是非常好的一道菜肴，满足了“一荤一素一菇”的标准。



## 家庭营养方案

以谷类为主食

每人每天摄取300~500克谷类食物。谷类食物包括大米、面粉以及杂粮中的高粱、玉米、小米、红薯等，主要为人体提供碳水化合物、蛋白质、膳食纤维和B族维生素，是人体热能最主要的来源。在食用谷类食物时，应注意粗细搭配，经常吃些粗粮、杂粮。大米不要吃太精的，因为太精的大米会使米粒表层所含的维生素、矿物质等营养素和膳食纤维大部分流失在米糠之中。

**· 多食豆类及豆制品**

每人每天宜食豆类及豆制品100~150克。豆类主要包括大豆、蚕豆、豌豆、绿豆和赤豆等。豆类制品主要包括豆腐、豆浆和豆芽等。豆类中含有的氨基酸，其组成接近人体的需要成分，且富含粮食中较为缺乏的赖氨酸。

此外，豆类还含有丰富的钙、磷、铁，以及维生素 $B_1$、维生素 $B_2$ 等。豆腐含有丰富的蛋白质；豆浆的营养成分在蛋白质的供给上与鲜奶相当，还含有丰富的铁；豆芽含有丰富的维生素C。豆类的消化率为65.3%，加工制成豆腐，消化率可大大提高。

**· 摄食蔬果要足量**

每人每天应吃蔬菜400~500克，水果100~200克。蔬菜和水果都含丰富的维生素、矿物质和膳食纤维。蔬菜种类颇多，但红、黄、绿等深色蔬菜中维生素含量超过浅色蔬菜和一般水果，它们是胡萝卜素、维生素 $B_2$、维生素C和叶酸、矿物质（钙、磷、钾、锌、铁）、膳食纤维和天然抗氧化物质的主要来源。虽然水果中含维生素及一些微量元素比不上新鲜蔬菜，但其中的葡萄糖、果糖、柠檬酸、苹果酸、果胶等物质都比蔬菜丰富。红黄色水果如柿子、柑橘、鲜枣和杏子等是维生素C和胡萝卜素的丰富来源。

**· 禽蛋鱼肉宜适量**

每人每天应食鸡蛋或鸭蛋1个（40~60克），鱼肉100克~200克。蛋类可提供极为丰富的蛋白质、脂肪、无机盐、维生素A、维生素D以及钙、磷、铁等。鱼肉中含蛋白质约为15%~20%。鱼肉纤维较短、脂肪量少、肉质细嫩，易为人体消化吸收，其消化率为87%~98%。鱼脂肪多由不饱和脂肪酸组成，人体消化率为95%。此外，鱼肉还含有一定数量的维生素A、维生素B，海鱼含丰富的碘、钙等。此外，每天还应摄入油脂25克。

## 饮食小习惯带来大健康

· **把咖啡加在牛奶里，而不是把牛奶加在咖啡里**

早起的第一件事，就是在杯子里倒满脱脂奶。然后喝掉 1/5，再用咖啡把它填满。这样，您就能摄入人体每天所需的 25% 的维生素 D 和 30% 的钙。

· **每餐之前喝两杯水**

这样做就能保持身体一直处于“水当当”的状态，还能控制食量。荷兰一项研究显示，饭前喝两杯水能减少饥饿感和食物摄入量，从而起到减肥的作用。

· **不放弃每一个吃洋葱的机会**

很多人吃菜时会小心翼翼地把洋葱挑出来，唯恐避之不及。这就大错特错了。洋葱含有大量保护心脏的类黄酮，因此，吃洋葱应该成为我们的责任。尤其在吃烤肉这样不怎么健康的食品时，洋葱就是您的“健康卫士”。

· **吃完快餐喝一大杯水**

快餐里的热量和盐一般都严重超标，虽然我们拿吃进肚里的脂肪没办法，但一大杯水可以帮您稀释体内钠的浓度，让您离高血压远一点。

· **有条件的话，用凉水泡红茶**

最近美国农业部研究发现，与青菜或胡萝卜相比，一份红茶中含有更多的抗氧化物质，它可以有效帮助您抵抗皱纹或癌症的侵扰。凉水可使茶中的有益物质在不被破坏的情况下，慢慢溶出，您所要做的只是多等待一会儿。

· **橘子带着“白丝”吃**

很多人吃橘子时都会把橘子上的“白丝”剥掉。其实，这里面含有丰富的黄酮类物质，对身体大有裨益。苦中带甜的口味，仔细品尝其实并不差。

· **每天订个喝水任务量**

忙碌的工作会让您在口干舌燥时，才想起一上午都没喝水。在办公桌上准备一个 1.5 升的大瓶子，把一天要喝的水倒在里面，给自己规定喝完才能下班。

· **买水果时拿不定主意，就选深色的那种**

虽说水果的外观五花八门，但要衡量健康性，深色水果肯定更胜一筹，因为里面含有更多的抗氧化剂。当您摇摆不定时，选择李子、乌梅这类黑色的水果准没错。

· **把拌凉菜改为蘸凉菜**

不是只有烤肉热量高，酱汁一样会给原本健康的凉拌菜带来不少热量。所以，把调好的酱汁放在一个小碗里，用切好的菜蘸着吃，这样，您需要的酱汁只是原来的 1/6。

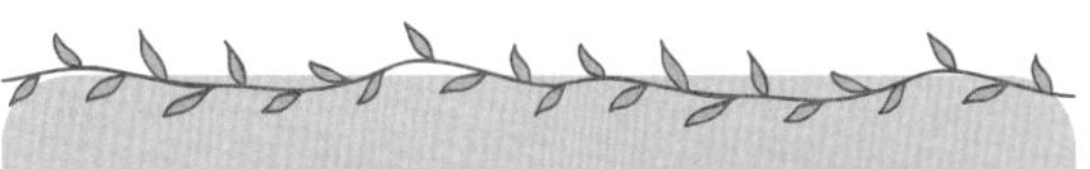

**小贴士**

麻省理工学院博士朱蒂斯·沃特曼说：“睡前半小些低热量的碳水化合物零食有助于睡眠。”食用谷类食品是最简单的补充纤维的方法，而大多数人每天摄入的纤维量只有身体需要量（25~35 克）的一半，所以，睡前应吃些高纤维食品。

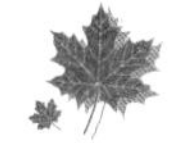

## 家居健康秘籍

时尚永远不会被人们遗弃，健康当然更不会，在您为自己精心选择、装扮温馨的家中，健康细节一定不要忽视，否则真就变成“看上去很美了！”请一定留意以下健康细节！

**·卫生间太潮易得病**

潮湿的卫生间容易使真菌滋生、繁殖，诱发呼吸道疾病。所以，湿墩布应晾干后再放入卫生间；保持下水道的畅通；勤开排气扇。

**·巧除家中异味**

下水道口洒点山药水；花盆中掺一些鲜橘皮；壁橱、抽屉内放一包晒干的茶叶渣；炒菜锅中放少许食醋，加热蒸发，都能去除异味。

**·屋里花多眼睛累**

室内摆放植物要少而精。太多会破坏环境的整体感，不仅难以起到调节心情的作用，还会造成视觉疲劳。

**·选对窗帘睡个好觉**

植绒面料的窗帘较为厚重，吸音、遮光效果好；选用红、黑配合的窗帘，有助于尽快入眠。

**·淋浴房，全钢化玻璃最安全**

使用半钢化玻璃或热弯玻璃，在冬天用热水或是夏天用冷水时，有可能爆裂，钢化玻璃的安全性则较高。

**·家用瓷砖，太亮伤眼**

白色、金属色瓷砖反光较强，可能导致近视和白内障,不适合大面积使用。装修时，最好选择亚光砖。

**·把阳台当厨房，危险**

把灶具放到阳台，冬季容易冻裂管线，引发安全事故；春夏多风季节，容易把火吹灭，造成燃气泄漏。

**·买家具，样品最环保**

家具样品在空气中置放时间较长，甲醛、苯等有害物质释放比较彻底；样品多使用真材实料，有些厂家还会进行除醛处理。

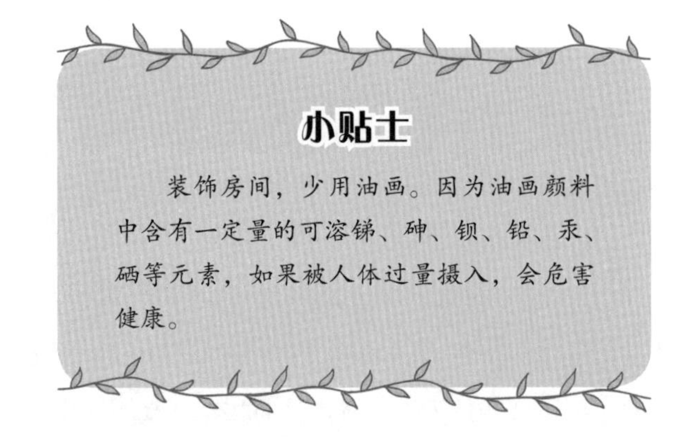

**小贴士**

装饰房间，少用油画。因为油画颜料中含有一定量的可溶锑、砷、钡、铅、汞、硒等元素，如果被人体过量摄入，会危害健康。

## 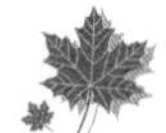 长寿绝招

想长寿吗？科学家发现，除了基因和偶然性之外，生命衰老的每个迹象基本上都是受生活方式的影响所致。这里有简单的小诀窍，能让您的一生幸福长寿。

**·多吃鱼**

鱼不仅是很好的低热量蛋白源来源，同时还是获取 Ω-3 脂肪酸（维持心脑健康很重要的营养）的最佳途径。一周吃几次冷水鱼将有助于保持活跃敏捷的思维。像大马哈鱼和沙丁鱼既美味又健康。抹上脱脂蛋黄的沙丁鱼三明治也不错，还有胡桃。

**·全麦面包**

研究表明，适量的全麦食品有利于血糖稳定，降低糖尿病危险，并提供人体所需的营养和纤维。全麦食品使您感觉饱的时间更长一些，因此您不会贪吃过多的碳水化合物。去超市找那些标签上标有“未经精加工”的面包、麦片及其他谷类食品吧！

**· 少食多餐**

波士顿的一家妇女医院发现，大吃一顿之后1小时心脏病的发作危险提高了10倍，而且这种危险会持续一整天。美食和救护车联系在了一起，您会怎么做？一天多次、少量地进食将有助于保持血糖稳定，精力充沛。外出就餐只点一份沙拉或开胃菜，或者把主菜分成几份，只吃其中1份。平时注意少食多餐。

**· 让身体动起来**

运动让您更健康，也更快乐。芬兰科学家对1300名中年男性进行了为期10年的跟踪研究，发现那些锻炼时间长的人摄氧量更大，死于任何疾病（包括心血管和癌症）的比例也较低。把每天的锻炼分成2~3次进行，仍能收到同样的效果。

**· 好好睡觉**

睡眠不足会加速衰老，增加患糖尿病的危险，并减缓体内激素的分泌。

**· 爱上甘蓝**

十字花科蔬菜（菜花、卷心菜）中含有一种能抗癌的化学物质，其中菜花所含抗癌成分含量最高，应养成每周吃几次的好习惯。

**· 橄榄油**

传统的地中海饮食脂肪含量相当高，而地中海人却享受着世界上最长寿的人生。其中的一个秘密就是橄榄油，它富含抗氧化物和不饱和脂肪酸，帮助皮肤保持光滑，血管通畅。

**· 减少一点体重**

有资料表明，导致死亡的前10种疾病大多与过多的身体脂肪有关。哈佛大学的一项研究发现，身体脂肪处于正常范围上限的人也容易患糖尿病、高血压、心血管疾病及直肠癌。每天多消耗500千卡热量，一周即能减去1磅体重。

**· 笑，笑，笑**

马里兰大学的研究人员发现，那些在幽默场合无动于衷的人患心脏病的几率要高出正常人40%~50%。人在开怀大笑时身体会释放一种舒缓血管压力的化学物质，增强免疫力，有利于更快地从疾病中康复。买些幽默电影的影碟回家看吧！

**· 控制自己的生活**

一项对800名退休人员的研究发现，那些感觉能控制自己生活的人寿命更长。另有研究表明，工作失去控制给心理带来的压力相当大。在俱乐部或民间团体里担任领导角色可能会使您重获控制的感觉。或者，您可以开始一项新健身计划，从尝试控制自己的身体开始。

**· 红色蔬菜**

西红柿和其他红色蔬菜富含一种类胡萝卜素，可降低前列腺癌、心脏病的患病危险。西瓜也含有同样成分。这种类胡萝卜素与脂肪一起烹调或食用效果更好。

**· 拒绝反式脂肪**

反式脂肪是特别加在煎炸食品、人造黄油和饼干中的油，用以增加食品的柔软度。它们曾一度被认为是猪油和黄油的健康替代品，但现在医生宣布，它们使心脏病和癌症的危险增加。生活中应不吃或少吃煎炸食品。

**· 少加一点盐**

饮食中不能缺少盐，尤其是运动中因出汗而盐分流失较多的时候，但许多成品食物的含盐量已超出了身体所需。过多摄入盐可升高血压，增加心肌梗死和中风的危险。可用香料及调味品代替盐。

**· 冥想**

冥想是最好的放松方法，它能有效地减少身体因压力而分泌的化学物质。它简单易行，无需任何辅助就能带来内心的平和。

**· 养只宠物**

宠物能帮您减轻压力感。纽约州立大学的研究发现，养有宠物的证券经纪人压力感都有所缓解，甚至有一半人停止服用药物。找时间带好朋友的小狗去公园遛遛，给您带来乐趣的同时又无需承担照顾它的责任。

**· 结婚**

研究表明，结婚的人更长寿。这有两点原因：一是幸福快乐的家庭关系对健康有利；二是婚姻使人拥有更健康的饮食和锻炼计划，并且远离不良习惯。赶紧找个令您心仪的人结婚吧！

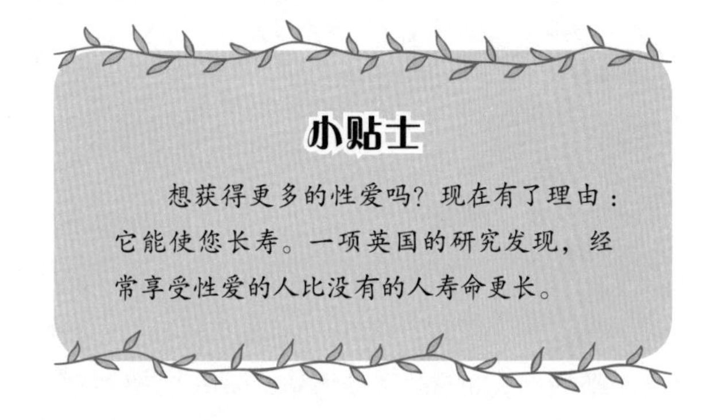

**小贴士**

想获得更多的性爱吗？现在有了理由：它能使您长寿。一项英国的研究发现，经常享受性爱的人比没有的人寿命更长。

## 天然除蟑法

**· 人气最旺的环保毒饵**

美国环保部门强力推荐使用的环保饵剂配方：硼酸1盒，250克洋葱1个（约拳头大，磨碎成丁状），面粉150克，砂糖1大匙，奶粉半大匙。洋葱碎片挤掉一点汁后，混入其他材料中搅拌均匀，水分不要太多。搓成小球状再压平，以不黏手最佳，约可做50个。然后一一摆在纸上，阴干后一星期后即可使用。可放在衣柜里。若收藏于干燥密闭空间中，效果可维持数月不变。美国环保部门建议，一般家庭应放置12~20个毒饵，厨房应该有1~10个，浴厕至少2个以上。

**· 酒瓶活捉蟑螂法**

根据研究，多数蟑螂喜好饮酒，因此欧洲人常将面包浸渍在酒中，以诱捕蟑螂。利用空酒瓶留一点剩酒当诱饵，放一些砂糖进去，将瓶口斜靠在墙壁上，蟑螂贪杯，就会掉进瓶子里。活蟑螂可以用热肥皂水烫死，以免蟑螂逃脱。

**· 硼酸拖地防蟑法**

以热水溶解适量硼酸后，用拖把或抹布擦拭地板，干燥之后，白色硼酸结晶会渗入地板隙缝，可防蟑螂、蚂蚁等。

**· 自然植物驱蟑法**

黄瓜皮、月桂树或菊花瓣加酒精的混合物，每星期在蟑螂出没的地方洒一遍，可以消灭刚孵化的小蟑螂。

**· 菊花酒喷雾剂**

摘下新鲜菊花最外缘的3片花瓣，在太阳下晒干或烤箱烤干，磨成粉后放入不透光的瓶子，加入100ml酒精，置于室温下24小时，偶尔摇一摇。之后，滤去杂质，放入喷水器中喷洒，对于蟑螂、苍蝇、跳蚤、甲虫等均有驱除效果。

小贴士
放些干燥或烤过的橘子皮、柠檬皮等芸香科植物在橱柜内，也有防蟑的功效。

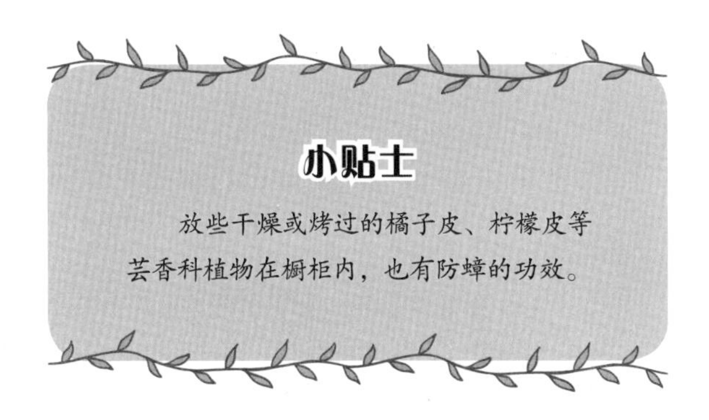

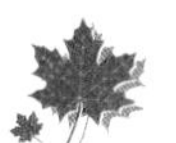

##  小窍门解决粗大毛孔

· 冰敷

把冰过的化妆水用化妆棉沾湿，敷在脸上或毛孔粗大的地方，可以起到不错的收敛效果。

· 毛巾冷敷

把干净的专用小毛巾放在冰箱里，洗完脸后，把冰毛巾轻敷在脸上几秒钟。

· 用水果敷脸

西瓜皮、柠檬皮等都可以用来敷脸，它们有很好的收敛毛孔、抑制油脂分泌及美白等多重功效。

· 柠檬汁洗脸

油性肌肤的人可以在洗脸时，在清水中滴入几滴柠檬汁，除了可收敛毛孔外，也能减少粉刺和面疱的产生。但注意浓度不可太浓，且不可将柠檬汁直接涂抹在脸上。

· 鸡蛋橄榄油紧肤

将一个鸡蛋打散，加入半个柠檬汁及一点点粗盐，充分搅拌均匀后，将橄榄油加入鸡蛋汁里，使二者混合均匀。平日可将此面膜储存在冰箱里，一周做 1~2 次就可以让肌肤紧实，改善毛孔粗大的状况，促进皮肤的光滑细致。

· 栗皮紧肤

取栗子的内果皮，捣成末状，与蜂蜜均匀搅拌，涂于面部，能使脸部光洁，富有弹性。

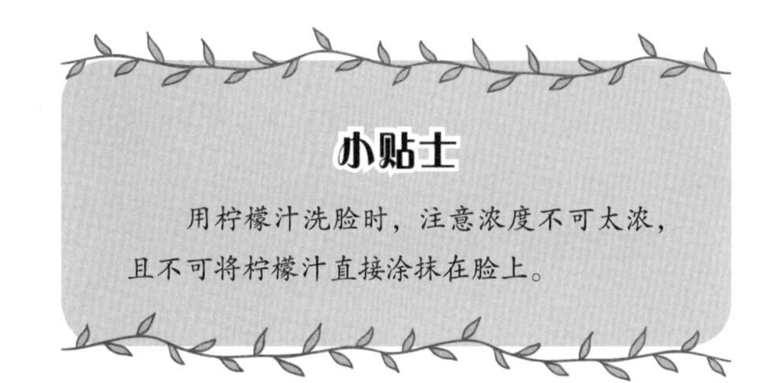


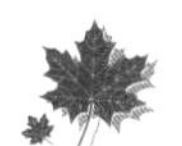

##  最新抗癌食谱

·“泉”不离手

一项关于女性的饮水量同结肠癌发病风险之间关系的研究发现：大量饮水的女性结肠癌发病风险居然降低了 45%。

·“蒜”不离口

大蒜含硫化物，它能增强免疫系统对癌症的防御力，并有抑制肿瘤生长的潜在功效。

· 四合一“面”面俱到

前面我们已经提到大蒜的功效；番茄中的番茄红素能够预防结肠癌、前列腺癌及膀胱癌；橄榄油有助于人体吸收番茄红素；富含纤维素的面条能够减少结肠癌的风险。将两瓣蒜捣碎，用两匙橄榄油煎炒后与番茄丁混合，搅拌后加在面条中食用，味道好，又防癌!

· 黄色咖喱“调”出您的健康

咖喱主要成分是姜黄素，它是一种抗癌剂，能抑制肿瘤血管的生成。

**· 沙拉还需“洋葱”配**

洋葱能够降低50%前列腺癌的发病风险。在生食或略为烹调时食用效果最佳。

**· 防癌“超级菜”——花椰菜**

研究发现，微波烹饪能够破坏花椰菜中97%的黄酮类抗癌成分，因此将其或蒸食，或生食，或做汤，或做成沙拉食用才好。

**·“法国百合”甘美防皮癌**

洋蓟（法国百合）是菊科菜蓟属中以花蕾供食用的草本植物，它富含一种名为水飞蓟素的抗氧化剂，能预防皮肤癌的发生。

**· 蓝莓——抗氧化状元**

蓝莓的抗氧化功能排名第一，可做蓝莓麦片。抗氧化剂能够清除自由基，预防癌症。

**·“炸”癌细胞的绿色“手雷”**

猕猴桃是一枚含具抗癌作用的抗氧化剂的“小手雷”。还可以把新鲜的猕猴桃果汁滴到瘦肉上当做嫩肉剂用噢!

**· 葡萄——串串健康之星**

葡萄中富含白藜芦醇—— 一种抗癌成分。建议女性不要多饮葡萄酒，酒精会增加女性的乳腺癌患病风险。

**· 多吃新鲜的柠檬或酸橙**

澳大利亚的研究人员发现：每天食用柑橘类水果能够降低50%口腔、喉和胃癌的发病风险。

**· 今晚就吃些三文鱼吧**

食用含Ω-3脂肪酸的鱼（三文鱼、鲭鱼、大比目鱼、沙丁鱼、鲔鱼以及虾和贝壳类），可以降低女性子宫内膜癌患病风险。

**· 给烧烤食品穿上“隔离衣”**

烤肉能产生多种致癌物质。研究发现，通过给烤肉包上一层厚厚的调味剂能够避免肉与火焰直接接触而烧焦，因而减少了致癌物质的产生。也可以先将肉放入烤箱中预烹一下，然后再放到烤架上烤熟。

**· 摒弃炸薯片，选择土豆泥**

在熏制、油炸或烧烤食物时会产生一种有潜在致癌危险的化学物质——丙烯酰胺。因此，诸如炸薯片、薯条和烘制的甜食中含有大量的丙烯酰胺，它们成为最不利于健康的食品也就不足为奇了。

**· 为蔬菜定制“SPA”**

芬兰研究发现，制作泡菜的发酵过程会产生异硫氰酸盐、吲哚类及莱菔硫烷三种有抗癌作用的化合物。低盐泡菜更有助于健康，建议在食用泡菜前冲洗一下，以降低盐的含量。

**·“茶”到健康成**

在亚洲，绿茶的治疗功效已经有数千年历史。西方的最新研究表明：它能够预防多种癌症，其含有的儿茶素是迄今为止发现的最强效的抗癌化合物之一。

**·“钙”起防癌的屏障**

美国达特茅斯医学院的一项研究表明：补钙能够降低结肠息肉（结肠癌的危险因素）在人群中的发生率。

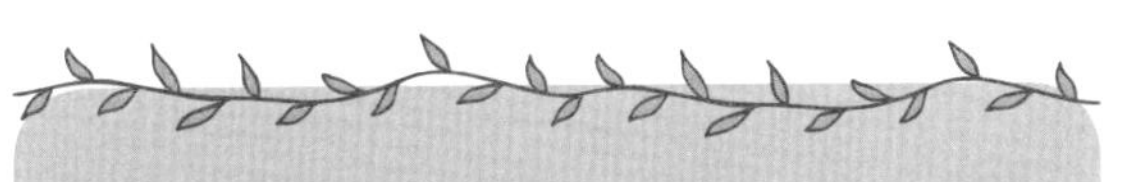

**小贴士**

**物以“硒”为贵**

硒是一种能够杀死肿瘤细胞并有助于正常细胞DNA修复的微量元素。康奈尔大学和亚利桑那大学研究结果显示：每天摄入200毫克硒，能够使前列腺癌发生率降低63%，结肠直肠癌降低58%，肺癌降低46%，癌症总死亡率降低39%。金枪鱼和栗子，都是富含硒的食物。

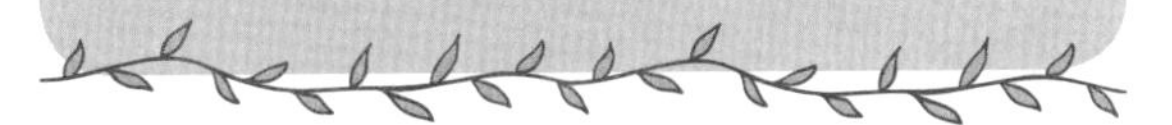

## 化解压力妙招

◆ 早起15分钟→让自己有更充裕的时间面对一天的压力。

◆ 改善外表→使自己看起来更美，心情也会更开朗。

◆ 把家里或工作的环境整理一番→如此才能免去找不到东西的困扰。

◆ 家电、器具损坏马上修理或换新→不要任由一些生活不便之处破坏您的情绪。

◆ 和乐天派的人做朋友→杞人忧天型的人物，让您养成担忧的习惯。

◆ 凡事事先计划→别等到用完最后一滴油才赶着去加油。

◆ 做事一件一件来→尚未完成眼前的工作时，别去想下一个任务。

◆ 讨厌的工作尽早做完→免得令您心烦。

◆ 要懂得变通→有些事情不值得力求完美；有些事情必须妥协、折中。

◆ 把问题说出来和朋友讨论→别闷在心里。

◆ 每天做一两件您最喜欢的事情→愉悦心情。

◆ 每天留给自己片刻宁静→一方面休息，一方面整理思绪。

◆ 不能依赖“记忆”→重要的约会、工作应该用笔记下来，才不会耽误。

◆ 当您感到愈来愈紧张时→试着放松肌肉，做几个深呼吸。

◆ 懂得拒绝→学会对您没时间或没兴趣参与的工作或活动说“不”。

◆ 碰到必须大排长龙的情形，不要感到不耐烦。→因为这就是人生，何不一笑置之，安之泰如。如果预期必须等候一段时间，应该带本杂志去打发时间。

◆ 避开嘈杂→感到四周声音过于嘈杂时，可戴上耳塞。

◆ 洗个热水澡松弛紧张的神经→夏季可改采冷水浴。

◆ 就寝前，先将第二天的生活做一计划→包括进餐、衣着。

◆ 睡眠要充足→缺乏睡眠会使人变得焦虑、易怒。

**小贴士**

尽量在晚间十一点到凌晨两点上床入睡。如果您真的有很多公事未完成必须通宵的时候，可以先去睡到两点以后再起床，因为十一点到两点这个时间内人体经脉运行至肝、胆，若这个时间没有得到适当的休息，时间久了这两个器官的不健康就会表现在皮肤上，如粗糙、黑斑、青春痘、黑眼圈。

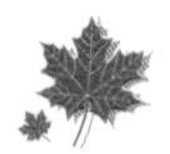

## 写在脸上的健康密码

### ·眼睛告诉您的健康密码

**· 黑眼圈**

一早起来，发现眼圈黯沉发黑？小心！这可能是血液中沉积太多废物的缘故。下眼睑皮肤比较薄，最容易反映血液颜色。想想最近是否压力过大或过度疲劳？支配泌尿和生殖器官的肾脏功能失调，也会让眼周灰暗。少熬夜、多吃全麦食品是消除黑眼圈的最好办法！

**· 眼皮浮肿**

睡前没喝多少水，早上起来眼皮还是肿得厉害？您可能体液失调了！造成水分代谢失调的原因很多，如果伴有下肢无力、口干舌燥，可能是您的肾出了问题。健康的肾能将体内多余水分顺利排出，水分不足时，它会放慢代谢速度，把水分囤积在体内，因而造成轻度浮肿。别着急，喝上几大杯水，很快能还您一双电眼！

**· 脂肪颗粒**

除了建议您用不含油分的眼霜，对付眼睛下面的脂肪颗粒，还要告诉您，脂肪颗粒是体内胆固醇过高的警讯。

少吃油炸食品及动物内脏，多吃新鲜蔬果，恼人小颗粒很快就会不见！

**· 红血丝**

血丝满布的“火眼金睛”，就是血液循环不畅的警讯。别忙着滴眼药水，活动一下头、颈、肩部，疏通上肢血流，再好好睡一觉，让眼睛充分休息，就能减少充血。

如果工作很忙，没时间休息，不妨在后颈、肩部涂一些维生素C乳液，帮助血液循环，很快就能缓解红眼现象。

**· 眼白泛黄**

可能是肝、胆出了问题。胆汁是黄绿色液体，当胆囊或肝脏失调时，胆汁会流进血液，让眼白泛黄。

### ·嘴巴告诉您的健康密码

**· 唇色发白**

嘴唇和下眼睑一样，都是薄薄的，才能完全反映血色，如果唇色变浅，可能是血红细胞不足。

建议改变食谱，多吃动物内脏和豆腐，从而减轻贫血症状。

**· 唇色过红**

如果双唇过于鲜红，可能您正被“热症”困扰。中医将热证分为“实热”和“虚热”，“虚热”是体内水分减少所引起。当体温上升，身体调节功能减弱，两颊和唇、舌才会局部变红。

多吃新鲜水果、喝大量的水，能帮您化解体内过剩热量，让唇色恢复正常。

**· 嘴角破裂**

感觉嘴角刺痛，甚至红肿破裂，很可能是早期胃炎的预警。当胃壁黏膜处于疲劳状态，会引发内热，导致嘴角红肿。不过，80%的早期胃炎都能被治愈。

建议吃饭时多咀嚼几下，充分吸收和消化食物。胃壁温度降低后，嘴角红肿很快就会消失。

**· 嘴唇干涩**

嘴唇虽是黏膜，但与皮肤最大的不同是没有汗腺。嘴唇无法分泌油脂、保存水分，需要口腔黏液滋润，黏液不足时，嘴唇容易变干，抵抗力随之减弱，细菌、病毒正好乘虚而入。

除了多喝水，也建议多用淡盐水漱口，盐分是促进口腔黏液生成的一大动力。

· 口气不佳

对着镜子大呼一口气，如果闻到“口气不佳”，可要注意了——六成以上“口气”由牙齿疾病引起。当细菌侵入牙根与牙龈间的缝隙，繁殖后将引发牙龈炎，生出难闻的口气。

此外，口腔清洁不彻底，食物残渣形成的齿垢，也会让您呼出难闻气味，彻底洗一次牙才能解决问题。

· 流口水

早晨醒来后，总发现枕边淌着一圈口水？流口水是唾液分泌过多引起，可能是胃肠功能虚弱，无法充分吸收水分，造成水分滞留，唾液被稀释，才流到嘴边。

如果您还感到肠鸣、胃胀，最好去肠胃科挂个号。

**· 舌头告诉您的健康密码**

· 舌头震颤

对着镜子吐舌头，如果舌头微微颤动，很可能是精神紧张、体力衰退的征兆。医学调查发现，七成以上的人都意识不到舌头震颤。建议尽快调整作息，不要熬夜，否则当心神经衰弱！

· 舌头发紫

当血液中含有大量废物、体内水分不足时，缺氧血和含氧血就会混在一起，使得血管变成紫色。如果还伴随肩膀僵硬和腰痛，这说明体内毒素已经积累太多，不妨维持一周清淡饮食，做个蒸汽浴，毒素很快就能排出。

· 舌苔太厚

舌头上的舌苔就像豆腐渣一样很容易刮去，可能是肠胃功能不良或饮食过量。

如果情况持续，最好去肠胃科，让医生帮您降降胃火。

· 舌苔太薄

舌苔不明不白脱落，舌头表面斑驳不均，医学上将这称为“地图舌”。过敏体质的人容易发生，春、秋两季比较常见，它预示您的抵抗力正在下降，建议这段时间内远离花粉、海鲜等过敏原，以免中招。

· 舌苔泛黄

舌苔泛黄很可能是感冒信号！注意保暖，多吃南瓜、牛肉等温热食物，晚上临睡前冲杯热牛奶，能在胃中形成一层蛋白膜，防止细菌侵入。

· 舌苔泛黑

这很可能是体温升高了，但不见得就是发烧，剧烈运动、怒火中烧都能让舌苔泛黑。

洗个热水澡，做些舒缓运动，就能有效降低体温。

**· 鼻子告诉您的健康密码**

· 鼻子大小

鼻子大小与呼吸状况大有关系。鼻翼较宽、鼻梁高挺，说明您的呼吸器官发达，能呼吸到足量空气；但在污染严重的地方，您也会吸入过多废气。如果鼻翼娇小，表明您的呼吸功能较弱，不透风的地方会让您气短、胸闷。

在办公室待一到两小时，就应该去楼梯间或窗边呼吸五分钟新鲜空气，以防缺氧。

· 鼻翼掀动

正常呼吸时鼻翼掀动，可能是肺活量太低造成的！可别掉以轻心，肺活量过低将影响您的正常代谢功能。每天练习五分钟腹式呼吸——吸气时涨起肚皮，呼气时缩紧肚皮，很快您的肺活量就能提高不少！

· 鼻尖粉刺

鼻头出现粉刺，多半是消化系统出了问题。多吃香蕉、地瓜之类的食品，保持消化通畅，就能缓解症状。

鼻头发红

这可能代表肝脏超载了。饮酒过量时，身体为了分解酒精，把血液滞留在肝脏里，导致微血管扩张，才会出现“酒糟鼻”，因此控制饮酒量非常重要。

有时流鼻血

肠胃衰弱的人无法吸收充足营养，肌肉和血管组织稍微碰撞就容易破裂。冬天能量消耗大，饮食不调，体内热量不足，就会导致偶尔流鼻血。不妨好好吃一顿犒劳自己，补充足够能量。

鼻塞

若是过敏性鼻炎引起的鼻塞，除了可能造成呼吸困难，还会让大脑供氧不足，让脑筋变得迟钝。鼻塞代表呼吸道黏膜功能脆弱，日本医学研究证明，这多半与肠胃功能不佳有关，别光顾着通畅鼻子，保养肠胃道也一样重要。

· 脸颊告诉您的健康密码

· 脸颊发红

脸颊爬上两团莫名其妙的“高原红”，这可能是西医所说的“原因不明的微热”，因体力过度消耗、身体水分失调引起。如果除了两颊发红，还出汗、气喘，这可能是高热引发。洗个舒服的热水澡，吃两片退烧药，再美美地睡一觉，就能适当缓解。

· 脸色苍白

嘴唇、眼睑内侧和脸颊苍白都是贫血症状。另外，呼吸微弱会让皮肤机能衰退，制造黑色素的功能降低，也容易导致脸颊苍白。除了补充营养，建议多做慢跑、散步等有氧运动，确保氧分供应充足。

· 颧骨上出现皱纹

可能是肝脏功能异常所致。当肝功能无法净化血液或供给血液足够氧分，会让血液变混浊，体内新陈代谢速率降低，皮肤敏感性增高，导致皱纹出现。颧骨处的皮肤较薄，紫外线尤其会带来伤害，防晒尤需注意。

· 毛孔粗大

随着年龄增长，皮脂分泌会逐渐减少，肌肤保湿力也开始下降，如果这时身体缺乏某种特定维生素，毛孔就会变粗大。最好的解决办法莫过于摄取足量维生素C，其中所含的胶原蛋白能提高保湿力，肌肤有弹性，毛孔也会随之隐形！

· 脸色发黑

您可能得看医生检查一下是否是肾脏有毛病。肾脏能调节体内水分的代谢，如果肾脏的过滤功能降低，废物就会长期堆积体内，使得肤色暗沉，刚开始是在肌肤较薄的地方出现色素沉淀，慢慢地会向四周扩散。

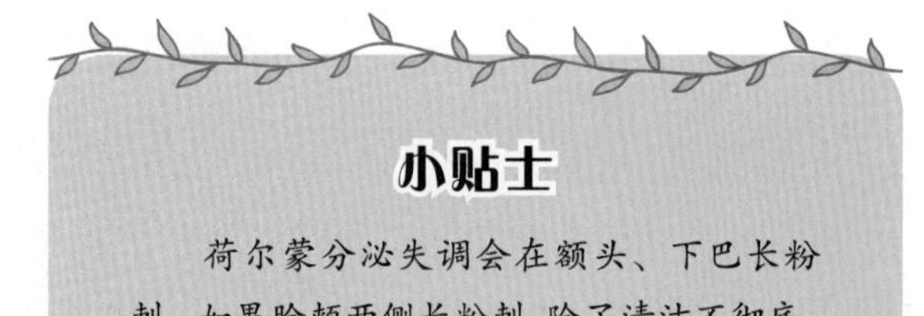

**小贴士**

荷尔蒙分泌失调会在额头、下巴长粉刺。如果脸颊两侧长粉刺，除了清洁不彻底，还可能是心情焦躁、工作压力大所致。不妨来趟旅行，给身体、心情放个假！

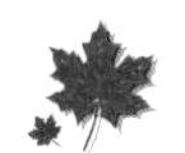

## 10分钟洗头术

可以说几乎近100%的人都洗错了头。大多数的人大概都不知道，洗头时洗发液每次只需1元硬币大小的量就足够洗遍全头，而且还不能直接倒在头皮上，以免引发掉发危机；

正确洗头6方法头皮好清爽：

**·方法1**

洗发前先以宽板有圆珠发梳将发尾全梳开，自额头上方中心点，顺时针方向刷到后脑勺，再重叠已梳过的1/3区域往后梳，不断重叠直到梳遍全头。之后再逆向由后脑往前梳。

**·方法2**

洗头前可加两三滴天然专业精油，如可以醒脑的薄荷或放松的薰衣草，由下往上以指腹贴着头皮而非摩擦头发，定点式地慢慢往上转圈移动，以放松头皮。

**·方法3**

洗发时全头冲湿，用1元硬币大小的洗发液在掌心搓匀开，或将洗发液倒在空瓶中稀释。再以五指揉遍全头。五指要贴紧头皮，才能让泡泡彻底洗净头皮。

**·方法4**

将头分左、右两区，四指并拢贴着头皮，由前往后以Z字形密集搔抓，指面要紧贴头皮稍微使力才能彻底洗净头皮。

**·方法5**

冲去洗发液并将水分挥干，离发根5到10厘米处搽上护发产品直到发尾，头发便不会纠结还可修护毛麟片，待洗完澡后再冲净。

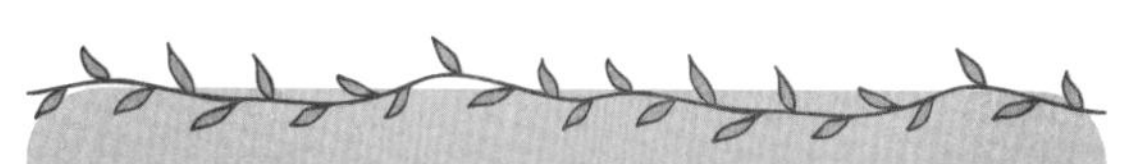

**小贴士**

洗完头后，吹发，是要吹干头皮而非发丝，以免滋生细菌发痒。若害怕伤害发质，只烘干头皮，头发让它自然干，可避免发丝受梳子和吹风机的伤害。若要吹干发丝，可由头顶顺着发流与毛麟片方向向下吹，头发就不会因吹风后而变得毛糙。

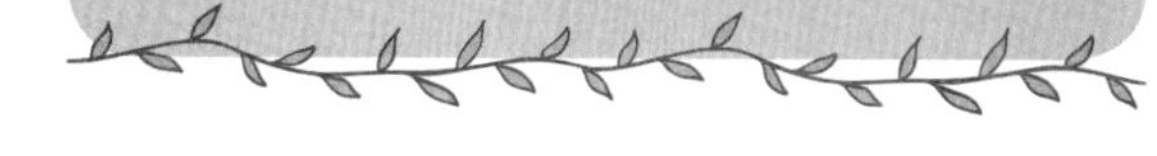

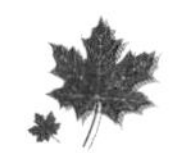

## 三个动作强壮双膝

膝关节疼痛是困扰许多人健康的一个大的问题，很多人常常因为疼痛而不愿参加体育锻炼。特别是长时间站立工作的人，更应注意保护好膝关节。

殊不知，越是这样，越会造成症状进一步加重。美国梅奥诊所的研究人员最近发现，强化大腿肌肉的训练有助于保持双膝的健康。骨关节炎患者如果拥有强壮的股四头肌，其丧失关节保护性软骨的几率将下降60%左右。因此，让我们立即行动起来吧！进行正确的锻炼，才是根本的解决之道。以下三个步骤简单有效，可最大限度地使膝关节得到强度适中的锻炼。

**第一步**　背部挺直坐在地板上，右腿伸向前方，左膝弯曲，足部放平；右腿尽量伸直，并用力向下压，保持10秒钟后放松。

**第二步**　与第一步姿势相同，挑起脚尖，抬高右腿达15厘米左右，保持6秒钟，放下右腿。

**第三步**　坐在椅子上，双脚平放在地上，向前伸直右腿，抬起右脚，直到大腿与地面平行，保持

6 秒钟后，再放下右腿。

以上动作分两组完成，每组完成 10 次，每周做 3~5 次。

## 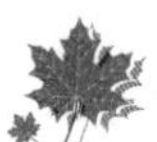 您的长寿征兆

上个世纪中，人类的平均寿命增加了 30 年，这可以说是人类五千年历史中最大的进步。健康、教育、疾病预防和治疗方面的进步当然是必不可少的因素。但您也许不知道，一些表面上看来似乎是不重要的生活习惯，或是您曾经的生活环境都能影响您的寿命。一项最新的有关长寿的研究列出了一系列有科学依据的长寿征兆。来看看您是否具备长寿因素吧。

**· 您出生时母亲还很年轻**

芝加哥大学的科学家们发现，一个出生时母亲年龄小于 25 岁的人活到 100 岁的几率是出生时母亲大于 25 岁的人的两倍。他们认为大概是由于年轻母亲最先受孕的是她最好的卵子，因此产生更健康的后代。

**· 您很爱喝茶**

每天喝 1 至 2 杯茶对心脏很有好处，不过要确保茶是当天新沏的。超市里的即饮红茶则没有这样的健康效果。还有一些研究表明，喝牛奶会降低茶对心血管系统的保护效果。因此如果要往茶水中添加其他的调味品，最好加蜂蜜或柠檬。

**· 多数时候您更愿意步行**

一项对 2603 名男女进行的最新研究表明，每天坚持步行 30 分钟的人可定义为身体健康的人。不管他们体内脂肪含量有多高，都要比每天步行少于 30 分钟的人更长寿。同样，也有研究称肥胖妇女可通过每天增加 10 分钟的运动来改善其心脏健康状况。因此午饭后不妨走路散散步，每天尽量以各种方式多做一点运动。

**· 您很少喝碳酸饮料**

波士顿大学的科学家发现，每天饮一次或多次可乐会使您患代谢症候群的风险加倍。代谢症候群是一种代谢异常聚集现象，主要包括高血压、血脂异常、糖尿病、腹部肥胖以及高尿酸与凝血因子的不正常等等，这些因素会增加患心血管疾病和糖尿病的风险。另外，科学家们推测，爱喝碳酸饮料的人由于其味蕾长期接触人造甜味剂，逐渐使其习惯于各种甜食，因此更易导致肥胖。

**· 您有一双强健的腿**

背靠墙站立，脚慢慢往前走，然后再退回来直到您保持一个平稳状态，但是背的下半部要始终紧贴着墙壁。尽最大可能保持这种姿势，每天做一次，并且每次增加几秒钟的时间。

**· 您爱吃紫色食物**

一项最新研究显示，紫葡萄、蓝莓和红葡萄酒富含多酚，多酚能使血管保持韧性，同时上述食物能帮助改善大脑功能，增加记忆力，有助预防心脏病和老年痴呆症。

**· 您在青少年时期，体重保持在正常范围内**

发表在《儿科学》杂志上的一项针对 137 名非裔美国人的研究，对他们从出生到 28 岁之间做了跟踪调查，研究表明，14 岁时体重超重会增加成年时患 2 型糖尿病的几率。另外据美国心脏学会的数据显示，糖尿病患者得心脏病的几率是正常人的 2~4 倍。

**· 您不喜欢吃富含肉类的快餐**

美国癌症研究院的一项报告显示，每周吃红肉

超过 18 盎司会增加患结肠癌的风险；每天吃 3.5 盎司加工过的熟食肉类，比如热狗、腌熏腊肉等，患结肠癌的几率会增加 42%。

**· 您有喜欢自己的朋友**

美国西达克瑞斯特学院的心理学副教授迈卡·萨丁称，良好的人际关系是很好的减压剂，而知道有人一直支持着您，会让您身心都保持健康。有研究显示，慢性压力削弱免疫系统的功能，使细胞加快老化，最终会使一个人寿命缩短 4~8 年。

**· 您的朋友也很健康**

《新英格兰医学杂志》上的一项研究表明，如果您最要好的朋友体重增加了，那么同样情形发生在您身上的可能性是 72%。主要研究者尼古拉斯·克里塔基博士称，要想维持一种健康的生活方式，就应该与那些和自己有相同生活目标的人交往。比如参加一个减肥健身的俱乐部，或者发展一个能和您长期一起散步的朋友等等。

**· 您喜欢接受新的挑战**

有两项研究显示，那些自认为生活更有条理的、更自律的人活得更久，并且他们患老年痴呆症的几率要比没有他们勤奋认真的人低 89%。如果您善于控制您的注意力，那么您将能启用大脑中更多的智慧。设立一些个人或职业上的目标，并设定期限挑战自己，努力完成它们。也可以尝试做一些新事情来刺激大脑，比如您爱读科幻小说，那么下次可以尝试读本传记，然后第二天再回忆一下阅读内容。

**· 您喜欢自己动手整理东西**

一项研究表明，拖地、擦玻璃这些日常家务只要干一小时左右就能消耗约 285 大卡的热量，从而将患病几率降低了 30%。

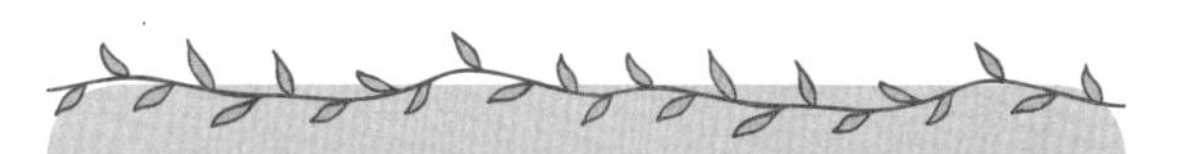

**小贴士**

据《美国心理学家杂志》报道，约有 17% 的美国人是乐天派，他们对生活有着积极的态度，有明确的目的和很强的社会认同感，他们要比悲观派的人更健康。在意大利的撒丁岛或日本的冲绳，那里有世界上最长寿的人们。他们都很勤劳地工作，但是他们更注重和家人一起度过业余时间，提升自己的精神状态，并且喜欢帮助别人。

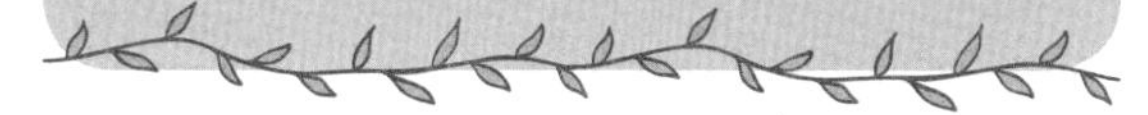

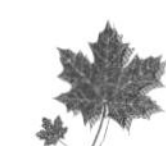

## 停止伤害秀发的行动

对于养护一头无论是俏丽的短发、蓬松的卷发或滑溜的长发，我们都有很多概念，问题是，这些方法有时只是道听途说或想当然的错误观念，只会适得其反。如果您的头发已经“毛病丛生”，请赶快停止下列伤害秀发的行动。

**· 经常使用吹风机**

头发所含的水分若降低至 10% 以下，发丝就会变得粗糙、分叉，而经常使用吹风机吹整头发的后果就是如此，最好让头发自然阴干。至于常上美容院的人，可以请美发师将吹风机拿远一点，不要贴着头皮吹。

**· 每天梳发一百下**

梳理头发可以帮助清理附在头发上的污浊，并且刺激头皮，让头皮的血液循环顺畅，健康生长。而每天需要梳理的次数约 30~50 下就足够。因为梳理过多反而会伤害秀发。

· **梳发从发根梳起**

梳发必须普遍而均衡，尤其是长头发的人，如果从发根开始梳，往往会得到发丝纠缠的后果，应先梳发尾，再从发根梳到发尾。

· **在很湿的头发上卷上热热的发卷**

正确的使用方法是等头发已干了七八分，再上发卷。

· **洗完发后要用力擦干**

用力地使用毛巾搓揉头发，结果您只会得到一头干涩分叉的黄发。您应该用大毛巾将头发包起来，轻轻按压，自然会将水分吸干。

· **洗发剂泡沫越多越好**

洗发用品的泡沫应该求细不求多，轻柔地带走肮脏，为了让泡沫较多，常会不自觉地增加洗发精的用量，反而会使头发干涩。

· **用力倒刮头发，让发型更蓬松**

用一双手抓着头发尾端，另一只手用梳子由发尾往前梳，是可以换来一头蓬松浪漫的发丝，但同时，您头发的毛鳞片也被一片片刮起，多么可怕的代价啊！

· **在头发上喷香水**

虽然头发很容易吸收气味，但在头发上洒香水，结是适得其反。因为香水中的酒精成分一挥发，就会将头发中的水分带走，让秀发更干燥。

· **染发与烫发同时进行**

最好分开进行。刚烫过头发，最好等一两个星期再进行染发，否则对于头发的负担太重，烫发的药水也会使染剂的效果减半。

· **上发卷时愈紧效果愈好**

上发卷时用力压在头发尾端，很容易把头发扯断。正确方法是把卷子放在发尾上端，然后很平均地轻轻卷上，不可太紧。

· **带着发卷入睡真省时**

头发被卷在发卷中，承受一整夜的重与压力，虽然第二天免吹整就有一头卷发，但是不可避免地又要受伤了。倒不如等头发干了、取下发卷再入睡，不要给头发受伤的机会。

· **头发干涩就抹些护发乳**

头发干燥、缺乏光泽，多抹些护发用品就可以解决，相信大多数人都曾如此试过。事实上，过量的护发乳只会造成头发的负担，同时护发用品只需抹在发尾即可。

· **熬夜不睡觉**

头发是吸收头皮下面微血管的养分而生长，如果身体疲倦，头发所吸收的养分也会不足，头发自然会失去应有的光泽。

· **各种肤质都可以染发**

如果可行的话，在进行染发之前与美发师充分沟通，先沾些染剂在手腕内侧，如果出现红痒就打消染发念头，以免伤害细嫩的头皮。

用含保养成分的烫发剂不需额外护发

任何烫发剂都会伤害发丝，因此烫过发之后，一定要勤加保养头发。干性发质者，更需要进行特殊的护发工作。

· **多吃蛋白质让头发更美**

头发的主要成分是蛋白质，但是蛋白质摄取过多，会使血液趋向酸性，影响头发生长，适时补充碱性食物如西红柿、胡萝卜、橘子等蔬果，头发的营养才均衡。

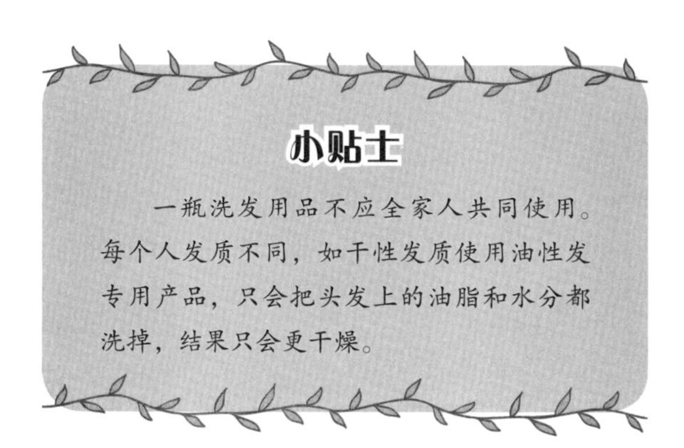


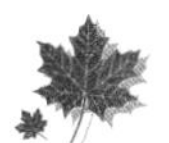

## 去脂减肥食物大揭秘

现代人的饮食多半太过丰富，以至于越来越多的人营养过剩，身材走样。吃，如果选择正确，那么您非但不会胖，而且还能帮助您去脂呢。这里有几样能让您吃了身材不变形，又能帮助脂肪分解的食物，别迟疑了，快来看看吧！

**· 紫菜**

除了含有丰富的维生素 A、B1 及 B2，最重要的就是它蕴含丰富纤维素及矿物质，可以帮助排走身体内之废物及积聚的水分，从而收瘦腿之效。

**· 芝麻**

它的“亚麻仁油酸”可以去除附在血管内的胆固醇，令新陈代谢更好，减肥瘦腿就轻松得多。

**· 香蕉**

虽然卡路里很高，但脂肪却很低，而且含有丰富钾，又饱肚又低脂，可减少脂肪在下身积聚，是减肥时候的理想食品。

**· 苹果**

苹果含独有的苹果酸，可以加速代谢，减少下身的脂肪，而且它含的钙量比其他水果丰富，可减少令人下身水肿的盐分。

**· 红豆**

红豆所含的石碱酸成分可以增加大肠的蠕动，促进排尿及减少便秘，从而清除下身脂肪。

**· 木瓜**

它有独特的蛋白分解酵素，可以清除因吃肉类而积聚在下身的脂肪，而且木瓜肉所含的果胶更是优良的洗肠剂，可减少废物在下身积聚。

**· 西瓜**

它是水果中的利尿专家，多吃可减少留在身体中的多余水分，而且本身的糖分也不多，多吃也不会致肥。

**· 西柚**

大家早早便知西柚卡路里极低，多吃也不会肥，但原来它亦含丰富钾质，有助减少下半身的脂肪和水分积聚。

**· 蒟蒻**

完全不含脂肪又美味，说到底也是减肥必食之物，原来它的丰富植物纤维更可以使下身的淋巴畅通，防止腿部浮肿。

**· 菠菜**

因为它可以促进血液循环，这样就可以令距离心脏最远的一双腿，都吸收到足够养分，平衡新陈代谢，收到排毒瘦腿的效果。

**· 西芹**

西芹一方面含有大量的钙质,可以补“脚骨力”，另一方面亦含有钾，可减少下半身的水分积聚。

**· 猕猴桃**

除了维生素 C 含量高是它的强项外，原来其纤维亦十分丰富，可以增加分解脂肪的速度，避免腿部积聚过多的脂肪。

· 西红柿

吃新鲜的西红柿可以利尿及去除腿部疲惫，减少水肿的问题，如果是生吃的话，效果就更好。

· 绿豆芽

含有较高的磷、铁之外，主要含有大量的水分，多吃绿豆芽，也不容易让脂肪在皮下形成。

· 薏仁

薏仁除了美白治痘外，对水肿型的肥胖也很有帮助喔！孕妇除外，要禁吃。

· 乌贼

乌贼的脂肪含量，每 100g 才有 0.7g，吃了它要变胖是很困难的。

· 陈皮

祖国医学中的陈皮，对脾肺很好，而且可以帮助消化、排除胃部胀气、减少腹部脂肪的堆积。但是如果您有心血管方面的毛病，最好少吃。

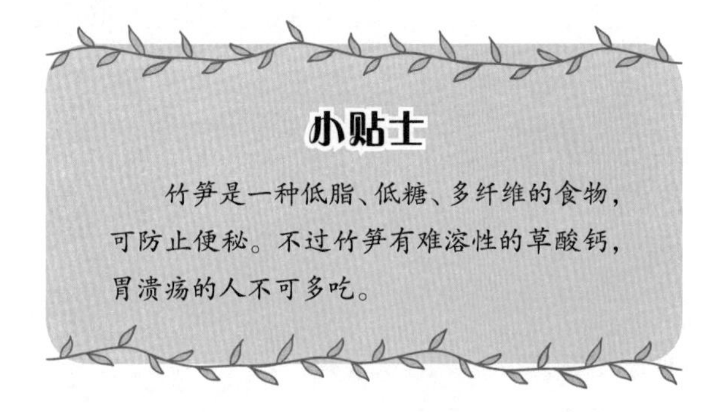


## 做饭有技巧，帮您做大厨

1. 羊肉去膻味：将萝卜块和羊肉一起下锅，半小时后取出萝卜块；放几块橘子皮更佳；每公斤羊肉放绿豆 5 克，煮沸 10 分钟后，将水和绿豆一起倒出；放半包山楂片；将带壳的核桃两三个洗净打孔放入；1 公斤羊肉加咖喱粉 10 克；1 公斤羊肉加剖开的甘蔗 200 克；1 公斤水烧开，加羊肉 1 公斤、醋 50 克，煮沸后捞出，再重新加水加调料。

2. 煮牛肉：为了使牛肉炖得快，炖得烂，加一小撮茶叶（约为泡一壶茶的量，用纱布包好）同煮，肉很快就烂且味道鲜美。

3. 煮骨头汤时加一小匙醋，可使骨头中的磷、钙溶解于汤中，并可保存汤中的维生素。

4. 煮牛肉和其他韧、硬肉类以及野味禽类时，加点醋可使其软化。

5. 煮肉汤或排骨汤时，放入几块新鲜橘皮，不仅味道鲜美，还可减少油腻感。

6. 煮咸肉：用十几个钻有许多小孔的核桃同煮，可消除臭味。

7. 将绿豆在铁锅中炒 10 分钟再煮能很快煮烂，但注意不要炒焦。

8. 煮蛋时水里加点醋可防蛋壳裂开，事先加点盐也可。

9. 煮海带时加几滴醋易烂；放几棵菠菜也行。

10. 煮火腿之前，将火腿皮上涂些白糖，容易煮烂，味道更鲜美。

11. 煮水饺时，在水里放一颗大葱或在水开后加点盐，再放饺子，饺子味道鲜美不粘连；在和面时，每 500 克面粉加拌一个鸡蛋，饺子皮挺括不粘连。

12. 煮水饺时，在锅中加少许食盐，锅开时水也不外溢。

13. 煮面条时加一小汤匙食油，面条不会粘连，并可防止面汤起泡沫、溢出锅外。

14. 煮面条时，在锅中加少许食盐，煮出的面条不易烂糊。

15. 熬粥或煮豆时不要放碱，否则会破坏米、豆中的营养物质。

16. 用开水煮新笋容易熟，且松脆可口；要使笋煮后不缩小，可加几片薄荷叶或盐。

17. 猪肚煮熟后，切成长块，放在碗内加一些鲜汤再蒸一会儿，猪肚便会加厚一倍。

18. 煮猪肚时，千万不能先放盐，等煮熟后吃时再放盐，否则猪肚会缩得像牛筋一样硬。

19. 炖鸡：洗净切块，倒入热油锅内翻炒，待水分炒干时，倒入适量香醋，再迅速翻炒，至鸡块发出噼噼啪啪的爆响声时，立即加热水（没过鸡块），再用旺火烧十分钟，即可放入调料，移小火上再炖20分钟，淋上香油即可出锅；应在汤炖好后，温度降至80~90摄氏度时或食用前加盐。因为鸡肉中含水分较高，炖鸡先加盐，鸡肉在盐水中浸泡，组织细胞内水分向外渗透，蛋白质产生凝固作用，使鸡肉明显收缩变紧，影响营养向汤内溶解，且煮熟后的鸡肉趋向硬、老，口感粗糙。

20. 炖老鸡：在锅内加二三十颗黄豆同炖，熟得快且味道鲜；或在杀老鸡之前，先灌给鸡一汤匙食醋，然后再杀，用文火煮炖，就会煮得烂熟；或放3~4枚山楂，鸡肉易烂。

21. 老鸡鸭用猛火煮，肉硬不好吃；如果先用凉水和少许食醋泡上2小时，再用微火炖，肉就会变得香嫩可口。

22. 煮老鸭：在锅里放几个田螺容易烂熟。

23. 红烧牛肉时，加少许雪里红，肉味鲜美。

24. 油炸食物时，锅里放少许食盐，油不会外溅。

25. 在春卷的拌馅中适量加些面粉，能避免炸制过程中馅内菜汁流出糊锅底的现象。

26. 炸土豆之前，先把切好的土豆片放在水里煮一会儿，使土豆皮的表面形成一层薄薄的胶质层，然后再用油炸。

27. 炸猪排时，在有筋的地方割2~3个切口，炸出来的猪排就不会收缩。

28. 将鸡肉先腌一会儿，封上护膜放入冰箱，待炸时再取出，炸出的鸡肉酥脆可口。

29. 煎荷包蛋时，在蛋黄即将凝固之际浇一点冷开水，会使蛋又黄又嫩。

30. 煎鸡蛋时，在平底锅放足油，油微热时蛋下锅，鸡蛋慢慢变熟，外观美，不粘锅。

31. 煎鸡蛋时，在热油中撒点面粉，蛋会煎得黄亮好看，油也不易溅出锅外。

32. 炒鸡蛋时加入少量的砂糖，会使蛋白质变性的凝固温度上升，从而延缓了加热时间，加上砂糖具有保水性，因而可使蛋制品变得松软。

33. 炒鸡蛋时加入几滴醋，炒出的蛋松软味香。

34. 炒茄子时，在锅里放点醋，炒出的茄子颜色不会变黑。

35. 炒土豆时加醋，可避免烧焦，又可分解土豆中的毒素，并使色、味相宜。

36. 炒肉菜时放盐过早熟得慢，宜在将熟时加盐，在出锅前再加上几滴醋，鲜嫩可口。

37. 肉丝切好后放在小苏打溶液里浸一下再炒，特别疏松可口。不论做什么糖醋菜肴，只要按2份糖1份醋的比例调配，便可做到甜酸适度。

38. 炒糖醋鱼、糖醋菜帮等，应先放糖，后放盐，否则食盐的“脱水”作用会促进菜肴中蛋白质凝固而“吃”不进糖分，造成外甜里淡。

39. 做丸子按50克肉10克淀粉的比例调制，成菜软嫩。

40. 放有辣椒的菜太辣时或炒辣椒时加点醋，辣味大减。

41. 烹调时，放酱油若错倒了食醋，可撒放少许小苏打，醋味即可消除。

42. 菜太酸，将一只松花蛋捣烂放入。

43. 汤太咸又不宜兑水时，可放几块豆腐或土豆或几片番茄到汤中；也可将一把米或面粉用布包起来放入汤中。

44. 汤太腻，将少量紫菜在火上烤一下，然后撒入汤中。

45. 花生米用油炸熟，盛入盘中，趁热撒上少许白酒，稍凉后再撒上少许食盐，放置几天几夜都酥脆如初。

46. 菜籽油有一股异味，可把油烧热后投入适量生姜、蒜、葱、丁香、陈皮同炸片刻，油即可变香。

47. 用菜籽油炸一次花生米就没有异味了，炒出的菜肴香味可口，并可做凉拌菜。

48. 炸完食物后的油留下一些残渣并变得混浊，可将白萝卜切成厚圆片，用筷子把萝卜戳几个洞，放入剩油中炸，残渣会附着在萝卜片上，取出清除残渣，再反复放入锅中炸，混浊的油可变清澈。

49. 宰鱼时如果碰破了苦胆，全肉会发苦。鱼胆不但有苦味，而且有毒。用酒、小苏打或发酵粉可以使胆汁溶解。因此，在沾了胆汁的鱼肉上涂些酒、小苏打或发酵粉，再用冷水冲洗，苦味便可消除。

## 炒菜如何把握油温

根据菜的特点选择适宜的油温对保留菜肴的营养、增加菜肴的风味都大有帮助。但怎样判断油温的高低呢?

当油面平静、无青烟、无响声、油温不烫时，油约2成熟，油温度为60℃~90℃，适宜于蹄筋、鱼肚发制前的浸泡；当油面平静，但原料下锅后出现少许气泡时，油约3至4成熟，油温为90℃~130℃，适宜于熘、滑一类的菜肴。此时，油脂的氧化、裂解程度较低，过氧化脂质含量少，能较多地保留菜肴的水分与营养。

当油在锅内有少许青烟，搅动有轻微响声，原料下锅有气泡，但无爆声溅油时，油5~6成熟，油温为130℃~170℃，适宜炒、煎、炝、炸、过油等烹饪方法，此时的油温利于原料内外部均匀受热，使原料成熟时间缩短。由于油温在180℃以下，油的分解、聚合反应较轻，产生的有害醛类、酮类物质也较少，因此，炒菜时选用这个温度，既能保证菜肴在最短的时间内熟透，也更利于人体的健康要求。

当油在锅内冒青烟，油面呈沸腾状，搅动时有炸响声，原料入锅有爆响声，并出现大量气泡时，油已达到7至8成熟，油温为170℃~220℃，适宜急火快炒、爆炒。这个温度能使原料表皮快速凝结，表面紧固，而内部的营养物质与氧的接触较少，氧化程度较低。

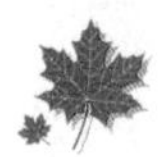

## 枸杞—— 补血养颜的佳品

人体是“血肉之躯”。只有血足，才显得皮肤红润，面有光泽，才能肌肉发达，体型健美。血液更是美丽之本，世上没有任何一种化妆品，能像血液这样体贴肌肤。它了解肌肤细胞的需要，提供的是可以直接吸收和利用的营养，而且顺便帮皮肤做了清洁（皮肤排毒就是排到血液中），只有血足才会有皮肤红润，才会有青春美貌。

血液被赋予了这么多的重任，尤其是对于女性来说，女性的月经、怀孕、生产、哺乳四个生理特点都要耗损体内的血液。因此，我们体内的血液偶尔也会有些过劳，损耗太多时就会出现一系列的血虚症候，如容易出现面色萎黄、唇甲苍白、肤涩、发枯、头晕、眼花、乏力、气急等症。

因此，补血养血对于我们每一个人来说都是不可少的，尤其是对于女性而言。那么，我们应怎样进行养血补血呢？在生活中，可用于养血补血的药食可谓是名目繁多，不过在众多的补血养血药食中，有一味颇值得推崇的食物——枸杞子。

枸杞子又叫杞果，是老百姓非常熟悉的补益中药。《本草纲目》记载："枸杞，补肾生精，养肝，明目，坚筋骨，去疲劳，易颜色，变白，明目安神，令人长寿。"枸杞子最突出的功效是养血、美容、明目、抗衰老。

枸杞子味道甘美，色泽鲜艳，是药膳食疗的常用中药。在做鸡鸭、猪肚类煲汤的菜品时，放一些枸杞子，不但可以起到保健的作用，而且煲出来的汤也非常美味可口。下面我就给大家介绍几款与枸杞有关的药膳：

**·杞子红枣煲乌鸡**

每次用枸杞子 20 克，红枣 8 枚，乌鸡 1 只。将乌鸡宰杀后，去毛、内脏及爪；将枸杞子、红枣、乌鸡一同放入煲内，加入鲜汤，置火上烧沸，再用文火煲 1 小时左右，加入盐、味精、胡椒粉即成。此汤滋阴润肺、补脾胃、益气血、美容颜。

**·杞菊粥**

枸杞子 30 克，白菊花 6 克，粳米 100 克，冰糖适量。先将粳米洗净，放入锅中，加适量水煮粥，旺火煮开后改用文火，粥将成时，倒入开水冲泡的枸杞子、菊花药汁，继续用文火煮至粥成，再加入适量冰糖即成。分两次空腹服。此粥益精明目，滋阴润肺，适用于肝肾不足之头晕目眩、腰膝酸软、视力模糊、遗精、消渴、虚劳咳嗽等症，亦可用于高血压、高脂血症、脂肪肝等症。

**·枸杞炖乳鸽**

枸杞子 30 克，乳鸽 1 只，调味品适量。将乳鸽洗净后放入锅内，加水适量，煮至鸽肉将酥烂时，再倒入温水浸泡后的枸杞子，稍煮片刻后，加调味品即成。饮汤，吃鸽肉及枸杞子。此汤益精明目，益气补虚，适用于久病体虚、肝肾不足、气短乏力、头晕目眩，腰膝酸软、视力减退、遗精、消渴及妇女闭经、月经量少等症。

当然，枸杞子还可以用来泡水或是泡酒，其养生的功效也是非常好的。不过，枸杞子还是直接嚼着吃的效果更好。这是因为，用枸杞子泡水或煲汤时，由于受水温、浸泡时间等因素的影响，枸杞子中只有部分有效成分能释放到水或汤中，而直接嚼食，可以更加充分地吸收其营养成分。

枸杞子不但具有很好的补血养血功效，在增强性功能方面还具有独特的作用。我国民间流传甚广的"君行千里，莫食枸杞"的名言，就是讲枸杞具有很强的激发性功能的作用，对离家远行的青年男女不宜。但是，对于在家的男女和那些性功能减弱的人来说，多食枸杞或其制品，又是非常必要的。对于肾虚的人，枸杞子无疑是最受欢迎的美味良药，更是一种不可多得的保健营养品。大诗人陆游到老年，因双目昏花，视物模糊，常吃枸杞治疗，因此而作“雪霁茅堂钟磬清，晨斋枸杞一杯羹”的诗句。可见，枸杞子是古今养生的最佳选择，有延年益寿之功。

枸杞子虽然具有很好的滋补和治疗作用，但也不是所有的人都适合服用的。由于它性质偏温，因此，正在感冒发烧、身体有炎症的人最好别吃。最适合吃枸杞子的是体质虚弱、抵抗力差的人，而且一定要长期坚持，每天吃一点，才能见效。

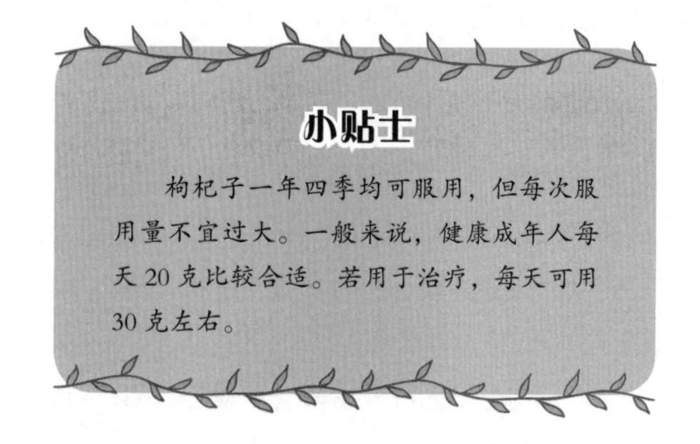

**小贴士**

枸杞子一年四季均可服用，但每次服用量不宜过大。一般来说，健康成年人每天 20 克比较合适。若用于治疗，每天可用 30 克左右。

## 吃粗粮也要讲年龄段

如今，不少“富贵病”是由于人们吃得过精过细而导致的，一些人对过精食物产生了畏惧，过度追求吃粗粮，以至于出现粗粮的价格高于细粮的态势。但是若是不分年龄、过多地食“粗”对健康也是不利的。

粗粮中含有大量的纤维素，纤维素本身会对大肠产生机械性刺激，促进肠蠕动，使大便变软畅通，这对于预防肠癌和由于血脂过高而导致的心脑血管疾病是十分有利的。然而，若是 25 岁至 35 岁这段年龄的人，就会影响人体机能对蛋白质、无机盐和某些微量元素的吸收，甚至影响到生殖能力。对一个男人来说，饮食中应含有丰富的锌、硒、维生素 E 和维生素 C。比如，吃煮、炒的黄豆，人体对其蛋白质的吸收消化率最多只有 50%，而把黄豆加工成豆腐后，吸收率马上升至 90%，加工后的豆腐是因为其破坏了豆中的纤维素成分。如长期过多进食高纤维食物，会使人的蛋白质补充受阻，脂肪摄入量大减，微量元素缺乏，以至造成骨骼、心脏、血液等脏器功能的损害，降低人体的免疫能力。

35 岁至 45 岁这个年龄段，新陈代谢率开始放慢，应少食高甜度的食物，宜食用各种干果、粗杂粮、大豆、新鲜水果等。

45 岁至 60 岁要尤其关注、明白调节和补充营养对身体的重要。高血压病人要少吃盐，食用含有丰富钾的食物，如干杏、豆类和干果。妇女到了绝经时，要多食大豆产品，这能把骨损耗减轻到最低程度。中年人担心前列腺病，可以安排含有丰富的锌、维生素 E、低饱和动物脂肪的饮食。芝麻、瘦肉、肝脏等是锌的良好来源，鱼肝油、向日葵籽油等含有维生素 E。

60 岁以上年龄段的人容易得癌症、心脏病和中风。因此，宜多食含有丰富抗氧化物的饮食和含锌量丰富的饮食，如水果、蔬菜、植物油、纤维、含油多的鱼和低脂肪动物，可以减少疾病的危害程度。

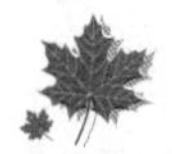

## 按摩足三里穴可延缓衰老

在我们的膝盖下面有一个调肠胃、抗衰老的穴位——足三里穴，当我们把腿屈曲时，可以看到在膝关节外侧有一块高出皮肤的小骨头，这就是外膝眼，从外膝眼直下四横指处就是足三里穴。

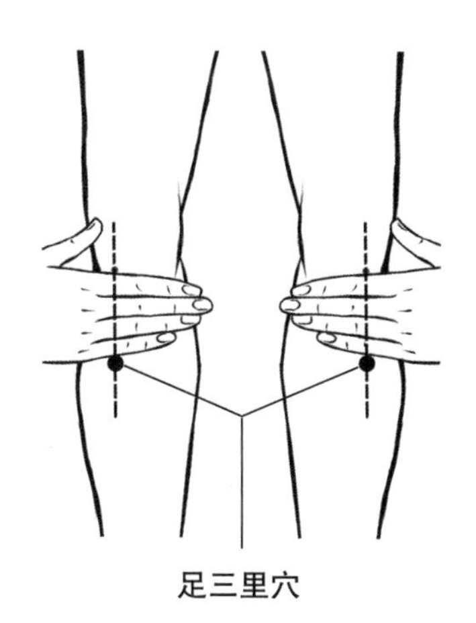

足三里穴

祖国医学认为，足三里穴是胃经的合穴，所谓合穴就是全身经脉流注会合的穴位，全身气血不和或阳气虚衰引起的病症，尤其是胃经气血不和，敲打足三里都能够进行调整，可以治疗胃痛、呕吐、腹胀、肠鸣、泻泄、便秘等胃肠道消化不良的病症。经常按摩足三里，还能防病健身、抗衰延年，对各种常见的老年病有很好的防治效果。

在课间休息的时候，不妨经常按摩足三里，持之以恒，定有裨益。

具体方法是：用大拇指或中指在足三里穴做按压动作，每次 5~10 分钟，注意每次按压要使足三里穴有针刺一样的酸胀、发热的感觉。

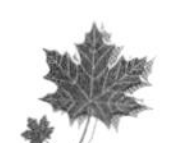

## 熬夜应该吃什么水果

熬夜当天的晚餐多选择蔬菜、水果等清淡的食物，对熬夜时的健康有帮助。几种能够让人更有精神和精力，而且有益于皮肤的果汁是：

1. 适量的苹果、胡萝卜、菠菜和芹菜切成小块，加入牛奶、蜂蜜、少许冰块，用果汁机打碎，制成营养完全而且丰富的果蔬汁。

2. 香蕉、木瓜和酸奶放在一起打碎，营养丰富而且能够补充身体所需的很多能量。

3. 两个猕猴桃、4 只橙子、一个柠檬所组成的新鲜果汁中含有丰富的维生素C，补充体能而且美容。

4. 3 个柚子剥皮后榨汁，一串葡萄打碎成葡萄汁，再加上两汤匙蜂蜜，酸酸甜甜别有滋味。

5. 一根新鲜黄瓜、1/2 升豆浆、3 片薄荷叶，一同打碎搅拌后制成清凉的黄瓜汁，消暑又解乏。

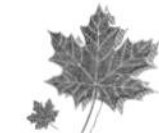

## 熬粥 6 招

**· 浸泡**

煮粥前先将米用冷水浸泡半小时，让米粒膨胀开。这样做的好处有：

1. 熬起粥来节省时间；

2. 搅动时会顺着一个方向转；

3. 熬出的粥酥，口感好。

**· 滚水下锅**

大家的普遍共识都是冷水煮粥，而真正的行家却是用开水煮粥，为什么？

您有没有冷水煮粥时糊底的经验？滚水下锅就不会有此现象，而且它比冷水熬粥更省时间。

**· 火候**

用大火煮开，再转文火（即小火）熬煮约 30 分钟。别小看火的大小转换，粥的香味由此而出！

**· 搅拌**

原本煮粥之所以搅拌，是怕粥糊底，现在用了滚水煮粥不必担心糊底，为什么还要搅呢？为了“出稠”，也就是让米粒颗颗饱满、粒粒酥稠。

搅拌的技巧是：滚水下锅时搅几下，盖上锅盖至文火熬20分钟时，开始不停 地搅动，一直持续约10分钟，直到呈酥稠状出锅为止。

· 放点油

煮粥还要放油？是的，粥改文火煮后约10分钟时，加入少许食油，您会发现不只品粥色泽鲜亮，而且入口别样鲜美。

· 底、料分煮

大多数人煮粥时习惯将所有的东西一起倒进锅里，但百年老粥店可不这样做。粥底是粥底，料是料，分头煮的煮、焯的焯，最后再放在一起熬煮片刻，且绝不超过10分钟。这样熬出的粥品清爽不浑浊，每样东西的味道都熬出来了又不串味。特别是辅料为肉类及海鲜时，更应粥底和辅料分开。

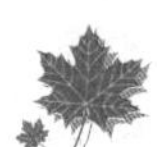

## 致癌、防癌食物大集合

· 致癌食物

· 腌制食品

咸鱼产生的二甲基亚硝酸盐，在体内可以转化为致癌物质二甲基亚硝酸胺。咸蛋、咸菜等同样含有致癌物质，应尽量少吃。

· 烧烤食物

烤牛肉、烤鸭、烤羊肉、烤鹅、烤乳猪、烤羊肉串等，因含有强致癌物不宜多吃。

· 熏制食品

如熏肉、熏肝、熏鱼、熏蛋、熏豆腐干等含苯并芘致癌物，常食易患食道癌和胃癌。

· 油炸食品

煎炸过焦后，产生致癌物质多环芳烃。咖啡烧焦后，苯并芘会增加20倍。油煎饼、臭豆腐、煎炸芋角、油条等，因多数是使用重复多次的油，高温下会产生致癌物。

· 霉变物质

米、麦、豆、玉米、花生等食品易受潮霉变，被霉菌污染后会产生致癌毒草素——黄曲霉菌素。

· 隔夜熟白菜和酸菜

会产生亚硝酸盐，在体内会转化为亚硝酸胺致癌物质。

· 槟榔

嚼食槟榔是引起口腔癌的一个因素。

· 反复烧开的水

反复烧开的水含亚硝酸盐，进入人体后生成致癌的亚硝酸胺。

· 防癌食物

· 洋葱类

大蒜、洋葱、韭菜、芦笋、青葱等；

· 十字花科

花椰菜、甘蓝菜、芥菜、萝卜等；

· 坚果和种子

核桃、松子、开心果、芝麻、杏仁、胡桃、瓜子等；

· 谷类

玉米、燕麦、米、小麦等；

· 荚豆类

黄豆、青豆、豌豆等；

· 水果

柳橙、橘子、苹果、哈密瓜、奇异果、西瓜、柠檬、葡萄、葡萄柚、草莓、菠萝、柠檬等各种水果；

· 茄科

番茄、马铃薯、甜菜；

· 状花科

胡萝卜、芹菜、荷兰芹等。

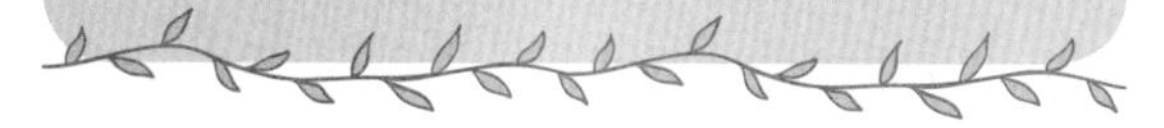

**小贴士**

建议以植物性为主、动物性为辅的防癌健康食谱。包括：每天 300 克谷类食物（其中三分之一为豆类、三分之一为面粉类）；500 克蔬菜，其中必须有 300 克绿叶菜；200 克动物性食物，如鱼类、禽类、蛋类、瘦肉；250 克牛奶；50 克黄豆制品。

此外，可用食疗适当补充抗氧化营养素，如维生素 C、胡萝卜素，多吃含有维生素 E、植物活性物质的种子、硬壳类食品及多酚类的茶叶，黄酮类的山楂、枸杞、银杏、大豆，菌类的灵芝等可增强免疫力，预防癌症。

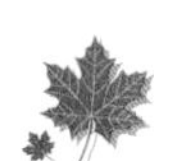

## 可吃掉体内废物的食物

人体在新陈代谢过程中会产生不少“废物”，而且从不洁空气中也会吸入大量有毒有害气体和微粒。尽管人体具有一定清除自身毒素的能力，但当体内废物积蓄过多或机体解毒排污功能减弱时，废物不能及时排出，就会影响健康。以下 8 种食物有助排出人体的多种“毒素”。

**· 绿叶蔬菜**

绿叶菜多为碱性，可以中和饮食中的糖、肉、蛋及代谢中产生的过多的酸性物质，使体液保持弱碱性，从而清除血中毒物。常食蔬菜可选萝卜叶、油菜、菠菜、芥蓝、大白菜、胡萝卜、菜花、甘蓝等。

**· 粗粮**

常吃红薯、土豆、玉米、荞麦等粗粮有助于保持大便的通畅，使体内毒物不会久滞肠道。粗粮中含有许多细粮所欠缺的特殊的维生素和矿物质。这些营养素有助于调节肠胃内环境，易为人体吸收并提高抗病力免疫功能。

**· 葡萄酒**

饮葡萄酒有益心脏健康。它含有丰富的柠檬酸，也属碱性饮料，这是众多酒精饮料不具备的。有报道，饮葡萄酒可预防和纠正酸中毒，还有利尿排毒作用。近年用于治疗痛风也见功效。

**· 豆豉**

研究发现，吃豆豉有助于消化、增强脑力、提高肝脏解毒能力等效果。还能促进体内新陈代谢，清除血中毒素，起净化血液作用。此外，豆豉还含有大量能溶解血栓的尿激酶，含大量 B 族维生素和抗生素，可防老年痴呆症。

**· 水果或果汁**

可选食柠檬、橘子、柚、葡萄、甘蔗汁、青梅、苹果、番茄等。水果味道虽多呈酸味，但在体内代谢过程中能变成碱性，并能使血液保持碱性。特别是它们能将积累在细胞中的毒素“溶解”，最终经排泄系统排出体外。

**· 绿茶**

绿茶中有许多解毒因子，它们易与血液中有毒物质相结合，并加速从小便排出。常饮绿茶还能防癌和降血脂。吸烟者多饮绿茶可减轻尼古丁的伤害。

· **海带和紫菜**

它们含大量胶质，能通便促使体内的放射性毒物随同大便排出体外。肿瘤病人接受放化疗时多吃海带是有益的。它们都属碱性食品，有净化血液作用。常吃海带和紫菜能降低癌症发生率。

· **黑木耳**

黑木耳能抑制血小板凝聚，可降低胆固醇，对心脑血管疾病有益。黑木耳中的胶质，有助于将残留在人体消化系统内的灰尘杂质吸附和聚集并排出体外，清涤胃肠。

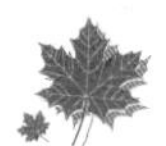

## 8种食物可“刮油”

营养学家认为，经常吃些降脂清肠的食物，不仅能排除油腻，更能保护心血管，防止“三高”。下面介绍8种具有“刮油”作用的食物：

· **燕麦**

由于燕麦中含有丰富的膳食纤维，因此具有降胆固醇和降血脂的作用。

· **洋葱**

洋葱含有环蒜氨酸和硫氨酸等化合物，有助于血栓的溶解。外国人特别爱吃洋葱，他们经常用洋葱搭配高脂肪、高热量的食物，以解油腻。

· **玉米**

玉米含丰富的钙、磷、镁、铁、硒等，及维生素A、$B_1$、$B_2$、$B_6$、E和胡萝卜素等，还富含膳食纤维。常食玉米油，可降低胆固醇并软化血管。

· **山药**

山药有“神仙之食”的美誉，其黏液蛋白能预防心血管系统的脂肪沉积，保持血管弹性，防止动脉硬化，减少皮下脂肪沉积，避免肥胖。

· **海藻**

海藻素有“海洋蔬菜”的美誉，其低热量、低脂肪的特点令营养学家关注。藻类含有植物多糖等植物化学物质，具有抗氧化、调节免疫力、抑制肿瘤、抗感染、降低胆固醇、延缓衰老等多种生理功能。海带等褐藻含有丰富的胶体纤维，能显著降低血清胆固醇。

· **银耳**

银耳滋而不腻，为滋补良药，其富含膳食纤维，可加强胃肠蠕动，减少脂肪吸收。银耳多糖属植物多糖，有降低胆固醇、增强免疫力、抗肿瘤、抗衰老和美容润肤等作用。

· **芹菜**

芹菜含有较多膳食纤维，含有降血压成分突出，也有降血脂、降血糖作用。

· **山楂**

山楂中所含的果胶是可溶性膳食纤维，有降低胆固醇，预防动脉粥样硬化的作用。常吃山楂可除油解腻，促进消化。

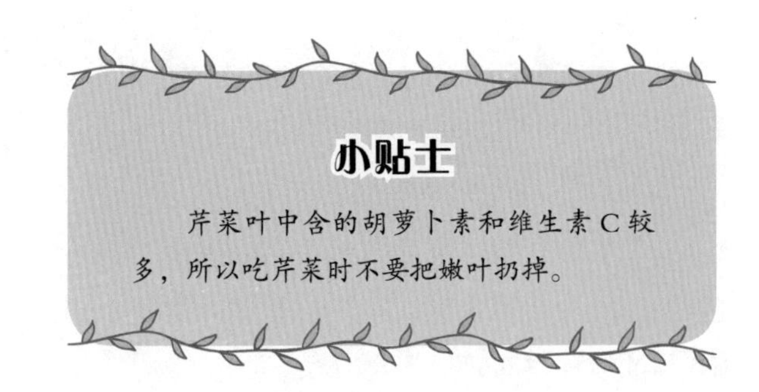

**小贴士**

芹菜叶中含的胡萝卜素和维生素C较多，所以吃芹菜时不要把嫩叶扔掉。

## 办公室简易瘦身操

· **轻松健胸**

在紧身T恤与薄纱上衣的流行下，胸部结实变得更重要。无需辅助工具的健胸操可使双峰健美坚挺。

准备动作：双腿张开与肩同宽，双掌合于胸前，用力挤压。

双掌保持挤压姿势，向前伸直，并从一数到四。伸直后须再从一数到四，回到双掌并于胸前的起始状态。请注意在整个过程中掌必须保持用力推压，才能达到健胸效果。

· **收紧大腿内侧**

大腿内侧是赘肉最易囤积的部位。午休做做下列伸展操，让腿部曲线更诱人。

准备动作：

1. 双脚张开与肩同宽，收腹抬臀，双臂尽量向上伸直，犹如摘星一般。

2. 保持准备姿势不动，双膝弯曲迅速往下蹲。

3. 仍维持准备姿势，双腿慢慢伸直直至起始状态。请注意：这款健身操必需迅速蹲下，缓慢伸直才有效果。

· **纤细两肩与上臂**

若您因自己有瘦削的双肩与上臂，穿什么衣服都不好看而苦恼，不妨从这一刻改变现状。

准备动作：

1. 腹部贴地平躺，上身略抬高，两眼平视前方，两臂肘部弯曲，水平置于身体两侧。双腿并拢伸直。

2. 双臂伸直，利用手臂力量撑起上半身，再回复至准备状态。连续做10次。

· **平坦小腹**

日日伏案用功，当心腹部与下围日渐坐大。这个结实小腹健身操只需要一把椅子，工作累了就在座位上操练一下，再不必担心自己因久坐而变成一个梨子型女人。

准备动作：臀部前移坐在椅子边缘，背挺直，双臂往后伸直抓椅背。吸气收小腹，双腿并拢猛然向上抬。

· **强化背肌**

长期伏案工作，而不好好锻炼背部，早晚会变成“刘罗锅”。

准备动作：

1. 腹部贴地平躺在地上，双手侧放，十指朝下贴大腿，上身稍往上抬，两眼平视前方。此为准备状态。

2. 吸气，上身骤然往上挺举，两腿同时抬高使膝盖离地，保持此姿势不动数到20，然后回到准备状态，重复15次。

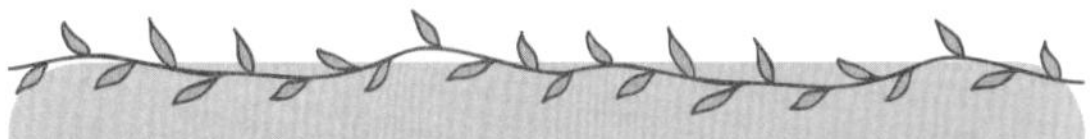

**小贴士**

膝关节的保健也很重要。下面做这个练习：

1. 单腿站立，弯曲膝头使双手手掌足以贴地，并使胸部贴紧膝盖。

2. 缓缓伸直膝盖，在挺举过程中保持上半身与地面呈水平，当膝盖完全直立后再渐渐弯曲回到状态1。重复15次，之后换腿再做。

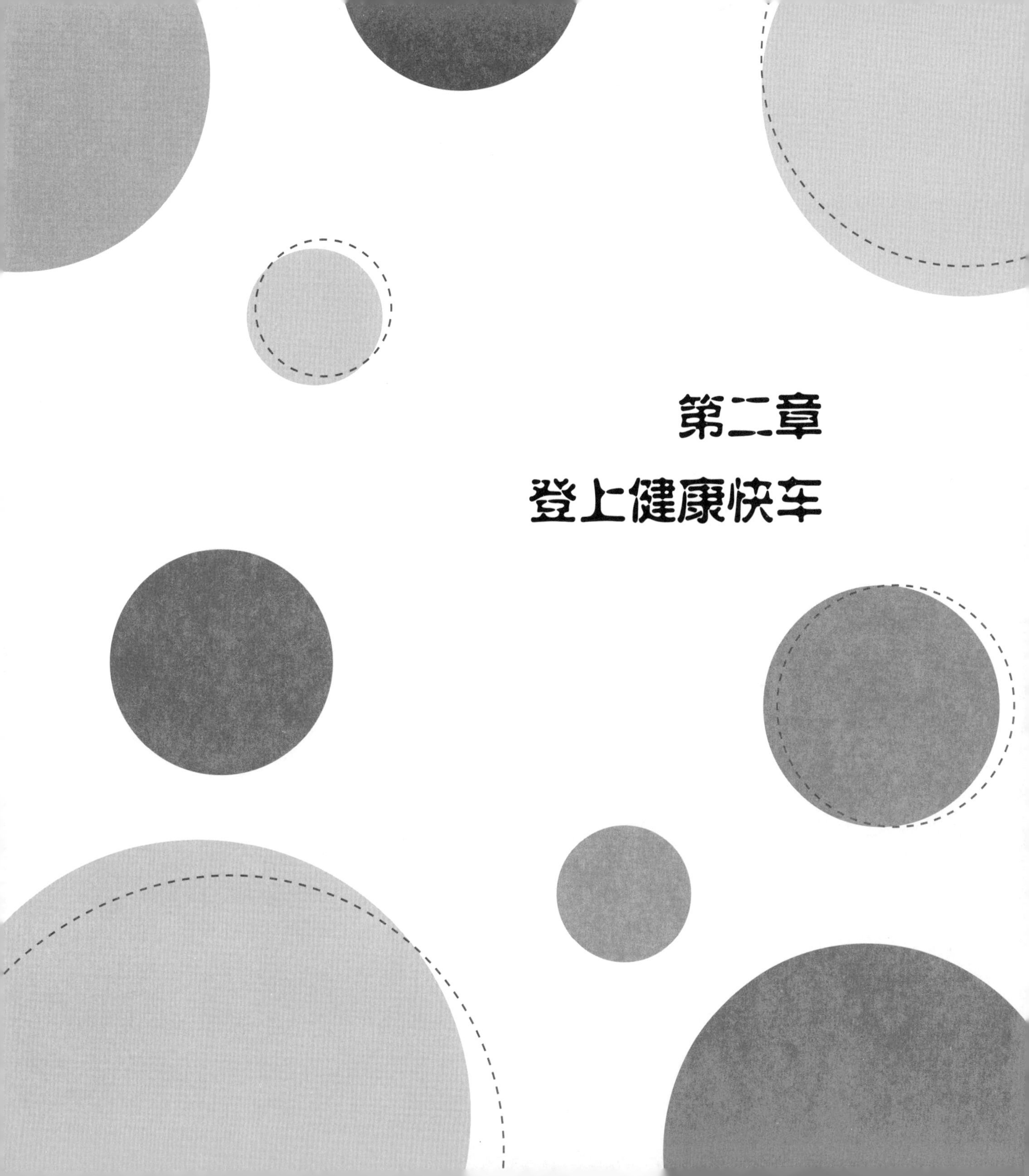

# 第二章
# 登上健康快车

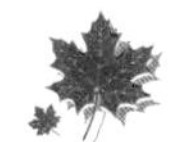

## 吃蔬菜要挑颜色

新鲜的蔬菜水果是国际公认的防病保健食物。北京市人民政府《首都市民健康膳食指导》、中国营养学会《中国居民膳食指南2007》联合推荐，蔬菜—— 一般深色好于浅色，叶部营养高于根茎、叶菜高于瓜菜。

**·各国都强调增加蔬菜种类和数量**

蔬菜水果是维生素、矿物质、膳食纤维和植物化学物质的重要来源，水分多、能量低。富含蔬菜、水果和薯类的膳食，对保持身体健康，保持肠道正常功能，提高免疫力，降低肥胖、糖尿病、高血压等慢性疾病风险，具有重要作用，所以近年来，各国膳食指南都强调，增加蔬菜和水果的摄入种类和数量。

《首都市民健康膳食指导》和《中国居民膳食指南2007》都推荐我国成年人每天要吃蔬菜300克~500克，最好深色蔬菜约占一半；水果200克~400克，并注意增加薯类的摄入。莴笋叶、芹菜叶、萝卜缨营养比茎根高数倍，蔬菜是提供微量营养素膳食纤维和天然抗氧化物的重要来源。一般新鲜蔬菜含65%~95%的水分，多数蔬菜含水量都在90%以上。蔬菜含纤维素、半纤维素、果胶、淀粉、碳水化合物等，大部分能量较低，是一类低能量食物。蔬菜还是胡萝卜素、维生素$B_1$、维生素C、叶酸、钙、磷、钾、铁的良好来源。嫩茎、叶、花菜类蔬菜如白菜、菠菜、西兰花等，是胡萝卜素、维生素C、维生素$B_2$、矿物质及膳食纤维的良好来源，维生素C在蔬菜代谢旺盛的叶、花、茎内含量丰富，与叶绿素分布平行。

一般深色蔬菜的胡萝卜素、核黄素和维生素C含量，较浅色蔬菜高，而且含有更多的植物化学物。同一蔬菜中，叶部的维生素含量一般高于根茎部，如莴笋叶、芹菜叶、萝卜缨比相应茎根部高出数倍。叶菜的营养价值一般又高于瓜菜。根菜类蔬菜膳食纤维较叶菜低。十字花科蔬菜如甘蓝、菜花、卷心菜等，含有植物化学物质如芳香性异硫氰酸酯，它是主要的抑癌成分。菌藻类如口蘑、香菇、木耳、酵母和紫菜等，含有蛋白质、多糖、胡萝卜素、铁、锌和硒等矿物质，在海产菌藻类如紫菜、海带中，还富含碘。

**·深色蔬菜：色、香、味、养完美结合**

深色蔬菜指深绿色、红色、橘红色、紫红色蔬菜，富含胡萝卜尤其β－胡萝卜素，是中国居民维生素A的主要来源。此外，深色蔬菜还含有其他多种色素物质如叶绿素、叶黄素、番茄红素、花青素等，以及其中的芳香物质，赋予蔬菜特殊的色彩、风味和香气，有促进食欲的作用，并呈现一些特殊的生理活性。

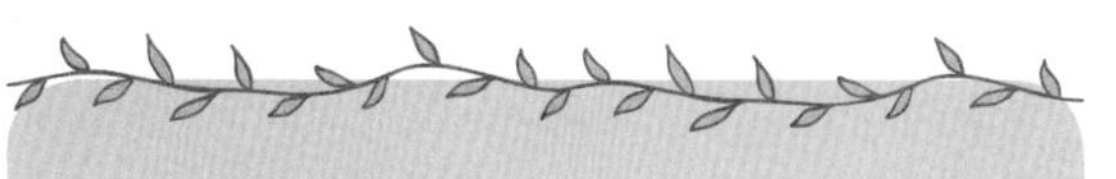

**小贴士**

常见的深绿色蔬菜：菠菜、油菜、冬寒菜、芹菜叶、蕹菜（空心菜）、莴笋叶、芥菜、西兰花、西洋菜、小葱、茼蒿、韭菜、萝卜缨等。

常见的红色、橘红色蔬菜：西红柿、胡萝卜、南瓜、红辣椒等。

常见的紫红色蔬菜：红苋菜、紫甘蓝、蕺菜等。

## 不宜进冰箱的食物

· **鲜荔枝**

在0℃以下的温度中放上一天，其表皮就会变黑或者果肉变味。

· **香蕉**

若在12℃以下的环境中贮存，会使香蕉发黑变烂。

· **黄瓜**

在0℃的冰箱内放上三天黄瓜表皮会呈水浸状。用力切开时，断面会有胶状透明液流出，从而失去黄瓜特有的味道。

· **西红柿**

冷冻后的西红柿，局部或全部果肉呈水浸状，软烂或蒂部开裂，表面有褐色圆斑，极易腐烂。

· **火腿**

若在冰箱中贮存，其中的水分极易结冰，从而促进了火腿内脂肪的氧化作用，这种氧化作用又具自催化性质，能大大加快氧化反应的速度。这样，火腿的质量就会明显下降，保质期大大缩短。

· **巧克力**

夏天室内温度一般在30℃左右，这时如果把巧克力从冰箱中取出，巧克力就会因发潮而霉变或生虫。

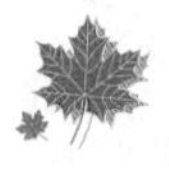

## 护肺排毒食疗方，雾霾天也用得上

· **川贝雪梨猪肺汤**

取猪肺120克，洗净切片，放开水中煮5分钟，再用冷水洗净，沥干水。将川贝母9克洗净打碎；雪梨连皮洗净，去蒂和梨心，梨肉连皮切小块。各材料全部放入沸水锅内，文火煮2小时，调味后随量饮用。

· **杏仁雪梨山药糊**

取北杏仁10克，雪梨1个，淮山米粉、白糖适量。先将北杏仁用开水浸泡，去衣，洗净；雪梨去皮，洗净，取肉切粒；然后把杏仁、雪梨粒放搅拌机内，搅拌成泥状。用清水适量，把杏梨泥、淮山米粉、白糖调成糊状，倒入沸水锅内（沸水约100毫升），不断搅拌，煮熟即可。随量食用。

· **冬菇雪耳猪胰汤**

取猪胰1条，猪瘦肉60克，冬菇15克，雪耳9克。先将冬菇洗净；雪耳浸开洗净，摘小朵；猪胰、猪瘦肉洗净，切片。然后把冬菇、雪耳放入锅内，加清水适量，大火煮沸后，小火煮20分钟，放猪胰、猪瘦肉，再煮沸，调味即可，随量饮用。

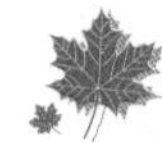

## 9类食物抗流感

新型流感来了，如何通过饮食来提高免疫力、远离流感？向大家推荐9类食物。

· **酸奶——益生菌保护肠道**

酸奶中含有益生菌，可保护肠道，避免致病细菌的产生。另外，有些酸奶中含有的乳酸菌可以促进血液中白细胞的生长。

· **鸡汤——美味的感冒药**

鸡肉在烹饪过程中释放出来的半胱氨酸，与治疗支气管炎的药物乙酰半胱氨酸非常相似，有盐分的鸡汤可以减轻痰多的症状，因为它与咳嗽药的成分很像。炖鸡汤时加些洋葱和大蒜，可让效果更显著。

· **牛肉——补锌增强免疫力**

锌在饮食中非常重要，它可以促进白细胞的生长，进而帮助人体防范病毒、细菌等有害物质。即使是轻微缺锌，也会增加患传染病的风险。牛肉是人体补充锌的重要来源，适当进补牛肉对免疫系统有益，可预防流感。

· **蘑菇——增加白细胞抗感染**

长久以来，人们就把蘑菇当作提高免疫力的食物。理由是：吃蘑菇可以促进白细胞的产生和活动，让它们更能抗感染。

· **鱼和贝类——补硒防病毒**

研究指出，补充足够的硒可以增加免疫蛋白的数量，进而帮助清理体内的流感病毒。硒主要来源于牡蛎、龙虾、螃蟹和蛤蜊等海鲜类食品。深海鱼中的 Ω-3 脂肪酸能够帮助血液产生大量抗流感细胞，也有助于提高人体免疫力。

· **茶——抗细菌防流感**

研究发现，连续两周每天喝 5 杯茶（红茶、绿茶都可）的人，其体内会产生大量抗病毒干扰素，可以有效帮助人体抵御流感，同时，还可以减轻食物中毒、伤口感染、脚气，甚至是肺结核和疟疾的症状。

· **大蒜——大蒜素抗感染和细菌**

实验结果表明，食用大蒜可让感冒发生几率降低 2/3。经常咀嚼大蒜的人患结肠癌和胃癌的几率也会大大降低。因此，建议每天生吃两瓣蒜，并在烹饪菜肴时加入一些大蒜末。

· **燕麦和大麦——抗细菌抗氧化**

燕麦和大麦都含有 β－葡聚糖，这种纤维素有抗菌和抗氧化的作用。食用燕麦和大麦，可以增强免疫力，加速伤口愈合，还能帮助抗生素发挥更佳效果。

· **红薯——增强皮肤抵抗力**

皮肤是人体抵抗细菌、病毒等外界侵害的第一道屏障。维生素 A 对皮肤组织有重要作用。而补充维生素 A 最好的办法就是从食物中获取 β－胡萝卜素，红薯是获得这种营养的最快途径，它含有丰富的 β－胡萝卜素，且热量低。

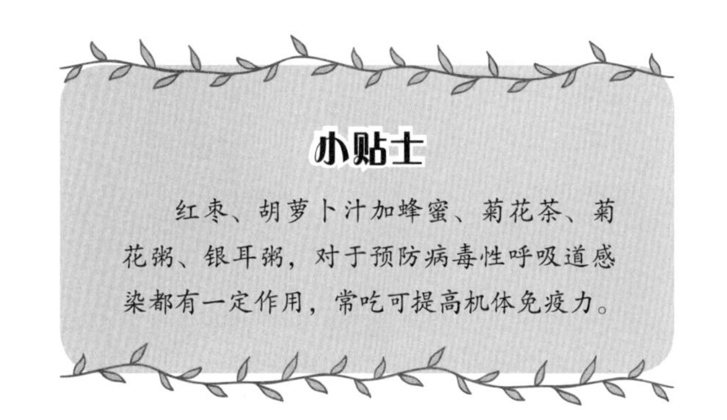

**小贴士**

红枣、胡萝卜汁加蜂蜜、菊花茶、菊花粥、银耳粥，对于预防病毒性呼吸道感染都有一定作用，常吃可提高机体免疫力。

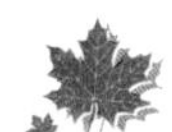

## 伏案久了做做下蹲练习

日常生活中我们不妨多蹲少坐，这是因为蹲比坐更能消耗热量，可以减少脂肪堆积。此外，人在下蹲的时候，心肺血流量相对充沛，能减少心血管疾病的发病率；下蹲还能加大胸腔和肺的活动范围，从而改善我们的心肺功能。下蹲锻炼简单易学，当您伏案超过一个小时，不妨起身做个下蹲。

· **靠椅蹲**

练习者用自己的背部、腰骶部依靠椅背，下蹲后保持不动。练习时间可以逐渐延长，以 2~4 分钟为宜。

· **并腿蹲**

双脚并拢，然后双膝弯曲，大腿腹与小腿腹紧贴在一起。保持 1~3 分钟。

· **分腿蹲**

两脚分开与肩同宽，两脚平行，双膝弯曲小于 90 度。臀部保持稳定不要左右晃动，距地不超过 10 厘米，练习时间为 1~3 分钟。

· **脚尖蹲**

两脚前脚掌着地，脚后跟抬离地面。双膝弯曲，大腿压着小腿，时间控制在 30 秒 ~1 分钟即可。

· **脚跟蹲**

与脚尖蹲正好相反，即脚跟着地，前脚掌悬空，如果太难把握，可以让脚底的后 2/3 部分接触地面。时间控制在 30 秒 ~1 分钟即可。

· **弓步蹲**

练习者迈出左脚，右脚脚尖触地呈脚尖蹲状态，两腿成弓步。将身体重量落到两脚之间，每练习 30 秒调换一次左右脚。

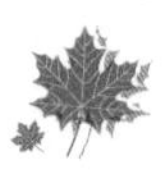

## 买童鞋，妈妈们当心陷入四点误区

许多妈妈都知道，给宝宝买鞋是一件需要重视的事，因为合不合脚、舒不舒服只有宝宝自己知道，如果宝宝不善于表达，很容易让脚受罪。但遗憾的是，许多妈妈就是因为太重视，往往会走入下面几个误区：

· **误区：鞋帮、鞋面越软越好**

由于儿童骨骼、关节、韧带正处于发育时期，平衡稳定能力不强，鞋后帮如果太柔软，脚在鞋中得不到相应的支撑，会使脚左右摇摆，容易引起踝关节及韧带的损伤，还可能养成不良的走路姿势。

因此，童鞋的后帮应硬挺、包脚，以减少脚在鞋内的活动空间。童鞋的鞋面（尤其是头部）如果太软，会难以抵抗硬物对脚趾的冲撞，加上宝宝走路有用脚踢东西玩的习惯，过软的鞋面既不结实，又不安全。不过，脚背处的鞋面还是要柔软些，以利于脚部的弯折。

· **误区：鞋底的弯曲度越大越好**

童鞋鞋底要有适当的厚度和软硬度，但过软的鞋底不能支撑脚掌，易使宝宝产生疲劳感。

其实，鞋的舒适感除了来自合适的软硬度外，还取决于的鞋底的弯折部位，很多童鞋的弯折部位在鞋的中部，即脚的腰窝处，这样容易伤害宝宝比较娇弱的足弓。科学的弯折部位应位于脚前掌的跖趾关节处，这样才与行走时脚的弯折部位相符。

· **误区：厚底鞋舒适防震**

在行走时，鞋随着脚部的运动需不断地弯曲，鞋底越厚，弯曲就越费力，尤其对于爱跑爱跳的宝宝来说，厚底鞋更容易引起脚的疲劳，并进而影响到膝关节及腰部的健康。

另外，厚底鞋为了表现曲线美，往往加大后跟的高度，这会令整个脚部前冲，破坏脚的受力平衡，长期如此会影响宝宝脚部的关节结构，甚至导致脊椎生理曲线变形，严重者将使大脑、心脏、腹腔的正常发育受到影响。

因此，儿童鞋适宜的鞋底厚度应为 5 毫米至 10 毫米，鞋跟高度应在 6 毫米至 15 毫米之间。

· **误区：有弓形鞋垫的鞋保健舒适**

许多童鞋在鞋垫的脚心部位装有一块凸起的软垫，妈妈们一般认为它能托起足弓，令宝宝感觉舒适，并具有保健作用。

其实，这种鞋比较适合成人穿着，对于儿童来说，它却缩小了足弓的伸展空间，使正处于发育期的足弓肌肉得不到必要的锻炼，长此以往可能会令宝宝变成扁平足。

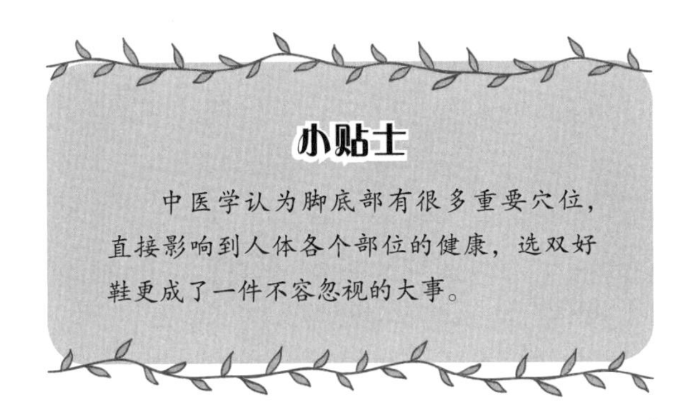

小贴士

中医学认为脚底部有很多重要穴位，直接影响到人体各个部位的健康，选双好鞋更成了一件不容忽视的大事。

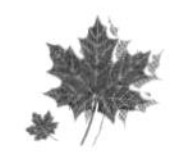

## 您的身体需要哪种水果

**· 头发**

染发烫发——鳄梨　染发烫发过程会夺走头发的水分和油脂，头发变得干枯。成熟的鳄梨中含有珍贵植物油脂——油酸，对干枯的头发有特殊功效。

**· 大脑**

过度用脑——香蕉　过度用脑导致人体内维生素、矿物质及热量缺乏，除了大脑疲惫，还常常感到情绪低落。此时补充香蕉可提供所需营养物质，并缓解消极情绪。由于过度用脑消耗多种维生素，因此建议同时补充善存等多维生素片。

**· 眼睛**

过度用眼——木瓜　长时间盯着计算机屏幕或电视屏幕，过度用眼，则视网膜感光所依靠的关键物质维生素 A 大量消耗，眼睛感到干燥、疼痛、怕光，甚至视力下降。此时就需要食用可提供大量维生素 A 的木瓜。

**· 牙龈**

牙龈出血——猕猴桃　牙龈健康与维生素 C 息息相关。缺乏维生素 C 的人牙龈变得脆弱，常常出血、肿胀，甚至引起牙齿松动。猕猴桃的维生素 C 含量是水果中最丰富的，因此是最有益于牙龈健康的水果。

**· 心脏**

心脏病史——葡萄柚　胆固醇过高严重影响心血管健康，尤其有心脏病史者，更要注意控制体内胆固醇指标。葡萄柚是医学界公认最具食疗功效的水果，其瓣膜所含天然果胶能降低体内胆固醇，预防多种心血管疾病。

**· 肺脏**

长期吸烟——葡萄　长期吸烟的肺部积聚大量毒素，功能受损。葡萄中所含有效成分能提高细胞新陈代谢率，帮助肺部细胞排毒。另外，葡萄还具有祛痰作用，并能缓解因吸烟引起的呼吸道发炎、痒痛等不适症状。

**· 肌肉**

肌肉拉伤——菠萝　肌肉拉伤后，组织发炎、血液循环不畅，受伤部位红肿热痛。菠萝所含的菠萝蛋白成分具有消炎作用，可促进组织修复，还能加快新陈代谢、改善血液循环、快速消肿，是此时身体最需要的水果。

**· 皮肤**

预防皱纹——芒果　若皮肤胶原蛋白弹性不足就容易出现皱纹。芒果是预防皱纹的最佳水果，因为含有丰富的 β－胡萝卜素，能激发肌肤细胞活力，促进废弃物排出，有助于保持胶原蛋白弹性，有效延缓皱纹出现。

· **血液**

供氧不足——樱桃　容易疲劳在多数情况下与血液中铁含量减少，供氧不足及血液循环不畅有关。吃樱桃能补充铁质，其中含量丰富的维生素C还能促进身体吸收铁质，防止铁质流失，并改善血液循环，帮助抵抗疲劳。

· **脚部**

脚气困扰——柳橙　体内缺乏维生素$B_1$的人容易有脚气困扰。这种情况下最适合选择柳橙，它富含维生素$B_1$，并帮助葡萄糖新陈代谢，能有效预防和治疗脚气病。

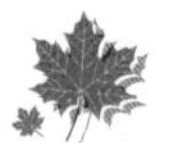

## 您会吃鸡蛋吗

鸡蛋含人体所必需的多种氨基酸，与人体蛋白质组成相近，容易被人体吸收；B族维生素、脂溶性维生素A和D含量丰富，矿物质和微量元素的含量也很丰富，是一种理想的天然“补品”。

可近年来，越来越多的人却将鸡蛋视作引起高血压、动脉粥样硬化、冠心病等疾病的元凶，原因就是其中含有较高的胆固醇。

实际上近几年来，许多营养学家开始推荐用鸡蛋来防治动脉粥样硬化。美国营养学家从鸡蛋中提取卵磷脂，每天给心血管病人吃4至6汤匙，3个月后，患者血清胆固醇显著降低了。这一研究成果受到了医学界的关注，各国相继将此法用于临床，均获得满意效果。

鸡蛋黄含有丰富的卵磷脂，美国的一个试验发现，卵磷脂能干扰胆固醇的吸收，明显减少小肠对胆固醇的吸收量；还有研究证实，卵磷脂是一种强有力的乳化剂，能使胆固醇和脂肪颗粒变得极细，乳化成悬浮于血液中的细微粒子，而不沉积于血管壁上，并能顺利通过血管壁被细胞利用，从而减少血液中的胆固醇，有利于血脂代谢。所以，许多学者认为，吃鸡蛋不但无害，反而对心血管系统有特殊的保护作用。

据测定，鸡蛋中脂肪含量约为10%，相对于其他动物性食物是比较低的，尤其是脂肪中的单不饱和脂肪酸比例较高，大于40%，这种脂肪酸与橄榄油中的主要成分相同，对维持人体正常血胆固醇水平是有利的。

最近，土耳其一心脏病学专家最新研究表明，鸡蛋中的不饱和脂肪酸可以降低胆固醇，因此高胆固醇病人每天吃一个鸡蛋，有助于降低胆固醇。此外，总胆固醇水平的高低并不能反映罹患心脏病的几率，因为胆固醇又分为好胆固醇（高密度脂蛋白胆固醇）和坏胆固醇（低密度脂蛋白胆固醇）。一个鸡蛋约含234毫克胆固醇，这些胆固醇与蛋白质结合在一起形成脂蛋白，其中就有大量的好胆固醇，它具有清除血管壁上胆固醇的作用。因此近年来，许多发达国家的医学界取消了心脑血管患者忌吃鸡蛋的“禁令”。

鸡蛋最好蒸着或煮着吃，蒸鸡蛋羹、荷包蛋、带皮煮鸡蛋、炒鸡蛋都是很好的吃法，煎鸡蛋则会使营养素有一定损失。此外，鸡蛋最好和面食如馒头、面包一起吃，这就可以使鸡蛋中的蛋白质被留住，最大限度地被人体吸收。喝生鸡蛋、开水冲鸡蛋等不利于人体健康。因为鸡蛋中的生物素对人体是有害的，而这些吃法不能破坏掉生物素。而有些人只吃蛋白或蛋黄，也不够合理。

不同年龄段的人如何吃鸡蛋？零岁至 1 岁的婴儿适合吃蒸鸡蛋羹或蛋花汤，这两种做法能使蛋白质松解，易被儿童消化吸收；一两岁之后可以吃煮鸡蛋，两岁后可以吃炒鸡蛋；老年人尽量少吃煎鸡蛋。

如果吃水煮鸡蛋，鸡蛋最好不要煮得过熟，即开锅后再煮五六分钟就可以了，此时，鸡蛋的蛋黄刚刚凝固，食用这种状态的鸡蛋，人体对蛋白质的吸收率最高。鸡蛋煮得时间过长，蛋黄的营养素很难被人体吸收。此外，吃煮鸡蛋的时候要细嚼慢咽，否则会影响吸收和消化。

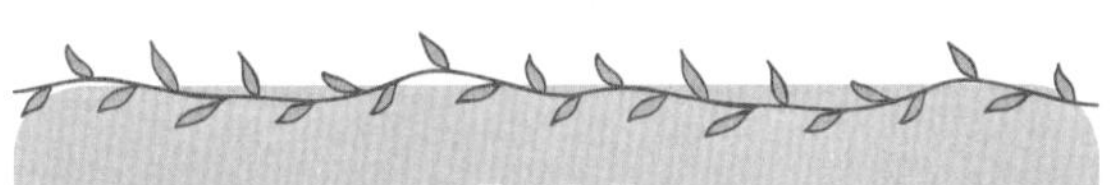

**小贴士**

鸡蛋中还含有叶黄素和玉米黄质，这两种物质对预防眼部黄斑变性和老年性疾病具有一定作用。鸡蛋黄中的卵磷脂在脑内转化为乙酰胆碱，可增强记忆、思维和分析能力，延缓脑功能衰退。曾有英国医生让记忆力衰退的病人每日服用一定量的卵磷脂，半年后，病人的记忆有明显好转。日本科学家也将卵磷脂作为治疗老年性痴呆的药物。

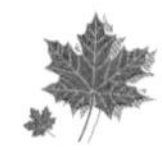

## 您适合吃榴莲吗

榴莲有“水果之王”的美誉，和臭豆腐一样，有人将它奉为人间美味，也有人见了它就掩鼻而逃，外壳多刺的榴莲以泰国的“金枕头”最为有名。

像榴莲这种燥热性质的水果，比较适合体质偏寒的人，或是生产后虚寒的妇人，一般人如果吃太多，有时候会流鼻血，有些人则容易生气动肝火。

榴莲不但糖分含量高，脂肪量更高，它的脂肪含量在水果类中，仅次于一种叫作牛油果的水果，所以糖尿病人，和需要控制体重的人都必须对榴莲节制，其他像是有痔疮的人吃了榴莲，痔疮容易充血发作；有便秘困扰的人容易发生肛裂；体质燥热的人吃了榴莲则可能会有眼屎多、流鼻血，或是口腔溃疡、口干舌燥等火气大的情形；容易长青春痘或皮肤过敏、瘙痒的人，对于榴莲这样的燥热性食物都不太适合。

榴莲的纤维质也很丰富，可以帮助排便顺畅。不过，平时肠子的蠕动状况不是很好，或腹部有开刀，肠子容易粘连的人，如果摄取的纤维质太多，在肠道里吸收水分后膨胀，反而容易造成腹胀或便秘的情形，临床上有不少因为吃榴莲不消化，而导致肠阻塞的案例。

**小贴士**

榴莲是一种钾离子含量高的食物，肾脏或心脏方面疾病的患者，都应该对它忌口，因为它导致血液中的钾浓度上升，引起心律不整，严重时甚至可能死亡；而身上长有肿瘤的癌症患者，体内多有热毒，像榴莲这样的热性食物也最好要避免，以免加重病情。

## 您刷牙的方法正确吗

刷牙是自我清除牙菌斑的主要手段，设计合理的牙刷和正确的刷牙方法能有效地清除牙菌斑。一般主张每天早晚各刷牙一次，也可午饭后增加一次。但主要强调刷得彻底，不过分强调次数。不正确的刷牙方法不但起不到保健作用,反而还会损伤牙齿和牙龈。

**· 怎样选择牙刷**

牙刷作为刷牙必不可少的工具尤为重要。在选择牙刷时，应选用保健牙刷，特点为刷毛柔软，尖端磨圆或变细的，可减少对牙龈和牙齿的刺激。牙刷的规格很多，原则是选择牙刷的头部宜小些，便于在口腔内转动，且能清洁各个部位的牙面。目前市场上的保健牙刷包括成人和不同年龄组儿童的多种规格，成人牙刷的刷头长度为25~32mm，宽8~12mm,刷毛高度10~12mm,刷毛直径0.18~0.2mm,毛束以3~4排为宜,牙刷柄应有足够长度,以利握持。

**· 如何正确刷牙**

刷牙的方法有多种。一般使用水平颤动法较为适宜。

一般情况下刷牙时应该：①将刷头放于近牙龈缘处，毛束与牙面成45°角，毛端向着根尖方向，轻轻加压，使毛束末端一部分进入牙龈沟，一部分在沟外并进入邻面。②牙刷在原位作水平方向颤动4~5次，颤动时牙刷移动仅约1mm，这样可将牙龈缘附近及临面的菌斑揉碎并从牙面除去。③刷上下牙内侧面时，可将刷头竖起，以刷头的前部接触近牙龈缘处的牙面，作上下的颤动。④依次移动牙刷到邻近的牙齿，重复同样的动作。⑤牙齿咬合牙面可以横刷。

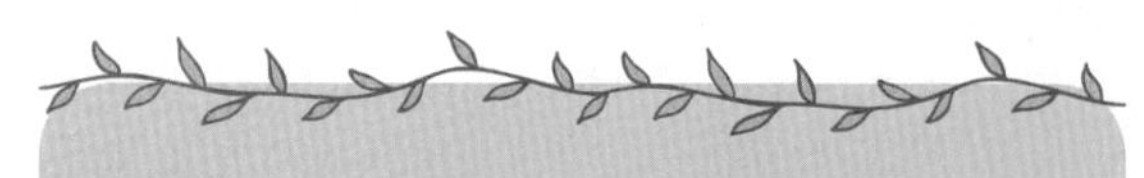

**小贴士**

全口牙齿应按一定顺序刷，勿遗漏，并保证刷到每个牙面。每次移动牙刷时应有适当的重叠以免遗漏牙面，尤其是上下牙齿的内侧面。

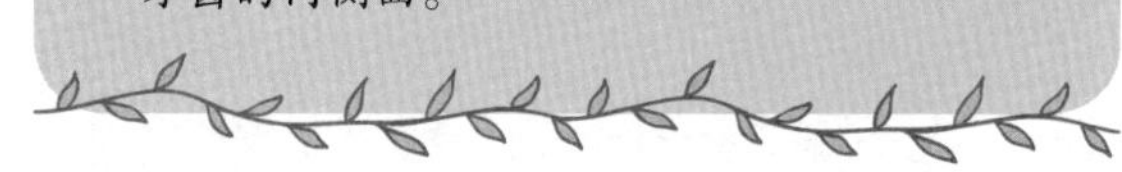

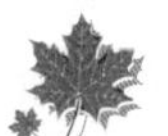

## 人人需要一个好枕头

人人都要睡觉，睡觉需要枕头。但是，也许您意识不到枕头对您的重要性。

人的后脑勺是向后凸出的，所以，枕头要能够很好地容纳后脑勺的后凸，只有如此，颈部各组织器官才会处于一个放松休息的状态。不合适的枕头、不正确的睡眠姿势，可能会引起颈部韧带、肌肉张力过大，从而引起各种症状。那么，我们先来看看枕头的种类。枕头分为冬枕、夏枕、软枕、硬枕、药枕等等。这些枕头各有不用的特点，如夏枕比较凉爽，冬枕则温暖舒适。从枕芯材料上分类，那么枕头就更多了，有玉、磁石等石类枕；檀木、柏木等木类枕；决明子、蚕砂、菊花等中药枕；还有水枕、气枕、茶叶枕等枕头，这些枕头五花八门，各有特色。

中国有句成语是：高枕无忧。其实不然。如果您睡的枕头太高，就会改变颈椎正常的生理弯曲，使得肌肉疲劳性损伤及韧带牵拉劳损，产生痉挛、炎症等，并出现颈肩酸痛、手麻、头昏等症状。临床上，高枕是引起落枕、颈椎病的常见原因之一。

高枕不好，用低枕或干脆不用枕头是不是就好呢？专家认为，枕头过低或不用枕头同样不利于健康。有的人患了颈椎病后认为不用枕头就能利于康复，其实这种想法是不科学的。不垫枕头，人仰卧时过分后仰，易张口呼吸，进而产生口干、舌燥、咽喉疼痛和打呼噜现象。如果侧卧不垫枕头，一边的颈部肌肉也会由于过分伸拉、疲劳而导致痉挛、疼痛，出现不适症状。枕头过低还会使得供血不太均衡，容易造成鼻黏膜充血肿胀，而鼻黏膜很敏感，一肿胀便会影响呼吸。如果颈部与肩部在一觉醒来后出现酸痛的现象，那也可能是枕头太低或不用枕头造成的。

那么，枕头究竟该多高才合适呢？其实很简单，那就是当您侧卧的时候，枕头的高度可以弥补头与肩的落差即可。据医学调查，健康人在 8 小时睡眠中，姿势变换约 20 ~ 45 次，而且有一半的姿势在不到 5 分钟就变换一次，其中 60% 是仰卧，35% 是侧卧，5% 是俯卧。人们所需要的枕头高度，与每个人胖瘦、肩的宽窄、脖子的长短有关，并无一定标准，枕头的尺寸要根据使用者的生理弧度而定，不可强求统一。但有一种说法是，患有高血压、心脏病、哮喘的人需要稍高的枕头；而患低血压、贫血的人则枕头低一些好。

除了枕头的高度以外，枕头的硬度也要注意。过硬的枕头，与头的接触面积小，压强增大，头皮不舒服；反之，枕头太软，难以保持一定的高度，颈肌易疲劳，也不利于睡眠，并且头陷其间，影响血液循环。因此枕头应选稍柔软些，又不失一定硬度的。枕头的弹性不宜过强，倘若枕头弹性过强，则颈部肌肉始终处在应对外部弹力的状态，容易产生肌肉疲劳和损伤。所以，荞麦皮、决明子、蚕砂和谷物等做枕头的填充材料都是很好的，没有弹性也不会塌陷，还能保证枕头的透气性。相形之下，真空棉、棉花、海绵等材料做枕芯就可能存在透气性差、弹性差的问题。透气性能不好的枕头会使睡眠中的人呼吸不畅，从而影响人的身体健康甚至可能会造成安全问题。

特别是，如果枕头给儿童使用，枕芯质地应柔软、轻便、透气、吸湿性好，建议枕芯不宜采用过软的材料，因为儿童俯卧姿势多，而且不容易自我调整，太软的枕头会有安全问题。

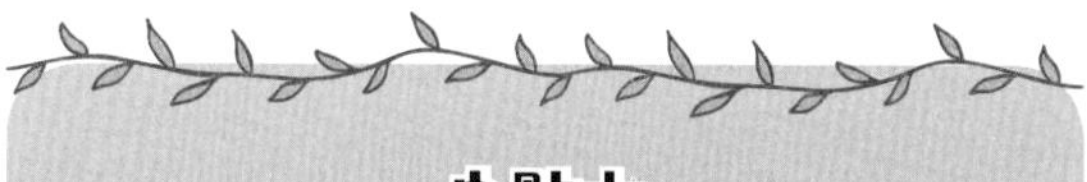

**小贴士**

有的家长误认为，婴儿睡硬一些的枕头可以使头骨长得结实，脑袋的外形长得好看，其实这是不对的，小儿颅骨较软，囟门和颅骨缝还未完全闭合，长期使用质地过硬的枕头，易造成头颅变形，或一侧脸大，一侧脸小，影响容貌美观。这都是要千万注意的。

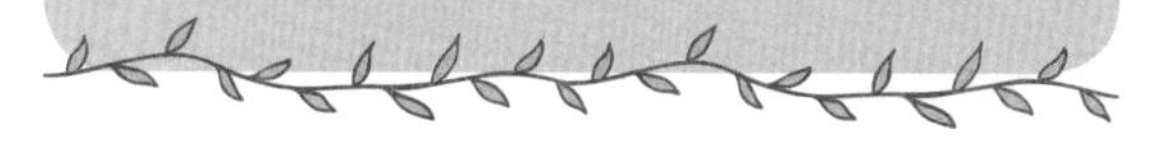

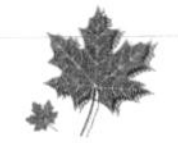

## “三高”常喝胡萝卜奶

有高血压、高血脂、高血糖的人，很容易造成维生素 A 的缺乏。常喝胡萝卜奶，不但有助于降“三高”，还能提高免疫力，预防感冒。

国内外研究表明，β－胡萝卜素不但能降血压、降血脂、降血糖、美容、抗癌、通便和抗衰老，还具有提高免疫功能、肺功能和上呼吸道抗感染的能力。胡萝卜含有丰富的 β－胡萝卜素，它是脂溶性维生素 A 的前体，β－胡萝卜素只有在脂肪的环境下，才能在体内转化为维生素 A，从而发挥一系列的营养保健功效。

胡萝卜和牛奶这对“黄金搭档”正好起到一加一大于二的作用。牛奶中富含的脂肪与胡萝卜搭配在一起，就可以为身体充分提供优良的脂溶性环境，促进 β－胡萝卜素更快、更好地转换为维生素 A。

制作胡萝卜奶需要鲜牛奶 500 毫升、胡萝卜 50~100 克、蜂蜜 25 毫升。首先，将胡萝卜洗净、切块，上锅蒸熟后，放入食品搅碎机中；然后，倒入牛奶和蜂蜜，盖好盖子，充分搅打粉碎后，即可倒入杯子饮用。冬季可热饮，夏季可冷饮。

蜂蜜也是营养价值非常高的健康食品，它与牛奶、胡萝卜搭档，不但营养丰富，口感宜人，更重要的是解决了空腹饮用牛奶部分营养穿肠过的问题。对于“三高”人士，早餐一杯胡萝卜奶、一个煮鸡蛋，再吃少量主食就可以保证其主要营养的需要。至于牛奶、胡萝卜和蜂蜜的比例，可因人而异。

**小贴士**

需要注意的是，血脂、血糖高的人、癌症病人，在自制胡萝卜奶时要多加点胡萝卜，以增强其保健效果。对于患有肺癌的病人，在胡萝卜奶中除了增加胡萝卜的比例外，还可以多加一两勺奶粉，以提高其蛋白质的含量，使其成为高蛋白、高维生素的胡萝卜奶。

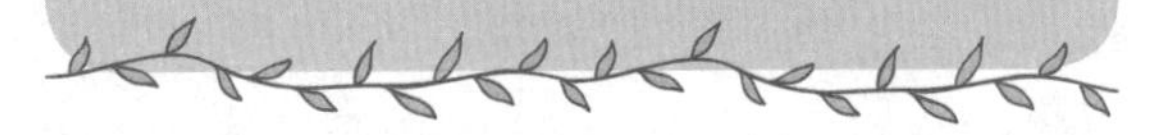

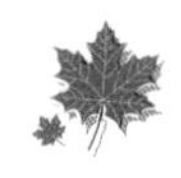

## N 个实用小常识——当个生活智慧王

**· 蔬菜如何解毒**

大多数的农药喷洒后，在一定的天数内，会被植物体内的酵素分解掉，买回来的水果蔬菜，先放个几天，让残毒有时间被分解掉，但放入冰箱冷藏后便没有如此效果，因冰箱内的温度会抑制酵素的活动，无法分解残毒，只需放在室内阴凉处即可，不过并不适用于容易腐烂的叶菜类！

**· 青椒去蒂再清洗**

多数人在清洗青椒时，习惯将它剖为两半，或直接冲洗，其实是不对的，因为青椒独特的造型与生长的姿势，使得喷洒过的农药都累积在凹陷的果蒂上！

**· 厨房拖地先放醋**

厨房的地板很容易存积油垢，拖地前，不妨在拖把上倒入一些醋，如此就能让油污逃之夭夭！

**· 幼儿饮糖水防便秘**

家中得幼儿，容易有挑嘴偏食的坏习惯，常引发腹胀便秘的现象！不妨用一平匙的红糖，混合 100ml 的温开水，搅拌均匀，让孩子慢慢喝下，再以顺时针方向像肚腹处，轻轻按摩，不久，孩童便可以顺利排便！

**· 红糖可清经期恶露**

当月经来潮时，将结束前两日，可用半斤红糖泡开水（冷热皆宜）当茶饮用，如此就能把子宫里的恶露清除干净！对妇女而言是最简易的保健法！

**· 吹风机轻松去标签**

买礼盒送人时，价钱卷标很难撕掉，用手抠会抠得黑黑脏脏的，反而更难看，如果用吹风机吹热一下再撕，会很轻松地撕下来，不留一点痕迹！

**·清水加白醋为花朵延寿**

炎炎夏日，鲜花买回家后容易枯萎，不妨清水中加几滴白醋或漂白水，花枝底部再修剪一下，即可使花朵延年益寿喔！

**·茶叶泡水除脚臭**

许多人有脚臭的困扰，在这里有几个方法，不妨试一试：要穿鞋时拿少许茶叶直接放在鞋里！脸盆里放温水，将少许的茶叶放入，然后在把脚放入浸泡一会儿，这样就没异味了！

**·冷冻竹筷标签易除**

买新鲜竹筷时，上面的标签很难撕下，用手抠会抠得脏脏的，如果先把它放在冷冻箱内，冰过后再撕，会很轻松地撕下来！

**·菠萝皮煮不锈钢锅**

不锈钢锅易沾黑垢，难刷洗，现只要将家中较大的锅子加清水，投入一些菠萝皮，再把较小号的锅子通通放入，煮滚二十分钟，待冷拿出，个个光亮如新！

**·洋葱煮水去焦痕**

若将铝制锅烧焦了，可在锅中放个洋葱和少许的水加以煮沸，不久后所有的烧焦物都会浮起来！

**·丝袜冰过再穿更耐久**

女士新买回的丝袜，先不要拆封，直接放入冰箱中冷冻一两天，再取出放置一天后穿用，这样可以增加丝袜的韧度，不至于很快就发生抽丝或破裂的现象，不必花费太多的金钱在购买丝袜上！

**·新花盆先泡水才能用**

没有经水泡过的新瓷制花盆用来种花，花盆会把土里的水分吸干，造成花草枯死！新花盆在使用前应该放在冷水中浸泡二十分钟，再种上花草便不会枯死！

**·丝巾垫枕头发不变形**

每个女孩都有这种烦恼，好不容易到美容院做好发型后，经过一觉醒来，头发就变形了！其实，这种情形是可预防的，只要睡前在枕头上铺一条质地光滑的丝巾，如此一来，既不会弄乱头发，又可保持美丽的发型喔！

**·过期的牛奶可擦家具**

牛奶过期不能喝时，可将抹布放在里面浸湿，用来擦桌子、地板，很快就可以将污垢除去！

**·布料加盐浸泡不褪色**

新购的有色花布，第一次下水时，加盐浸泡十五分钟后再取出冲洗，可防止布料褪色！

**·拉链卡住上蜡处理**

当衣裤的拉链卡住或不易拉动时，先涂上蜡，再以干布擦拭，就能轻松拉动！

**·口香糖清理印章**

嚼过的口香糖，别急着丢弃，可用来清理图章！把它平整压贴于章面上，软胶能伸缩自如，彻底粘起脏污，维持图章面清洁，盖起来清晰鲜明！

**·炖牛肉先用面粉洗净**

冷冻牛肉往往因为生鲜度略差，烹制后口感微酸，滋味不佳，若首先以面粉水（或洗米水、酒水）洗净，再以清水煮熟（加入酒及少许姜片或卤味香包），等到散发出肉香味，方才加入香油及冰糖（或砂糖）继续煮到烂熟为止，如此炖煮的红烧牛肉则必美味可口，滋味绝佳！

**小贴士**

吃含钙食物时不要喝茶。因为草酸易与钙形成结石，而茶的成分中含有草酸，因此日常饮茶以浓淡适度且不过量为宜，尤其在实用富含钙质的食物后，不要马上喝茶！

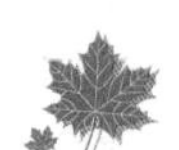

## 适合您的健康菜单

· **多骑自行车**

人们应该多骑自行车，以中速骑车，对心肺功能的提高很有帮助，对减肥也有特效。

· **散步半小时**

尽量每周散步四到五次，每次 30 到 40 分钟，这对身体非常有益，有规律的活动有助于身体健康，还具有减肥功效。无需花费巨资参加健身俱乐部，只要买一双舒适的鞋穿就行了。

· **保持正确的行走姿势**

保持正确的行走和坐立姿势对健康非常有益，很多人都养成了懒散的坏习惯，一些不良姿势会导致背部痉挛和头疼等毛病。请在行走时放松双肩，保持颈部直立、骨盆肌肉紧张，挺胸收腹，这样您就会看起来更棒一些，自我感觉也会更好。

· **经常伸伸脖子**

每天最好抽时间轻轻地伸一伸脖子，很多慢性头疼病都是由于颈骨接合处和神经损伤引起的，而人们长时间保持坐姿最容易引发这种损伤。尽量将下巴压低，抵住胸口，使两耳低于双肩，样可以帮助您预防或减轻头疼。

· **要吃好早餐**

也许去年一年您都不怎么吃早餐，但今年请不要这样了。吃一些麦片粥或牛奶什锦早餐等，它们可以缓慢释放糖分，使您不会在午餐之前就感到肚子空空如也。

· **多吃有机食品**

人们应该尽量多吃有机食品，即使是有机的根茎蔬菜也行。这些食物对身体健康非常有好处，种植方便，成本低，味道也不错。

· **多吃核桃**

大家应该多吃核桃，它的脂肪含量低，是最好的坚果类食品。最近的研究发现，常吃核桃可延长寿命五到十年。它们可以保护心脏，降低胆固醇。

· **多吃鱼**

多吃鲭鱼、沙丁鱼和鲑鱼等深海鱼类是最好的，每周吃两次为宜。鱼油中发现的 Ω-3 脂肪酸似乎无病不治，对关节炎、痴呆症、皮肤病等都有好处。如果您需要恶补的话，最好多吃些鱼油。

· **食用更多的酸酵母**

每天早上最好吃一片加奶酪的面包。奶酪中富含叶酸，这是一种维生素 B，可以解决贫血症和肠类疾病等问题。考虑怀孕的女性应该服用叶酸，因为它可以帮助防止某些孕期疾病。

· **多吃绿色食品**

提高矿物质硒的摄入量可以保护人体免受癌症和免疫系统疾病的困扰，因为硒元素对于清除血液中的致癌分子来说非常关键。深绿色叶菜和根茎菜中富含硒元素，可惜的是绝大多数人在日常生活中都很少食用这些蔬菜。大家需要记住一点，食补是最好的进补方式。

· **补充更多的维生素 C**

建议大家每天服用 1000 毫克的维生素 C，这样可以全天保持充沛体力，同时还可以少患感冒。

· **听自己的“心声”**

经常听听您的“心声”，看看您的心脏在告诉您什么信息。休息时，如果胸部出现短暂疼痛，您可以不用担心。但是如果您在正常的活动中或在步入办公室的时候发现此类疼痛，即使它们并不剧烈，而您却感到呼吸短促，这时最好去看医生，因为您的身体在告诉您可能出现了一些问题。

· **不要压抑自己**

不要刻意控制自己的情绪，不要在意人们说些什么，哭泣并非脆弱的表现，至少它是一种在意与关心的体现，是一种爱与关怀的证明。发泄出自己的感情要比压抑它们好得多。

· **表达自己**

人们应该找到自己富于创造性的一面，这样可以提高自己的总体健康。成年人通常不会表达自己的创造性，因为他们害怕失败，他们已经开始认为最重要的事情就是总是做正确的事情，如果您学会以不同角度看待问题的话，您就不会遇到表达困难或其他脑力问题了。

· **尽情地唱歌**

音乐是一种创造性的活动，可以愉悦身心。有研究证明，唱歌可以促进一种感觉良好的荷尔蒙的产生，有益于身体健康。

· **记笔记**

要经常在身边放上一个笔记本和一支笔，每当您在睡觉时突然想起什么事时，就可以随手将它们记下来，然后安心睡个好觉。早上醒来时，您可以从一种更为清醒的角度看待晚上想到的问题。

· **每天睡八小时**

每天保持八小时的睡眠是至关重要的，很多人似乎永远处于缺觉状态，尽量不要熬夜。早睡的时候最好不要喝酒，这样才能得到一个真正熟睡的夜晚。

· **关怀双脚**

英国肌肉与骨骼医学研究所皮特·斯库建议说，最好每天晚上都蜷着双脚（就像双手握拳一样），用双脚外脚掌着地保持平衡，行走十分钟。这种练习可以提高平衡能力，增强脚弓和脚踝的力量，帮助您解决由于常穿高跟鞋或不舒适的平底鞋而造成的脚部损伤问题。

· **及时进行身体检查**

男性到了 45 岁以后都应该定期检查自己的前列腺，无论是否发生病变。如果癌症发现及时，还是可以治疗的。男人们不应该像鸵鸟一样把自己的头埋在沙子里装作事不关己的样子，毕竟到医生那里进行检查也不是什么难事。

· **增强骨骼强度**

健身专家提醒，请关注自己的骨骼发育，避免骨质疏松症，50 岁的女性中有三分之一都患有这种病，然而这种病是可以预防的，实践证明负重练习可以有效增强骨质健康。园艺、家务和爬楼梯等活动效果都不错，而抽烟则会导致骨质疏松。

· **少用漂白剂**

最好扔掉家中的漂白剂和清洁剂等，这些物品中都含有害化学成分。多花些体力，使用一些柠檬汁或醋也可达到相同的洗涤效果。家中的化学物品越少越好，有研究发现儿童哮喘病与清洁产品的挥发性物质有着直接的关系。

· **留住耳垢**

最好不要用棉签清洁内耳的耳垢，很多人都是在掏耳朵时造成耳部受伤,在掏出耳垢时可能引发感染。在某些情况下，还可能损害耳鼓。其实耳朵具有自清能力，耳垢可以在无需外力帮助的情况下自行清除。

· **善待您的眼睛**

新的一年要远离结膜炎，这种病的交叉感染很普遍，甚至擦一擦眼睛或是碰一下门把手都能将疾病传染给他人。请在擦眼或用药之后洗洗双手，使用专用毛巾，不要与他人共享。

· **躲在阴凉里**

请尽量避免阳光强烈直射。紫外线能够破坏皮肤的胶原质和弹性蛋白，加速皮肤老化，促进皱纹的产生。最好享受柔和的阳光，阳光可以帮助人体产生维生素 D，它对于骨骼生长和牙齿健康非常有益。

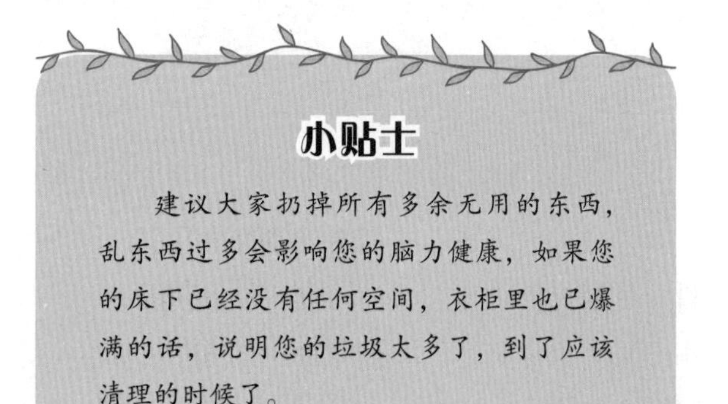

**小贴士**

建议大家扔掉所有多余无用的东西，乱东西过多会影响您的脑力健康，如果您的床下已经没有任何空间，衣柜里也已爆满的话，说明您的垃圾太多了，到了应该清理的时候了。

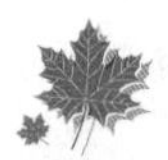

## 火锅怎么吃不上火

火锅是人们最爱的美食之一。但是，有的人在吃火锅 2~3 天后，常常会出现诸如咽喉肿痛、牙龈肿痛，舌尖、口腔溃疡或出血，口唇疱疹，腹胀痛、腹泻、呕吐，甚至消化道出血等症状。这些症状的产生，就是中医通常所指的“止火”。那如何防止吃火锅“上火”呢?

· **多放些蔬菜**

火锅料不能仅有肉、鱼及动物内脏等食物，还必须放入较多的蔬菜。蔬菜含大量维生素及叶绿素，其性多偏寒凉，不仅能消除油腻，补充人体维生素的不足，还有清热、解毒、去火的作用。

· **适量放些豆腐**

豆腐是含有石膏的一种豆制品，在火锅内适当放入豆腐，不仅能补充多种微量元素的摄入，而且还可发挥石膏的清热、泻火、除烦、止渴的作用。

· **加些白莲子**

白莲子不仅富含多种营养素，也是人体滋补的良药。火锅内适当加入白莲子，有助于均衡营养，有益健康，白莲最好不要抽弃莲子心，因为莲子心有清心、泻火的作用。

· **放点生姜**

生姜能调味、抗寒,火锅内可放点不去皮的生姜，因姜皮辛凉，有散火散热的作用。

· **调料要清淡**

调味料如沙茶酱、辣椒酱，对于肠胃刺激大，使用酱油、麻油等较清淡的调料可避免对肠胃的刺激，减小“火气”。

· **餐后多吃水果**

一般来说吃火锅三四十分钟后可吃些水果。水果性凉，有良好的消火作用，餐后只要吃上一两个水果就可有效防止“上火”。

**小贴士**

火锅内放入的蔬菜不要久煮，才有“消火”的作用。

## 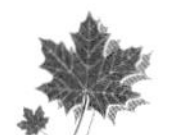 上火了，吃什么药呢

· **肝火旺盛型**

**主要症状** 肝火旺盛主要由生活不规律、心情积郁导致。中医有“肝主目”的说法，因此肝火旺盛常常表现为一些眼部症状，如：视物模糊、眼部分泌物多、眼红、眼干、耳鸣等。

**对症下药** 对于肝火上炎的人来说，龙胆泻肝丸是最好的选择。虽然前段时间有“服用该药会影响肾功能”的报道，但大家不用过于担心。以前的龙胆泻肝丸中含有木通，长期服用会对肾脏造成损害。但现在的新药都改用通草等药物替代木通了，只要不长期大量服用就是安全的。此外，芎菊上清丸具有清热解表、散风止痛的作用，对缓解肝火上炎引起的头痛、耳鸣症状效果很好。

如果是女性肝火旺盛，出现乳房胀痛、口苦等症状，还可选用具有舒肝解郁、清泻肝火作用的丹栀逍遥丸。

· **胃肠积热型**

**主要症状** 腹胀、便秘、口臭。节日期间大家聚会较多，进食油腻、辣烫食物等，出现胃肠积热十分常见。

**对症下药** 如果主要症状为腹胀，可以选用具有消积、导滞、除胀作用的健胃消食片和保和丸。健胃消食片是大家比较熟悉的助消化药，症状不重的情况下可以选用该药。保和丸适用于食积停滞、脘腹胀痛、食欲不佳者，药效较强。但服药过程中要少吃生冷油腻不易消化的食物，以免影响药效。

如果口臭、便秘症状较重，可以选用导赤丸和六味能消丸。导赤丸具有清热泻火，利尿通便的作用；六味能消丸是藏药中的名方，具有理风和胃的作用，但服用过程中要忌食辛辣刺激性食物。

· **胃肺火盛型**

**主要症状** 口舌鼻生疮，咽喉红肿疼痛等。

**对症下药** 这类患者可首选新清宁片，该药的主要成分是熟大黄，具有泻火通便、导热下行的作用，对于上火引起的牙痛、咽痛有不错的疗效。此外，防风通圣丸也是个不错的选择，它有解表通里，清热解毒的作用，是治疗外感风邪、头痛咽干、疮疡初起等病的传统药物。而且，这种药既可以清外热，又可以解内寒，非常适合上火和着凉兼有的患者。

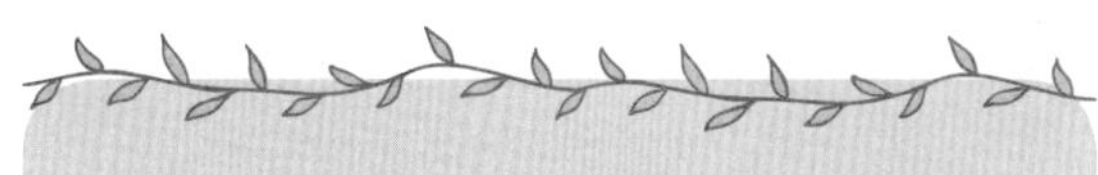

**小贴士**

也可选择牛黄清胃丸和牛黄清火丸，这两种药对于实热引起的口舌生疮、风火牙疼、咽喉肿痛疗效都不错。但需要注意的是，许多人常把这两种药和牛黄上清丸混淆，牛黄上清丸适用于肝胃火旺导致的头痛眩晕、目赤耳鸣，与前两种药有所不同，不可乱用。

## 什么蔬菜适合“拌”着吃

适合凉拌的蔬菜有些共同点：如气味独特清新，口感清脆有劲，可生食或仅以热水余烫就能散发香气。根据各种蔬菜的特性做了以下的3种分类，能让您做的凉拌菜更加美味又有益。

**·适合生食的蔬菜**

可生食的蔬菜多半有甘甜的滋味及脆嫩口感，因加热会破坏养分及口感，通常只需洗净即可直接调味拌匀食用，如胡萝卜、白萝卜、番茄、黄瓜、柿子椒、大白菜心、圆白菜等。生吃最好选择无公害的绿色蔬菜或有机蔬菜。在无土栽培条件下生产的蔬菜，也可以放心生吃。生吃的方法包括饮用自制的新鲜蔬菜汁或将新鲜蔬菜凉拌，可适当加点醋，少放点盐。

**·生熟食皆宜的蔬菜**

这类蔬菜气味独特，口感清脆，常含有大量纤维质。洗净后可直接调拌生食，口味十分清鲜；若以热水余烫后拌食，则口感会变得稍软，但还不致减损原味，如芹菜、甜椒、芦笋、秋葵、苦瓜、白萝卜、海带等。萝卜种类繁多，生吃以汁多辣味少者为好，但其属于凉性食物，阴虚体质者还是熟吃为宜。有些食物生吃或熟吃摄取的营养成分是不同的。

比如，番茄中含有能降低患前列腺癌和肝癌风险的番茄红素，要想摄取就应该熟吃。但如果您想摄取维生素C，生吃的效果会更好，因为维生素C在烹调过程中易流失。

**·焯过后食用的蔬菜**

这类蔬菜通常淀粉含量较高或具生涩气味，但只要以热水焯过后即可有脆嫩口感及清鲜滋味，再加调味料调拌即可食用，如以下四类：

第一类是十字花科蔬菜，如西兰花、菜花等，这些富含营养的蔬菜焯过后口感更好，其中丰富的纤维素也更容易消化。

第二类是含草酸较多的蔬菜，如菠菜、竹笋、茭白等，草酸在肠道内会与钙结合成难吸收的草酸钙，干扰人体对钙的吸收。因此，凉拌前一定要用开水焯一下，除去其中大部分草酸。

第三类是芥菜类蔬菜，如大头菜等，它们含有一种叫硫代葡萄糖甙的物质，经水解后能产生挥发性芥子油，具有促进消化吸收的作用。

第四类是马齿苋等野菜，焯一下能彻底去除尘土和小虫，又可防止过敏。此外，莴苣、荸荠等生吃之前也最好先削皮、洗净，用开水烫一下再吃，这样更卫生，也不会影响口感和营养含量。

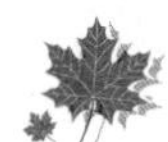

## 为了您的健康，请勿做下列事项

**·起床先叠被**

人体本身——也是一个污染源。在一夜的睡眠中，人体的皮肤会排出大量的水蒸气，使被子不同程度地受潮。人的呼吸和分布全身的毛孔所排出的化学物质有145种，从汗液中蒸发的化学物质有151种。被子吸收或吸附水分和气体，如不让其散发出去，就立即叠被，易使被子受潮及受化学物质污染。

**·饭后松裤带**

饭后松裤带可使腹腔内压下降，消化器官的活动与韧带的负荷量增加，从而促使肠子蠕动加剧，易发生肠扭转，使人腹胀、腹痛、呕吐，还容易患胃下垂等病。

· **饭后即睡**

饭后即睡会使大脑的血液流向胃部，由于血压降低，大脑的供氧量也随之减少，造成饭后极度疲倦，易引起心口灼热及消化不良，还会发胖。如果血液原已有供应不足的情况，饭后倒下便睡，这种静止不动的状态，极易招致中风。

· **饱食**

饱食容易引起记忆力下降，思维迟钝，注意力不集中，应激能力减弱。经常饱食，尤其是过饱的晚餐，因热量摄入太多，会使体内脂肪过剩，血脂增高，导致脑动脉粥样硬化。还会引起一种叫“纤维芽细胞生长因子”的物质，在大脑中数以万倍增长，这是一种促使动脉硬化的蛋白质。脑动脉硬化的结果会导致大脑缺氧和缺乏营养，影响脑细胞的新陈代谢。经常饱食，还会诱发胆结石、胆囊炎、糖尿病等疾病，使人未老先衰，寿命缩短。

· **空腹吃糖**

越来越多的证据表明，空腹吃糖的嗜好时间越长，对各种蛋白质吸收的损伤程度越重。由于蛋白质是生命活动的基础，因而长期的空腹吃糖，更会影响人体各种正常机能，使人体变得衰弱以致缩短寿命。

· **留胡子**

胡子具有吸附有害物质的性能。当人吸气时，被吸附在胡子上的有害物质就有可能被吸入呼吸道内。据对留有胡子的人吸入的空气成分进行定量分析，发现吸进的空气中含有几十种有害物质，其中包括酚、甲苯、丙酮、异戊间二烯等多种致癌物，留有胡子的人吸入的空气污染指数，是普通空气的4.2倍。如果下巴留有胡子，又留八字胡，其污染指数可高达7.2倍。再加上抽烟等因素，污染指数将高达普通空气的50倍。

· **跷二郎腿**

跷二郎腿会使腿部血流不畅，影响健康。如果是静脉瘤、关节炎、神经痛、静脉血栓患者，跷腿会使病情更加严重。尤其是腿长的人或孕妇，很容易得静脉血栓。

· **强忍小便**

强忍小便有可能造成急性膀胱炎，出现尿频、尿疼、小腹胀疼等症状。美国科学家发布的一份研究报告指出，有憋尿习惯的人患膀胱癌的可能性比一般人高5倍。憋尿时，膀胱贮存的尿液不能及时排出，形成人为的尿潴留。如经常憋尿，就会使括约肌和逼尿肌常常处于紧张状态；如果憋尿时间过长，膀胱内尿量不断增加，还会使内压逐渐升高，时间长了就会发生膀胱颈受阻症状，造成排尿困难、不畅，或漏尿、尿失禁等毛病。在尿潴留时还易引起并发感染和结石，严重时还影响肾功能。

**小贴士**

一般人在伏案午睡后会出现暂时性的视力模糊，原因就是眼球受到压迫，引起角膜变形、弧度改变造成的。倘若每天都压迫眼球，会造成眼压过高，长此下去视力就会受到损害。

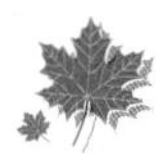

## 食物五味功效异同

一般来讲，食物有辛、甘、酸、苦、咸五种味道，每种味道对人体都有不同的作用。

**· 辛味**

属于辛味的食物有生姜、葱、白（青、红）萝卜、洋葱、大头菜、芹菜、辣椒、胡椒、酒等。辛味有发散、行气、行血的作用，食用后可防风寒感冒、气血淤滞。

**· 甘味**

属于甘味的食物有蜂蜜、番茄、丝瓜、竹笋、土豆、菠菜、南瓜、胡萝卜、白菜、冬瓜、豆腐、木耳、黑芝麻等。甘味有补益、和中、缓急等作用，特别适合脾胃虚弱的人食用。

**· 酸味**

属于酸味的食物有醋、乌梅、木瓜、橙子、枇杷、山楂、橄榄等。酸味有收敛、固涩的作用，常食可防出虚汗、泄泻、尿频等。

**· 苦味**

属于苦味的食物有苦瓜、慈菇、苦菜、芹菜叶、蒲公英、茶叶、百合、白果、杏仁等。苦味有清热、泻火、燥湿、降气、解毒等作用，可用来防治上火、发热。

**· 咸味**

属于咸味的食物有盐、海带、紫菜、海蜇、海参、田螺、猪血等。咸味有软坚散结、泻下、补益阴血的作用，常食可防产生痰核、痞块等。

## 五味与五脏

酸、甜、苦、辣、咸，这5种类型的味道，不仅可以促进食欲，帮助消化，也是人体不可缺少的营养物质。中医养生认为，为了健康，各种味道的食物都应该均衡进食。

**· 酸与肝**

中医讲“酸生肝”。酸味食物有增强消化功能和保护肝脏的作用，常吃不仅可以助消化，杀灭胃肠道内的病菌，还有防感冒、降血压、软化血管之功效。以酸味为主的乌梅、山萸肉、石榴、西红柿、山楂、橙子，均富含维生素C，可防癌、抗衰老、防治动脉硬化。

**· 甜与脾**

中医认为，甜入脾。食甜可补养气血，补充热量，解除疲劳，调胃解毒，缓解痉挛等，如红糖、桂圆肉、蜂蜜、米面食品等。

**· 苦与心**

中医认为，苦生心。苦味具有除湿和利尿的作用，如橘皮、苦杏仁、苦瓜、百合等，常吃苦瓜能治疗水肿病。

**· 辣与肺**

中医认为，辣入肺。辣有发汗、理气之功效。人们常吃的葱、蒜、姜、辣椒、胡椒，均是以辣为主的食物，这些食物中所含的“辣素”既能保护血管，又可调理气血、疏通经络。经常食用，可预防风寒感冒。但患有痔疮、便秘、神经衰弱者不宜食用。

**· 咸与肾**

中医认为“咸入肾”。咸有调节人体细胞和血液渗透，保持正常代谢的功效。呕吐、腹泻、大汗之后宜喝适量淡盐水，以保持正常代谢。咸味有泻下、软坚、散结和补益阴血等作用，如盐、海带、紫菜、海蜇等。

### 小贴士

在选择食物时，必须五味调和才有利于身体健康。若五味过偏，会引起疾病的发生。《黄帝内经》就已明确指出："谨和五味，骨正筋柔，气血以流，腠理以密，如是则骨气以精，谨道如法，长有天命。"说明五味调和得当是身体健康、延年益寿的重要条件。

要做到五味调和，一要浓淡适宜；二要注意各种味道的搭配，酸、苦、甘、辛、咸的辅佐，配伍得宜，则饮食具有各种不同特色；三是在进食时，要做到味不可偏过，偏过则容易伤及五脏，于健康不利。

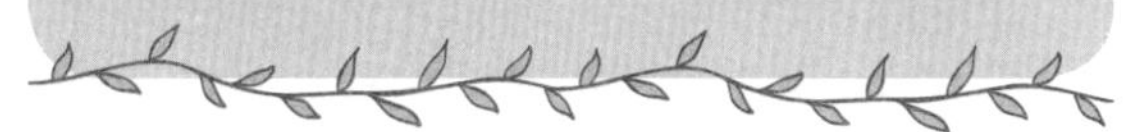

## 五种"香"菜果助您消疲倦

科学研究发现，香菜、香葱、香菇、香蕉等一些带"香"字的食物，具有良好的消除疲劳、恢复体力的作用。天气一热，人容易疲劳困顿，为补充精力，消除倦怠，增强免疫力，您不妨多吃以下芳香可口又营养健康的"香"果、"香"菜。

**· 香蕉**

香蕉富含钾离子，钾是维持肌肉、神经正常活动的必需物质。每天吃两根香蕉，可以改善机体疲劳感。老人在早餐中不妨加一点香蕉，能较好地补充精力，消除疲劳。

**· 香瓜**

又称甜瓜，含有大量的碳酸化合物、柠檬酸、胡萝卜素、维生素等，能清热、除烦、解毒。香瓜所含的转化酶可以将不溶性蛋白质转变成可溶性蛋白质供肾脏吸收。另外，香瓜内含葫芦素 B 能明显增加肝脏内糖原的储备量，可及时补充大脑与血液中的血糖浓度，对人的精力有明显的补充作用。香瓜生熟皆宜，每天食用 150 克左右。

**· 香菇**

香菇富含香菇多糖、甘露醇、海藻糖等多种活性物质，具有提高免疫细胞活性、改善植物神经调节功能、增强机体排毒等作用。每天食用 50~150 克香菇，可起到消除疲劳的效果。

**· 香椿**

香椿含有丰富的植物蛋白质，甘氨酸、谷氨酸的含量居蔬菜之冠，有助于提高神经系统兴奋性，增强人体应激能力。春天常吃香椿可消除春困、排散毒素、提升精力。

**· 香菜**

又称芫荽。香菜含有芳樟醇、二氢芫荽香豆精、香柑内脂等。乳酸是导致肌肉酸痛、疲劳、乏力等症状的最大"祸首"。海带、萝卜中的碱性物质与香菜中的有效成分结合，可以中和肌肉活动时产生的乳酸。每天用约 100 克香菜与海带、萝卜凉拌食用。

## 吃维生素 C 时别喝牛奶

服用维生素 C 时别喝牛奶，更不能用牛奶送服维生素 C，因为牛奶中的维生素 $B_2$ 和维生素 C 会在人体内发生氧化还原反应，使其丧失药效。

这是因为维生素 C 有一定的酸性和很强的还原性，极易被氧化，而牛奶含有氧化性物质维生素 $B_2$，此时再服用维生素 C 很容易被维生素 $B_2$ 氧化，

同时维生素 $B_2$ 也被还原了，两者都失去了其应有的作用。相同的道理，酸奶、奶片、奶酪等奶制品也不能与维生素 C 同时食用。

但有些营养素和维生素 C 搭配能起到互相补充的作用，比如维生素 C 与维生素 E 搭配，可预防体内酸化、皮肤病和不当生活习惯引起的高血压等慢性病，但也要在医生指导下服用。

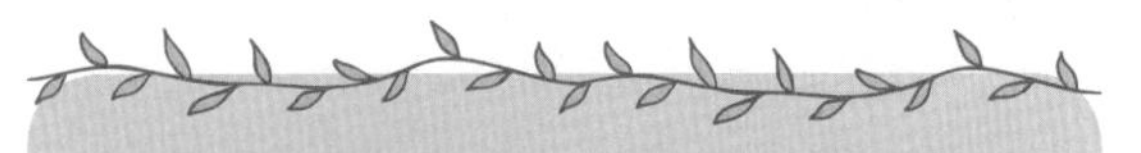

**小贴士**

服用维生素 C 来预防痛风是个有效选择。就防治痛风而言，每天摄入量最好能达到 1500~2000 毫克，不超过 2000 毫克。既往的痛风饮食治疗只注重选择低嘌呤食物，若能强调补充维生素 C 食物，则更有助于防治。

富含维生素 C 的野菜有：野苋菜、草头、鱼腥草、白薯叶、香椿。蔬菜有：红辣椒、青辣椒、菜花、芥蓝、白萝卜、荠菜、豌豆苗、苦瓜、藕、绿苋菜、红苋菜。水果有：刺梨、酸枣、鲜枣、猕猴桃、木瓜、山楂、柑橘、金橘，其中猕猴桃号称维 C 之王，其次是大枣、木瓜。

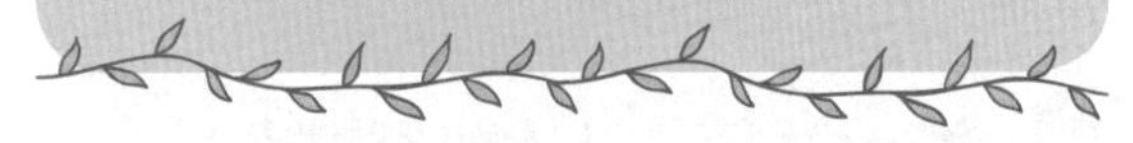

## 下班回家多多喝柠檬水

据日本茨城基督教大学生活科学部教授板仓弘重指出，撇开死亡率排名第一的恶性肿瘤不谈，第二、三名合计的心脑血管疾病，远超过癌症的死亡率，所以，因动脉壁增厚，而使血管变窄，或丧失弹性的动脉硬化为基盘的心血管疾病，是一般人生命的最大杀手。忙碌的现代人身心承受的压力很大，导致罹患心血管病这种慢性疾病者有愈来愈多的趋势。根据他的研究，预防这类疾病发生的第一步是先从改善饮食生活开始。他建议，多吃具有抗氧化、抑制自由基作用的柠檬是不错的选择。

把一堆柠檬洗净榨汁，将原汁放入冰箱的制冰盒结成柠檬冰块再倒入密封袋（拉链式），放在冷冻冰箱。要泡柠檬水时，只需取用数个柠檬冰块加开水或红茶来冲泡即可。趁柠檬盛产时价格便宜做好放入冰箱，就常有柠檬汁可用。

柠檬中的柠檬酸能螯合钙，可大大提高人体对钙的吸收率，增加人体骨密度，进而预防骨质疏松症。缺乏钙质是导致骨质疏松症原因之一，而预防骨质疏松症第一步是先从改善饮食生活开始，就是常吃含维生素 C 丰富的柠檬、柚橘类水果。在日本曾实验过，参加试验的共 7 人，年龄平均为 36~59 岁，每日早、中、晚饮柠檬果汁 150 毫升，连续饮用 3 个月后，7 人中有 6 人骨密度上升。

您是否害怕在长期的时间下搭乘飞机呢？日本科学家发现，柠檬汁有助防止乘搭长途飞机的旅客，患上经济客舱症候群，科学家建议应最少每 3 小时便喝一杯柠檬汁，以帮助促进血液循环。研究人员曾在 13 名乘搭飞机的旅客身上进行实验，让他们喝下一大杯柠檬汁，然后再进行试验，实验结果发现他们的血液循环比之前加快了 19%。研究人员解释，柠檬汁内的柠檬酸和柠檬多酚，均能有效预防深静脉栓塞，调整血液循环，减低血凝块的机会，因此他建议长途旅客宜每隔 3 小时便喝一杯柠檬汁。

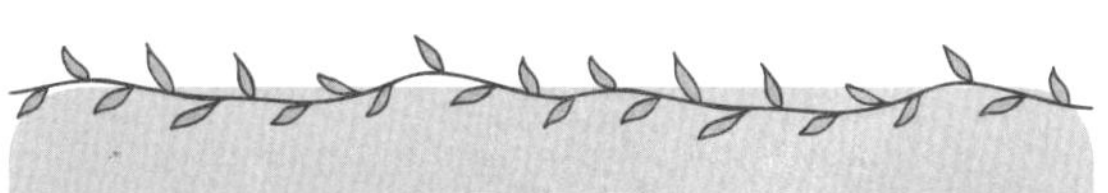

**小贴士**

由于乘坐长途飞机的旅客往往需要长时间维持同一个姿势，而经济客舱的座位又不够宽敞，因此容易产生深静脉栓塞的情形，亦即所谓的经济客舱症候群。

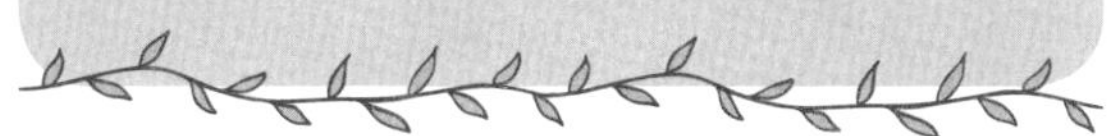

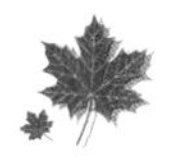

## 一起关注家中老人的营养保健

当人步入老年期后，生理机能开始衰退，如代谢减慢，腺体分泌减少，咀嚼、消化、吸收等能力降低，肌肉活动能力减弱，机体的抵抗力下降等，从而易导致心血管疾病、新陈代谢与内分泌失调症、骨骼与关节疾病、便秘和肌肉萎缩等一些老年性疾病的发生。老年人生理功能的种种改变，促使老年人的营养和饮食要求也发生了改变。必须摄取足够的营养素，才能维持机体的正常运行。

**· 老年期的营养需求**

随着年龄的增加，人体的各种功能都会发生不同程度的退化。

由于老年人的生理变化特点，对于营养素的需求与成年期大不相同，因此必须供给符合老年人生理状况的各种营养素。根据老年人的体质特点，在饮食方面应遵循的原则是：减少热量供应、少吃糖和盐、多吃高蛋白质食品、多吃蔬菜水果、注意补钙等。

**热能** 通常老年人的基础代谢率要比青壮年低10%~15%，再加上老年人体力活动减少，所以能量消耗也少，因而热量供应也要适当降低。65岁以上者总热能供给应控制在1900~2400千卡。所以，老年人要保持身体健康结实，就不要摄入过多的热能，以免其转化成脂肪存于体内，过于肥胖者易患动脉硬化和糖尿病等疾病，这会影响人的寿命。

**蛋白质** 老年人要保持生命活力，延缓衰老，蛋白质的供给必须充足，尤其应注意食物的用量和消化吸收率。蛋白质营养状况良好，还可以增强老年人抵御疾病的能力。老年人应多吃一点动物性食品，如肉、蛋、乳及豆制品，其蛋白质含有丰富的氨基酸，并且数量充足、比例合适、易于消化、适于老年人食用。按照我国饮食情况，老年人蛋白质的需求量一般为每千克体重1克，占饮食总热量的12%~14%，如果食用量过多，会增加肾脏的负担。

**碳水化合物** 碳水化合物是热量的主要来源，大米、面粉、杂粮中的淀粉和食糖是常见的碳水化合物。老年人的饮食中不宜含过多的蔗糖，因为它会促使血脂含量增高，对老年人健康不利，而且蔗糖除供给热量外,几乎不含其他营养素,若吃得过多,还会影响其他营养素的平衡。果糖对老年人最为适宜，因此，老年人应适当摄入含果糖较多的各种水果和蜂蜜。

**脂肪** 对老年人来说，摄入脂肪过多或过少都无益处，多则不易消化，对心血管、肝脏不利；少则影响脂溶性维生素的吸收和饮食分配。老年人每日脂肪摄入量应限制在总能量的20%~25%。应尽量给予含胆固醇较少而含不饱和脂肪酸较多的食物，多给予植物油和饱和脂肪酸少的瘦肉、鱼、禽等。尽量减少食用含胆固醇高的蛋黄、动物脑、肝脏和鱼等食物。

**水分** 老年人应给予适量水分，一般每日饮水控制在2000毫升左右为佳。为了给老年人补充水分，可适当增加汤羹等食品，这些食品既助消化，又可补充水分。对于有大量饮水习惯的老年人，应适当减少饮水量，以免饮入过多水分，增加心、肾的负担。

**微量元素** 多补充钙、磷、铁、碘等微量元素。奶类、虾皮、海带中含钙丰富；鱼、肉、蛋、奶、豆类中磷含量较高；动物肝脏、蛋黄、鱼及水产品中铁含量较多，可根据情况选用；海带、紫菜中钾、碘、铁的含量较多，对防治高血压、动脉硬化有益。经常选用淡菜、海带、蘑菇、花生、核桃、芝麻等则可增加必需的微量元素锌、硒、铜等的摄入量，有助于防治高血压和动脉硬化。

**维生素** 老年人应多吃富含维生素的食物，这对维持老年人健康、增强抵抗力、促进食欲与延缓衰老有重要作用。多吃新鲜的有色叶菜或水果，每天可食物部分粗粮；此外，鱼、豆类和瘦肉能供给优质蛋白及维生素 $B_2$ 等。但是，根据我国人民的饮食结构和特点，有些维生素的摄入量较难达到标准，如维生素A、维生素 $B_2$ 等，可以考虑除饮食外，补充一定数量的维生素制剂。但要注意，补充维生素时，对脂溶性维生素，如维生素A、维生素D、维生素E，用量不能过大，以免引起不良反应。

**· 老年期的饮食结构**

一般应包括五谷杂粮、豆类、鱼类、蛋类、奶类、海产品类、蔬菜和水果等，要注意每日食物品种的搭配和花样的更新，防止老年人因食品单调而偏食。在品种搭配时，既要保持各种营养素平衡和各营养素之间比例适宜，又要注意适合老年人的消化功能，使其易于消化吸收，形成适合老年人的科学合理的饮食结构。

在我国的饮食传统中有喜爱吃带馅食品的习惯，据营养专家研究，老年人常吃带馅的食品，如包子、饺子、馄饨等，既能增加营养，又有益于身体健康。带馅食品是由多样化食品（包括肉类、鱼类、虾类、豆类、蛋类、蔬菜及调味品等）组成的，既能防止食物品种单调，又提供了多种营养物质。带馅食品都是经过精细加工的，既有利于消化吸收、增进食欲，又适合咀嚼功能弱的老人。

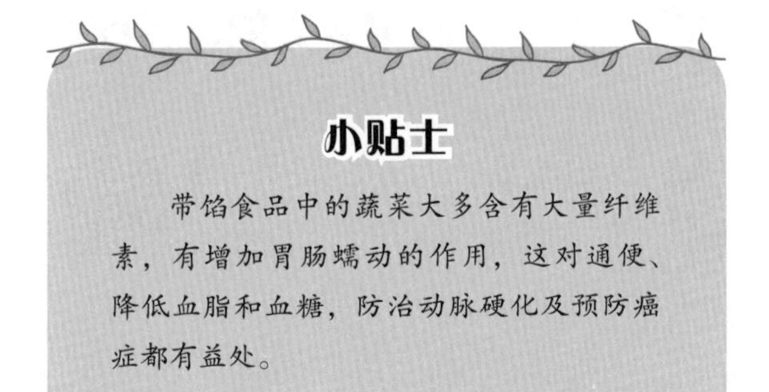

**小贴士**

带馅食品中的蔬菜大多含有大量纤维素，有增加胃肠蠕动的作用，这对通便、降低血脂和血糖，防治动脉硬化及预防癌症都有益处。

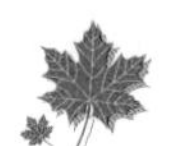

## 中药如何服用提高疗效

治疗疾病时，除了要选对药物外，还应注意药物的服用方法，以达到提高临床疗效的目的。中成药的非处方药因不同的作用制成不同的剂型，通常分为内服、外用二大类。中成药的药品说明书上常有“送服”“冲服”“调服”“涂抹患处”“撒布患处”等使用方法，这些方法具体指的是什么、彼此又有什么不同呢？下面我们分别来介绍。

**· 内服中成药**

**送服** 大部分内服中成药用温开水送服，俗称吞服，为最常用的内服方法。大部分内服中成药如片剂、丸剂、胶囊等均采用此法服用。其中，丸剂又分为蜜丸（大、小蜜丸，水蜜丸）、水丸、浓缩丸、滴丸等。小颗粒的丸剂服用时，只需温开水送服，大蜜丸因丸大不能整丸吞下，应嚼碎后或用洗净的手掰小后再用温开水送服。此外，部分中成药为增强疗效，可采用药饮送服，如在服用藿香正气丸或附子理中丸治疗胃痛、呕吐等症时，可采用生姜煎汤送服，以增强药物的作用；痛经患者在服用艾附暖宫丸时，可用温热的红糖水送服，以增强药物散寒活血的作用；在服用补中益气丸治疗慢性肠炎时，可用大枣煎汤送服以增强药物补脾益气的作用；在服用大活络丸治疗中风偏瘫、口眼歪斜时，为了增加药物活血通络的功效，可用黄酒送服。

**冲服** 人们在服用冲剂、糖浆剂、膏剂时，常需冲服，冲服就是将药物用热开水融化或呈混悬状后服用。此外，人们在服用某些芳香或贵重中药，如牛黄、麝香时也常需冲服。

**调服** 指将药物用温开水调成糊状后服用，不能吞咽的病人或小儿在服用散剂、丸剂、片剂时常采用此种方法。

**含化** 六神丸、草珊瑚含片、金嗓子喉宝等治疗急慢性咽炎、扁桃体炎的中成药常需含化，即将药物含于口中，缓缓溶解，再慢慢咽下。

**烊化** 胶质、黏性大而且易溶的药物，如阿胶、鹿角胶在服用时常需要烊化，即将药物用开水或黄酒加温溶化后服用。

### · 汤剂

除了上述中成药的这些内服方法外，人们看中医时，常常看到中药处方上写着“先煎”“后下”“包煎”“另炖”或“另煎”等字眼，这又是怎么一回事呢？

**先煎** 是对介壳类、矿石类药物而言，因质坚有效成分难以煎出来，应打碎先煎，煮沸后10~20分钟后，再放入其他药。这类药物常见的有龟板、鳖甲、石决明、生牡蛎、生龙骨等。

**后下** 气味芳香的药物如薄荷、砂仁、豆蔻等，借其挥发油取效，宜在一般药物即将煎好时放入此类药，煎4~5分钟即可，以防其有效成分挥发。

**包煎** 为了防止煎后药液浑浊及减少对消化道、咽喉的不良刺激，在煎服赤石脂、滑石、旋覆花时，要用纱布将药包好，再放入锅内煎煮。

**另炖或另煎** 某些贵重药物，为了尽量保存其有效成分，减少同时煎时被其他药物吸收，可另炖或另煎，如人参，应切成小片，加入盖盅内，隔水炖2~3小时。

### · 外用药

一般的外用中成药未经药理、临床实验许可，一律不能口服。外用中成药大多含有一定的毒性、刺激性药物，仅限于局部使用，通过保护作用或透皮吸收，发挥局部治疗作用。常用的用法有以下几种：

**涂抹患处** 适用于油膏剂、水剂、酊剂的外用，使用时将患处洗净，然后均匀地在患处涂一薄层药物。如治疗跌打损伤的红花油、治疗癣症的土槿皮酊等宜用此法。

**撒布患处** 适用于散剂的外用，使用时将药粉均匀地撒布在患处，用敷料纱布固定，如应用祛腐生肌散、珍珠散等宜用此法。

**调敷患处** 外用散剂和其他外用剂型，用适当的液体（如茶水、白酒、食醋、食用植物油等）调制成糊状，敷布于患处，用敷料纱布包扎。其中，白酒常用于调敷活血化瘀止痛的中成药，如用七厘散治疗跌打损伤时，可用白酒调敷，以增强药物散瘀消肿的效果；茶水常用于调敷消肿解毒的中成药，在用如意金黄散治疗疮疡初起时，宜用茶水调敷；食醋常用于调敷具有消肿、解热止痛的中成药，有增强收敛、燥湿的作用，如用紫金钉治疗痈疽疔疮时宜用食醋调敷；食用植物油或花椒油常用于调敷燥湿止痒的中成药，如急性湿疹可用植物油或花椒油调敷九胜散于患处。食用植物油亦可调敷治疗水火烫伤的中成药。

**吹布患处** 在用冰硼散治疗牙龈肿痛时，常需吹布患处，即用纸卷成或塑料制成直径 2~3 毫米的洁净、干燥的小管，一端剪成斜口，挑少许药粉，把药粉吹入耳内、咽喉或牙龈。

**贴患处** 在应用膏药时常需贴患处。橡皮膏如伤势止痛膏可直接贴于患处，若黑膏药，则需先将黑膏药烘软后，待其稍冷，再贴于患处，防止烫伤皮肤。

## 中风征兆辨别 STR

中风等脑血管疾病的发病率逐年升高，网络流传一种民众可自行实施的“STR”中风征兆辨别法，该辨别法颇符合专业医学临床判断，值得民众参考。

所谓的“STR”指的分别是微笑（smile）、说话（talk）、举手（raise），亦即发现疑似脑中风的患者，可要求对方做 3 个简单的动作，包括微笑一下、说一句完整的句子以及高举双手，然后再要求当事人伸出舌头，检视有无弯曲或歪斜一边的情况。

倘若上述四个指令有任何一项个案做不到，或表现得有异样，其已中风的可能性就非常高，务必立即叫救护车将当事人送医。

要求疑似中风患者微笑，可以观察患者法令纹是否对称，用以检视当事人脸部肌肉是否出现中风患者常出现的歪斜现象；要求说一句完整的句子，则可检视患者是否出现中风患者常出现的口齿不清及发音障碍；看双手能不能举得一样高，则有助检视当事人有无半边偏瘫症状。

中风患者有急救黄金 3 小时的时间压力，尤其是缺血性（又称阻塞性）中风患者，若能及时到医院施打血栓溶血剂，不但能够救命，患者留下永久性功能丧失后遗症的几率也可大幅降低。

若经“STR”检视发现疑似中风患者，当务之急就是立即将患者送医急救，千万不要自作聪明地帮患者进行一些坊间流传的所谓“10 指放血”急救措施，避免造成感染，甚至对出血性中风患者造成致命的反效果。

### 小贴士

**中风病人常用食疗方**

1. 黑木耳 6g，用水泡发，加入菜肴或蒸食，可降血脂、抗血栓和抗血小板聚集。
2. 芹菜根 5 个，红枣 10 个，水煎服，食枣饮汤，可起到降低血胆固醇作用。
3. 吃鲜山楂或用山楂泡开水，加适量蜂蜜，冷却后当茶饮。
4. 生食大蒜或洋葱 10~15g 可降血脂，并有增强纤维蛋白活性和抗血管硬化的作用。
5. 中风病人饭后饮醋 5~10ml，有软化血管的作用。

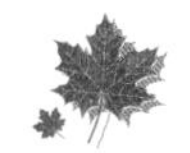

## 中药外治高血压

高血压病除内治法（内服药物）治疗外，还可采取外治法治疗。外治法一般以中药为材料，具有“简、便、廉、验”的特点。

**· 吴茱萸外治法**

用药：取吴茱萸200mg。制法：将吴茱萸研成细末，再用白醋调成糊状，备用。使用方法：晚上睡觉前洗净双足，取吴茱萸醋糊适量，敷于两足中心处，敷药面积以1分硬币头大为宜，再用足够大的胶布固定，第2天早晨起床后除去。每天用药1次，连用1个月为1个疗程。一般1个疗程开始起效，3个疗程显效。本法一般可降低血压10mmHg左右，对各期高血压病均有效。

**· 药枕外治法**

用药：取杭菊1200g，川芎500g，白芷250g，丹皮250g。制法：将上药晒干，装入棉布料做的枕袋内，缝好袋口。随症加减：肥胖伴潮热、盗汗、舌红少津者，丹皮加大剂量至350g；眩晕、头痛遇风寒加重或发作者，加细辛250g；对不能适应白芷气味者，可酌情减量。使用方法：睡时枕用，每个药枕可用6~12个月。一般1个月为1个疗程；1个疗程起效，3个疗程显效。

**· 牡梧外治法**

牡梧即牡丹和梧桐。用药：取牡丹花和梧桐叶等量（各约200mg）。制法：将上药研成细末，用麻油调成糊状，备用。使用方法：将上药敷于双上肢曲池穴（见本书第109页）、双下肢足三里穴（见本书第29页）和血海穴（见本书第189页），敷药面积以相当于1分硬币大小为宜，用胶布固定。每天换药1次，1个月为1个疗程。

**· 脐压散外治法**

用药：取吴茱萸（用猪胆汁制）450g，龙胆草10g，白矾100g，朱砂50g，硫黄50g和环戊甲噻嗪175mg。制法：将上述药物混合，研成细末，备用。使用方法：先将脐窝尽量外翻，用温水洗净，擦干，再取上述药粉约200mg放入脐窝内，用棉球盖住，胶布固定（洗澡时不可弄湿），每星期换药1次。1星期为1个疗程，一般3个疗程显效。本法对Ⅰ、Ⅱ期高血压病疗效较佳。

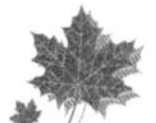

## 教您怎样选购皮蛋

皮蛋又称松花蛋、变蛋、碱蛋、彩蛋、泥蛋等，其氨基酸是鲜鸭蛋含量的11倍，氨基酸种类多达20余种。加醋拌食，还有助于治疗高血压。

在皮蛋的传统制作过程中，为促进蛋白变性，常在配方中加入黄丹，即氧化铅，因此皮蛋中铅含量容易严重超标。目前市场销售的所谓无铅皮蛋，就是在生产工艺中用铜、锌等元素替代了铅，“无铅”只是一个相对的概念。合格的皮蛋中仍含有极微量的铅，含量只要符合国家标准，就可以放心食用，不会有害健康。

如何鉴别有铅和无铅皮蛋呢？通常采用“一观、二掂、三摇、四照”的方法。

**一观** 有铅皮蛋表面色泽呈暗灰色，铅斑较多且斑点较大；无铅皮蛋皮色灰白，无铅斑或铅斑较少，蛋壳似涂油，洁净卫生。

**二掂** 将皮蛋放在手心掂一下，能感到砸手和颤动感的表明蛋体凝结良好，无颤动的品质就差一些；或将一枚皮蛋向上轻轻地抛两三次，若重新放到手里感觉有弹性并有沉甸甸的感觉，则可判断为优质皮蛋，反之则为劣质蛋。

**三摇** 用手捏住皮蛋的两端，放在耳边上下、左右摇动几次，听其有无水响或撞击声。无声为好蛋；水声较大者为未凝固蛋，将其破壳检验，如蛋白、蛋黄呈液体状态的即为劣质蛋；若有干硬撞击声则是脱壳蛋。

**四照** 在灯光下透视时，若蛋内大部分呈黑色或褐色，小部分呈黄色或浅红色为优质蛋；若大部分或全部呈褐色透明体并有水泡阴影来回转动，或一端呈深红色，甚至其内部有云状黑色溶液晃动，皆为劣质蛋。

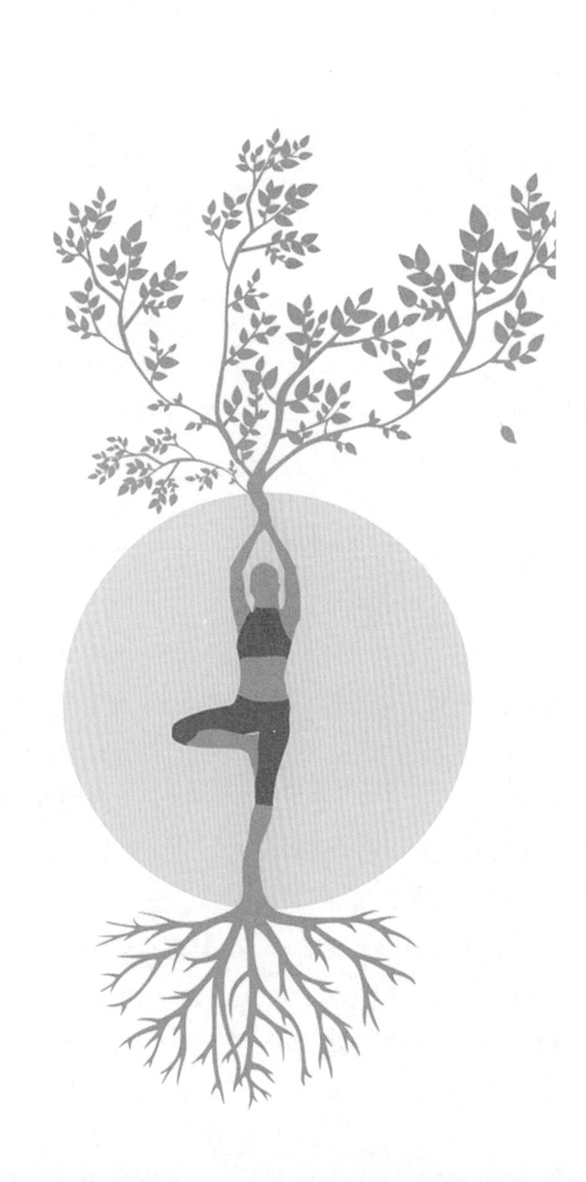

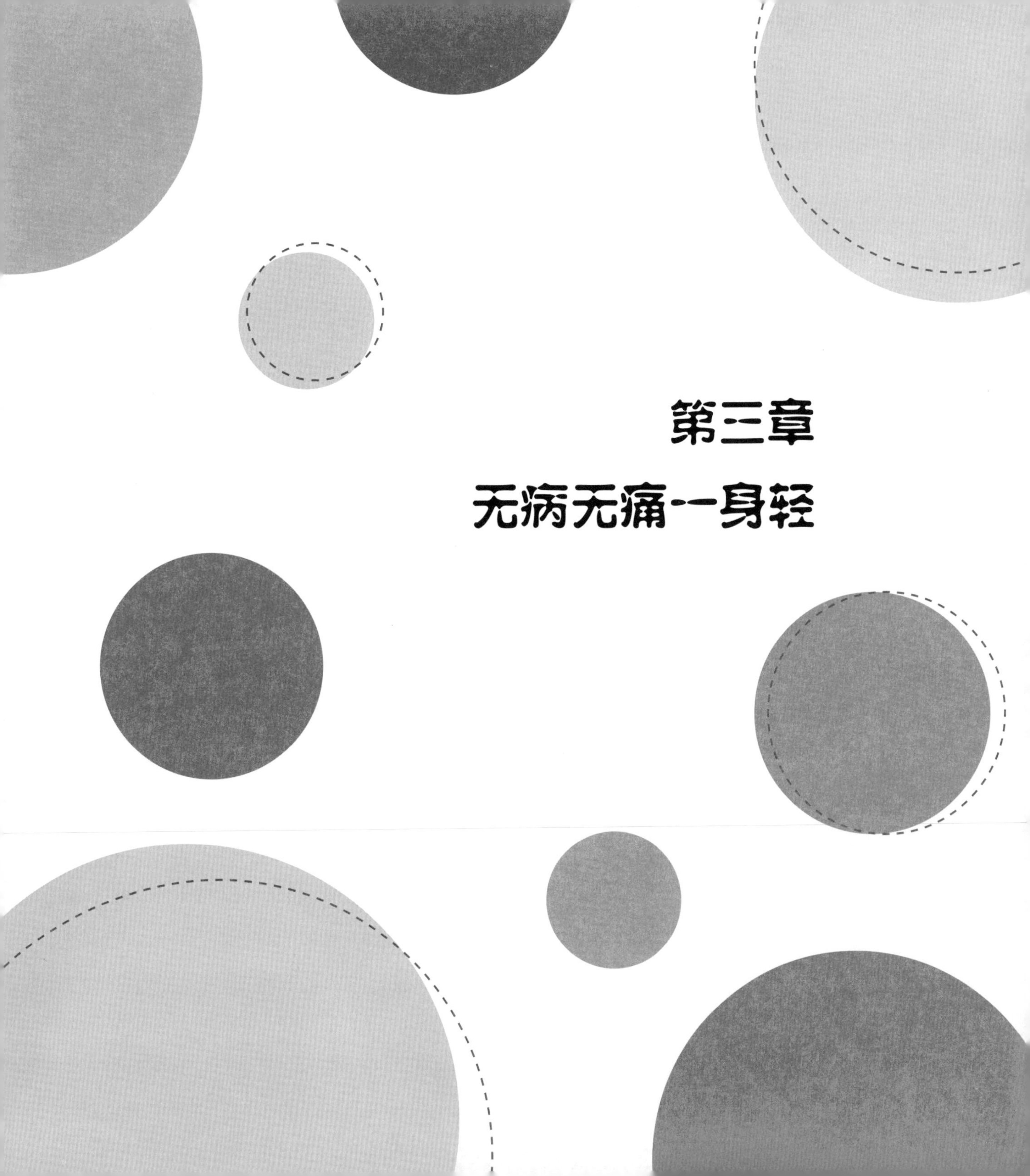

# 第三章

# 无病无痛一身轻

## 保湿很重要——男人女人都是水做的

有句话说“女人是水做的！”要能够看起来“水水的”，就要注重皮肤的保水度，也就是保湿。其实以皮肤科学的观点，男人女人都是水做的，因为人体的70%是水分，皮肤的含水比率也差不多。如果皮肤的含水量降低，尤其是角质层的含水量降低，就会导致皮肤干燥，甚至形成细纹、裂口，加速皮肤的老化。

保湿类的保养品最主要的功能是，保持皮肤的湿润，也就是保住皮肤所含有的水分。这方面的功能需要具有帮皮肤加水的功能（湿润剂，Humectant），以及防止皮肤水分散失的功能（润滑剂，Emollient）这两大项。

**湿润剂** 湿润剂常见的有尿素、乳糖酸、氨基酸及玻尿酸等，其中玻尿酸一个分子可以抓住五百个分子的水分，湿润能力最强。但是光有湿润仍然不够，还需要能防止水分蒸发的成分（润滑剂），否则即使湿润剂功效很好，效果也无法持久。

**润滑剂** 润滑剂包含一些脂肪酸、磷脂质、动物性油脂、植物性油脂以及凡士林等，其中以凡士林的润滑功效最好，但是由于太过油腻、黏稠，所以常用于护手霜中，而少用于脸部的保养品中。

所以保湿分为两大项，给皮肤加水（湿润），也就是开源的工作，以及保住已有的水分（润滑），也就是节流的工作。保湿类的产品，有些只有湿润的功能，有些只含有润滑的功能，有些则是两种功能都有。

至于一般人常用来保湿的化妆水，其中常含有酒精成分，酒精挥发很快，而且挥发时还会带走水分，常常会使皮肤更为干燥，反而有害于皮肤。建议使用温泉水代替化妆水，如果要使用化妆水，最好用不含酒精的产品，并且使用后立刻擦上乳液或是乳霜来保住水分。

有人认为，既然皮肤太干燥，最好用纯油性的保湿产品，而且只擦这种纯油性的产品，其实这样是不够的。对于皮肤非常干燥的人，擦纯油型的保湿产品（例如凡士林），只能保住皮肤原有的水分，但是皮肤就是非常干燥缺水，只有节流是不够的，必须先补充皮肤的水分，例如使用温泉水先喷脸，轻轻擦干后，趁皮肤刚吸收水分，马上擦上含有湿润成分的保湿乳液，再擦上润滑功能强的产品，才算是完整的保湿。

对于皮肤极度干燥的患者，可能擦了好几种保湿乳液、保湿霜都效果不彰，其原因在于所补充的水分，对于极度干燥的皮肤犹如杯水车薪。就像是干旱已久、呈现龟裂的土地，下一点小雨是不管用的。对于这样的患者，建议使用保湿面膜，可以在短时间给皮肤大量的加水，敷完后马上接着擦保湿乳液，以及保湿霜来保住水分，如此可以快速地改善。

有些长痘痘的人皮肤很油，因此时常使用吸油面纸擦脸，有不少人因为时常摩擦，造成皮肤粗糙、脱屑，像这种情况虽然皮肤很油，也可以适当地使用保湿乳液来改善脱屑状况。

### 小贴士

皮肤的保湿包含为皮肤加水，可以用化妆水或是有保湿的精华液来达成；其次是保水的工作，可以通过含有润滑功能的保湿乳液或是保湿霜来达成。选择适合的保湿产品，可以让您看起来水水亮亮，不再是干妹妹或干弟弟哟！

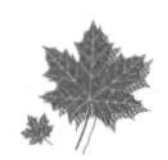

# 别把“毒品”带回家





在现代家居清洁理念中，所谓“洁净感”不只是一尘不染那么简单，它还包括空气的清洁感、软装饰的简约意念和不受任何污染威胁的安全。

也许您已经意识到现在的生活环境不比以往了，健康“杀手”随处可见。为了守住最后的堡垒——家，必须采取严厉手段：买回来的菜使劲地泡，外面穿的衣服回家后立刻换掉，家里的地板、家具一律要绿色环保产品……可是，您也许还没有意识到，您一边热火朝天地筑起防御“堡垒”的时候，一边可能随随便便就把“毒品”带回了家。

**·到您的卧室里看看吧**

您的化妆台上一定放着不少化妆品，可是化妆品中的甲醛、树脂会损害眼睛；爽身粉、脂粉中含有滑石，是一种致癌物质。衣柜里可能也少不了弹力紧身衣、尼龙裤、尼龙袜，这些尼龙聚酯类合成纤维织物经人体加温后，可释放出微量的“塑料单体”。在加工时加入的松软剂、气溶胶及抗静电剂都对人体有潜在的危害。您经常去干洗店吗？确实省事又干净，而且能保护衣服。不过服装干洗剂、除渍剂含有过氧乙烯，对人的肝脏和骨髓的造血功能均有损害。

**·书房里的“毒品”也不少**

涂改剂、墨水清除剂、打印修改液用起来很方便，可是这些化学制剂中一般含有苯和汞等毒性化学物质，会刺激肾上腺素过多地分泌，并提高心脏对肾上腺素的敏感性，致使心跳加快、无规律，严重者可发生急性心脏病，甚至死亡。

**·厨房里肯定少不了各种洗涤用品**

注意到您的手变得粗糙了吗？因为洗涤用品中所含的表面活性剂、助洗剂及其他的化学添加剂能破坏皮肤表面的油性保护层，对皮肤造成腐蚀和伤害。洗涤剂中的化学成分对头发及人体的其他器官也有不同程度的侵害。残留在碗、盘子上的洗涤剂对家人的健康更是个威胁。

**·卫生间里可能放了一两瓶杀虫、空气清新剂**

如果您在使用了杀虫剂后感到精神抑郁、头痛、头昏或有类似流感症状，那么，考虑一下杀虫剂中毒的可能。如果胸闷、乏力、眼鼻刺痛，拿掉那个正在散发芳香的空气清新剂，看看会不会好点。

想拒绝所有“毒品”，几乎是不可能的。不过，您完全可以采取措施将它们控制在最低限度：衣物尤其是内衣最好是纯棉，用洗涤剂时戴上橡胶手套，并且多漂洗几遍。在封闭的环境中以及老人、孩子的房间内，不要用有强烈气味的家用化学制剂。室外空气好的时候，记着一定要开窗通风。

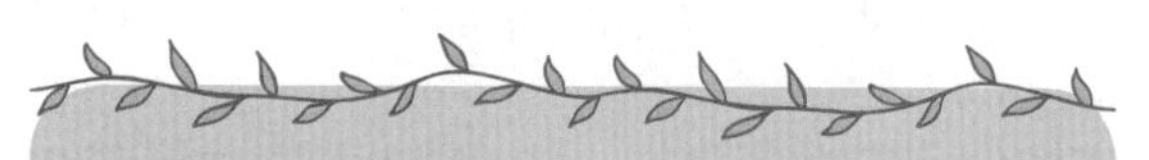

**小贴士**

也许您还习惯把各种不同的清洁剂混在一起用，以加强去污效果。可是，家用清洗剂有的呈酸性，有的呈碱性，混合时可能会发生化学反应，如用洁厕剂除垢时可能产生刺激性的氨气或氨水，当氨水与具有漂白功效的清洁剂混合时容易产生有毒的氯氨气体，过量吸入后将导致肺部严重发炎及肺积水。

## 床上晨操可提高免疫功能

很多人平时工作繁忙，总找不出时间锻炼身体。其实锻炼不一定非要安排一整段时间，只要把时间化整为零，合理安排，一样可以获得锻炼效果，增进健康。

清晨醒来，躺在床上做一些轻微运动或床上操，可以使您头脑清晰，轻松愉快地开始一天的工作。

（1）仰卧，一腿屈膝，另一腿抬起，双手扶小腿，慢慢拉向身体，要感觉腿部韧带充分伸展，10 秒钟后换腿再做。

（2）仰卧，两腿屈膝侧倒，双臂侧伸，头向异侧方向转，感觉身体充分扭转，10 秒钟后换方向再做。

（3）仰卧，双臂上举，收腹，上体和腿同时慢慢抬起，两手抱腿，稍停后还原，反复练习 10 次。要感觉全身肌肉的紧张与松弛。

（4）面部按摩。用手心左右来回擦额头数十次，或用手梳头，手掌浴面，手指搓耳。由轻到重直至摩擦部位发热，以促进头脑血流畅通。

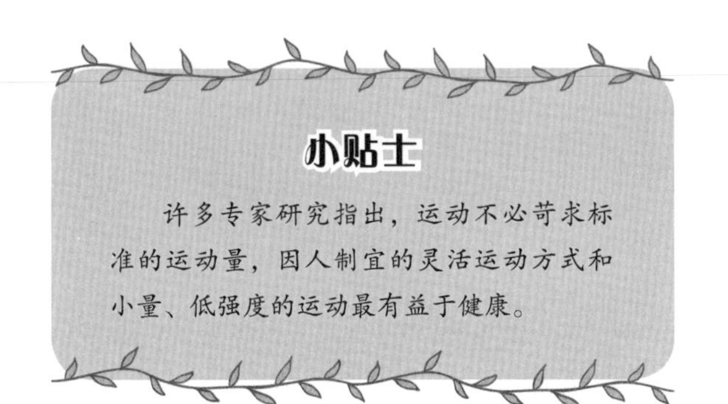

**小贴士**

许多专家研究指出，运动不必苛求标准的运动量，因人制宜的灵活运动方式和小量、低强度的运动最有益于健康。

## 果蔬皮里的营养

日常生活中，人们在吃瓜果时都习惯将瓜果的皮丢弃，却不知瓜皮果屑是防治疾病的“良药”，对人体的保健除病有着良好的功效。

**· 冬瓜皮**

有消暑、健脾、利湿之功效，可用于治疗肾病、肺病、心脏病引起的水肿、腹胀、小便不利等。用冬瓜皮煎汤洗脚既治脚气，又治脚臭，一举两得。

**· 黄瓜皮**

一些人吃黄瓜时去皮，实在可惜，黄瓜的一身绿衣含有绿原酸和咖啡酸，能起到抗菌消炎和刺激白细胞吞噬的作用。黄瓜带皮食用对经常咽喉肿痛者是一剂良药。

**· 香蕉皮**

香蕉皮中含有抑制真菌和细菌的有效成分——蕉皮素，可医治由真菌感染所引起的皮肤瘙痒症，并有润肺肠、通血脉、增精髓之功效。将香蕉皮捣烂加姜汁能消炎止痛，用香蕉皮搓手足，可防治冻疮。此外，香蕉皮晒干磨粉，还是不错的美容佳品。

**· 苹果皮**

有收敛作用，取鲜苹果皮 30 克煎汤或泡茶饮用，可治胃酸过多、痰多；将苹果皮晒干研末，取 15 克空腹时调服，每日 2~3 次，对慢性腹泻和神经性结肠炎、高血压等有一定疗效。

**· 梨皮**

性寒味酸，能凉心润肺、去火消痰，用梨皮 30 克煎汤服，有清心润肺、止咳化痰之功效，可治疗痰多、咳嗽。将梨皮捣烂如泥，外敷患处可治痈疽肿痛，用鲜梨皮煎汤频饮，可解毒消肿。

**·柚皮**

能理气、化痰、止咳、平喘。用一个柚皮，剥去内层的瓤，打碎，加适量蜂蜜和饴糖蒸烂，加少量热黄酒内服，早晚各 1 次，每次 1 匙，可治老年的咳嗽和气喘。还可以取柚皮 9 克煎汤服，能化痰消食、定喘、止疝痛。

**·橘皮（陈皮）**

有理气化痰、健脾去湿之功效，还可降低血压。橘皮能治疗咳嗽痰多、胸闷、腹胀、反胃、呕吐等。橘皮所含的黄酮甙物质，能扩张冠状动脉，增加冠状动脉血流量。将橘皮切丝或晒干研末，用开水冲泡代茶饮，其味清香宜人，能开胃、通气、提神。以干橘皮 50 克加白酒 500 克浸泡 7 天，制成橘皮酒，每次服 5 克，可治慢性腹泻。

**·石榴皮**

据《本草纲目》记载：石榴果皮可入药，主治赤白痢疾，下血脱肛等症。

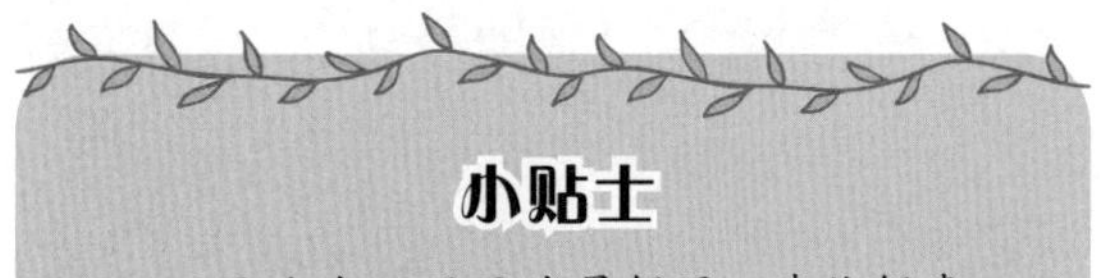

**小贴士**

西瓜皮可用于消暑解渴、清热解毒，西瓜皮优于西瓜瓤。中医用西瓜皮和瓜汁入药配成“西瓜翠衣”，具有清热解暑、泻火除烦、降低血压等功效，对贫血、咽喉干燥、唇裂等均有一定疗效。

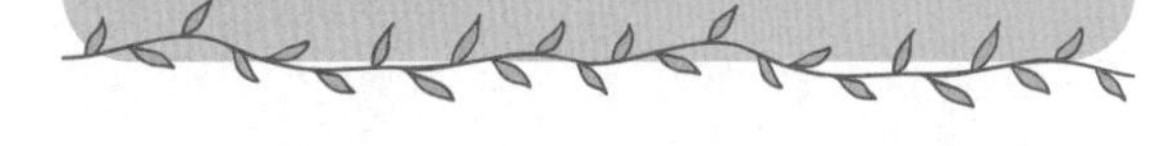

## 初春养生以养肝护肝为先

春暖花开，一些人的脾气却有些变坏，紧张、急躁、动不动就发火。这是为什么呢？

中医认为，东方应春而生风，春风使万木生长。春属木，木属肝，肝脏与草木相似，草木在春季萌发、生长，肝脏在春季时功能也更活跃。所以春天是肝之阳气生发的季节。肝旺之时，人体肝功能的活动也逐渐活跃，肝气旺盛的人非常容易引起情绪波动，这种变化会影响肝脏，有时还容易导致旧病复发。所以中医说，肝其情志为怒，怒则伤肝，是说阳气在大怒时会上逆，血随气升而淤积，使人发生肝郁气滞，正所谓“春天止怒”。

所以春季里一定要多些闲情逸致，去踏踏春，收养生发之阳气；早睡早起，敞开胸怀保持一个好的精神状态；心平气和，消去肝火，应苍天之气，修身养性。本来就肝火旺的人更要乐观豁达，学会控制自己的情绪，肝气滋养于筋，养肝既能养神，使精神清爽，又能养筋，使诸筋柔韧。肝的经气输注于头面，故春季邪气伤人会出现一些头面部症状，如暴发火眼，目赤肿痛，头痛欲裂等等。

所以，人类与自然是合为一体的。懂得了应四时天地运气的养生之道，是人类健康和益寿延年的根本。初春，万物欣欣向荣，天地自然生机一片，正是保养生发之气以护肝脏的时节。

俗语说：药补不如食补，养肝也是如此。现介绍春季养肝的几种方法。

**·以脏补脏，鸡为先**

鸡肝味甘而温，补血养肝，为食补养肝之佳品，较其他动物肝脏补肝的作用更强，且可温胃。具体用法是：取新鲜鸡肝 3 只，大米 100 克，同煮为粥服食。可治中老年人肝血不足，饮食不佳，眼睛干涩或流泪。此外，老年人肢体麻木者，也可用鸡肝 5 只，天麻 20 克，两味同蒸服，每日一次，服用半月，便可见效。

**·以味补肝，首选食醋**

醋味酸而入肝，具有平肝散瘀，解毒抑菌等作用。肝阳偏亢的高血压老年患者，每日可食醋40毫升，加温水冲淡后饮服，也可用食醋泡鸡蛋或醋泡黄豆，食蛋或豆，疗效颇佳。平素因气闷而肝痛者，可用食醋40毫升，柴胡粉10克冲服，能迅速止痛。

**·补肝血、食鸭血**

鸭血性平，营养丰富，肝主藏血，以血补血是中医常用的治疗方法。取鸭血100克，鲫鱼100克，白米100克同煮粥服食，可养肝血，辅治贫血，同时这也是肝癌患者的保肝佳肴之一。

**·舒肝养血，菠菜为佳蔬**

菠菜为春天的应时蔬菜，具有滋阴润燥，舒肝养血等作用，对肝气不舒并发胃病的辅助治疗常有良效。

**小贴士**

人们应注意“熄火”。尽量少吃辛辣食品，多吃点“败火”的蔬菜或野菜，苦菊、苦菜、苦瓜等都不错。比如苦菜有清热消肿、化瘀解毒的作用，蒜末拌苦菜、酱拌苦菜、苦菜烧猪肝都是很美味的吃法；野蕨菜有清热、利尿安神的作用，干蕨菜或用盐腌过的蕨菜在吃前最好用水泡一下，常见的吃法有滑炒鸡丝蕨菜、蕨菜扣肉、凉拌蕨菜等；水芹菜能够降血压，常见的吃法是猪肉炒水芹、水芹羊肉饺和水芹拌花生。

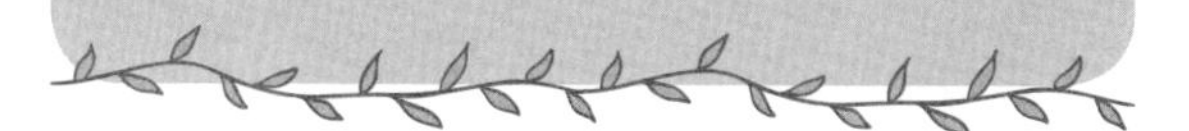

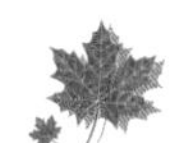

## 春季防病的民间验方

在春暖花开的季节，呼吸道疾患与肠道传染病最易发生。又值旅游旺季，人口流动增加，疾病较易传播，多采取一些预防措施很必要。民间在这方面积累了很多经验，摭拾一二，以备选用。

·贯众（中药店有售）10克，泡茶频饮，有抗病毒及抑菌作用。以上为一日量，可连服3~7天。

·挂药袋：桂枝、苍术、细辛、白芷等分，研成粗粉，取10克装入纱布袋，挂在胸襟，贴近膻中穴（在胸骨中线上，平第四肋间隙，当两乳头连线的中点），对人体黏膜、皮肤、穴位产生刺激，或被吸收，药力持久。功能疏风散寒，理气辟秽，活血通络。一次备药，可较长期应用，可预防呼吸、肠道疾病。

·将窗门关闭，取苍术、白芷、艾叶各30克，以火燃烧熏，消毒作用显著。以上药量可供100平方米的房屋应用，一次薰过可持续7天有效。

·大青叶30克、蒲公英30克、羌活9克，共煎饮，一日两次，能治感冒发热，可连服3天。

·江南民间提倡多食生姜与醋。有“晨吃姜，晚服醋，能活九十九”之谚，确能御寒，健胃，预防流行病。

以上诸法简、廉、便，民间沿用不衰。有利无弊，可以取用。

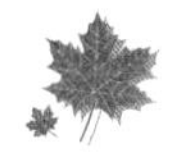

## 春季话药酒

在我国，传统进补习惯一般选择冬季。其实，在春季进补，同样能使人身体更健康，让人延年益寿。因为春天是万物生长、万象更新的季节。《黄帝内经·素问》中写道："春三月，此谓发陈，天地俱生，万物以荣。"

春季是进补的好时机，正确选用药酒滋补身体，是一种科学的行为。现代医学研究表明，春季少量饮用药酒，可以提高血液中高密度脂蛋白，有利于动脉粥样硬化的防治。日常生活中，可以入药的中药有很多，根据春天的特性，不妨自己动手配制一款合适的养生药酒，下面给大家介绍几种较合适春天进补的药酒：

**· 首乌酒**

**材料** 何首乌 100g，白酒 500ml。

**制法** 把何首乌片加入白酒中，密封。每天摇晃 1 次，10 天后即可服用。

**服法** 每日服用 2 次，每次服用 20ml。如果嫌酒味苦涩，可加入一些冰糖。

**功用** 首乌酒的功效在于补肝益肾、乌发明目，适用于肝肾虚弱引起的早生白发者，以及腰膝酸痛、血虚头晕的患者。

**· 樱桃酒**

**材料** 鲜樱桃果 500g，米酒 1000ml。

**制法** 将樱桃切碎或者捣烂，浸入米酒中，10 天后即可服用。

**服法** 每日服用 2 次，每次服用 20ml。

**功用** 具有补中气、祛风湿的功效，适用于身体虚弱、风湿性腰痛腿软、四肢麻木等患者，也适用于中气不足、有风湿病的患者。

**· 佛手酒**

**材料** 佛手 30g，白酒 1000ml。

**制法** 将佛手切成小方块形，加入酒坛之中，将坛口密封，盖严。每两天将酒坛摇晃1次，10 天后即可饮用。

**服法** 每日服用 2 次，每次服用约 20ml。

**功用** 疏理肝中郁气、调和脾胃，适用于胃气虚寒、腹中冷痛者。

**· 玫瑰花酒**

**材料** 玫瑰花 50g，白酒 500ml。

**制法** 将两者同时置入瓶中，加盖密封。每天摇晃 1 次，20 天后即可服用。

**服法** 每日饮用 2 次，饭后适量饮服。

**功用** 理气解郁、和血行血，适用于肝胃气痛、胸胁胀满、妇女经血不调、精神抑郁等患者。如果妇女不能饮白酒，可用黄酒代替，效果相同。

**· 枸杞子酒**

**材料** 枸杞子 200g，白酒 1000ml。

**制法** 先将枸杞子洗净碾碎，然后和白酒共入坛中，加盖密封。每天摇晃 1 次，半月后即可饮用。

**服法** 每日饮用 2 次，饭后适量饮服

**功用** 养肝壮阳，增强性功能，适用于肝肾气血不足而引起的腰酸膝软、阳痿早泄、头晕目眩、视物模糊，以及有未老先衰症状的病人。阳盛发热者忌服。

## 春季少酸多甘，养护脾胃之气

唐代著名养生家孙思邈在《千金方》中曾指出，春天饮食应"省酸增甘，以养脾气"。指春天要少吃点酸味的食品，多吃点甘味的食品，以补益人体的脾胃之气。

中医认为，春季与五脏中的肝脏相对应，肝属木，脾属土，木克土。酸味入肝，其性收敛，多吃酸味

的食物，不利于春天阳气的生发和肝气的疏泄，还会使本来就偏旺的肝气更旺，对脾胃造成更大伤害，所以春季容易出现脾胃虚弱病症，这正是慢性胃炎、胃溃疡等疾病在春季容易复发的原因之一。故春天宜少食酸味食物，适当多食甘味食物，以补益人体的脾胃之气。

甘味食物能滋补脾胃。中医所说的甘味食物，不仅指食物的口感有点甜，更重要的是要有补益脾胃的作用。在这些食物中，首推大枣和山药。现代医学研究表明，经常吃山药或大枣，可以提高人体免疫力。如果将大枣、山药、大米、小米一起煮粥，不仅可以预防胃炎、胃溃疡的复发，还可以减少患流感等传染病的几率，因此非常适合春天食用。

此外，甘味的食物还有大米、小米、糯米、高粱米、苡米、豇豆、扁豆、黄豆、甘蓝、菠菜、胡萝卜、芋头、红薯、土豆、南瓜、黑木耳、香菇、桂圆、栗子等，每人可根据自己的口味选择。

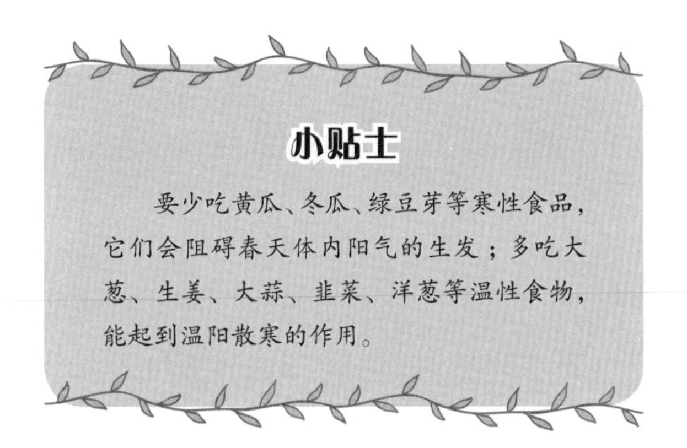


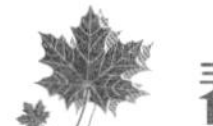

## 春天到，少逗小动物

小动物在春季普遍进入发情期，易导致意外咬伤和抓伤。

春光明媚的日子，细心的人会发现，家中养的小猫小狗开始出现一些反常现象。平时很乖的它们变得特别活跃，不太喜欢进食，没事还会发点小脾气，叫嚷两声。原来，随着气温的回升和光照周期的延长，小动物们在春天开始进入“发情期”。

小动物的发情期，往往也是它们伤人的高峰期。加之春季人们的衣服单薄，更容易被家养小动物意外咬伤、抓伤。每年春季，疾控中心犬伤门诊都要接诊大量这样的患者。

很多人以为，只有疯狗会传播狂犬病，其实，家养的小猫、小狗一样可以。调查显示，这些平时看上去健康的小动物，竟有 5% ~17% 的狂犬病毒携带率。因此，在小动物的发情期，一定要注意观察它们的日常行为，尽量别去招惹它们。如果不慎被咬伤、抓伤，一定要马上到就近的疾控中心犬伤门诊进行伤口处理、血清注射及全程的狂犬疫苗注射。对于饲养小动物的家庭成员，特别是儿童，最好提前进行接种，以达到更好的预防效果。

**· 被狗咬伤自我保护要“三步走”**

狂犬病是人被狗、猫等动物咬伤而感染狂犬病毒所至的急性传染病，狂犬病毒能在狗的唾液腺中繁殖，咬人后通过伤口残留唾液使人感染。人发病时主要表现为兴奋、恐水、呼吸困难等，直至死亡。如果市民被狗咬伤，要先进行三个步骤的自我保护。

**一是洗** 用大量清水（10000 毫升以上）冲洗伤口。如果有条件的话，最好能用 20% 的肥皂水或 0.1% 的苯扎溴铵反复冲洗，一般要在半小时左右，然后再用清水冲洗，把含病毒的唾液、血水冲掉。绝对不可以马马虎虎冲洗一下，然后就涂点红药水包扎好伤口后上医院。

**二是挤** 被狗咬伤的伤口往往是外口小里面深，这就要求冲洗的时候尽可能把伤口扩大，并用力挤压周围软组织，设法把沾在伤口上的狗唾液和伤口上的血液冲洗干净。

**三是消毒** 冲完后，马上用酒精或碘酒擦伤口内外，尽可能杀死狂犬病毒。如果伤口出血过多，就设法立即贴上止血带，然后送往医院急救。千万不要自行包扎伤口或将伤口紧紧裹住，要尽量让伤口裸露在外。

在做完应急处理之后，应尽快到附近的卫生防疫站注射狂犬疫苗，最好是24小时之内，如果是自家宠物狗的话可以延长至48小时之内。不管是咬得轻或重的病人都是接受5针的疫苗，并在28天内打完，每两针的间隔时间分别为三天、四天、一周和两周。

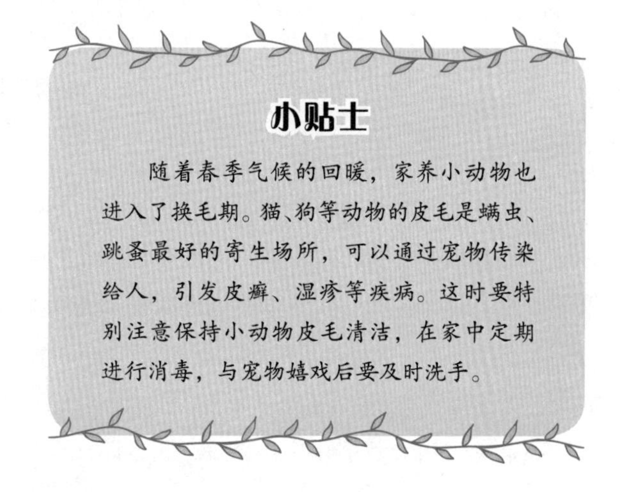

**小贴士**

随着春季气候的回暖，家养小动物也进入了换毛期。猫、狗等动物的皮毛是螨虫、跳蚤最好的寄生场所，可以通过宠物传染给人，引发皮癣、湿疹等疾病。这时要特别注意保持小动物皮毛清洁，在家中定期进行消毒，与宠物嬉戏后要及时洗手。

## 春天养生遵循“六不”

春季从立春之日起，到立夏之日止，自然界阳气升发，万物复苏。此时老人养生要注意保护体内阳气，避免做耗伤阳气的事情。尤其要掌握“六不”原则：

· 不“冷”

春夏养阳，老人在春季应该积蓄身体的“火力”，也就是新陈代谢的能力，否则会出现畏寒、肢冷等症状。要保持“火力”就要捂好，尤其要注意背部的保暖。

· 不“酸”

肝主春，中医认为，春天要养肝，否则一年的身体代谢功能都不好。而酸入肝，春天肝阳易亢，即使是老人，新陈代谢也会加快，再吃些酸性食物，更会让肝气过于旺盛，伤害脾胃。最好能吃些温补的食品，如菠菜、山药、韭菜等。

· 不“风”

春天由寒冷转温暖，温热湿毒又开始活动，因此要防风温。老人受风热外邪就会发生风温病，即流感。因此老人要避免到公共场合等空气混浊的地方，在家也要注意空气流通。

· 不“静”

老人养阳关键要动忌静。早上8点以后，空气中负氧离子较多，能增强心肺功能。老人晨练之前20分钟左右，要吃好早餐。早餐最好要有奶类，也可以补充一些盐分。

· 不“妄”

老人的阳气相对不足，春季最好控制房事，以养阳为主，否则会耗气伤精，损伤阳气。

· 不“怒”

春季肝火旺盛，情绪容易急躁，建议老人事事以和为贵，否则影响肝的疏泄功能，损害健康。

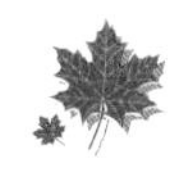

## 给妈妈们提个醒：儿童用药禁忌多多

· 慎用阿司匹林

阿司匹林或含阿司匹林的药对小孩感冒发热，确有良好的解热镇痛作用。但是，对 12 岁以下的儿童要慎用。英国卫生部门经多年调查，确认 12 岁以下儿童，服阿司匹林容易患瑞氏综合征。瑞氏综合征开始时发热、惊厥、频繁呕吐，最后昏迷、肝功能受损害，很容易误诊为中毒性脑病或病毒性脑炎。

· 忌服维生素 A

维生素 A 与骨骼的生长有关，它可以使软骨成熟、退变。维生素 A 不足时，可减慢骺软骨细胞的成熟过程。一个健康的小孩不会缺乏维生素 A，故随便给小孩服维生素 A 是错误的。维生素 A 服多了，可影响骨的发育，使软骨细胞造成不可逆的破坏，骨只长粗而不长长，使孩子成为一个长不高的矮子。

· 忌服速效感冒胶囊

速效感冒胶囊，因其疗效快、服用方便而成为感冒药中的佼佼者。但是，婴幼儿的神经系统发育尚未完全，肝脏解毒功能也不够健全，在感冒发热时若服用了速效感冒胶囊，易引起惊厥，可导致血小板减少，甚至肝脏损害。故婴幼儿感冒时，要忌服速效感冒胶囊。

· 新生儿忌用退烧药

新生婴儿比较容易发烧，这是因为新生婴儿体温调节功能不完善，保暖、出汗、散热功能都较差。当生病、环境温度改变或喂水不足时，都可以引起发烧，如果此时随便服用退烧药，往往会招来大祸。因为新生儿体温调节功能很差，在服用退烧药后，常可使体温突然下降，出现皮肤青紫，严重者还可出现便血、吐血、脐部出血、颅内出血等，可因抢救不及时而死亡。因此，退烧药（如阿司匹林、小儿退热片、APC 等）是新生儿的禁用药。处理新生儿发热的最好办法是物理降温退烧，如暴露肢体、枕冷水袋、酒精擦身等等。应注意的是体温一旦下降，应立即停止降温继续下降而导致体温不升。

· 小儿服用维生素 C 时忌吃猪肝

因为猪肝含丰富的铜元素。铜元素能促进维生素 C 的氧化，使其降低或失去原有的生物效能。

· 小儿补钙期间忌食菠菜及其菜汤

因菠菜中的草易与钙形成草酸钙而沉淀，影响钙的吸收和利用。

· 服铁剂禁忌

铁剂（硫酸亚铁、枸橼酸铁铵糖浆等）忌空腹服用，否则刺激胃肠道；也忌与牛、豆浆、苏打饼干、菠菜汁、茶水等同服。这些食物均有碍于铁的吸收。

· 忌滥用抗生素

抗生素虽有抑制细菌的突出效用，但对人体的损害也是比较严惩的，主要是对肝、肾、听神经，甚至血液系统有损害。小服用后，即使未出现明显的损害，也会显得身体很虚弱，所以不要轻易服用。非用不可时，一定要控制用药量，不要长期使用。能用中药解除的疾病，尽量避免用抗生素。

· 新生儿忌用药

（1）氯丙嗪，可致麻痹性肠梗阻；

（2）磺胺类、亚硝酸类，可产生高铁血红蛋白血症，临床表现为缺氧性全身发紫；

（3）奎宁，易发生血小板减少，临床表现为皮肤稍挤压即出现局部青紫；

（4）伯氨喹啉，易引起溶血性贫血，表现为呼吸急促、全身青紫，有血样尿。

· 婴儿忌用药

（1）呋喃旦啶：引起多发性神经炎，表现为手、足皮肤麻、胀、痛感或蚁行感，并逐渐向躯干伸延，严重时手拿不住东西，足背抬不起来，感觉全部消失，皮肤粗糙、冰凉、不出汗；

（2）四环素：引起呕吐、腹泻、牙釉质发育不全及黄染，并有终生不退的可能，骨骼生长迟缓，小婴儿还会产生脑水肿；

（3）肾上腺皮质激素：可致脑水肿，引起胃溃疡、肠黏膜坏死或穿孔、骨质疏松、眼晶状体突出、高血压；

（4）甘草制剂和麻黄素：一般应禁用；

（5）维生素 D：服用不宜多，否则引起婴儿高血压；

（6）硬脂酸和红霉素：可引起胆汁郁滞性肝炎，初起时眼白发黄，严重时全身黄染；

（7）肼苯哒嗪：可致红斑性狼疮综合征。

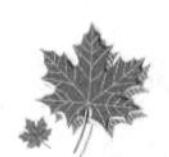

## 儿童头部外伤在家处理原则

· 观察

因大多数头部外伤的孩童并无大碍，医师常建议家长带回家观察。在家里应多休息，禁止剧烈运动。

如果孩童各方面大致正常，仍需仔细观察 48 小时，以确定未出现任何严重的合并症。在这 48 小时的观察期间，需特别注意孩子的意识状态。

夜间要叫醒孩童两次，一次可在半夜十二点，而另一次在凌晨四点。

将孩子自睡梦中唤醒到他能清醒地讲话、走路的程度。此外，要注意孩子两侧瞳孔是否大小一致，但合作度低的孩童不易观察。

· 饮食

在发生头部外伤的 6 小时内，应避免进食，顶多饮用开水。6 小时之后若仍有恶心、呕吐症状时，亦应避免进食。

何时找医师？

发生下列情况之一时，应立即与医师联络或至急诊就医：

（1）头痛程度越来越严重。

（2）喷射性呕吐发生三次以上。

（3）两侧瞳孔大小不一。

（4）无法叫醒，或意识不清。

（5）无法正常地走路、爬行或讲话。

（6）极度地哭闹或躁动不安。

（7）全身或局部抽搐。

（8）鼻孔或耳朵流出血或水样的液体。

（9）一边或两边肢体呈现无力状态。

**小贴士**

最好能睡在孩童的旁边，以便能观察其呼吸及睡眠情况。若有任何异样，则将他叫醒以确知是否有昏迷的情况发生。

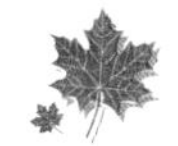

## 放风筝时小心颈性眩晕

春暖花开，大地生机盎然，许多人去广场或郊外放风筝。学校组织春游时，可能也会安排放风筝的活动，但经常有一些人由于放风筝不当导致颈性眩晕而发生危险。因此放风筝时要悠着点，注意做足准备运动，避免猛然转头，还要选择平坦场地。

**· 准备运动：颈部活动 5~10 分钟**

放风筝时，头颈需要较长时间后仰，如果在放风筝前颈部没有完全活动开，长时间的后仰会加重颈椎病人本来存在的椎动脉受压、痉挛等情况，产生脑部供血供氧不足而导致颈性眩晕，进而出现眩晕、站立不稳等症状，极易导致危险事件的发生。

因此，在放风筝前，要做 5~10 分钟的颈部准备活动：眼睛应以平视为主，头颈平仰交替，注意活动幅度应慢慢加大，不宜一开始就大幅度地活动颈部。

**· 动作要求：避免猛然转头**

对于患有高血压、动脉硬化、颈椎病的人来说，放风筝时应保持头颈部相对稳定，注意四不宜：不宜猛然转头，颈部运动幅度不宜过大，用力不宜过猛，不宜做旋转头颈的动作。

在放风筝的过程中，每隔 30~40 分钟就要轻轻低头活动活动颈部，然后再坐下休息 5~10 分钟，以放松颈部、缓解颈部疲劳，防止椎动脉受压导致眩晕、站立不稳等。

**· 安全保障：选择平坦场地**

放风筝时注意力都集中在天上，容易出现摔倒或被绊倒的情况。因此，在放风筝前，一定要注意观察地面的状况，尽量选择平坦，没有障碍物的场地。

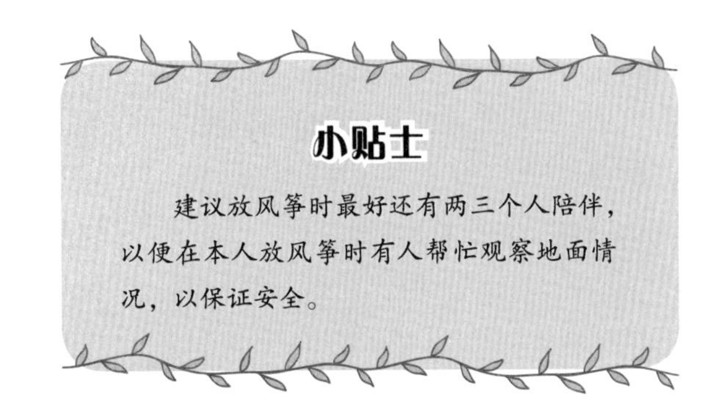

**小贴士**

建议放风筝时最好还有两三个人陪伴，以便在本人放风筝时有人帮忙观察地面情况，以保证安全。

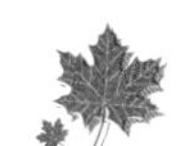

## 该如何应对春困

俗话说：“春困秋乏夏打盹”。每到春天，不少人会觉得神倦力乏，出现情绪不稳，睡眠不深，多梦易醒的状况，而工作的人则常常哈欠连连，提不起精神。仔细想想，工作量也没有增加，睡眠也和以前一样，可怎么就老觉得没睡够呢？这就是人们常说的“春困”。

“春困”在中西医理论上都能得到解释。按照中医理论，春困源于空气的湿度增加，引起身体“湿重”。人的脾脏主身体“运化”，春天潮气大、气压低，会削弱脾脏的功能，使身体里的湿气无法排出，因而让人感到困乏。

西医理论则认为春困是脑缺氧的表现，这跟植物神经没完全适应气候变化、血管舒缩功能不灵敏有关。人体在冬季寒冷的刺激下，皮肤血管处于“收敛”状态，内脏器官的血流量增大，大脑的血液供应也相对增加，逐渐养成了高氧情况下工作的习惯。

春天天气转暖后，人体皮肤血管和毛孔渐渐扩张，血管口径随之变大，皮肤的血流量大大增加，供应大脑的血量就会相对减少，大脑就会自动进行保护性调整，减低兴奋性，人体就会因脑组织的自我抑制而产生睡意。

可见，春困不是病，而是人体对气候变化的一种正常生理反应。一般春困持续的时间不会很长，当人体慢慢适应了气温的升高后，就不会再感觉困乏了。

如果特别容易出现头昏、口干、嗜睡、头颈部酸痛、眼睛发痛、极度疲劳等现象，这和长期不吃早饭，午饭吃得过饱也有关系。长期不吃早饭，会造成大脑缺氧，注意力不容易集中，更容易昏昏欲睡；吃得过饱会加重肠胃负担，人同样易犯困。

那么，春困来袭时，应该如何解困呢？

**· 可以多吃补脾“燥湿”的食物**

中医上，补脾燥湿的食物有羊肉、薏仁、豆类等。还应该增加蛋白质的摄入，适当增加鱼类、鸡蛋、牛奶、豆制品、猪肝、鸡肉、花生等食物，以保证人体优质蛋白质的需要。

碱性食物可以中和体内酸性产物，也能消除疲劳。蔬菜中含碱量较多，而菠菜、荠菜、香椿、韭菜等都为适合春季食用的蔬菜。多食蔬菜和水果，既能改善机体的偏酸环境，又能使人体经常处于酸碱平衡状态，对改善春困现象非常理想。总体说来，春天酸甜食物均不宜多吃，过酸容易伤及肝，过甜则易伤脾胃，导致湿重。

此外，许多人下午工作时更容易感到疲倦，这也可以通过饮食进行调整。要想下午不犯困，最好多吃点素菜。由蛋白质和蔬菜组成的午餐，如新鲜的鱼、鸡、海鲜、豆腐中含有大量酪氨酸，对大脑保持敏锐的思维和清醒程度起决定性作用；而绿色高纤维蔬菜，可确保脑细胞获得充足的氧气，让人整个下午精神抖擞。

**· 运动比多睡有效**

有人认为，只要春天多睡就不会犯春困了，其实不然。成年人每天睡眠 8 小时左右就足够了。过长的睡眠时间改变了睡眠和觉醒的正常周期，使人体生物钟的节律紊乱，使大脑长期处于抑制状态，同时也会使大脑司管睡眠的细胞疲劳，使人更加昏昏欲睡，醒后感觉头昏、不适。正确的做法是培养有规律的生活作息，早睡早起，保证每天 8 小时的睡眠时间。

很多家庭或办公楼在环境封闭且不爱开窗通风，造成空气中二氧化碳等有害气体含量过高，也会加重春困症状。而春天环境中的树叶茸毛、花粉等粉尘，会促使一些过敏性体质者易犯“春困”。因此，在办公大楼，如果有 20% 的人出现嗜睡、打哈欠、眼睛睁不开、面色潮红、迎风流泪等症状，就应该注意开窗通风换气。长时间坐在椅子上，双腿下垂，肌肉松弛，血液得不到静脉压，便经常停滞在脚部，也会使脑部缺血，导致睡意侵袭。

多走出户外活动，进行适量的健身锻炼，也可有效改善生理机能，使身体呼吸代谢功能增大，加速体内循环，提高大脑的供氧量，春困就会缓解。平时还应注意居室空气的新鲜流通，如室内二氧化碳等有害气体增多，会助长春困发生。如果办公室里没有活动的空间，解决困乏最简单的方法就是踢踢腿，促进肢体远端的血液回流。

## 小贴士

### 警惕貌似“春困”的病

一到春天，不少人就开始昏昏欲睡，哈欠连天，无精打采，很多人认为这是“春困”，过了春天就好了，但专家提醒，这些症状不仅仅是“春困”的独有症状，很可能是以下五种疾病的征兆：

**中风** 对于老年人来说，70%~80% 的缺血性脑中风病人，在发病前一周左右，会因大脑缺血缺氧而频频出现打哈欠等犯困现象。因此，频频打哈欠常预示缺血性脑中风可能在近期发生。

**嗜睡** 症主要有发作性睡病与睡眠呼吸暂停等，以发作性睡病最常见。发作性睡病患者往往是白天有不可抗拒的睡眠发作，发作时自己力求保持清醒，但在 1~2 分钟内就进入梦乡，应与春困加以区别。一旦出现嗜睡症状，应立即就医，且要注意检查和治疗可能引起嗜睡的原发疾病，如感染性疾病、内分泌疾病等。

**甲亢** 有少数甲亢患者表现为神情淡漠、两眼发呆、反应迟钝、嗜睡等神经症状，易被认为是“春困”。因此，如有上述症状表现，要及时去医院诊治，只要作甲状腺功能检查，诊断并不困难。

**缺钾** 钾是生命的必需离子，机体缺钾有时也会出现一些类似“春困”的表现，还常伴有全身性肌无力、肢体软瘫、恶心、呕吐、便秘、反应迟钝甚至呼吸肌麻痹、吞咽困难、心律失常等。

**慢性病复发** 春天推陈出新，高血压、糖尿病等患者易旧病复发，血压高了，血糖高了，同样会引发头昏眼花等并发症状，建议这类患者定期复查，以免延误病情。

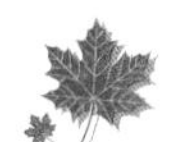

## 刮痧不是人人都可以

天气又闷又热，民众穿的衣服越来越清凉，很多女性在脖子、臂膀露出红青紫一片，不知情的人还以为：该不会被“家暴”了吧？其实，这是夏天最流行的去暑热良方——“刮痧”。

刮痧是中医治疗中暑的一大特色，“痧”是体内气血淤积阻塞，以现今的说法叫作“毒素”，若毒素在体内累积太多，没有适当释放出来，日积月累容易引发病痛，刮痧就是以物理的方式将体内的潜藏疾病刮出来，达到促进血液循环、舒筋通络、调整脏腑功能。

正确的刮痧方法，首先须选择器具，找边缘钝而圆滑的器具，避免擦伤皮肤，好握的圆滑汤瓢或刮痧板都可，再选择婴儿油、保心安油、万金油等凉油性介质润滑，以免刮伤皮肤。

首先手拿着刮痧板与皮肤呈 45~90 度角，沿着后脑勺到颈部、肩膀，包括脊柱两侧，由上往下、由内而外，向同一个方向刮，手法轻柔，力道以病人可忍受疼痛的程度为原则，一般刮到出现暗红色的痧点即可停止，不必刮太久。

有人为了加强效果，会在不适部位“来回刮”，或加大力道让人痛得受不了，这都是错误的刮痧方式；帮人刮痧时，过程中须询问及观察患者情况，如有不适最好马上停止，让患者喝些温开水，坐下或平卧休息。体质虚弱的人，刮一下脸色就变差，甚至感觉快晕倒，最好赶快送医。

并不是每个人都可以刮痧，皮肤容易过敏，患有白血病、糖尿病，孕妇或体质虚弱的人都不宜刮痧；酒醉、过饿、过饱时也不宜，至少须在饭前、饭后半小时以上再进行，以免消化不良。

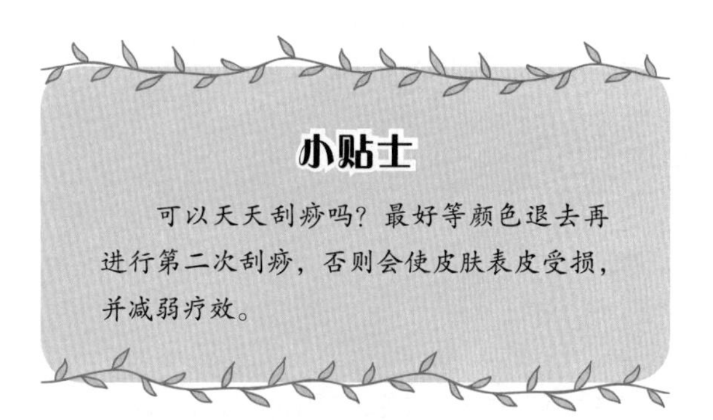


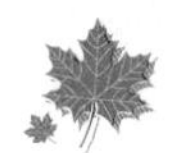

## 警惕癌变的蛛丝马迹

癌症严重危害人类健康，现代医学的发展证明，癌症如能早发现早治疗，治疗效果还是较好的。

今天，医学的发展，可以早期发现癌变，像常见的胃癌、食道癌，用纤维胃镜检查，早期诊断正确率可以达到 90%~95%；常见的肺癌，做 X 光胸片或 CT 检查也可以及时发现。那么，早期癌变的蛛丝马迹有哪些呢？

（1）身体上摸到不明原因的肿块。

（2）疣或黑痣迅速增大、颜色变深或出血溃烂。

（3）不明原因的消化不好、腹胀、大便变黑。

（4）不明原因的吞咽疼痛，进食发噎。

（5）不明原因的耳鸣、一侧耳聋、头晕和鼻出血。

（6）妇女乳房出现肿块或经常月经不规则。

（7）不明原因的声音嘶哑、干咳、痰中带血。

（8）大便经常时干时稀或不明原因的带血。

（9）不明原因的无痛血性小便。

（10）不明原因的体重减轻、贫血、乏力、头痛。

（11）久治不愈的伤口、溃疡。

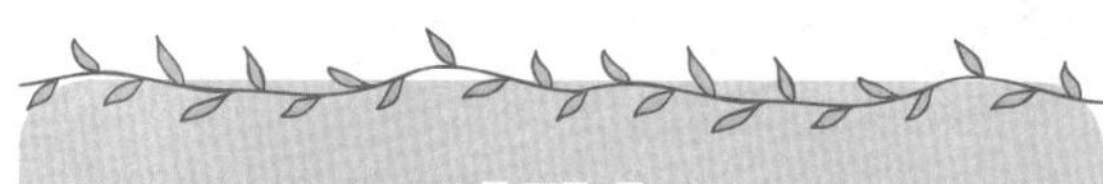

**小贴士**

上面列举的很多症状都是在日常生活中容易见到的症状，但是，对于中老年人或身体一向健康而又突然出现这些表现，并逐渐加重的人，经一般治疗无效时，就要引起警惕，并请医生作进一步的检查。

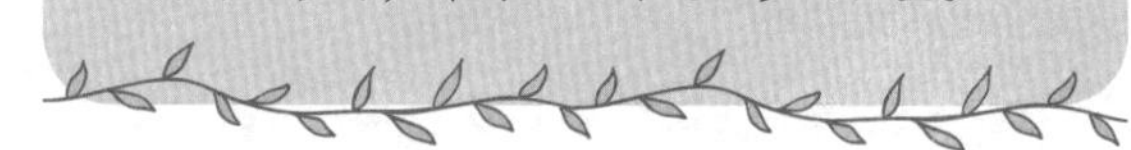

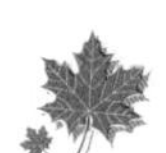

## 家用电器的摆放与健康

科技的进步带来了生活上的便利，也带来了越来越多的电磁污染。什么是电磁污染？电视、电冰箱、电脑、手机等工作时，产生的电磁波就是电磁辐射。但电磁辐射和电磁污染不同，电磁辐射无处不在，而电磁污染只有在电磁辐射超过一定强度后，才会致人头疼、失眠、记忆衰退、视力下降、血压升高或下降等，严重的可能引起部分人员流产、白内障，甚至诱发癌症。

研究证实：磁场会增加儿童得癌的风险，而且从 2 毫高斯起，风险开始加倍。事实上，长期处在磁场超过 1 毫高斯的地方您就已经受到辐射污染了，而实际上在家中所测到的数据远远高于这个数字。

**· 卧室："床头音响"勿放床头**

床铺大概要算是测量家中电磁场的重头戏。如果长期睡在高磁场的地方，可以想见这影响有多大。由此也可以知道所谓的“床头音响”是不应该放置在床头的。原则上任何的电器用品都应该远离您的床铺。有人总抱怨睡眠质量不好，其实很可能就是宾馆的床铺附近放置了电暖器、电风扇、空气清新机、空调等电器作怪。要知道，一个小型电暖器的磁场就可以高达200mg以上。

### · 微波炉：微波对小男孩伤害大一些

微波炉的磁场极高。与其他家电用品不同的是，即使仅是插着电没有使用它，有的机型前方按键板的磁场仍可高达30~60mg，使用时的磁场则超过200mg。另外，研究显示，这些泄漏的微波对男性生殖系统的伤害尤其大，因此小男孩更应避开。

### · 冰箱：把散热管上灰尘吸掉

电冰箱是厨房中一个高磁场的所在，特别是在冰箱正在运作、发出嗡嗡声时，冰箱后侧或下方的散热管线释放的磁场更是高出前方几十甚至几百倍（冰箱前后范围测得1~9mg，后方正中央可高达300mg）。如果冰箱的效率不高，嗡嗡声就特别久，也特别大，如果用吸尘器把散热管线上的灰尘吸掉，就会提高冰箱的效率，也减低家中的磁场。

### · 非照明用的小型灭蚊灯

可别小看它，其磁场也可以超过500mg，应该把它放在墙角。

很多家长让孩童在电视前玩耍，或是靠得太近观看，要知道发育中的小孩受磁场的干扰比成人更大。

### · 电脑：液晶显示器辐射较小

如果您的电脑桌太小，迫使您与屏幕的距离太近，不妨将显示器尽可能向后退，当然，换成液晶显示器，辐射就相当小了。至于电脑主机，一般人也容易忽视而常常放置在腿边的位置，以方便插入磁盘。主机前方磁场可超过4mg，越靠后面磁场越高，所以能放远一点就尽量放远一点。电脑桌下方常常有一堆电线及变压器，要尽可能地远离您的脚。

### · 手机充电器：与之保持距离

带变压器的低压电源一般磁场都很高，在接线的地方可以测到300mg以上，不过距离仅30厘米远就马上掉到1mg以下了。手机充电器、便携式单放机在插座上的变压器磁场也较高，所以要保持距离，以求安全。

### · 多吃胡萝卜加强抗辐射能力

电磁辐射对人的影响虽普遍存在，却并不可怕。不同的人或同一人在不同年龄段对电磁辐射的承受能力是不一样的，即使在超标环境下，也不意味着所有人都会得病，但对老人、儿童、孕妇或装有心脏起搏器的病人，对电磁辐射敏感人群及长期在超剂量电磁辐射环境中工作的人来说，应采取防患措施。

不要把家用电器摆放得过于集中或经常一起使用，特别是电视、电脑、电冰箱不宜集中摆放在卧室里，以免使自己暴露在超剂量辐射的危险中。

各种家用电器、办公设备、移动电话等都应尽量避免长时间操作。

当电器暂停使用时，最好不让它们处于待机状态，因为此时可产生较微弱的电磁场。

对各种电器的使用，应保持一定的安全距离。

佩带心脏起搏器的患者以及抵抗力较弱的孕妇、儿童、老人等，应配备阻挡电磁辐射的屏蔽防护服。

手机接通瞬间释放的电磁辐射最大，最好在手机响过一两秒或电话两次铃声间歇中接听电话。

多吃胡萝卜、西红柿、海带、瘦肉、动物肝脏等富含维生素A、维生素C和蛋白质的食物，加强肌体抵抗电磁辐射的能力。

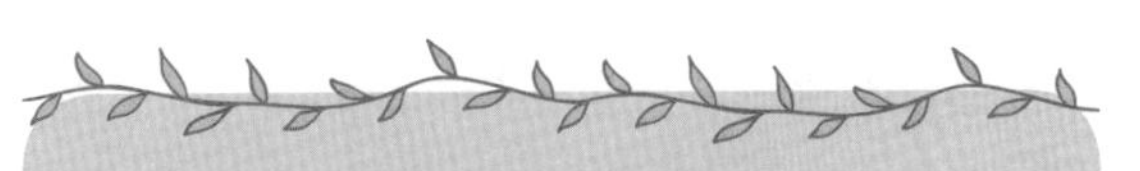

**小贴士**

磁场的穿透性很强，千万不要忽视了相邻房间或楼上楼下的影响。特别是一般电器的管线都接在后方，所以常常测得最高的指数是在电器的正后方，那么与高磁场一墙之隔的位置就要注意了。如果您经常坐在沙发上，您头后面是墙，而隔壁邻居的电视的尾部刚好对着您的头，那您可就遭殃了。

曾有人在孩子床上枕头的位置测到1.6mg的磁场强度，最后发现是因为相邻的主卧房有电视开着，而这电视就在小孩床头的正后方；当一个书桌设在冰箱所靠的墙后方时，书桌的磁场在2~7mg之间。所以，沙发、座椅和枕头都最好不靠近与邻居相隔的墙，因为您不知道墙那边会有什么。

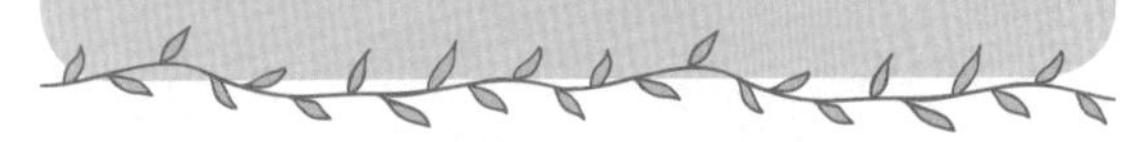

## 海产品利血脂

生活中人们常把血脂升高的原因归罪于吃油、吃肥肉太多，因此有人对肉、油料作物等敬而远之。的确，血脂异常与吃这些东西太多有关，但锌、不饱和脂肪酸和膳食纤维等一些营养物质的缺乏也会引起血脂异常。

海鱼、紫菜、牡蛎、蛤蜊等海产品是富锌的食物。一项新的研究发现，锌对稳定血脂很重要，缺锌会干扰体内脂肪代谢。膳食中长期缺锌会加剧必需脂肪酸缺乏症状，如皮肤易损伤、免疫缺乏、秃头等。缺锌在脂肪代谢中的影响，除了改变脂蛋白的组成外，还会改变不同组织中脂肪酸的组成。在缺锌条件下，即便不吃油、不吃肥肉，也容易使机体肝脏总脂肪、三酰甘油和脂肪酸的含量显著增加，并且容易形成脂肪肝，这可能是由于锌影响肝脏脂肪酸代谢相关酶的活性。

一般来讲，孩子和中老年人缺锌比较严重，不妨多吃一点海产品，以防缺锌而使血脂异常。

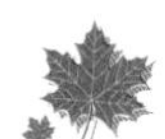

## 教您怎样识别新茶春茶

今年的春茶目前正陆续上市，由于春茶品质最好价格也最高，所以不少经销商会拿夏茶和秋茶来当春茶卖。为了帮助人们买到正宗的春茶，在这里就教您怎样识别春茶。

鉴别春茶，通常用“看”和“闻”两大方法，即：

**· 观色法**

春茶颜色鲜、绿意明显；旧茶则色泽发暗、发黑，绿意明显比新茶差。

**· 辨味法**

春茶香味浓郁，新鲜自然；旧茶香味偏淡，缺少鲜味。

**· 干湿分辨**

春茶刚刚上市，一般比较干燥，手指捏之能成粉末，茶梗易折断；旧茶因放置时间较长，返潮影响会使茶叶手感稍重，手捏不能成为粉末，茶梗也不易折断。

**· 细毫分辨**

许多绿茶炒制成形后，能够形成自然的细毛连接在叶片上，喝起来口感清爽、甜香，但放置时间长了，会使细毛凝聚成不易察觉的小团。

· 冲泡分辨

在冲泡前观看茶叶的外形、色泽，品味香气。春茶的叶子一般裹得较紧，显得肥壮厚实，有的还有较多毫毛，色泽鲜润，香气浓郁而新鲜。春茶冲泡时茶叶下沉较快，香气浓烈持久；绿茶汤色绿中透黄，红茶汤色红艳显金圈；茶底柔软厚实，正常芽叶多。

· 新茶不宜尝鲜

新茶上市，有些人为图一个鲜，争相尝新，殊不知许多人饮用新茶后会出现体温升高、头晕失眠、脑涨眼花、四肢无力、胃痛腹胀、便秘等一系列症状，专家们称此为醉茶综合征。

因为新茶中的咖啡因、活性生物碱以及多种芳香物质含量较高，它们易使人的神经系统兴奋，对神经衰弱、心脑血管病人十分不利。另外，新茶中未经氧化的多酚类物质含量也很高，醛醇类物质含量也较多，这些物质对胃肠黏膜都有较强的刺激作用，胃肠功能差的人，特别是患有慢性胃肠炎病人喝新茶易引起脘腹疼痛、胀满、便秘、口燥咽干等不适症状。

小贴士

预防该综合征的方法是：购回新茶后不要马上急于饮用，更不能多饮，最好是先将其贮放一段时间。待茶中的多酚类、醛类、醇类物质发挥或氧化掉一部分，咖啡因、生物碱或芳香物质的活性降低后，饮用起来比较安全，而且更有益健康。

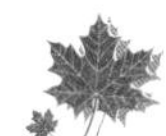

## 净化室内空气，耐阴植物效果好

随着对家装环保认识程度的提高，不少家庭选择了摆放植物“排毒”的方式，这也带动了花卉的销量。

那么花卉对消除室内的有害气体有多大作用？哪些植物比较适合在居室摆放呢？

相比较之下，耐阴性植物对净化室内空气作用更大，所谓耐阴性，即植物的生长主要依靠光合作用，而一些耐阴性植物，可以在缺少光合作用的前提下，更好地生长。因此说，适合室内生长、叶片较大的植物，耐阴性就要强一些。而耐阴性的植物，包括有竹竽、天南星类、万年青、龙血树、绿榕等品种。

另外虎刺梅、夹竹桃、绿萝等一些所谓有毒的植物，都是很好的室内耐阴植物，只要不吃它，不碰它，都是没有问题的。除了净化空气之外，花卉和植物对居室的环境也有一定的改善作用，一方面它本身会散发一些水分，对室内有增加湿度的作用，另一方面对人的精神调节也是有益的。

小贴士

为居室净化空气，最好挑选叶片大一些的植物，且最好是不开花。

## 六种最常见蔬菜的饮食禁忌

· **餐前吃西红柿**

餐前吃西红柿，容易使胃酸增高，食用者会产生烧心、腹痛等不适症状。而餐后吃西红柿，由于胃酸已经与食物混合，胃内酸度会降低，就能避免出现这些症状。

· **胡萝卜汁、酒同饮**

美国食品专家发现，如果将含有丰富胡萝卜素的胡萝卜汁与酒精一同摄入体内，可在肝脏中产生毒素，引起肝病。因此，建议人们不要在饮用胡萝卜汁后又饮酒，或是在饮酒之后饮用胡萝卜汁。

· **香菇过度浸泡**

香菇富含麦角甾醇，这种物质在接受阳光照射后会转变为维生素 D。如果用水浸泡或过度清洗，就会损失麦角甾醇等营养成分。

· **炒豆芽菜欠火**

豆芽质嫩鲜美，营养丰富，但吃时一定要炒熟。否则，由于豆芽中含有胰蛋白酶抑制剂等有害物质，食用后可能会引起恶心、呕吐、腹泻、头晕等不良反应。

· **炒苦瓜不焯**

苦瓜所含的草酸可妨碍食物中钙的吸收。因此，在炒苦瓜之前，应先把苦瓜放在沸水中焯一下，待去除草酸后再炒菜。

· **绿叶菜存放过久**

剩菜（尤其是韭菜等绿叶蔬菜）存放过久会产生大量亚硝酸盐，即使表面上看起来不坏、嗅之无味，也能使人发生轻微的食物中毒，尤其是体弱和敏感者。因此，对绿叶蔬菜既不要长时间烹调，也不能做好后存放过久。

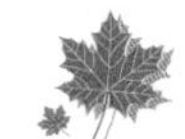

## 暖春时节多吃豆

暖春时节，各种绿色蔬菜竞相上市，尤其是鲜豆类中的蚕豆、豌豆和荷兰豆，正是它们刚刚成熟、鲜嫩美味，又营养丰富的品尝时期。

· **蚕豆：健脑补钙，降脂防癌**

蚕豆中含有大量蛋白质，在日常食用的豆类中仅次于大豆，并且氨基酸种类较为齐全，特别是赖氨酸含量丰富。蚕豆中还含有调节大脑和神经组织的重要成分钙、锌、锰、磷脂等，有增强记忆力的健脑作用。如果您是正在应付考试或是脑力工作者，适当进食蚕豆可能会有一定功效。蚕豆中的钙，有利于骨骼对钙的吸收与钙化，能促进人体骨骼的生长发育。

蚕豆中的维生素 C 可以延缓动脉硬化，蚕豆皮中的膳食纤维有降低胆固醇、促进肠蠕动的作用。现代人还认为蚕豆也是抗癌食品之一，对预防肠癌有作用。

· **豌豆：和高钙食物一起烹调**

新鲜豌豆蛋白质不仅含量丰富，而且质量好，包含人体所必需的各种氨基酸，经常食用对孩子的生长发育会大有益处。新鲜豌豆中富含的粗纤维，具有清肠、降低胆固醇、防癌的作用。

豌豆所含的钙和磷在豆类食物中较低，因此烹饪时要选高钙的配菜，如豆制品、小白菜、油菜等，不仅可口，也丰富了营养。吃豌豆尽管好处很多，但多吃会引起腹胀，每次不宜超过 50 克。

· **荷兰豆：多吃能增强新陈代谢**

荷兰豆是西方国家主要食用的蔬菜品种之一，它与一般蔬菜有所不同，所含的止杈酸、赤霉素和植物凝素等物质，具有抗菌消炎功能，对增强人体新陈代谢功能也有十分重要的作用。

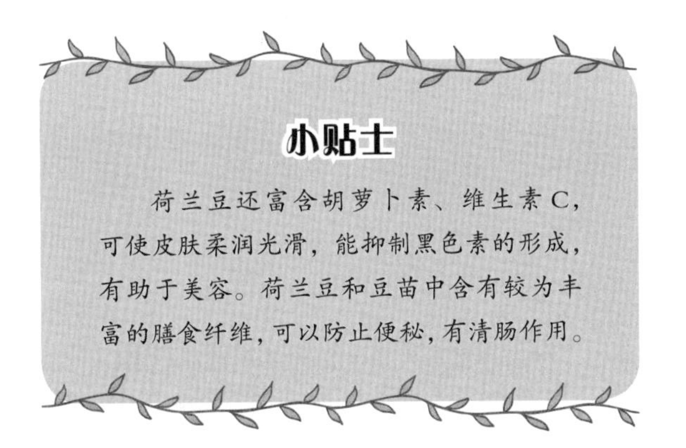


## 偏食养生经

好多体征和疾病都与饮食不当有关，因而科学地偏食也能调整体征，减少某些疾病的发生，对养生不无益处。像以下几种情况就可以适当偏食。

**· 习惯性便秘、痔疮患者**

可偏食菠菜、竹笋、蜂蜜、红薯、黑木耳、动物血等，多吃含粗纤维的蔬菜，戒酒和辣椒，以利肠通便、凉血消痔。

**· 高血压、冠心病患者**

宜偏吃鱼、牛奶、豆浆、香菇、木耳、莲子、红枣、桑葚、苹果、植物油等，少吃动物油，戒烟少酒，以利降脂降压、益心安神。

**· 慢性气管炎、肺结核病患者**

宜偏食蜂蜜、豆浆、牛奶、鸡蛋、黄鳝、甲鱼、百合等，戒烟酒，少吃辛辣品，以利化痰止咳、润喉补肺。

**· 年老体弱者**

宜食营养丰富、易消化的食品，烹调应多用蒸、煮、炖，少用煎、炸、烤。宜偏食鸡汤、瘦肉、鱼虾、猪肝、豆腐、蛋、牛奶、芝麻、莲子、板栗以及蔬菜、水果等，戒烟少酒，以利滋补强身、抗衰老。

**· 肥胖者**

宜偏食蔬菜、瓜果和粗粮，如糙米、粗面、玉米、薏米、冬瓜、萝卜、黄瓜、竹笋、木耳、浓茶、山楂等，多饮白开水，少吃肥肉、甜食，并坚持运动，有助减肥。

**· 体瘦者**

可偏吃肉、鱼、蛋、乳等，适当多吃糖类、蔬菜和水果，保持营养平衡、合理，以便增肥健身。至于减肥力强的浓茶、冬瓜等应慎吃少食。

**· 矮小者**

青少儿时期宜多吃含丰富蛋白质、钙、磷、维生素D等食品，如瘦肉、鱼虾、猪肝、蛋、豆腐、骨头汤、鸡等。

**· 用脑者**

应多补充含蛋白质、糖、卵磷脂、钙、铁、锌、维生素丰富的食物，如蛋类、动物脑、禽肉、牛奶、莲子、苹果、金针菇等，以利健脑增智，补充脑力消耗。

**· 野外作业者**

饮食宜量多质好，多饮淡盐开水，补充出汗的消耗。寒天可偏食高脂、高糖、高热量饮食，如羊肉、牛肉、狗肉、辣椒、生姜、鱼虾、糯米等，以利抗寒御风，补充体力消耗。

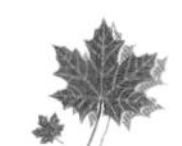

## 喷嚏还是打出来好

有些人认为打喷嚏既不卫生又失大雅，于是，喷嚏欲来急忙捏紧鼻子憋住气，不愿使它痛快地打出来。其实，这种做法对健康有害。

喷嚏，是鼻腔黏膜受到刺激后引起的神经反射作用。一个痛快的喷嚏之后可以使许多黏附在气管、鼻腔、口腔黏膜上面的有害物质和细菌、病毒及时排出体外。抑制喷嚏会加大鼻腔压力，甚至会造成鼻骨骨折或鼻出血，严重时还可导致中耳听骨骨折或脱位，引起传音性耳聋等后果。此外，带菌的雾滴也可通过鼻窦口“倒流”向鼻窦，引起急性鼻窦炎。

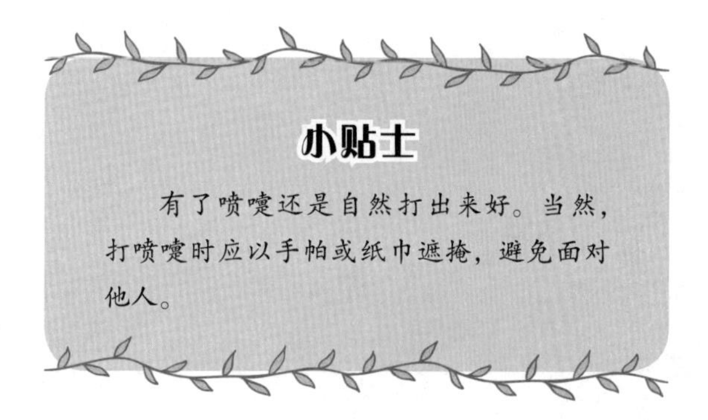
小贴士

有了喷嚏还是自然打出来好。当然，打喷嚏时应以手帕或纸巾遮掩，避免面对他人。

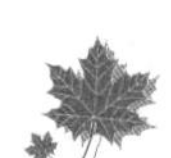

## 使皮肤细腻的食物

现代科学家科学研究发现，皮肤的细腻和光洁程度，与真皮中透明质酸酶含量有密切关系，而透明质酸酶又与雌激素分泌量有密切关系。最近科学家发现，卵巢分泌雌激素增加时，雌激素在真皮内与某些特异受体相结合，从而促进透明质酸酶的形成。这种酶能促进皮肤对水、微量元素、维生素等的吸收，从而使皮肤水分、微量元素和维生素含量充足，使皮肤细腻光滑。那么在饮食上怎样才能使皮肤健美呢?

**· 适量饮水**

人体组织液里含水量达 72%，成年人体内含水量为58%~67%。当人体水分减少时，会出现皮肤干燥，皮脂腺分泌减少，从而使皮肤失去弹性，甚至出现皱纹。为了保证水分的摄入，少女每日饮水量应为1200 毫升左右。

**· 常吃富含维生素的食物**

维生素对于防止皮肤衰老，保持皮肤细腻滋润起着重要作用。日本学者发现维生素 E 对于皮肤抗衰有重要作用。因为维生素 E 能够破坏自由基的化学活性，从而抑制衰老。维生素 E 还有防止脂褐素沉着于皮肤的作用。科学家们发现，脂褐素的生成与过氧化脂类有关。含维生素 E 多的食物有卷心菜、葵花子油、菜籽油等。维生素 A、$B_2$ 也是皮肤光滑细润不可缺少的物质。当人体缺乏维生素 A 时，皮肤会变得干燥、粗糙有鳞屑；若缺乏维生素 $B_2$ 时，会出现口角乳白、口唇皮肤开裂、脱屑及色素沉着。富含维生素 A 的食物有动物肝脏、鱼肝油、牛奶、奶油、禽蛋及橙红色的蔬菜和水果。富含维生素 $B_2$ 的食物有肝、肾、心、蛋、奶等。

**· 多食含铁质的食物**

皮肤光泽红润，需要供给充足的血液。铁是构成血液中血红素的主要成分之一，故应多食富含铁质的食物。如动物肝脏、蛋黄、海带、紫菜等。

**· 增加富含胶原蛋白和弹性蛋白食物的摄入量**

胶原蛋白能使细胞变得丰满，从而使肌肤充盈，皱纹减少；弹性蛋白可使人的皮肤弹性增强，从而使皮肤光滑而富有弹性。富含胶原蛋白和弹性蛋白多的食物有猪蹄、动物筋腱和猪皮等。

**· 要注意碱性食物的摄入**

日常生活中所吃的鱼、肉、禽、蛋、粮谷等均为生理酸性。重量酸性食物会使体液和血液中乳酸、尿酸含量增高。当有机酸不能及时排出体外时，就会侵蚀敏感的表皮细胞，使皮肤失去细腻和弹性。为了中和体内酸性成分，故应吃些生理碱性食物，如苹果、梨、柑橘和蔬菜等。

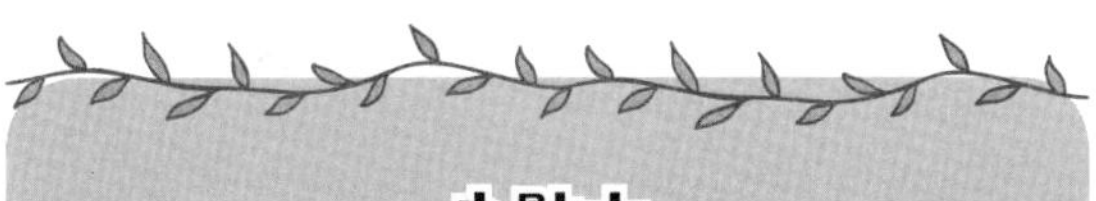

**小贴士**

皮肤要避免外界的刺激。夏天的烈日，冬季的寒风，都会使皮肤变得粗糙，因而要根据季节的变化，适时采取防护措施。皮肤的清洗不要过于频繁。如反复摩擦，会使被破坏的皮肤细胞来不及再生。注意保护皮肤，避免接触过酸过碱性物质，根据自己的皮肤选择合适的化妆品和清洁品，适当进行按摩。

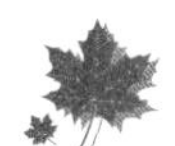

## 使用保鲜膜有讲究

超市中的熟食大多包裹一层保鲜膜，很多消费者认为这就是层“保护膜”，买回家直接放到冰箱里就行了。事实上，正确的做法是，识别保鲜膜的原料种类，把聚氯乙烯材质的保鲜膜撕掉后再储存。

目前，生产食品保鲜膜的原料主要有三种，分别是聚乙烯（简称 PE）、聚氯乙烯（PVC）和聚二氯乙烯（PVDC）。市面上所售的大多数保鲜膜使用的原料是聚乙烯，由于其在生产过程中不添加任何增塑剂，被公认为是最安全的。

然而，超市中用来包裹食品的保鲜膜也有可能使用聚氯乙烯材质。实验证明，这种保鲜膜为增加其附着力，含有名为乙基已基氨的增塑剂。该增塑剂对人体内分泌系统有很大破坏作用，会扰乱人体的激素代谢。对此，消费者可以采取以下办法：回家后就把保鲜膜撕掉，将食物用食品保鲜袋包装起来，再放进冰箱；也可以将食物装在有盖的陶瓷容器中；如果是没有盖的容器，覆盖保鲜膜时，尽量别把食物装太满，以防接触到保鲜膜。

在菜还热着时，不要盖保鲜膜，因为那样会加速菜中维生素的损失。最好等菜完全凉了，再盖保鲜膜。此外，使用微波炉保鲜膜时须注意：

1. 加热油性较大的食物时，应将保鲜膜与食品保持隔离状态，不要使二者直接接触。

2. 加热食物时应当用保鲜膜覆盖好器皿后，再用牙签等针状物在保鲜膜上扎几个小孔，以利于水分的蒸发。

3. 各品牌保鲜膜所标注的最高耐热温度各不相同，有的相差 10℃左右，微波炉内的温度较高时一般会达到 110℃左右，需要长时间加热时，可注意选择耐热性较高的保鲜膜。

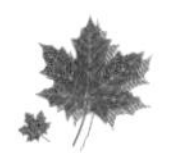

## 使用抽油烟机要早开晚关

您在做饭的过程中，抽油烟机是始终开着，还是看到锅里的油烧热产生油烟后打开抽油烟机，等菜炒好就立刻关掉？估计大多数人会选择后者，一方面是为了省电，另一方面始终开着似乎是多此一举。告诉您这样做大错特错了，抽油烟机要早开晚关，它的使用应该贯穿于整个烹饪过程。

很多人以为抽油烟机的作用就是把炒菜时产生的油烟抽走，但这只是抽油烟机其中的一个作用，它还可以排出厨房中对人体有害的气体。

无论是燃煤灶，还是燃气灶，在使用过程中都会产生一氧化碳、二氧化碳、氮氧化物、可吸入尘粒等空气污染物，在抽油烟机停用的情况下，只要燃烧几分钟，氮气化合物就会超过标准 5 倍，而一氧化碳气体可超过标准 65 倍以上。如果只在炒菜时打开抽油烟机，炒完立即关掉，是无法把燃气燃烧时所产生的废气全部排出的。

正确的使用方法是只要烹调一开始就打开抽油烟机，不论是煎、炒，还是煮、蒸、炖，即使烹调结束了，也不要马上关掉抽油烟机，应该再让它运转五六分钟，以便将厨房内残留的有害气体最大程度地排出去，这时再关机，厨房环境就比较健康安全了。

此外，抽油烟机要注意经常清洗，否则会影响抽油烟和排气的效果。平时在家里可以用一些简单方法进行清洁，每半年左右应该请专业人员将抽油烟机拆开清洗。

清洁抽油烟机 3 妙招：

**高压锅蒸汽冲洗法**　把高压锅内的冷水烧沸，待有蒸汽不断排出时取下限压阀，打开抽油烟机，将蒸汽水柱对准旋转扇叶。由于高热水蒸气不断冲入扇叶等部件，油污水会逐渐流入储油盒里，直到油盒里没有油为止。

**洗洁精、食醋浸泡法**　将抽油烟机的扇叶拆下，浸泡在用 3~5 滴洗洁精和 50 毫升食醋混合而成的一盆温水中，浸泡 10~20 分钟后，再用干净的抹布擦洗。外壳及其他部件也可用此溶液清洗。此法对人的皮肤无损伤，对器件无腐蚀。

**肥皂糊涂抹法**　将碎肥皂块加水制成糊状，然后涂抹在扇叶等部件表面，抽油烟机用过一段时间后，拆下扇叶等部件，用湿抹布一擦，油污就掉了。

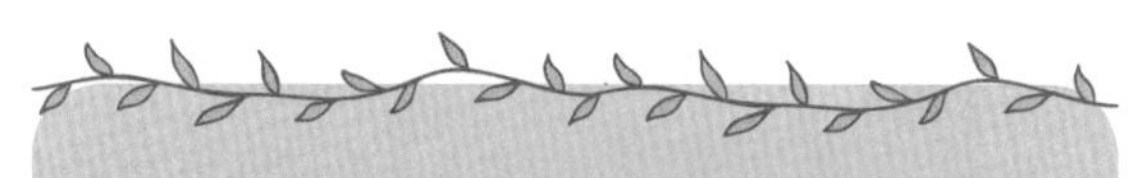

**小贴士**

在抽油烟机的储油盒里放一个空的果冻盒，抽油烟机使用一段时间后，果冻盒内的油差不多满了，就换一个新的果冻盒。这样，抽油烟机的储油盒就会一直干净如新。

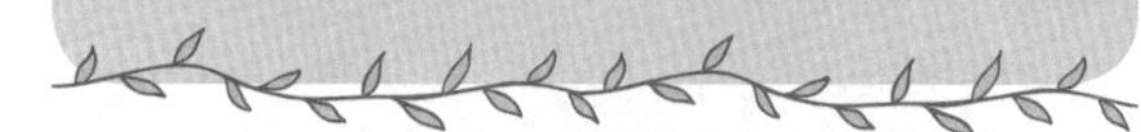

## 使用电脑防辐射三招

经常使用计算机，您是否常觉得头重重的或记忆力衰退呢？有关专家提醒人们，趴着睡觉的时候要记着把计算机关掉，而不是只把屏幕关掉而已，因为只把屏幕关掉是无法杜绝辐射线的。

作为计算机一族的您，或许纳闷为何常常感到腰酸背痛，身体抵抗力越来越弱，精神常常无法集中，您无法想象原因出在计算机上。因为，电脑所散发出的辐射电波往往为人们所忽视。

这里介绍几招有效预防电脑辐射的方法：

**第一招**　在电脑旁放上几盆仙人掌，它可以有效地吸收辐射。

**第二招**　对于生活紧张而忙碌的人群来说，抵御电脑辐射最简单的办法就是在每天上午喝 2 至 3 杯的绿茶，吃一个橘子。茶叶中含有丰富的维生素 A 原，它被人体吸收后，能迅速转化为维生素 A。维生素 A 不但能合成视紫红质，还能使眼睛在暗光下看东西更清楚，因此，绿茶不但能消除电脑辐射的危害，还能保护和提高视力。如果不习惯喝绿茶、菊花茶，同样也能起着抵抗电脑辐射和调节身体功能作用的螺旋藻、沙棘油也具有抗辐射的作用。

**第三招** 上网前先做好护肤隔离，如使用珍珠膜，在肌肤上形成一层0.001mm珍珠膜，可以有效防止污染环境的侵害和辐射；其次电脑使用后，脸上会吸附不少电磁辐射的颗粒，要及时用清水洗脸，这样可使所受辐射减轻70%以上。

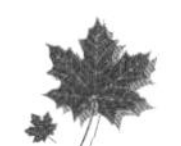

## 养肝肾——点步行走

随着年龄增长，人体各机能逐渐减退，免疫功能开始降低，各种慢性疾病也找上门来。此时，积极的锻炼非常重要。如果您不适合跑步、爬山，那不妨试试点步行走，可能有想不到的效果。

点步行走法包括一步点、两步点、三步点，即每走一步、两步、三步，另一只脚的脚趾轻轻点一下地，同时配合一次深呼吸。下面向大家介绍一下点步走中最简单的“一步点”。

**· 准备活动**

1. 放松站立：两脚与肩同宽，舌头抵上腭，双目微闭，头顶朝天。默念60个数，做到心安神静。

2. 三次呼吸：手放中丹田上(第四根肋骨中心)，鼻吸口呼，气要深、细、匀、长；吸而不满，吐而不尽。

3. 双手三开三合：双手放在中丹田前，手心向上(癌症患者手心向下)，然后手心向外逐渐打开，直至比肩稍宽；松腕，手心向内合，直至中指似接非接。

具体走法，以先出左脚为例：

1. 重心右移，左脚脚趾点在右脚旁一拳左右，右手放在中丹田前，左手放在胯外(又称点脚起步)。

2. 高跷左脚尖，向前迈步，脚跟着地，同时鼻子接连吸气两次，节奏为“吸，吸”。然后脚掌落地，同时向右转腰45度左右，向右转头60度左右。左手摆至中丹田，右手摆至胯外。

3. 右脚抬起，轻轻点在左脚旁一拳左右，鼻子同时呼气。然后迈右脚，动作与左脚相同，方向相反，如此往复前行，迈一步点一下脚，并配合呼吸，行进15~20分钟即可。

**· 注意事项**

1. 练习“一步点”时，要高跷脚、迈小步、慢起步、轻点步，要点住，向点脚的方向转腰转头。在配合呼吸时，要做到正面吸气，侧面呼气。

2. 一般人练习时自然呼吸即可。

3. 心脏病患者练习时，在点脚的同时，握拳，用中指和无名指点一下手心(劳宫穴)。重度心脏病患者不必练点步走，或只配合自然呼吸。

4. 肝胆病患者可将“一步点”改为迈一步点三点，后两“点”时平静呼吸。

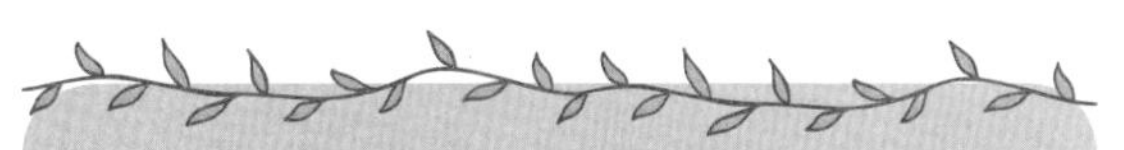

### 小贴士

点步走有什么好处呢？脚跟先着地，激发了肾经，通达肾脏，可以强肾固本；呼吸配合通达肺经，对肺有好处；脚趾点地能调动脾经、肝经；中指和无名指点手心(劳宫穴)，调动心包经，对心脏有益。转头则起到调整诸阳经的作用，可预防发冷发热等外感热病。因此，点步走可以同时对心肝脾肺肾起到调动和调节作用，是一种通达五脏、简单易学的锻炼方法。

## 养护眼睛补点硒

硒对视觉器官的功能极为重要。支配眼球活动的肌肉收缩，瞳孔的扩大和缩小，保持正常的眼辨色力，均需要硒的参与。但补充硒要适量，过量便会硒中毒。

很多食物中都有硒，含硒多的食物一般是海产品多于肉类，在肉类里，鸡肉多于牛羊肉，而肉类多于植物性食物。植物性食物的硒含量决定于当地水土中的硒含量，例如，我国高硒地区所产粮食的硒含量高达每公斤4~8毫克，而低硒地区的粮食是每公斤0.006毫克，二者相差1000倍。

含硒多的食物里，草鱼为11.67微克/百克，鸡胸为11.75微克/百克，鸡蛋为13.38微克/百克，鱼子酱为18.89微克/百克，鳟鱼为20.40微克/百克，带鱼为26.63微克/百克，黄鳝为34.56微克/百克，鲜贝为57.35微克/百克，牡蛎含量最多，为86.64微克/百克。

中国营养学会制定硒的日供应量1岁以内为15微克，1~3岁为20微克，4~6岁为40微克，5岁至成年人为40~100微克为宜。

硒随食物进入人体后，人对不同食物中硒的利用率不尽相同。据研究，小麦中的硒几乎都是生物学上可利用的，而像鲱鱼、金枪鱼等，其中的硒只有约1/3可以利用。

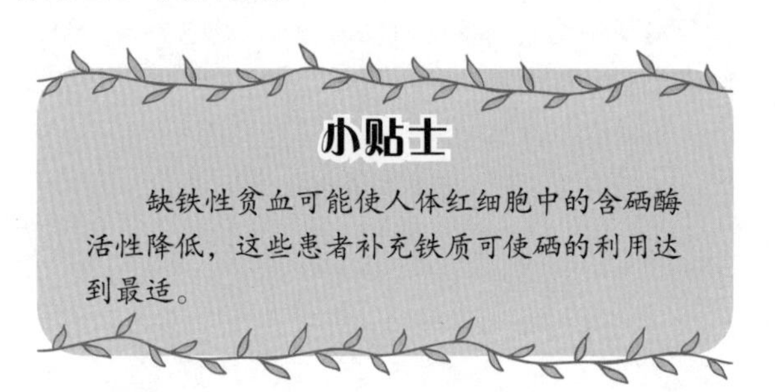

**小贴士**

缺铁性贫血可能使人体红细胞中的含硒酶活性降低，这些患者补充铁质可使硒的利用达到最适。

## 养生多睡子午觉

在古代的养生之道中，“三寒两倒七分饱”的理念最为世人称道。而所谓“两倒”，就是指要睡好“子午觉”，古人甚至把这称为百年养生的三大法宝之一。

那么，什么是子午觉呢？简单说来，就是要求在每天的子时、午时按时入睡，其主要原则是“子时大睡，午时小憩”。

根据中医经典著作《黄帝内经》的睡眠理论，子时是晚11时至凌晨1时，是阴气最盛，阳气衰弱之时。中医认为“阳气尽则卧”，这个时刻休息睡眠效果最好，睡眠质量也最高，可以起到事半功倍的效果。

午时是中午11时到下午1时，此时阳气最盛，阴气衰弱，“阴气尽则寐”，所以午时也应睡觉。

但是睡午觉也要讲点“技巧”，只有合理的午睡方法才能达到最好的效果。

一是饭后不要急着午睡。很多人习惯午饭后就睡，而这时胃刚被食物充满，大量的血液流向胃，血压下降，大脑供氧及营养明显下降，马上入睡会引起大脑供血不足。所以，午睡前最好活动10分钟，以便食物消化。

二是讲究入睡时间。一般人都认为中午只要睡了，就能达到效果。实际上，人们最容易入睡的时间是在早上起床后8小时或是晚上睡觉前8小时，即是在中午1点钟左右。因为这个时候人的警觉处于自然下降期，此时午睡身体会得到很好的休息。

三是午睡要注意卫生。睡前不要吃太油腻的东西，也不要吃得太饱，因为油腻会增加血黏稠度，加重冠状动脉病变，过饱会加重胃消化负担。另外，睡醒之后可以喝杯水，以补充血容量，稀释血液黏稠度，然后可以进行一些散步类的轻度活动。

四是午睡不宜太长时间。专家认为，健康的午睡以 15~30 分钟最恰当，最长不要超过 1 小时。如果时间太短达不到休息的效果；时间太长，醒来后又会感到轻微的头痛和全身无力，而且也不容易醒。

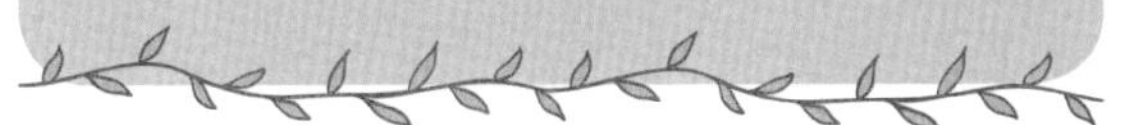

**小贴士**

午睡不要趴着睡。据了解，大部分人都不注意午睡的姿势，有的俯卧，有的干脆伏在桌上睡。其实，伏案睡觉会减少头部供血，让人睡醒后出现头昏、眼花、乏力等一系列大脑缺血缺氧的症状。同时，用手当枕头会使眼球受压，久而久之容易诱发眼病，而且趴在桌上会压迫胸部，影响血液循环和神经传导。

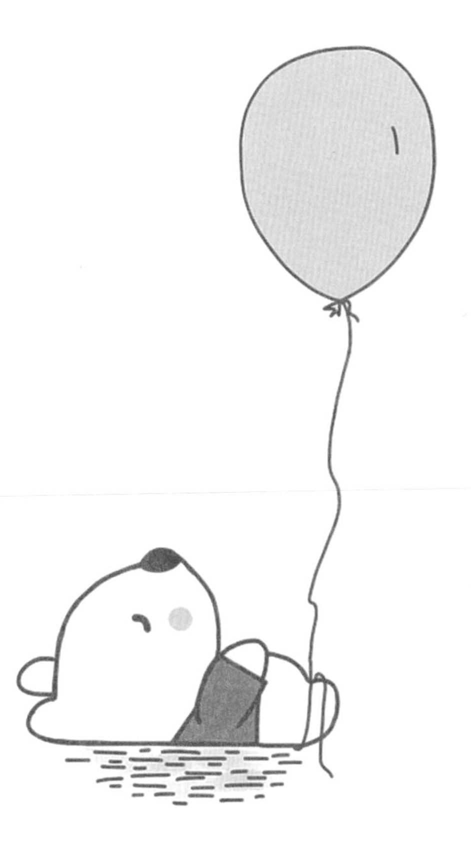

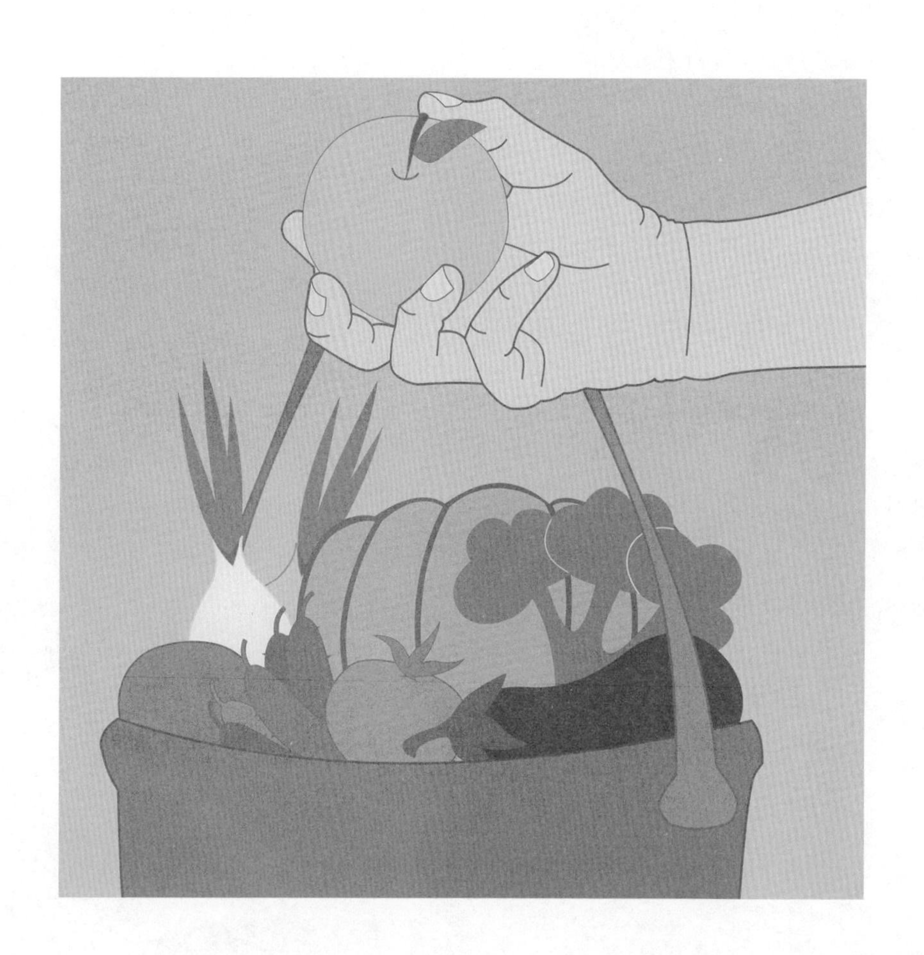

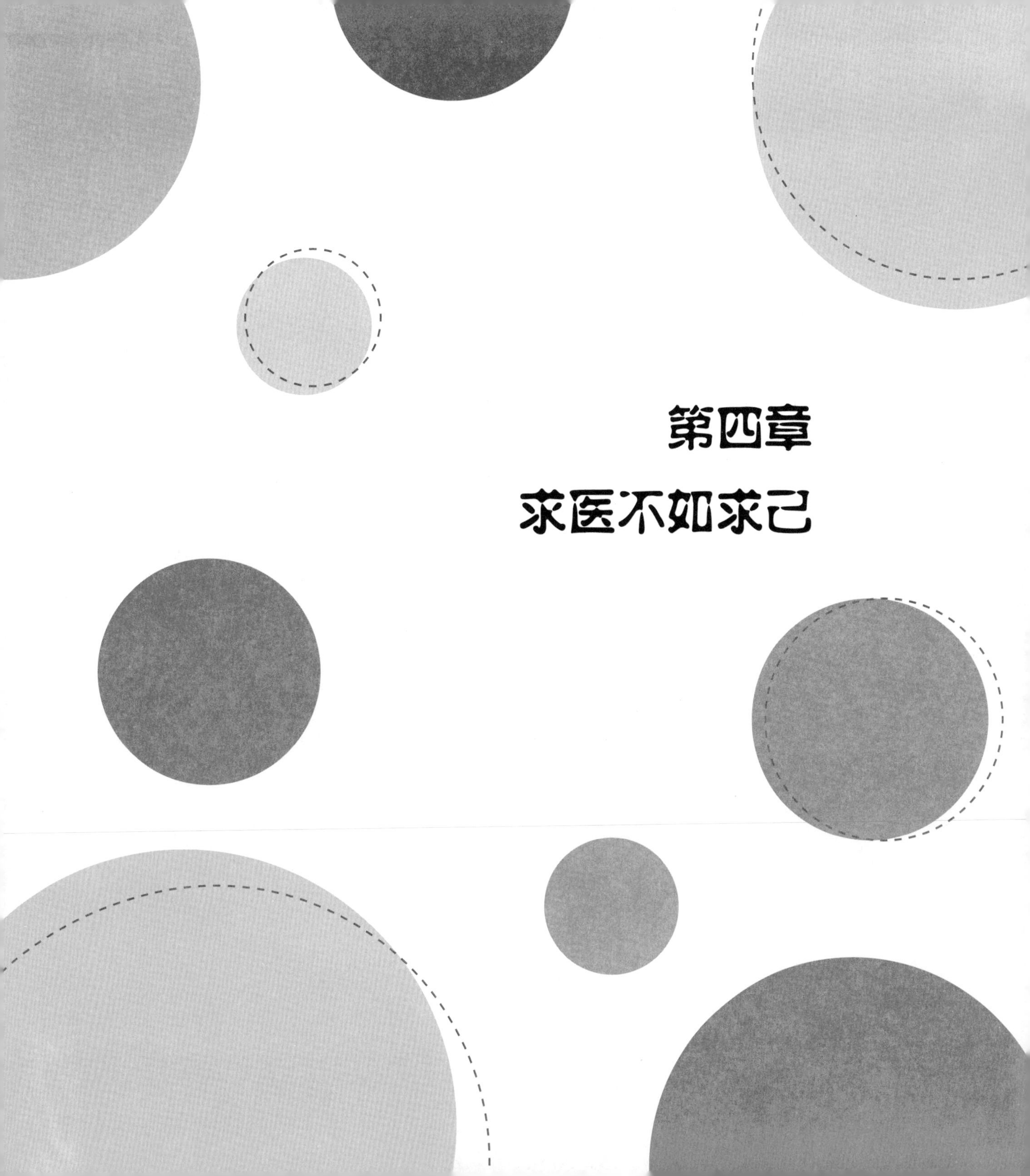

# 第四章

# 求医不如求己

## 办公室健身操

**· 叩头**

每天早晨或晚上睡前轻叩头部——刺激头部穴位，能够调整人体健康状况。双手握空拳举于头部，自然活动腕关节，用手指轻叩头部，先从前额向头顶部两侧叩击，然后再从头部两侧叩向头中央。次数视各人情况自定，一般50次左右为好。

**· 梳头**

先直向梳刷，用木梳（也可用手指代替）从前额经头顶部向后部梳，逐渐加快。再斜向梳，每分钟约20~30下，每天1次，每次3~5分钟。可刺激头皮神经末梢和头部经穴，调节经络和神经系统，促进局部血液循环，达到消除疲劳、强身和促进头发生长的效果，对脑力劳动者尤为适宜。

**· 击掌**

两手前平举，两手五指伸直展开，然后用力击掌，越响越好。击掌主要是刺激两手上相应穴位，一般在20次左右。

**· 浴手**

浴手是保健按摩中的一种。取习惯体位，排除杂念，心静神凝，耳不旁听，目不远视，两手合掌由慢到快搓热。

**· 搓面**

把搓热的手平放在面部，两手中指分别由鼻两侧向下至鼻翼两旁，反复揉搓，到面部发热为止。然后闭目，用双手指尖按摩眼部及周围。

**· 搓耳**

耳廓上有很多穴位。用两手食指、中指、无名指三指，前后搓擦耳廓，刺激分布在耳廓上的各种穴位。次数多少视各人情况而定，一般以20次左右为度。

**· 搓颈**

先用两手食指、无名指反复按摩颈后部的风池穴（参见本书第286页），力量由轻到重，直到局部发热，然后左右前后转动颈部，速度要慢但幅度要大。

**· 弯腰**

双脚自然分开，双手叉腰，先左右侧弯30次，再前后俯仰30次，然后两臂左右扩胸数次。

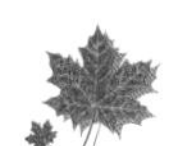

## 吃不得——10大蔬菜禁忌

**· 金针菜——先泡两小时煮熟进食**

新鲜的金针菜因含有“水仙碱毒素”，生食会引起腹痛、腹泻等过敏症状，故一定要先泡水两小时，然后再用大火煮至熟透才可进食，随意略炒就吃，很容易引发过敏。

鲜艳金黄色的干金针菜，恐有硫黄加工，食后会造成食物中毒，故凡是干金针菜最好能先用温开水泡30分钟，再入沸水中汆烫1分钟，滤干后再行煮食，比较安全。

**· 茄子——经期及脾胃虚寒者别吃**

茄子性凉，脾胃虚寒不宜多吃，妇女经期前后也要尽量少吃，过老熟的茄子食后会中毒，不可进食。茄子含有诱发过敏的成分，多吃会使人神经不安定，过敏体质者要避开勿吃。

**· 芋头——有痰、过敏体质者不宜**

芋头的黏液会刺激咽喉黏膜，可能使咳嗽加剧以及生痰更多，所以咳嗽有痰者不宜吃。芋头独特的黏液会使手掌红肿发痒，但有效的药用成分就在黏液上，故烹煮前不要故意洗掉黏液。过敏体质者最好少吃。

· **韭菜——性温热，酒后不要吃**

韭菜属于温热性，吃过量会神昏目眩，酒后尤其不可吃。患有风热型感冒、上火发炎、麻疹、肺结核、便秘、痔疮等病患，不宜进食。韭菜的纤维特粗，有消化道疾病或消化不良者，不可一次吃太多，否则会腹胀难过。

· **菠菜——避免与高钙食物同食**

菠菜含有较多的草酸，很容易与高钙食物同食后，形成草酸钙造成结石，故菠菜要避免接触豆腐、黑芝麻、酸奶等含钙较高的食物，不要在一餐中或近时间内同时吃到，尤其是已患有结石的人，最好避开勿吃。

· **白萝卜——慢性胃炎等患者要避食**

白萝卜性寒凉，脾胃虚寒者、胃及十二指肠溃疡、慢性胃炎、单纯甲状腺肿等患者均不宜多食。白萝卜会影响中药的药效，特别是吃含有人参、何首乌、地黄等中药时，要避食白萝卜。

· **山药——妇科肿瘤者不宜再吃**

山药具有收敛的作用，便秘或排便不顺者不可吃，否则便秘会更严重。山药多吃会促进人体分泌荷尔蒙，对一般人有益，但妇科肿瘤（包括子宫、卵巢、乳房），以及男性前列腺肿瘤者均不宜进食，否则会助长肿瘤。

· **姜——腐烂，便要丢弃**

生姜只要有一部分烂掉，便要整个丢弃，不可将烂掉部分切除，留下好的部分用，因当生姜腐烂时，姜体内便会产生很强的“黄樟素”，黄樟素吃进体内，会造成肝细胞病变，严重影响健康，故只要姜一有腐烂，便要丢弃，不要因小失大。

· **马铃薯——发芽与绿皮马铃薯勿买**

马铃薯发芽后会产生大量的“龙葵素”，尤其在芽眼周围含量最高，马铃薯的表皮变绿，也含有龙葵素，切忌吃到含有“龙葵素”的马铃薯，否则会引发恶心、呕吐、腹泻，甚至昏迷，孕妇吃到则可能会流产，故凡是发芽与绿皮的马铃薯千万不要买。

· **西红柿——未熟西红柿含龙葵素**

未熟的西红柿含有大量的“龙葵素”，这是一种生物碱，具有腐蚀性和溶血性，青西红柿大量进食后，会造成急性食物中毒，引发咽喉麻痒、胃部灼痛、胃肠发炎等症状，故西红柿必须买熟透的、全红的，比较安全。

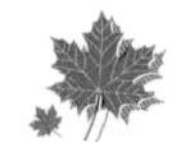

## 吃出悠悠体香

每个人的体味就跟每个人的指纹一样，是独一无二的，有香有臭，有浓有淡。您要想让自己更出众，更吸引人，那就要好好设计属于您的独特体味！

想保持清新的体味，除了把个人清洁做好，营养师还建议我们平时在吃上格外注意。

· **绿叶蔬菜**

绿叶蔬菜所含丰富的碱性成分可及时抵消掉动物性食品产生的大量酸性成分，并将其排出体外，使体味清淡幽香。

· **含铁食物**

如菠菜、豆类、动物肝、畜禽血等，进入胃后与盐酸结合，变成氯化亚铁，可产生出类似于氢气的春菊香味。

· **含镁食物**

如冬瓜、玉米、红薯、杏仁、麦类、海藻类、豆类等，能让体表散发出杏香来。

· **提高代谢类食物**

例如生姜和淀粉类食物，这两种都是可以促进血液循环的食物，体温升高，汗腺机能就提高，有助于新陈代谢。

中医里的芳香小技巧您选哪一样？

**茉莉香型** 中医认为，茉莉花馨香沁人，能顺气活血、调理气机。于夏季六月取茉莉花若干，晒干研粉备用；平日每次取三至五克调粥内服或冲茶饮用，能使肌肤润泽、体味清香。

**芦荟香型** 外用，也可取其鲜汁使用。对于油性皮肤的女性，经常用其汁沐浴、化妆或食用，可使体味幽香。

**春菊香型** 用其花瓣泡茶或研末制成蜜丸长期饮食，令您体香散溢、容颜可人。

**薰衣草香型** 可使用六勺薰衣草加苹果醋，泡约两星期，倒入少许入澡盆沐浴，对抗异味非常有一套。

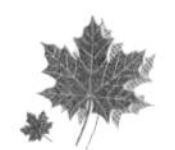

## 吃对蔬果解便秘

中医的便秘大致可分为：热秘、气秘、虚秘、冷秘。

· **热秘**

多因摄入肥甘辛辣食物过多，导致体内积热灼伤津液而成。这类患者的大便较硬且干燥，甚至呈现羊屎状大便；排便时，偶伴随有肛门口灼热感，腹痛拒按，容易有口臭或青春痘。这类患者不宜吃太温性的食物，如榴莲、龙眼等。

· **气秘**

多由于活动不足、情绪抑郁，导致体内气的运行不畅所造成。这类患者除大便偏硬外，还可能伴随有容易打嗝、胸闷、腹胀的情形，可通过充足的运动及情绪调理来改善便秘。

· **虚秘**

可再分为阴血虚及气虚。阴血虚便秘多发生于贫血、生产时失血较多的患者身上。这类患者大便较干、口渴咽干、唇及指甲颜色偏淡白，甚至会心悸、头晕。平时可多摄取一些可以补血的东西，如葡萄、樱桃等。

气虚多由于中气不足、肠道蠕动减弱所导致，可能会有大便数日不通且较软，或虽有便意，但无力解便的情形，并伴随有倦怠乏力的表现，患者平时对辣椒或胡椒等刺激性食品应节制。

· **冷秘**

是因阳气虚弱造成肠道能量不足而形成便秘。患者的大便有类似鸟屎的溏泻现象，大便有酸腐臭味、怕冷等。这类患者不宜再食用生冷食品及较凉性的水果，如西瓜、水梨、橘子等。

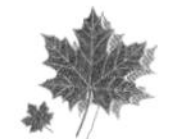

## 吃饭多咀嚼可以增强记忆力

很多人都知道吃饭细嚼慢咽既有利于肠胃消化，又是防止发胖的好办法。其实，吃饭多咀嚼的好处还远不止这些，日本岐阜大学的咀嚼学会在研究中发现，受试者只咀嚼了两分钟食物，回答问题的正确率就比平常增加了30%。

这个结果意味着两分钟的咀嚼行为使记忆力得到了提高。

研究人员发现，咀嚼会刺激脑部主管记忆力的部分。脑部的海马区细胞，也就是掌管学习的部分，会随着年纪增大而衰退，短期记忆力也会衰退。而咀嚼的动作可以增加海马区细胞的活跃性，防止其老化。英国诺森布里亚大学研究人员同样证实，多咀嚼可加快心脏运动，使脑部荷尔蒙分泌增多，从而思维能力和记忆力也随之提高。

此外，咀嚼还能促使人分泌唾液，而大脑中负责分泌唾液的区域与记忆和学习有密切关系。因此，吃饭时多咀嚼、饭后漱口、经常叩齿，都能帮助提高脑活力。对于儿童来说，多咀嚼能促进大脑发育，中青年人有助于提高工作效率，而对老年人的好处则是预防大脑老化和老年性痴呆。

那么，每吃一口要咀嚼多少次为好呢？据日本岐阜大学的咀嚼学会专家介绍，一口食物在嘴里至少经 20 次咀嚼，才能得到唾液给我们带 来的恩惠，如果能达到 30 次更好。但很多人吃饭狼吞虎咽已成了习惯，一下子改为细嚼慢咽很有难度，要么不知不觉地忘了，要么嚼不 到 10 下就咽了下去。

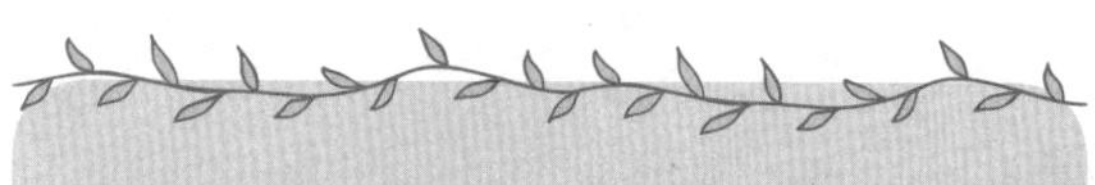

**小贴士**

可以尝试在饭菜中多加一些有嚼头的食物，例如在煮饭熬粥时，可以适当加入玉米、燕麦、花生、核桃仁、芝麻、各种豆 类等；炒菜或凉拌菜时，不要舍弃一些有嚼头蔬菜的茎或叶，如荠菜、芹菜、菠菜、大白菜、苋菜等，还可以把栗子、瓜子之类的坚果用来入菜；喜欢煲汤的人，不妨多放点海带、莲藕，既有营养，又有嚼头。

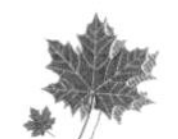

## 春来韭菜最可口

春天的韭菜，叶似翡翠，根如白玉，脆嫩鲜美，深受人们喜爱。食家也云，韭菜是春香、夏辣、秋苦、冬甜，可见春季的韭菜最鲜嫩可口。

**· 春天吃韭菜养肝又美容**

韭菜是大众菜，一年四季都能吃，但以初春时节最好。春季，是万物生发，推陈出新的季节。此时，冰雹消融，春风送暖，自然界阳气开始升发，万事万物都呈现欣欣向荣的景象，“人与天地相应”，此时人体阳气也顺应自然，向上向外疏发。

因此，春季养生必须掌握春令之气升发舒畅的特点，注意保卫体内阳气，使之不断充沛，逐渐旺盛起来，应避免耗伤阳气和阻碍阳气的情况发生。

此时，最能推动阳气生发的就是辛温类的食物。韭菜又叫“壮阳草”，辛，温。入肝、胃、肾经，具有温阳下气，宣痹止痛，活血，降脂等功能。所以从这个角度来说，春天吃韭菜最好。

吃韭菜，不仅能养肝，还能美容。因为韭菜中含有大量维生素 A，经常吃韭菜能起到美容护肤、益目和润肺的功效。韭菜中的粗纤维则有滑肠通便的功效。

现代医学还证明，韭菜含有的挥发性精油、含硫化合物的混合物以及丰富的纤维素，对降低血脂和防治冠心病、贫血、动脉硬化都十分有益。由于韭菜性温助热，吃多了容易上火，出现喉咙痛、眼睛红、口舌生疮等病症，一次不要吃得太多。

韭菜还可以作药用。如韭菜炒鲜虾，可以壮阳益精，健脾补肾，治疗腰膝无力、盗汗、遗精、尿频等；韭菜汁、生姜汁加糖调服，可治疗妇女孕期恶心、呕吐；韭菜炒猪肝或猪肾，可以治疗肾虚所致的耳鸣、耳聋、眼目昏花、阴虚盗汗；韭菜炒鸡蛋可温中养血，对虚性哮喘、痰多等有效。孩子若误食了小玩具、纽扣等，可以食炒韭菜帮助异物排出。

**· 韭菜虽好吃搭配有禁忌**

韭菜虽然好吃易做，但也要注意搭配，否则不仅会营养尽失，还会引起疾病。那吃韭菜时都有哪些搭配禁忌呢？

韭菜与牛肉相克，一起吃的话容易引起中毒；与菠菜同食，则易引起腹泻；与蜂蜜同吃，会引起心痛。此外，由于韭菜含有大量的硝酸盐，如果炒熟存放过久，硝酸盐可转化为亚硝酸盐，人食用后容易出现头晕、恶心、腹胀、腹泻等症状，所以炒熟的韭菜隔夜之后不宜再吃。

另外，口臭、口舌生疮、咽干喉痛等热性病症以及手脚心发热、盗汗等阴虚火旺的人最好少吃。韭菜对子宫有一定的兴奋作用，因此，准妈妈们最好不食或少食韭菜。

**小贴士**

**三款小药膳，好吃也易做**

推荐一：虾仁炒韭菜

材料：鲜虾仁、胡桃仁、韭菜、胡椒、食盐、淀粉、鸡蛋、食油等。

做法：韭菜取根部的白色茎叶切段；胡桃仁去皮、切碎；将鸡蛋打破盛入碗中，放入淀粉、食盐等调匀，再放入虾仁拌匀；将油煎热，倒入胡桃仁、韭菜、虾仁旺火炒熟即可。此菜补肾壮阳，可用于肾虚阳痿，小便频繁的人群。

推荐二：韭菜炒豆腐干

材料：韭菜200克、豆腐干3块、油、盐、花椒粉。

做法：豆腐干切成条状，油烧热后先把豆腐干倒入炒到八成熟，之后加入韭菜梗，快速翻炒一两下，撒少许花椒粉、盐、味精再翻炒两下，就可以出锅了。此菜适应于患有消化性溃疡的人群。

推荐三：韭菜生姜牛奶羹

材料：韭菜500克、生姜30克、牛奶250毫升。

做法：取韭菜洗净、切碎，生姜刮皮洗净，然后将韭菜、生姜一同放入绞汁机取汁备用。将汁放入锅中加牛奶，小火煮开即可食用。此茶温中散寒、健脾养胃。

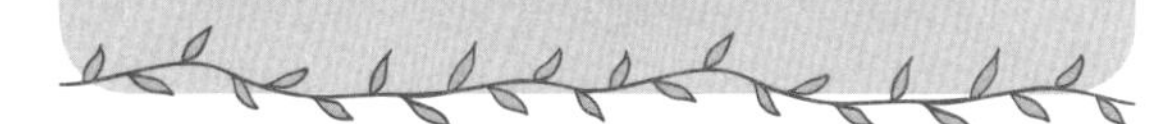

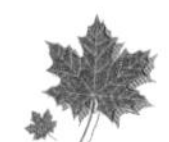

## 吃奇异果可改善睡眠质量

随着工作压力的增加，生活节奏的加快，如何改善睡眠质量已成为现代人的必修课题。

新西兰奇异果协会根据一份研究报告表示，每天吃两颗奇异果，将可补充身体中的钙质，增强人体对食物的吸收力，以及逐渐改善质量不好的睡眠状况。

该报告比较27种新西兰人最受欢迎的水果中发现，奇异果中钙含量高于葡萄柚、苹果和香蕉，而钙正是可以提升睡眠质量的重要元素，可以增进神经系统的稳定并放松，奇异果的微酸能适当促进肠蠕动，增强食物的吸收力，减少肠胃胀气的发生，如此便能逐渐改善睡眠状态。

美国Rutgers大学博士Paul La Chance在一份“水果对维持健康及疾病治疗的营养评估及建议”报告中指出，奇异果被认为是营养密度最高的水果，接着是木瓜、哈密瓜、草莓及芒果、柠檬与柳橙。

奇异果的每单位营养素之热量次于柠檬、草莓、哈密瓜及木瓜而排名第五，同时它也具有高钾低钠的比例，和木瓜、杏及香蕉一样。

一颗奇异果含丰富维生素C，所含的维生素E更可提供一日所需的三分之一，而且还是低脂低热量，另外还有丰富的叶酸、钙质、膳食纤维。

而且根据美国食品研究调查，奇异果中所含的精氨酸能帮助伤口愈合，并有治疗阳痿的作用。研究显示，水果因为含有大量维生素C而备受人们重视，根据FDA的标准除了西洋梨以外，所有水果都可以称得上是维生素C的良好来源。奇异果中维生素C含量，超过柳橙的两倍，足以提供人体一日所需维生素C的建议量。

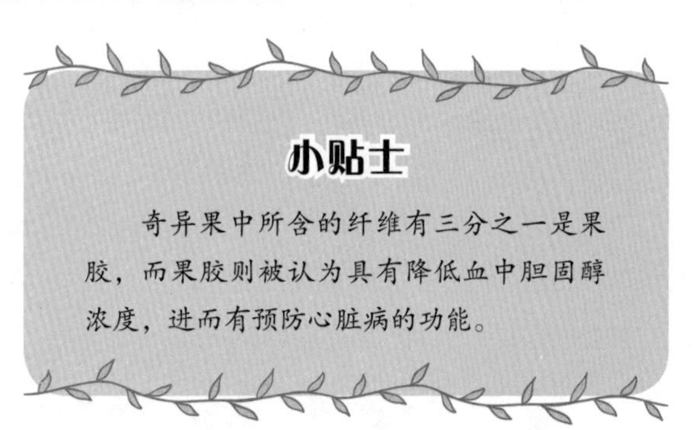


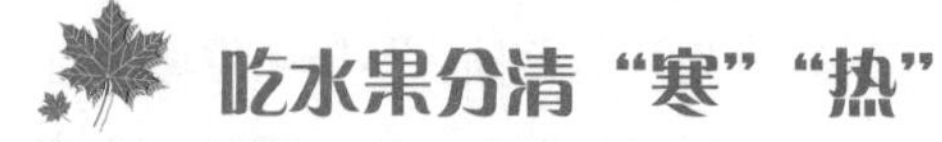


寒凉水果解燥热。寒凉性的水果，如香瓜、西瓜、梨、香蕉、奇异果、芒果、甜瓜、柚子等。一般来说，实热体质的人代谢旺盛，交感神经占优势，出汗多，经常脸色通红、口干舌燥、易烦躁、容易便秘，特别喜欢吃凉东西。所以，热体质人群可以适当多吃一些寒凉性的水果。

但是，寒性水果不能多吃，否则反而对身体有害。比如，苹果味道甘甜，具有止泻、通便、助消化的作用，经常吃可以使肌肤白嫩。但由于其中含有丰富的糖类和钾盐，食用过多会有损心、肾健康，像冠心病、心肌梗塞、肾炎及糖尿病患者都不能多食，而中气不足、精神疲劳的人倒可以当作滋补水果多吃一点。

而像梨、柑橘、柚子等水果，具有止咳、化痰、润肺、助消化的作用，但多吃却容易造成肠胃紊乱，还能导致牙痛、痔疮，甚至引起皮肤黄斑。因此，有胃病、胃寒的人最好少吃。

气虚、脾虚的人在选择西瓜、香瓜、芒果、梨和香蕉这几种寒凉性的水果时要特别谨慎，最好不要吃。气虚，一般是指中气不足，力气弱的人或儿童，这些人一般脸色比较苍白、体格瘦小、吃不下饭；而脾虚，是说消化系统比较差，肠蠕动慢。所以，越吃寒冷的水果，越会降低肠胃蠕动，使肌肉无力，吃多了会因为消化不良而导致腹胀。因此，肠胃功能不好的老人和孩子，不太适合吃寒凉水果，如果真的很想吃，可以在午饭后、晚饭前，少吃一点，不可过量。

温热性水果补虚寒。温热性水果，如荔枝、桃、龙眼、番石榴、樱桃、椰子、榴莲、杏等。对于虚寒体质的人来说，他们气虚脾虚，基础代谢率低，体内产生的热量少，四肢即便在夏天也是冷的。相较而言，这类人群的面色比常人白，而且很少口渴，也不喜欢接触凉的东西，包括进空调房间。所以，这些人多吃些温热的水果无疑是温补佳品。

不过，一般人吃太多温热的水果却很容易上火。特别是对于热性体质的人，由于本身就精力充沛、晚上不易入眠，再加上代谢率偏高，所以更不能吃温热水果。另外，正在发烧或某器官正在发炎的孩子也尽量避免食用。

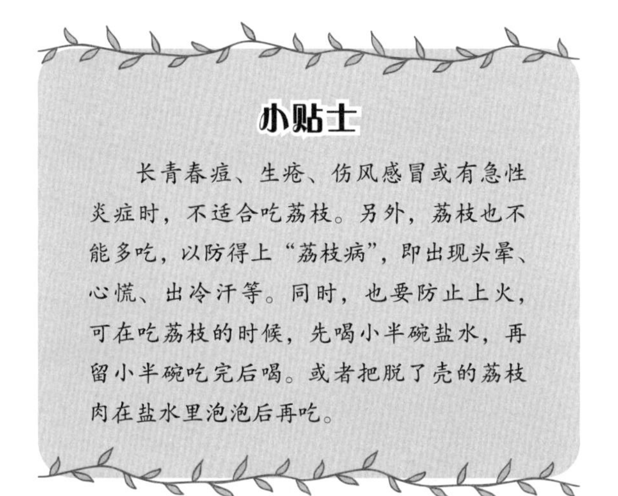

**小贴士**

长青春痘、生疮、伤风感冒或有急性炎症时，不适合吃荔枝。另外，荔枝也不能多吃，以防得上“荔枝病”，即出现头晕、心慌、出冷汗等。同时，也要防止上火，可在吃荔枝的时候，先喝小半碗盐水，再留小半碗吃完后喝。或者把脱了壳的荔枝肉在盐水里泡泡后再吃。

## 痛风患者饮食宜忌

痛风是嘌呤代谢紊乱使体内产生尿酸过多所引起的疾病。急性期起病急，常累及关节，多有红肿痛热。慢性期关节肿大、畸形及僵硬。痛风患者通常表现为大量进食高嘌呤饮食（如饮啤酒、进食肚肠类肉食、海鲜）后出现的关节疼痛，常见第一足趾疼痛，踝关节疼痛等，患者常因剧烈疼痛就诊，而在此之前，患者尿酸水平早已升高，故应定期就诊，可免除痛风性关节炎及泌尿系结石对健康的危害。由于痛风与新陈代谢密切相关，故应特别重视食物宜忌。

**· 宜：多吃强碱性蔬菜瓜果**

痛风患者宜多吃不含嘌呤或含嘌呤极少及利尿的食物，应多吃强碱性蔬菜瓜果，尤其是急性关节红肿痛热者，更应多吃些清热、消肿、止痛的食物。诸如荠菜、卷心菜、大白菜、芹菜、茼蒿、芥菜、冬瓜、黄瓜、丝瓜、南瓜、葫芦、茄子、洋葱、番茄、土豆、竹笋、萝卜、胡萝卜、西瓜、桃、杏、梨、苹果、葡萄、香蕉、甘蔗、柑橘、牛奶、鸡蛋、玉米、精白米、白面粉、藕粉、馒头、苏打饼干等。还应多喝白开水，以稀释血液中的尿酸浓度。

**· 南瓜玉米糊**

南瓜适量，去瓤洗净，切成薄片，放锅内加水煮沸，调入玉米粉适量，煮成稀糊状。

南瓜属低能量、碱性果蔬，尿酸易溶解于碱性食物。将含嘌呤甚少的玉米和南瓜一起煮成糊，更适合肥胖的痛风患者长期食用。

**· 三果藕粉羹**

苹果、香蕉、梨各等份，分别洗净去皮，取果肉切丁，放入盛有清水的锅内煮沸，调入湿藕粉，搅匀成羹状。

苹果、香蕉、梨及藕粉均为基本不含嘌呤的碱性果品，且含有钾盐及维生素C，食之可促进淤积在体内的尿酸盐溶解。

**· 清炒素三丝**

土豆、竹笋、胡萝卜各适量，分别清理干净，切丝，放入热油锅内加调料，如常法炒成素三丝代餐。

此三者不只含嘌呤极少，而且均为碱性蔬菜，食之可碱化尿酸，适用于急慢性痛风者食用。

每日饮牛奶。每天喝牛奶1~2瓶，夏天凉饮，冬天温服。牛奶是一种含优质蛋白、多水分、基本不含嘌呤的滋补佳品，最宜痛风者饮服。无论急性还是慢性痛风患者，均宜长期不间断饮用。

· **忌：不吃动物内脏和酸性食物**

痛风患者如果对该忌的食物不忌，即便服药也会加重病情，故务必首当忌吃含高嘌呤的食物。诸如荤菜中动物的脑、心、肝、肾、肚、肠，以及肉汁、浓鸡汤、沙丁鱼、凤尾鱼、鳗鱼、鲤鱼、黄鳝、螃蟹、虾、贝类；豆类中的黄豆、扁豆、青豌豆、鲜蚕豆、毛豆及豆制品。

痛风者虽宜常吃碱性蔬菜瓜果，但菠菜、龙须菜、紫菜、蘑菇、香菇、香椿头、花菜、青芦笋、豆苗之类，因含嘌呤较多，也应忌食。一定要禁酒，尤其是啤酒，也不宜喝咖啡、浓茶。

酸性食物易致体内尿酸盐含量增多而加重病情，故香醋、泡菜、柠檬、杨梅、石榴等酸性食品，亦应忌食。

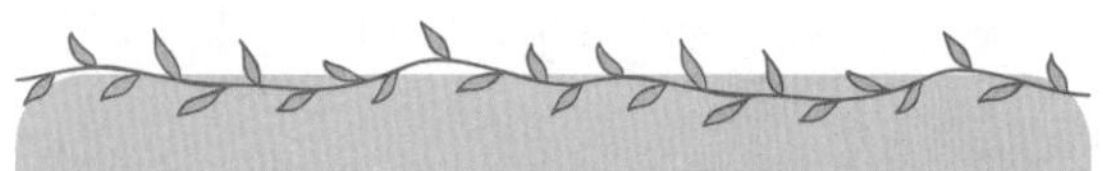

**小贴士**

海鲜与啤酒同吃，这可以说是吃海鲜最不健康的搭配方法，却又是大家最“乐”在其中的。海鲜是高蛋白食物，会与啤酒中的核酸形成尿酸。虽然“海鲜啤酒同吃惹痛风”的说法用在健康人身上并不准确，但两者搭配会加重痛风病人的病情，也会诱发尿酸高的人患上痛风。而现在常在外就餐的中青年人，正是尿酸过高的高危人群。

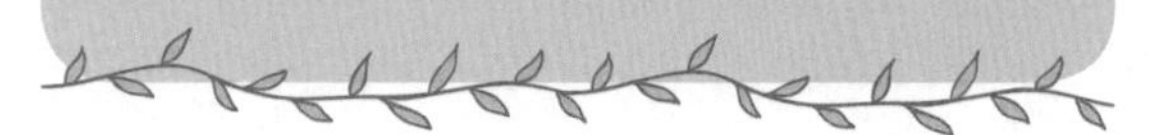

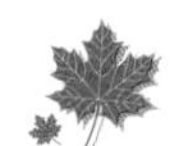

## 反式脂肪——健康新危害

近来反式脂肪的话题相当热门，但多数人对这个新名词仍一知半解。植物油经氢化处理，就会变成反式脂肪，原本在室温下呈液态也转变为固态或半固态，由于反式脂肪较耐高温、稳定、不易变质酸败且成本低，更适合食品加工使用，故常应用在烘焙、油炸及加工食品上，包括蛋糕、面包、饼干、薯片，以及几乎所有市售的油炸食物。

对人体而言，氢化后的反式脂肪虽是植物油，不含胆固醇，但对身体却有不良影响，包括增加坏的胆固醇（LDL）、降低好的胆固醇（HDL）、提高心血管疾病的风险等；流行病学研究便发现，反式脂肪摄取与冠状动脉心脏病、糖尿病的危险性都密切相关。研究显示，如果每天摄入反式脂肪 5 克，心脏病的发病率会增加 25%。

要防堵生活中的反式脂肪，您可以这么做：

· **注意营养标示**

消费者在采买食品时时可多注意包装上的营养标示，如出现反式脂肪、氢化油、转化油、半氢化油、起酥油等字样，应尽量避免食用。

· **少吃加工食品**

无营养标示的食品，该如何得知有无反式脂肪？一般来说，反式脂肪较易存在加工、烘焙及油炸食品中，所以饼干、薯条、甜甜圈、洋芋片及油炸物，特别是多层次、酥脆的西点，都应少吃为妙。此外，喝茶、咖啡勿加奶精，改用脱脂或低脂牛奶，也可避免反式脂肪。

· **多摄取天然食物**

蔬菜、水果、全谷类、鱼、豆类等天然食材都不含反式脂肪，而减少外食次数，尽量在家料理烹调，也可避免吃进反式脂肪；如果外食无法避免，应变换不同的饮食形态，减少油炸食物的摄取。

值得注意的是，反式脂肪固然应该敬而远之，但一般脂肪摄取过多，也可能增加心血管疾病、癌症、肥胖等慢性病的罹患率，因此成人每日脂肪摄取量不应超过 55 克，其中饱和脂肪应低于 18 克，而反式脂肪则是愈低愈好。

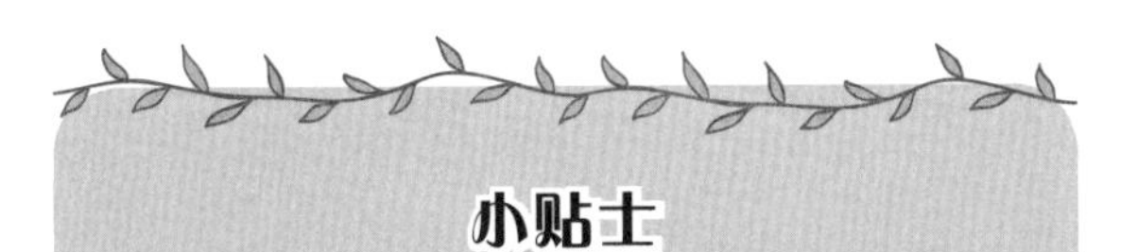

**小贴士**

日常饮食中的可见脂肪如烹调用油、动物皮、肥肉，以及不可见脂肪如烘焙、加工食品等，都应少吃，自然能远离饱和及反式脂肪的危害；尤其高血压、高血脂、肥胖、代谢症候群等高危险族群，更应多吃蔬菜、水果，提高纤维素的摄取，少油、盐的使用，饮食清淡，再配合运动，才是确保健康的不二法门。

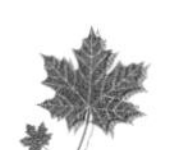

## 各种果汁的健康功效

**· 苹果汁**

可以帮助我们调理肠胃，并促进肾机能、预防高血压。

**· 葡萄柚汁**

能够降低体内的胆固醇含量，并预防感冒和牙龈出血的症状。

**· 菠萝汁**

能够消肿，帮助肠胃蠕动与促进消化。饮用之后，还能舒缓喉咙的疼痛，若现在正被感冒病毒侵袭的您，苦于喉咙痛而难以出声的，不妨多喝一点。

**· 奇异果汁**

肠胃不好、常闹肚子的人则可以多喝奇异果汁，其里面富含丰盛的维生素 C，能够清热生津，并帮助止住上吐下泻，相当有用，草莓汁也有相同的妙用喔！

**· 红萝卜汁**

它的好处也多着呢！因为它能刺激胆汁的分泌，并帮助中和胆固醇，还可增加肠壁的弹性以及安抚神经。

**· 胡萝卜汁**

胡萝卜汁含有丰富的维生素 A 原。维生素 A 原在体内可转化为维生素 A。维生素 A 具有滑润、强健皮肤的作用，并可防治皮肤粗糙及雀斑、老年斑。

**· 芹菜汁**

可帮助补充体力，并舒缓焦虑及舒解压力。

香蕉汁

较少人喝，能提高精力，并强健肌肉，畅通血脉，以及滋润肺肠。

**· 葡萄汁**

能调节心跳，并加强肾、肝功能，也有助于消化。

**· 柠檬汁**

因含有丰富的维生素 C，100 克柠檬汁中含维生素 C 可高达 50 毫克。还含有钙、磷、铁和 B 族维生素等。能止咳化痰，有助于排除体内毒素。常饮柠檬汁，不仅可以白嫩皮肤，还防止皮肤血管老化，消除面部色素斑，是美容养颜的圣品。

**· 柳橙汁**

可预防心脏病、中风、伤风、感冒和瘀伤，滋润健胃，妙用多多，还可强化血管，难怪广受欢迎。

**·椰子汁**

可有助于预防心脏病，关节炎和癌症，强健肌肤，滋润止咳，但冬天则不宜多喝。

**·芒果汁**

多喝有助于消化，还可防止晕船呕吐呢！

此外，夏天喝哈密瓜汁和西瓜汁有利消暑、降血压，还有利尿作用，而受女性青睐的木瓜汁则可消滞润肺，帮助消化蛋白质。

**·西红柿汁**

西红柿汁中含有丰富的维生素C，被誉为“维生素C的仓库”，而维生素C可抑制皮肤内酪氨酸酶的活性，有效减少黑色素的形成，从而使皮肤白嫩、斑痕逐渐消退。

**·黄瓜汁**

黄瓜汁中含有抗氧化成分，可抗皮肤的氧化而延缓皮肤衰老，消除皮肤生成的雀斑、老年斑等。

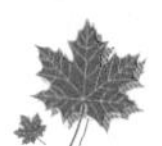

## 喝豆浆别犯这些错

豆浆，老百姓爱喝、常喝，可是别犯下面这些错误，才能更好地为健康加分。

**错误**　早晨空腹喝豆浆，营养能被很好地吸收。

**建议**　如果空腹饮豆浆，豆浆里的蛋白质大都会在人体内转化为热量而被消耗掉，营养就会大打折扣，因此，饮豆浆时最好吃些面包、馒头等淀粉类食品。另外，喝完豆浆后还应吃些水果，因为豆浆中含铁量高，配以水果可以促进人体对铁的吸收。

**错误**　煮豆浆时，往豆浆里加个鸡蛋，会更有营养。

**建议**　豆浆中不能冲入鸡蛋，因为蛋清会与豆浆里的胰蛋白结合产生不易被人体吸收的物质。

**错误**　豆浆营养丰富，男女老幼，人人都适宜。

**建议**　豆浆性平偏寒，因此常饮后有反胃、嗳气、腹泻、腹胀的人，以及夜间尿频、遗精的人，均不宜饮用豆浆。另外，豆浆中的嘌呤含量高，痛风病人也不宜饮用。

**错误**　自己动手做豆浆，豆浆只要加热就行了。

**建议**　饮未煮熟的豆浆会中毒，因为生豆浆中含有皂素、胰蛋白酶抑制物等有害物质，未煮熟就饮用不仅会难以消化，而且还会出现恶心、呕吐和腹泻等中毒症状。

**错误**　豆浆一次喝不完，可以用保温瓶储存起来。

**建议**　不要用保温瓶储存豆浆。豆浆装在保温瓶内，会使瓶里的细菌在温度适宜的条件下，将豆浆作为养料而大量繁殖，经过3~4小时就会让豆浆酸败变质。

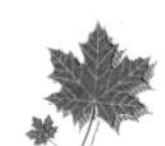

## 防春困午餐来杯酸梅汤

初春乍暖还寒，季节在交替过程中，人的身体需要一段时间才能适应过来，而就在冬春交接这段时间里，我们常会感到疲乏无力、打不起精神，这就是俗称的“春困”。

尤其是有心脑血管方面疾病的人群，由于血管情况不佳，血液循环不良，大脑缺血、缺氧比较严重，春困的反应也就大而且持续时间长。

温馨提示：如果最近您也遇到类似情况，不妨多喝点酸梅汤。酸梅汤的保健功效——解春困，促消化，解疲劳。

首先，酸梅中特殊的枸橼酸，它能有效抑制乳酸，并驱除使血管老化的有害物质。身体内乳酸含量过高，是导致人疲劳的重要原因。因此，当熬夜工作或觉得精神疲惫时，喝杯酸梅汤可以起到很好的提神作用，让肌肉和血管组织恢复活力。

其次，酸梅中的有机酸含量非常丰富，如柠檬酸、苹果酸等。这么多酸性物质还可以促进唾液腺与胃液腺的分泌，不仅生津止渴，出外游玩时也能避免晕车，或者在喝酒过多后，起到醒酒的作用。每天午餐来一杯酸梅汤，不但有助于促进消化，还能防止下午工作时犯困。

春天人容易肝火旺，此时就更应该多吃酸梅。它不但能平降肝火，还能帮助脾胃消化、滋养肝脏。另外，酸梅还是天然的润喉药，可以温和滋润咽喉发炎的部位，缓解疼痛。

酸梅汤、酸梅晶超市里都能买得到。如果有时间，还可以根据自己的口味，在家自制不同风味的酸梅汤。例如用酸梅 20 克、甘草 10 克、红枣 10 个，加白糖适量，煮点红枣酸梅汤，可起到解渴健脾的作用。或者用绿豆 100 克、酸梅 50 克，加白糖煮成绿豆酸梅汤，能够清热解暑、生津止咳。

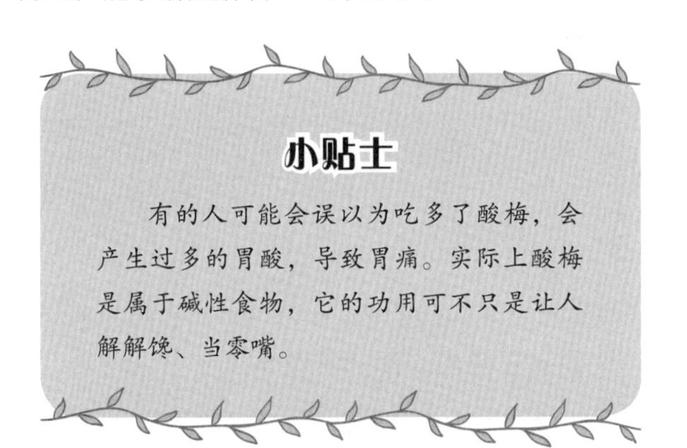


## 农历三月三，荠菜当灵丹

春季到了，万物生发，山野里长出了许多可供食用的野菜，富含美味又有食疗作用，像南方田头溪边常见的荠菜就深为人们所喜爱。

常吃荠菜，对防治麻疹、皮肤角化、呼吸系统感染、软骨病、前列腺炎、泌尿系感染等均有较好的疗效。荠菜全草均可入药，其花是止血良药，种子还可以明目去风，治疗眼病和黄疸。南方有“三月三，荠菜当灵丹”之说，说明春季新生的荠菜具有很高的营养保健价值。民间用荠菜和粳米熬制成荠菜糊，古称“百岁羹”，老年人常食用既可防病又可延年益寿。

春季适合人们食用的，以荠菜为主的几道简单药膳和汤饮：

**· 石榴皮荠菜粥**

治疗急、慢性胃肠炎和急性腹泻。

石榴皮（干品）15 克，鲜荠菜 50 克，大米 100 克，蜂蜜 30 克。

将石榴皮用干净纱布包好；锅内加水适量，放入石榴皮袋、大米煮粥，八成熟时加入鲜荠菜末，再煮至粥熟，拣出石榴皮袋，调入蜂蜜即成。每日 2 次，连服 3~5 天。

石榴皮性温，味甘、涩，有涩肠止泻等功效。荠菜性平，味甘，有清热止血、平肝明目、和脾利水等功效。

**· 荠菜苦瓜瘦肉粥**

治疗高血压引起的头晕头痛，口渴咽干，或目赤肿痛等。

鲜荠菜 50 克，鲜苦瓜 100 克，猪瘦肉 100 克，粳米 100 克，料酒、盐各适量。

荠菜洗净，切段。苦瓜洗净，切成片。瘦猪肉洗净，切成片，用料酒、盐腌10分钟。锅内加入清水，将粳米熬粥约30分钟，加入苦瓜、荠菜和焯去血水的瘦肉片，再煮10分钟，加适量调料调味即成。

此汤有清热润燥、清肝明目的功效。

**·荠菜茶**

防治高血压。每年春季采集荠菜全草，洗净晾干后切碎。每次取10~15克沸水冲泡，可以长期服用。能治疗肝阳上亢型头晕目眩之高血压病患者。

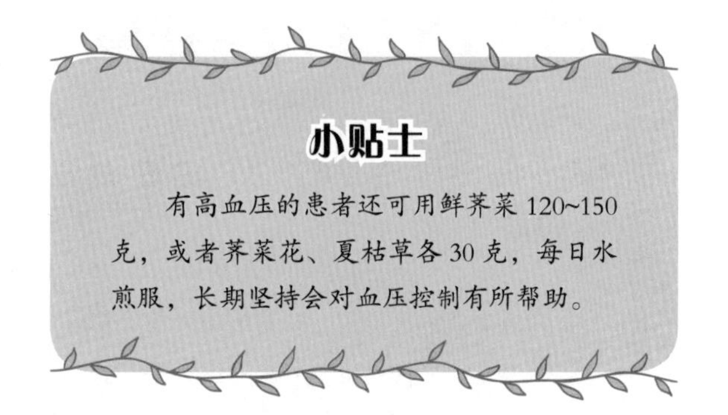

**小贴士**

有高血压的患者还可用鲜荠菜120~150克，或者荠菜花、夏枯草各30克，每日水煎服，长期坚持会对血压控制有所帮助。

## 千万不要吃"错"药

生病就难免吃药打针，然而任何药物都会有各种毒副作用、过敏反应或种种用药禁忌，民间也经常说：是药三分毒。错误的用药习惯，会给机体带来更大的损害。

**·超剂量用药，增加肝肾负荷**

有些急性子的病人吃了两片药觉得不管用就再吃两片。本应八小时服用一次的药物，病人随意缩短时间服用。其实，药物服用的剂量和时间都是临床前和临床试验做出来的，其中有重要的药物动力学和药效动力学的变化规律，绝不是随意制定的。药物用量超出治疗剂量范围，轻则产生毒副反应，损害人体健康，重则危及生命。专家们认为，一般药物的疗效，不会因为剂量增加而提高，相反只会增加其肝肾功能的排泄负担，损害脏器。

如链霉素用量过大，可引起头晕、耳聋；庆大霉素用量过大，可引起尿蛋白和血尿等。常用的营养药多吃、超剂量服用，同样也没有好处。超剂量服用鱼肝油或维生素A，会引起骨痛、皮肤发痒、毛发脱落、食欲减退等症状。

**·超范围用药，易致细菌耐药**

超范围用药是指有些病症本来不在药品说明书标注的适应症范围内，患者却擅自服用该药。如感冒了人们经常要吃抗生素"消炎"，但其实普通感冒大多是病毒引起的，抗生素只针对细菌引起的感染，对病毒没有作用。不仅如此，滥用抗生素还会引起恶心呕吐、耳聋、肾衰等不良反应，甚至使细菌产生耐药性。

**·盲目合并用药，花钱买危险**

在临床上，合并用药普遍存在，使用得当，可以提高疗效，减少不良反应的发生。然而盲目并用就不安全了。有些药物之间会产生一些不良的相互作用：有些药物合并使用会增加毒性；有些药物合并使用使治疗作用相互抵消；还有些同类作用相似的药物，合并使用使体内血药浓度增加，从而在治疗疾病的同时，使毒副作用也增加。

如感冒药种类多，虽然名称不一，但所含成分大多类似。病人吃了一片白加黑觉得不管用，就再吃个百服宁吧。其实两种药里都含有250毫克的对乙酰氨基酚，使得药物超量，可能会对肝肾或身体其他系统造成损害。

**·是药三分毒，中药不例外**

在许多人眼里中药是安全无毒的，药品一旦标明“纯中药制剂”总会赢得人们的青睐。其实，“是药三分毒”这句话同样适用于中药，几年前发生的患者服用龙胆泻肝丸造成尿毒症的事件正是因为龙胆泻肝丸中一味名叫“关木通”的中药含有马兜铃酸的物质，而这种物质正是尿毒症的罪魁祸首。

有资料显示，中草药所致的不良反应逐年增多，已经排在所有药物不良反应的前三位。常见的可以损害肝脏的中草药为数不少，苍耳子是治疗鼻炎、头痛的常用药物，但其所含的毒蛋白和毒甙能损害肝脏，引起暴发性肝衰竭。雷公藤或雷公藤多甙片是治疗肾病的常用中药，但它们可以引起转氨酶升高和肝肿大。

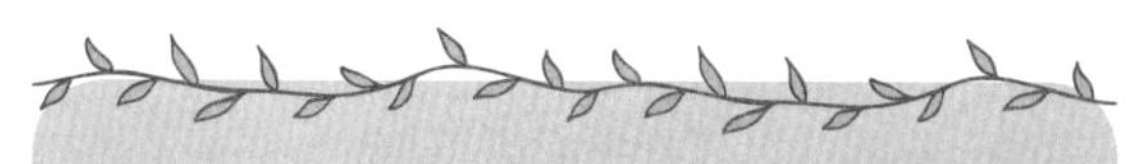

**小贴士**

**肝肾为何最受伤**

药物被吸收入体内后，都会通过肝脏代谢，进行生物转化。在肝脏，药物通过氧化、还原、水解和结合四步反应，大部分的药物会生成水溶性强、极性高的代谢产物。这些产物难于从肾小管重吸收而易于排出体外。如果药物对肝细胞有毒害作用，或机体对药物有过敏反应，即可引起肝脏的损害，医学上称之为药物性肝病。特别是用量过大或用药时间过长，即可对肝脏造成损害。特别是在不恰当地联用多种药物时，毒性更会增加。

作为重要的药物排泄渠道，肾脏中的肾小球、肾小管很容易受到高浓度药物的伤害。许多急性肾功能衰竭都是由于某些药物成分结晶后阻塞肾小管形成的。

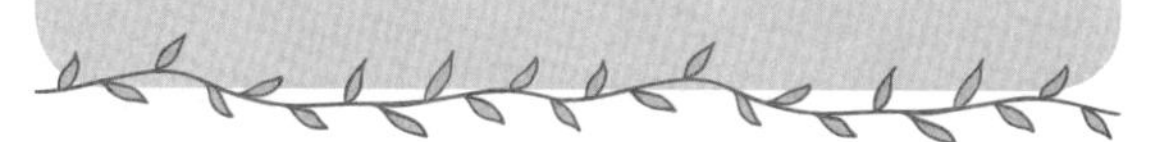

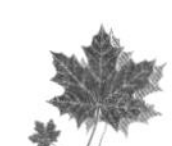

## 剩菜加热有讲究

人们外出就餐常会遇到饭菜吃不完打包回来的情况。在食用剩菜前要先加热，以达到灭菌的目的。但您知道吗？剩菜加热也有讲究。

**· 肉类加热时放点醋**

这类食品含有比较丰富的矿物质，这些矿物质加热后，会随水分一同溢出。在加热时加上一些醋，矿物质与醋酸会合成醋酸钙，这样不仅提高了它的营养，还有利于人体吸收利用。

**· 海鲜类加热时加点料**

海鲜类食品在加热时最好另外加一些酒、葱、姜等辅料，这样不仅可以提鲜，还具有一定的杀菌作用，可以杀灭潜伏其中的副溶血性弧菌，防止引起肠胃不适。

**· 淀粉类 4 小时内吃完**

打包回来的淀粉类食品，最好在 4 小时内吃完，因为它们容易被葡萄球菌寄生。而这类细菌的毒素在高温加热之下也不会被分解，解决不了变质问题。所以，这类食物如在短时间内还没有吃完，那么即使从外观看没有变质也不要再食用了。

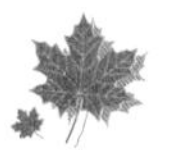

## 对人体有害的动物器官不能吃

动物并非全身都是宝，其身上的某些部位若误食就会影响健康，甚至产生疾病。因此，营养专家提醒，在宰割加工或烹制时，对于下列十大动物器官应当引起重视，认真处理掉。

**· 可能引起中毒的鱼腹内的黑膜**

鱼的腹腔内壁上都长有一层薄薄的黑膜，这种黑色的薄膜是鱼腹中的保护层，它一方面保护腹腔内壁不受腹内各种器官的摩擦，另一方面防止内脏器官分泌的各种有害物质通过肠壁渗透到肌肉中去。这层黑膜是鱼腹中各种有害物质的汇集层，若被人们食用，会引起中毒。所以，各种鱼腹内壁上的黑膜都是不能食用的，必须清除干净。

**· 导致某些疾病复发的鲤鱼筋**

鲤鱼脊背两侧各有一条白筋，它是造成鲤鱼特殊腥味的物质，而且它还属于强化性物（俗称“发物”），不适于有些病人食用。因此，在烹制前应将它抽出来。抽筋时，在靠鱼鳃处后及近尾部约3.3厘米处各横切一刀，深至脊骨，再用刀从尾向头拍，使鳃头刀口内的筋暴露出来，然后用镊子夹住显露出来的白筋，轻轻拉出便可。

**· 有储藏病毒仓库之称的鸡鸭尾脂腺**

鸡尾脂腺或鸭尾脂腺，即尾尖，俗称为鸡、鸭屁股，它是淋巴最集中的部位。淋巴中的巨噬细胞具有很强的吞噬病毒、病菌等有毒物质的能力，但吞食后只能储存于囊内，不能分解，时间一长，鸡、鸭尾脂腺就成了储藏病毒和致癌物质的“仓库”，因此在烹调时应将尾脂腺切除。

**· 残留病菌的鸡、鸭肺**

鸡、鸭肺中的肺泡细胞具有很明显的吞噬功能，它能够吞噬鸡、鸭吸入的微小灰尘颗粒和各种致病细菌．虽然有些病菌可能被中性细胞消灭，但肺泡中仍残留少量死亡病菌和部分活病菌。烹调时，必须将肺除去。

**· 引发中毒成分不易破坏的牲畜甲状腺**

牲畜甲状腺位于胸腔入口处的正前方，与气管的腹侧面相连，是成对器官。甲状腺所含成分主要是甲状腺素和三碘甲状腺氨酸，一般烹调不易破坏，食后易引起中毒。

**· 能扰乱人体代谢的肾上腺**

肾上腺俗称副肾或小腰子，位于肾的前端，呈褐色。同甲状腺一样，当人误食后，会发生肾上腺素过剩，从而扰乱代谢，出现恶心呕吐，重者出现瞳孔散大等中毒症状。

**· 引发中毒的淋巴结**

多在家畜腹腔沟、肩胛前和腰下等处，呈圆形，俗称“花子肉”，是动物体内的防御器官，亦是微生物和异物的聚积处，必须除掉。

**· 病毒组织羊悬筋**

羊悬筋又名蹄白珠，是羊蹄内发生病变的一种病毒组织，一般为串形或圆粒形的，必须摘除。

**· 臭气熏天的兔臭腺**

兔体有3对腺体，其味极臭，必须摘除，否则与肉同煮时，就会发生异味，无法入口。这三对腺体分别位于：白色鼠鼷腺，雄兔位于阴茎背两侧皮下，雌兔位于阴蒂背两侧皮下，该腺分泌物为黄色而奇臭；褐色鼠鼷腺，紧挨着白色鼠鼷腺；直肠腺，位于直肠末端两侧壁上，呈长链状。

**小贴士**

各种鱼类的胆，有毒性，不能吃，必须摘掉。洗鱼时，尽可能避免鱼胆的破碎，万一鱼胆破裂，污染鱼肉，必须用黄酒、小苏打涂抹在被污染的鱼肉表面，然后再用清水反复漂洗，才可进行烹调。因为鱼胆中含有“鱼胆毒素”，这种毒素毒性很强，而且具有耐热、耐酸的特性，在烹调中不会被分解。

## 错误的菜肴搭配有哪些

**·马铃薯烧牛肉**

由于马铃薯和牛肉在被消化时所需的胃酸的浓度不同，势必延长食物在胃中的滞留时间，从而引起胃肠消化吸收时间的延长，久而久之，必然导致肠胃功能的紊乱。

**·葱拌豆腐**

豆腐中的钙与葱中的草酸，会结合成白色沉淀物——草酸钙，同样造成人体对钙的吸收困难。

**·豆浆冲鸡蛋**

鸡蛋中的黏液性蛋白会与豆浆中的胰蛋白结合，从而失去二者应有的营养价值。

**·茶叶煮鸡蛋**

茶叶中除生物碱外，还有酸性物质，这些化合物与鸡蛋中的铁元素结合，对胃有刺激作用，且不利于消化吸收。

**·炒鸡蛋放味精**

鸡蛋本身含有许多与味精成分相同的谷氨酸，炒鸡蛋时放味精，不仅不会增加鲜味，反而会破坏和掩盖鸡蛋的天然鲜味。

**·红白萝卜混吃**

白萝卜中的维生素 C 含量极高，但红萝卜中却含有一种叫抗坏血酸的分解酵素，它会破坏白萝卜中的维生素 C。一旦红白萝卜配合，白萝卜中的维生素 C 就会丧失殆尽。不仅如此，在与含维生素 C 的蔬菜配合烹调时，红萝卜都充当了破坏者的角色。

**·萝卜等十字花科蔬菜与水果同吃**

近年来科学家们发现，萝卜等十字花科蔬菜进入人体后，经代谢，很快就会产生一种抗甲状腺的物质——硫氰酸。该物质产生的多少与摄入量成正比。此时，如果摄入含大量植物色素的水果如橘子、梨、苹果、葡萄等，这些水果中肠道被细菌分解，转化成羟苯甲酸及阿魏酸，从而诱发或导致甲状腺肿。

**·海味与水果同食**

海味中的鱼、虾、藻类，含有丰富的蛋白质和钙等营养物质，如果与含有鞣酸的水果同食，不仅会降低蛋白质的营养价值，且易使海味中的钙质与鞣酸结合成一种新的不易消化的物质，这种物质会刺激胃而引起不适，使人出现肚子痛、呕吐、恶心等症状。含鞣酸较多的水果有柿子、葡萄、石榴、山楂、青果等。因此这些水果不宜与海味菜同时食用，以间隔两个小时为宜。

**·牛奶与橘子同食**

刚喝完牛奶就吃橘子，牛奶中的蛋白质就会先与橘子中的果酸和维生素 C 相遇而凝固成块，影响消化吸收，而且还会使人发生腹胀、腹痛、腹泻等症状。

**·酒与胡萝卜同食**

最近，美国食品专家告诫人们：酒与胡萝卜同食是很危险的。专家指出，因为胡萝卜中丰富的胡萝卜素与酒精一同进入人体，就会在肝脏中产生毒素，从而引起肝病。特别是在饮用胡萝卜汁后不要马上去饮酒。

**·白酒与汽水同饮**

因为白酒、汽水同饮后会很快使酒精在全身挥发，并生产大量的二氧化碳，对胃、肠、肝、肾等器官有严重危害，对心脑血管也有损害。

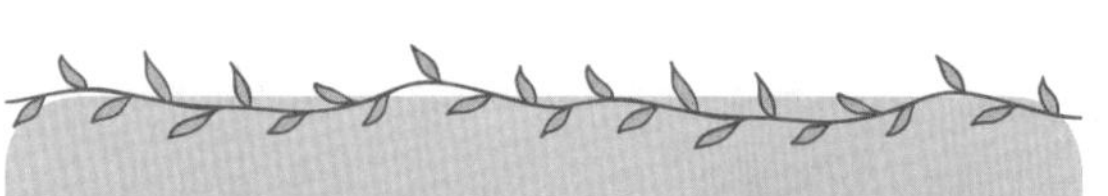

**小贴士**

有的人在吃肉食、海味等高蛋白食物后，不久就喝茶，以为能帮助消化。殊不知，茶叶中的大量鞣酸与蛋白质结合，会生成具有收敛性的鞣酸蛋白质，使肠蠕动减慢，从而延长粪便在肠道内滞留的时间。既容易形成便秘，又增加有毒和致癌物质被人体吸收的可能性。

## 12种简易养生技法

**·梳头**

各式梳子或手指均可，每日梳数十至百下，具有按摩头皮、醒脑开窍的功效，对视力，听力也很有帮助。

**·鸣鼓**

以手掌紧压住双耳数秒，然后迅速脱离，此法可振动耳膜，减缓耳窝退化；闲时也可常按摩耳朵，不论揉、挑、弹，各种手法均可，可立即改善头痛、晕车等诸多不适,体质虚弱者常按摩耳朵,还可防止感冒。

**·揉眼**

用手部柔软的部位，揉按眼睛、眼眶四周，促进眼周血液循环，可明目、醒脑，还兼具美容作用。

**·捏鼻**

常以两手食指摩擦鼻翼两旁的迎香穴，或在鼻上搓捏，可促进嗅觉灵敏，减少鼻过敏或呼吸道感染机会。

**·叩齿**

齿对齿轻叩，或牙齿空咬，可防止牙龈退化、牙周病等口腔问题；此法还可促进脸颊肌肉活动，使脸颊丰润，防止双颊下垂。

**·吞津**

闭口做漱口状数回，然后吞下口水。人的唾液未接触空气氧化时，并不会发生异味，反而有股香甜滋味。唾液中含有许多消化酵素与营养成分，常吞津有助消化功能。

**·转颈、耸肩**

肩颈部有脊椎及许多通往头部的重要血管，常转动颈部，耸耸肩膀，帮助肌肉活络，年老时发生脑血管疾病的几率会大幅降低。

**·干擦**

用手掌或干毛巾在脸部抹擦数回，胳膊等裸露处也可以用此法抹擦，有助皮表循环，皮肤润泽。

**·拍肩**

左手自然上甩拍右肩，右手拍左肩，也可用手掌自然交替拍腿。

**·转腰**

右手顺弯腰之势向左脚尖伸展，起身，换左手向右脚尖伸展，轮替数回。

**·握拳**

双手紧握后放松，反复数回，直立或坐姿时均可进行。

**·踩脚尖**

右脚跟踩左脚尖，左脚跟踩右脚尖，交替数回。

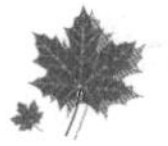

## 10分钟降压保健操

**·预备动作**

坐在椅子或沙发上，姿势要自然端正，正视前方，两臂自然下垂，双手手掌放于大腿上。膝关节呈 90 度角，两足分开与肩同宽，全身肌肉放松，呼吸均匀。

**· 按揉太阳穴**

（在颞部，眉梢与外眼角连线的中点，向后约 1 寸的凹陷处）按揉太阳穴，顺时针旋转，一周为一拍，约做 32 拍。此"按揉法"的功效可疏风解表、清脑明目、止头痛。

**· 按摩百会穴**

百会穴位于头顶正中央（头部正中线与两耳尖连线的交点处），用左或右手掌紧贴百会穴旋转，一周为一拍，共做 32 拍。此法可降血压、宁神清脑。

**· 按揉风池穴**

以双手拇指螺纹面按揉双侧风池穴（以头部正中线为对称轴，穴位就在后头骨下两条大筋外缘的陷窝中，与耳垂齐平，图示参见本书第 286 页），顺时针旋转，一周为一拍，约做 32 拍。

**· 摩头清脑**

两手五指自然分开，用小鱼际从前额向耳后分别按摩，从前至后弧线行走一次为一拍，约做 32 拍。此法功效：舒筋通络，平肝息风，降血压，清脑。

**· 擦颈降血压**

先用左手大鱼际擦抹右颈部胸锁乳突肌，再换右手擦左颈，一次为一拍，共做 32 拍。此法功效可解除胸锁乳突肌痉挛，降血压。

**· 揉曲池穴降血压**

先用右手再换左手先后按揉肘关节处曲池穴（肘关节弯曲成直角，顺着横纹指示的方向，曲池穴就在肘外侧横纹尽处凹陷的地方），旋转一周为一拍，共做 32 拍。此法功效可清热、降血压。

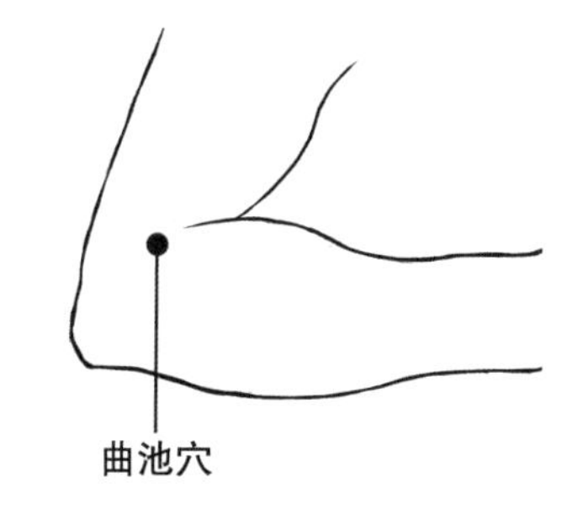


**· 揉关宽胸**

先用右手大拇指按揉左手内关穴（在前臂掌侧中线，腕横纹上三横指，两筋之间），然后用左手按揉右手内关穴，以顺时针方向按揉一周为一拍，共做 32 拍。功效为舒心开胸。

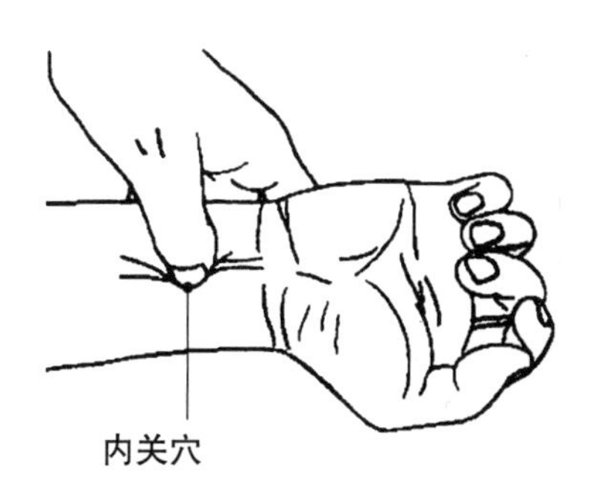


**· 引血下行**

分别用左右手拇指按揉左右小腿足三里穴（在小腿前外侧，外膝眼下 3 寸，距胫骨前缘一横指，也就是外膝眼下四横指的地方，图示参见本书第 29 页），旋一周为一拍，共 32 拍。此法功效为健脾和胃，引血下行。

**· 扩胸调气**

两手放松下垂，然后握空拳，屈肘抬起，提肩向后扩胸，最后放松还原。

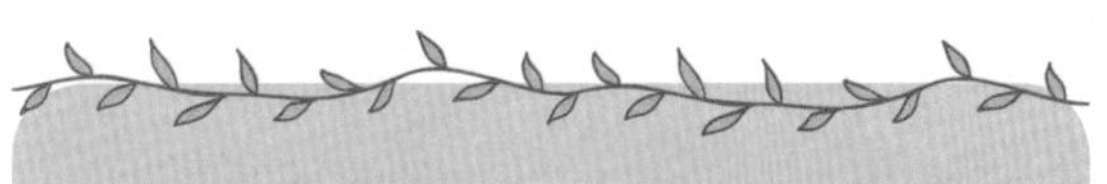

**小贴士**

降血压保健操做一遍大约需10分钟，简单易学，效果明显，按摩时穴位要准确，以局部酸胀、皮肤微红为度。第一、二期高血压患者每天要持续做2至3遍，可达到降血压、清脑、镇痛、宽胸、安神等功效，使血压保持稳定。

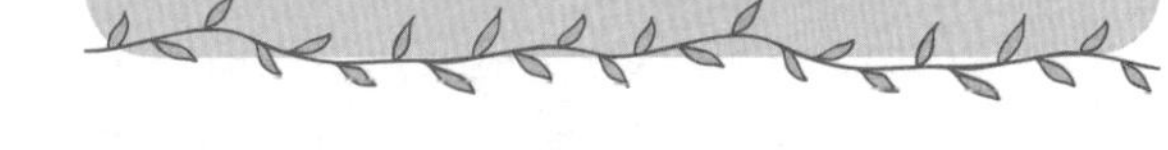

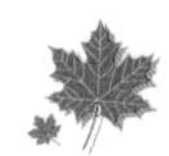

## 十谷健康粥

· 材料

糙米、黑糯米、小米、小麦、荞麦、芡实、燕麦、莲子、麦片和红薏仁等份量混合而成。以上十种，可同时煮熟。

· 作法1

晚上时，将十谷米一杯用水洗净，加水七杯，放入焖烧锅内锅中烧开再煮十五分钟，放入外锅中加盖，翌日早晨上班前即可食用。可多煮一点，供三四天食用。

· 作法2

晚上时，将十谷米三杯泡水4小时，放入电饭锅中，再加水5杯煮成干饭，待冷却后放入冰箱。翌日早晨上班前，取酌量加水四杯煮成稀饭。

备注：小孩子若因口感不喜欢吃时，可加入几粒龙眼干或葡萄干。

· 成分

十谷健康米，据科学分析其成分有100多种有益人体健康的物质，如维生素B族（$B_1$，$B_2$，$B_6$，$B_9$，$B_{12}$）、维生素C、维生素A、维生素E、维生素K、维生素D，矿物质（钙、铁、镁、钾），微量元素（锌、钼、锰、锗），酵素，抗氧化物，纤维素，氨基酸，生物素，具有降血压、降胆固醇、清除血栓、舒缓神经之功用，对便秘、高血压、皮肤病、阑尾炎、失眠、口角炎效果不亚于医药，最重要的是没有副作用。白米因除去糖麸及胚芽，仅剩碳水化合物，只提供热量，营养价值远低于十谷米。

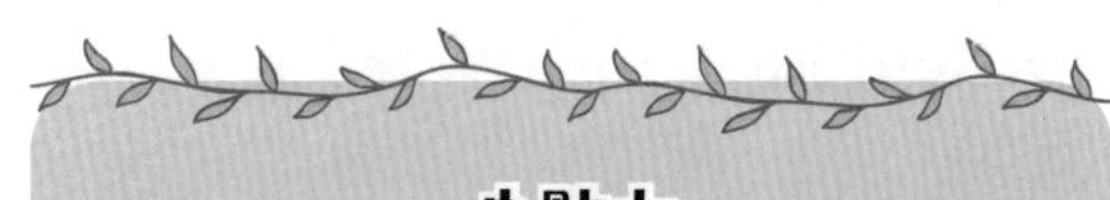

**小贴士**

要健康长寿，每天要吃多种类食物，以补充每日新陈代谢所需之酵素。多吃十谷米，可预防血管硬化、脑中风、痛风、心肌梗死、癌症等现代文明病。每天一碗十谷健康粥，健康长寿到一百。

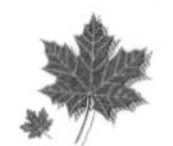

## 要适量吃炖烂的肥肉

长期以来，许多人总把吃肥肉与得高血压、冠心病、肥胖症等联系在一起，好像吃肥肉就是人们得这些疾病的罪魁祸首，甚至有些人连稍肥一点的肉都不吃，其实，这是对肥肉的一种误解。

我们说的肥肉主要指的是猪肥肉，比如五花肉（猪腹部）、肘子肉（猪后腿）上的一些部分。从营养上来说，适当地吃这些肥肉不仅对身体无害，而且还有益于人体的健康。特别是常吃炖得熟透了的肥肉（炖两小时左右），还可以降血脂、降血压、降胆固醇，延年益寿并且益智美容。

日本曾对数十名百岁老人的饮食习惯进行调查，发现大多数长寿老人除了爱劳动、爱活动、乐观以外，几乎 90% 以上的人都爱吃炖烂的肥猪肉，而这些老人中没有一个得高血压、冠心病、肥胖症和动脉硬化的。

有关专家通过实验指出，随着肥肉炖的时间的增长，猪肉中的饱和脂肪酸含量大幅度下降，炖了两个小时以上的肥肉可下降 46.5%，达到最低点。而单不饱和脂肪酸和多不饱和脂肪酸随烹饪时间的增长而不断增加，在两小时后，达到最高值。

这样，相当于让肥肉中对人体不利的因素（饱和酸和胆固醇）转化为对人体有利的因素（单、多不饱和脂肪酸）。同时，炖烂的肥肉保留了猪肉原本的营养成分（丰富的维生素 $B_1$、蛋白质和必需的脂肪酸），而且胶质部分更容易被人体消化吸收。

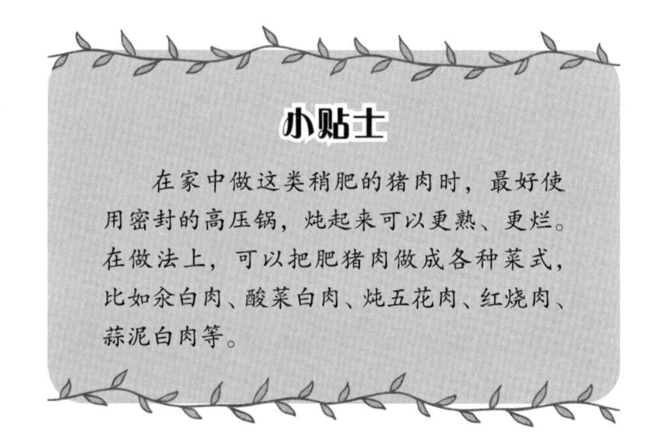


## 错误的服药方法

**· 错误一：一日三餐前后服药**

药品说明书上简单写着“1 日 3 次，饭前服用”，所以。一些人便每日准时在三餐前服药。事实上，这种方法是错误的。

“1 日 3 次”是药物学家根据实验测定出药物在人体内的代谢速率后规定的，意思是将一天 24 小时平均分为 3 段，每 8 小时服药一次。只有按时服药才能保证体内稳定的血药浓度（血液中药物的浓度），达到治疗的效果。如果把 3 次服药时间都安排在白天，会造成白天血药浓度过高，给人体带来危险，而夜晚又达不到应有的血药浓度。

“饭前服用”则是指药物需要空腹（餐前 1 小时或餐后 2 小时）服用以利吸收。因此，如果在饭前吃了一大堆零食，那么此时的“饭前”便不等于“空腹”。反之，“饭后服用”则是指饱腹（餐后半小时）时服药，以利用食物减少药物对胃肠的刺激或促进胃肠对药物的吸收。同样，如果在饭前刚吃了不少零食，也不必非要等到饭后才服药。

**· 错误二：躺着服药**

躺着服药，药物容易黏附于食道壁，不仅影响疗效，还可能刺激食道，引起咳嗽或局部炎症，严重的甚至损伤食道壁，埋下患食道癌的隐忧。因此，最好是站着或坐着服药。

**· 错误三：干吞药片**

一些人为了省事，在服药时不喝水，而是直接将药物干吞下去。其实，这也是非常危险的：一方面，可能与躺着服药一样损伤食道，甚至程度更严重；另一方面，没有足够的水来帮助溶解，有些药物容易在体内形成结石，例如复方新诺明等磺胺类药物。

**· 错误四：将药片掰碎或以水溶解后服用**

一些人吞药困难或怕孩子噎住，就自作主张地把药片掰碎或用水溶解后再服用，这样不仅影响疗效，还会加大药物的不良反应。以阿司匹林肠溶片为例，掰碎后由于没有肠溶衣的保护，药物无法安全抵达肠道，在胃里就被溶解，不仅无法发挥疗效，还易对胃黏膜造成刺激。将药物用水溶解后再服用也有同样的不良影响。

不过，服用一些中成药时则有所不同。例如对于常见的大粒丸剂，就应该用清洁的小刀或手将药丸分成小粒后用温开水送服。为了加速产生药效，还可以用少许温水将药丸捣调成稀糊状后用温开水送服。

**·错误五：用饮料送服**

牛奶、果汁、茶水、可乐等各种饮料都会与药物发生相互作用，可能影响疗效，甚至导致危险。例如用果汁或酸性饮料送服复方阿司匹林等解热镇痛药和黄连素、乙酰螺旋霉素等糖衣抗生素，会加速药物溶解，损伤胃黏膜，重者可导致胃黏膜出血；送服氢氧化铝等碱性治胃痛药，会导致酸碱中和，使药物完全失效；送服复方新诺明等磺胺类药物，则会降低药物的溶解度，引起尿路结石。用茶送服治疗贫血的铁剂，茶中的单宁酸就会与铁结合，减弱疗效。

正确的方法是用温度适中的白开水送药，但以下特殊情况反而有助于发挥药效：以绿茶水送服降压、利尿的西药；以淡盐水送服六味地黄丸、杞菊地黄丸、知柏地黄丸等中成药；以热姜汤送服藿香正气片、香砂养胃丸等中成药；以热米粥送服调理脾胃的中成药。

**·错误六：对着瓶口喝药**

这种情况尤其多见于喝糖浆。这样一方面容易污染药液，加速其变质；另一方面不能准确控制计量，难以发挥最佳药效。

**·错误七：多药同服**

多药同服，药物之间的相互作用就很难避免，甚至还会引起一些意想不到的麻烦。例如，意外怀孕也许不是漏服避孕药，而是在服用避孕药的同时服用了抗结核药物或防止脑溢血的药物，导致避孕药失效。抑郁症的症状得不到控制也不一定是药物疗效不好或个体差异，而是在服用治疗抑郁症药物的同时又服用了抗过敏药。导致治疗心脏病药物失效的原因可能是那些用来治疗咳嗽的甘草片。

**·错误八：喝水过多**

服药后喝水过多也不行？是的！因为这样会稀释胃酸，不利于对药物的溶解吸收。一般来说，送服固体药物1小杯温水就足够了。对于糖浆这种特殊的制剂来说，特别是止咳糖浆，需要药物覆盖在发炎的咽部黏膜表面，形成保护性的薄膜，以减轻黏膜炎症反应、阻断刺激、缓解咳嗽。因此，喝完糖浆后5分钟内不要喝水。

**·错误九：服药后马上运动**

和吃饭后一样，服药后也不能马上运动。因为药物服用后一般需要30-60分钟才能被胃肠溶解吸收、发挥作用，期间需要足够的血液参与循环。而马上运动会导致胃肠等脏器血液供应不足，药物的吸收效果自然大打折扣。

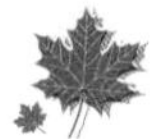

## 10种天然清洁剂还您绿色之家

日常生活中有许多清洁用品，在为人们带来便利的同时，也可能在不知不觉中制造潜在的毒素。

这些化学清洁剂的“出身”都有一个共同点，就是大多以石油化工产品为原料，还加有各种添加剂，比如助溶剂、稳定剂、增白剂、香精等。过多地使用这类清洁剂不仅不利于健康，还会污染环境。

其实只要利用生活中唾手可得的生活用品，如醋、盐、柠檬汁、玉米粉、苏打粉等天然清洁剂，就能有效地清洁空间，让您的居家环境自然又健康。

**· 食盐**

盐的吸附力很强，刚刚洒到衣服或地毯上的水果汁、茶水等，可以用盐吸出来，新衣服用淡盐水洗一遍可防止褪色。此外，用浓盐水擦拭家具，可防止木质朽坏，延长家具的使用寿命。

**· 鸡蛋**

蛋清里含有多种蛋白质和脂肪，而且可以渗透到皮革中将油污溶解，并能保养皮革。脏了的真皮沙发或皮包，用一块干净的绒布蘸些蛋清擦拭真皮表面，既可去除污渍，又能使皮面恢复光亮。

**· 茶叶**

茶叶里含有茶多酚、茶叶碱等多种成分，有吸附异味的作用，是天然的空气清新剂。红茶吸附异味的作用更强，一盆热水里放入150克红茶，放在客厅（或是有异味的房间）中间位置，并且开窗透气，就能消除刺激性气味。

**· 食醋**

食醋的主要成分是醋酸以及有机酸，能溶解油污，还能杀菌、防霉、去除异味。将食醋与等体积的水混合均匀装入喷壶里，先喷在玻璃、镜子或瓷砖上，再用抹布擦拭即可变得非常明亮。用海绵蘸白醋清洗不锈钢台面，可恢复原来的光泽。

**· 小苏打**

小苏打的主要成分是碳酸氢钠，属于食用碱，去污力很强。用60克小苏打和500毫升水混合，制成的苏打水可随时使用，用来擦水龙头和灶台等。

**· 纸巾**

纸纤维可以吸附油性物质，尤其对液体状的油污吸附力大。用柔软的纸巾擦掉碗碟上的油污后，会令清洗更容易。

**· 淘米水**

淘米水中含有粗纤维、钾、淀粉等多种成分，头一两道淘米水呈弱酸性，洗过两遍后就呈弱碱性，洗净力适中，质地温和，被称为“天然洗洁精”。用淘米水洗手，不仅能去污，还能使皮肤滋润光滑。除了洗碗碟与洗菜外，铁质的锅铲、菜刀等用浓淘米水泡过可以去锈。

**· 香蕉皮**

香蕉皮中含有鞣质，与皮革上的污渍相互吸引，既除污又有抛光作用，能保养皮面。用香蕉皮擦拭弄脏了的皮沙发或皮包上的油污，既干净又漂亮；擦皮鞋的效果也很好。

**· 发酸的牛奶**

过期发酸的牛奶虽然不能食用，但却是良好的木地板清洁剂。因为发酸的牛奶中乳酸含量增加，可以去掉污垢，剩余的蛋白质、脂肪等成分可当作石蜡的替代品，保养地板。先把牛奶倒进脸盆里，用两倍的水搅拌均匀，再把抹布放到盆里浸润后拧干，用力擦拭后会发现地板变得光亮如新了。

**· 柠檬**

柠檬具有天然的杀菌功能，可用来清洗饮水机，避免化学清洗剂的残留。柠檬皮加水和白醋，擦拭玻璃器皿可使其表面光亮。

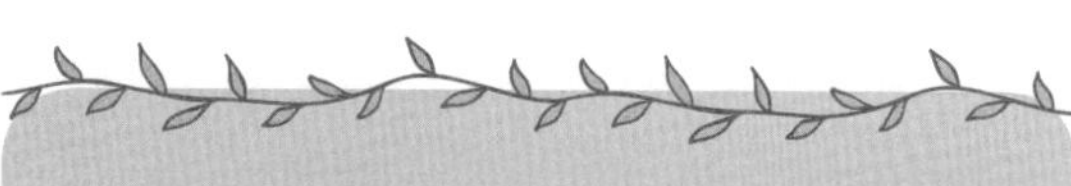

小贴士

在使用天然清洁剂时需要更用力刷洗，或增加使用的分量，才能达到与化学清洁剂相同的效果。但要知道这是为了健康与环保所必须付出的努力。在使用天然清洁剂的初期，您可以先一部分使用天然清洁剂，一部分使用化学清洁剂，而后再逐渐加重使用天然清洁剂的比重，扩大其使用的范围。这样循序渐进的方式，可以让您自然而然地习惯天然清洁法。

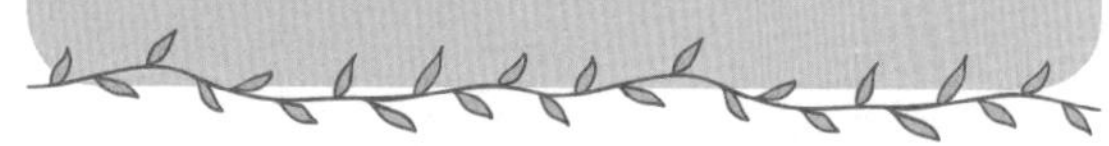

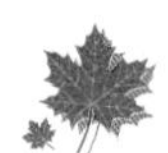

## 10种药品食物不宜同时服用

有些药品和食品同时服用，可能降低药效甚至产生副作用。

· **阿司匹林与酒冲突**

饮酒后服用阿司匹林，会加重发热和全身疼痛等症状，还容易引起肝损伤。

· **黄连素与茶冲突**

茶水含有约10%的鞣质，在体内易被分解成鞣酸，而鞣酸会沉淀黄连素中的生物碱，降低其药效。

· **布洛芬与咖啡、可乐冲突**

布洛芬（芬必得）对胃黏膜有刺激，咖啡中的咖啡因和可乐中的古柯碱则会刺激胃酸分泌，加重布洛芬对胃黏膜的副作用，甚至诱发胃出血、胃穿孔。

· **抗生素与牛奶、果汁冲突**

牛奶会降低抗生素活性，使药效无法充分发挥；果汁（尤其是新鲜果汁）不仅降低药效，还可能增加毒副作用。

· **钙片与菠菜冲突**

菠菜含有大量草酸钾，进入体内后妨碍人体吸收钙，还容易生成草酸钙结石。

· **抗过敏药与奶酪、肉制品冲突**

服用抗过敏药期间忌食奶酪、肉制品等富含组氨酸的食物，否则会诱发头晕、头痛、心慌等不适症状。

· **止泻药与牛奶冲突**

服止泻药不能饮用牛奶，因为牛奶不仅降低止泻药的药效，其含有的乳糖还容易加重腹泻。

· **利尿剂与香蕉、橘子冲突**

服利尿剂期间，钾会在血液中滞留，如果食用富含钾的香蕉、橘子，体内钾蓄积过量，易诱发心脏、血压方面的并发症。

· **维生素C与虾冲突**

服用维生素C前后2小时内不能吃虾，因为虾中的铜会氧化维生素C，使其失去药效。

· **降压药与西柚汁冲突**

服降压药时饮用西柚汁，容易造成血液中药物浓度过高，增加副作用。

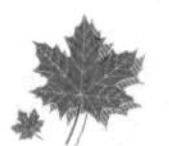

## 4大原则让您轻松点菜

一桌好菜要从点菜开始。所谓好菜也不一定是山珍海味，关键是两点：一要适口，二要搭配得当。这正如俗话所说的“食无定味，适口者珍”。

适口就是好吃、爱吃。可是一桌子人口味不会完全相同，这就牵涉到菜品搭配问题，让大家都可以从中找到自己所爱的菜品。

· **第一是菜的种类搭配**

凉菜、热菜、汤、面点、主食的合理比例和上菜时机。例如先凉后热，先菜后汤，最后是主食甜点。

· **第二是菜肴风格定位的搭配**

菜品的搭配如中药配伍一样，也讲究君、臣、佐、使。最高档的菜称为“头菜”。燕窝鱼翅打头的称“燕翅席”。以下依次还有“燕鲍席”“燕菜席”“鲍翅席”“参翅席”“鸭翅席”。称为“席”的，最低也要海参打头，为“海参席”。燕、翅、鲍、参、龙虾等，也叫“大件”。

君：即主菜，一席中最高档的菜，一般为一至两个大件。

臣：即副菜。一般由整只、整条、整块的鸡、鸭、鱼、虾等组成。没有上述大件时，也将这类菜称为大件。

佐：即下酒、下饭菜。如鸡鸭鱼肉等小炒类，口味以咸鲜为主，带酸、辣、甜等味道。

使：即清口菜，是蔬菜类及清淡的菜，跟在“大件”或口味浓烈的菜之后。

这样一席宴会菜价格较贵，对百姓也未必适用。我们完全可以根据自己的情况安排。

· **第三是品种和口味的搭配**

一桌菜全是甜的谁也受不了，全是鸡也显得单调，除非您参加“百鸡宴”。所以在口味上要以咸鲜为主，搭配麻、辣、酸、甜及各种复合味。在原料上要兼顾海味、鱼虾、肉禽、蔬菜等，这样不仅品种丰富、营养全面，也会因原料外形、颜色的不同而显得更加美观，增加食欲。

· **第四是烹调方法的搭配**

中餐有几十种烹调方法，常用的有烹、炒、煎、炸、烧、熘、焖、炖、蒸、煮、烩、涮等。方法的不同带来菜品质感（酥、绵、嫩、挺、软、韧）的不同及菜品外形甚至吃法的不同。搭配得当，不仅会让您尝到好味道，还会使席间菜式活泼，富于变化。全是炸的，到第三道菜就吃不动了；全是烩的，人家肯定说今天来了个“水饱儿”，喝一肚子汤回去了。

此外，如营养的搭配、席面器皿和色彩的搭配、客人中不同饮食习惯和口味的搭配等，都是在一个正式宴请中需要考虑的问题。

过去只讲究吃得饱、吃得好；后来讲究吃得有营养，吃得科学；现在又提出吃得有文化，吃出个名堂来。中餐历史悠久，有很多掌故传说，如东坡肉、叫化鸡、佛跳墙、过桥米线、宫保鸡丁、宋嫂鱼羹、文思豆腐等都有轶闻趣事点缀，这些菜往往可为席间增加谈资。这仅是浅层文化，往深里说，还有更多内容有待开掘。

如果从进饭馆的原始目的——“吃”来看，所有搭配中最主要的还是原料、口味、烹调方法的搭配。中餐的精髓就在于此。烹调嘛，把生的做熟了称为“烹”，把原料做入了味称为“调”。

**小贴士**

烹调方法甚至引申到了政治上。老子在《道德经》中曾把治国与烹饪做过比较，他说：“治大国若烹小鲜”，古人还称宰相的工作是“调和鼎鼐”，就是五味调和，有滋有味。所以若把菜调和好了，说不定对您其他方面的发展也大有裨益呢。古代还真有厨师当宰相的，商汤时的伊尹，就是历代厨师的祖师爷。

## 土豆“高能低脂”

对人体而言，除了适量的蛋白质、脂肪和水之外，最重要就是碳水化合物的补充。根据最新版《中国居民膳食指南》介绍，世卫组织推荐的适宜膳食能量构成是：来自碳水化合物的能量为 55% 至 65%。运动时主要依靠碳水化合物来参与供能、维持运动强度，并为肌肉和大脑提供能量。与蛋白质和脂肪不同，身体中的碳水化合物贮备非常有限，如运动时人体得不到充足的碳水化合物供应，将导致肌肉出现疲乏而无动力。

日常的碳水化合物来源非常丰富，但健康并且低脂的才为优质碳水化合物。一个中等（148 克）大小的带皮土豆的碳水化合物总量为 26 克，并且不含脂肪和胆固醇。同时，马铃薯钾的含量非常丰富，其钾的含量比香蕉还要高，也比一般的谷类要高得多，钾有助于维持正常神经冲动的传递、帮助肌肉正常收缩，预防肌肉痉挛。在运动膳食中土豆一直以来备受推崇，例如烤马铃薯、马铃薯沙拉、牛肉炖土豆等这些马铃薯菜肴会经常出现在运动员赛前和比赛期间的食谱中。

**· 土豆易饱腹**

澳大利亚的研究者开发了一个饱腹感等级表，被称之为“饱腹指数”，对日常食用的 38 种含有 240 卡路里热量的食品所带来的饱腹感程度而进行比较。在“饱腹指数”中名列前茅的大都是水分或者纤维含量高而脂肪含量低的食物。土豆成为“饱腹指数”最高的食物，比白面包高 3 倍多。

但“易饱”并不等于“高热量”。一个中等大小的带皮土豆约 148 克，能量仅为 110 卡路里，仅为等重量大米的 21%。马铃薯水分含量 79.8%，是等重量大米的 6 倍，易饱腹。

人是否发胖的一个主要原因是由于总热量的热入量超过了消耗量。如果增加了碳水化合物的摄入，同时减少了脂肪的摄入，总热量就不会超标。

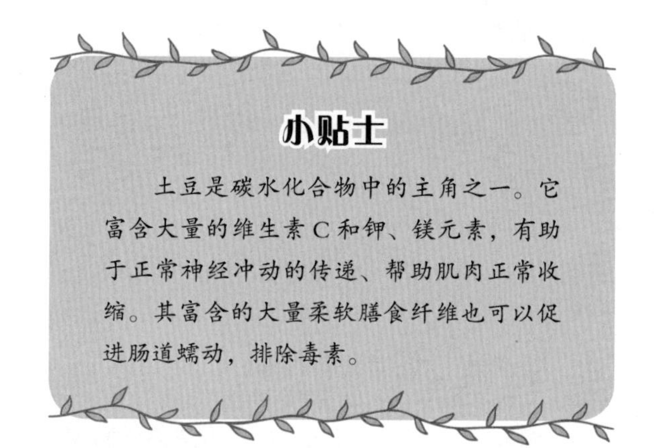


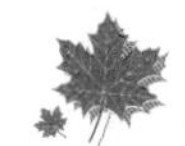

## 巧蒸鸡蛋羹

将鸡蛋做成鸡蛋羹来食用有利于身体健康，因为鸡蛋羹能使蛋白质充分松解，使鸡蛋的营养价值更容易被人体消化与吸收。但是在蒸制鸡蛋羹的过程中，常常会遇到蒸得过老，或者没有蒸熟的情况，如何才能蒸出黄润滑嫩的鸡蛋羹呢？要做到这一点其实也并不难，您只要在蒸制时注意以下几点就可以了。

**· 不要用生水或热开水蒸**

因为生水中有空气，水被烧沸后，空气排出，蛋羹就会出现很多像小蜂窝一样的孔，影响蛋羹质量，缺乏嫩感，营养成分也会受到损失。而用热开水蒸，开水会先将蛋液烫热，使营养成分受损，甚至蒸不出蛋羹。因此最好是用凉开水蒸鸡蛋羹，这样营养不会受到损失，还能使蛋羹表面光滑，软嫩细腻，口感鲜美。

**· 不要猛搅**

在搅打蛋液时，只需将水与鸡蛋融为一体即可，不要猛搅，因为猛搅容易起泡，搅拌的时间也不要太长，太长的话蛋液就懈了。不宜先加调味品，如果在蒸前就放调味品，会使蛋白质变性，蛋羹不软嫩，失去其特有的风味。应在蛋羹蒸好后放入调味品，一般是用小刀在蛋羹上划几刀，然后放入少许酱油和盐水，滴几滴香油即可。

**· 正确掌握火候**

蒸鸡蛋羹最关键的环节在于火候，如果用强火蒸，蛋汁会沸滚而出现许多小孔洞，这样口感与外观都不好，所以蒸鸡蛋羹一定要用文火蒸，蒸制的时间不宜过长，蒸汽也不宜太足，以放汽蒸法为最好，也就是上屉时锅盖不要盖严，留一点空隙。

另外，事先在蒸鸡蛋羹的碗内壁上抹几滴熟油，这样能使蒸出的鸡蛋羹不粘碗底。

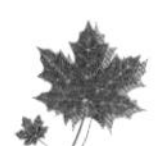

## 健康烧烤小窍门

烧烤好吃，因此很多人都会在日常休闲时吃上几串，或是请客吃饭时，点上几盘，再点个烤炉，自己 DIY 一番！关于烧烤，怎样才能吃得健康呢？

我们只要掌握一些健康的制作或吃“烧烤”的小窍门，就可以减少“烧烤”给人带来的危害！下面，就让我们一起来学学这些小窍门吧！

烧烤最理想的燃料是木炭。木炭易起火、火苗旺、煤烟少，烤肉被煤烟中的有害物质污染的机会少。相反如果用木柴作燃料，其煤烟多，常烤容易致癌。

烧烤时最好加层锡纸。由于肉类在高温下烧烤时，被分解的脂肪滴于炭上，会产生一种叫苯并芘的致癌物，烧烤时会黏附在食物上，对人体有害！因此应尽量减少食物的直接烧烤，用锡纸将食物包裹起来再加热就是一种很好的方法。

烤肉时一定要将肉食烤熟。烧烤肉时，要反复转动叉具，使肉食受热均匀，直到肉食被烤熟方可食用。如果食用了半生不熟的烤猪肉或烤羊肉，极有可能感染旋毛虫病，出现发热、全身肌肉疼痛、眼睑及下肢浮肿等情况。

烧烤的食物最好多元化，不一定只是肉类。如果能将五谷或蔬菜也一同烧烤，这样吃起来不但味道好，而且营养更加均衡丰富。比如粟米可以饱肚，红薯含丰富的纤维素，有益肠胃。还有新鲜的洋葱、蒜头、辣椒等，健康又味美。选择肉类时，不妨再加些海鲜，比如鱿鱼、海螺、活虾、螃蟹、干贝等，烹调方法是将海鲜放入锡纸中，烤熟后加入少量的豉油，味道鲜美而又极富营养。

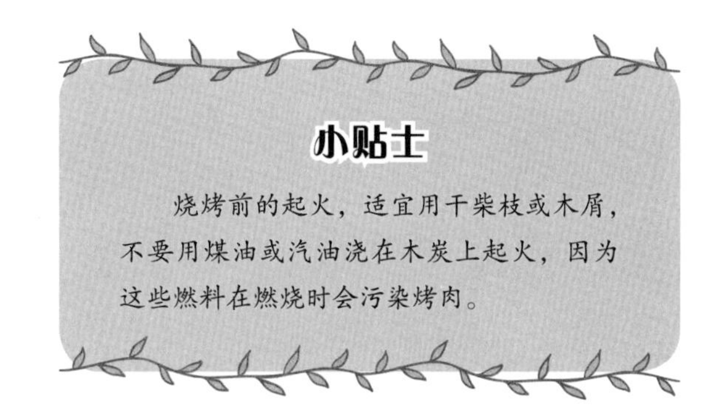

**小贴士**

烧烤前的起火，适宜用干柴枝或木屑，不要用煤油或汽油浇在木炭上起火，因为这些燃料在燃烧时会污染烤肉。

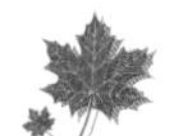

## 外出用手表确定方向

有的人出门时对方向不是很敏感，尤其旅游时更是辨不清方向，这种情况下只要您戴着手表，借助手表就可以粗略地确定南北方向了。

在北回归线以北地区，把手表平置，时针指向太阳方向，在中午 12 点前，按顺时针方向，时针与 12 点刻度线之间所成夹角的角平分线方向为南方；在中午 12 点后，按逆时针方向，时针与 12 点刻度线之间所成夹角的角平分线方向为南方。需要注意的是，利用手表辨别方向，应当采用当地的地方时间。如乌鲁木齐的地方时间是北京时间减去 2 小时 9 分钟；另外，在北回归线以南不能使用这些方法，因为越靠近赤道，阳光几乎直射，很难用手表来辨别方向。

还有一种方法，就是把当前的时间除以 2，把所得的商数对准太阳。表盘上 12 点所对的方向就是北方。例如，现在是上午 8 点，除以 2，商数为 4，将表盘上的 4 点对准太阳，12 所对的方向就是北方。如果是下午，应以 24 小时计时法进行计算，如下午 4 点，就要按 16 点计算。

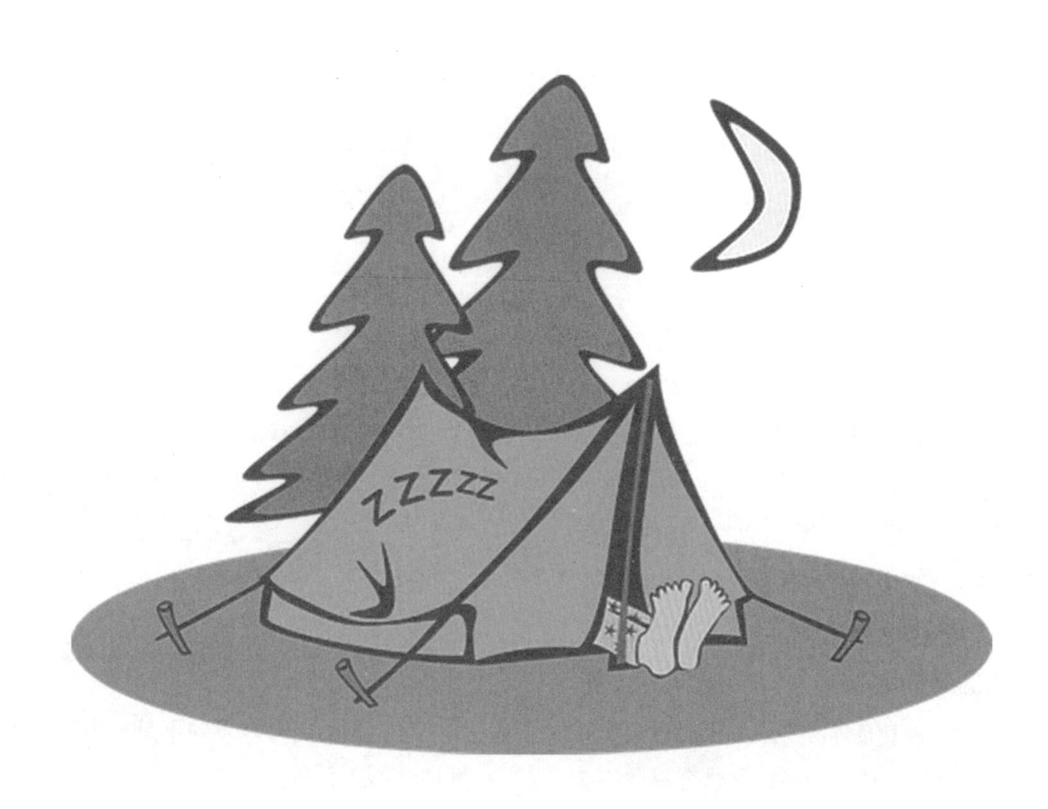

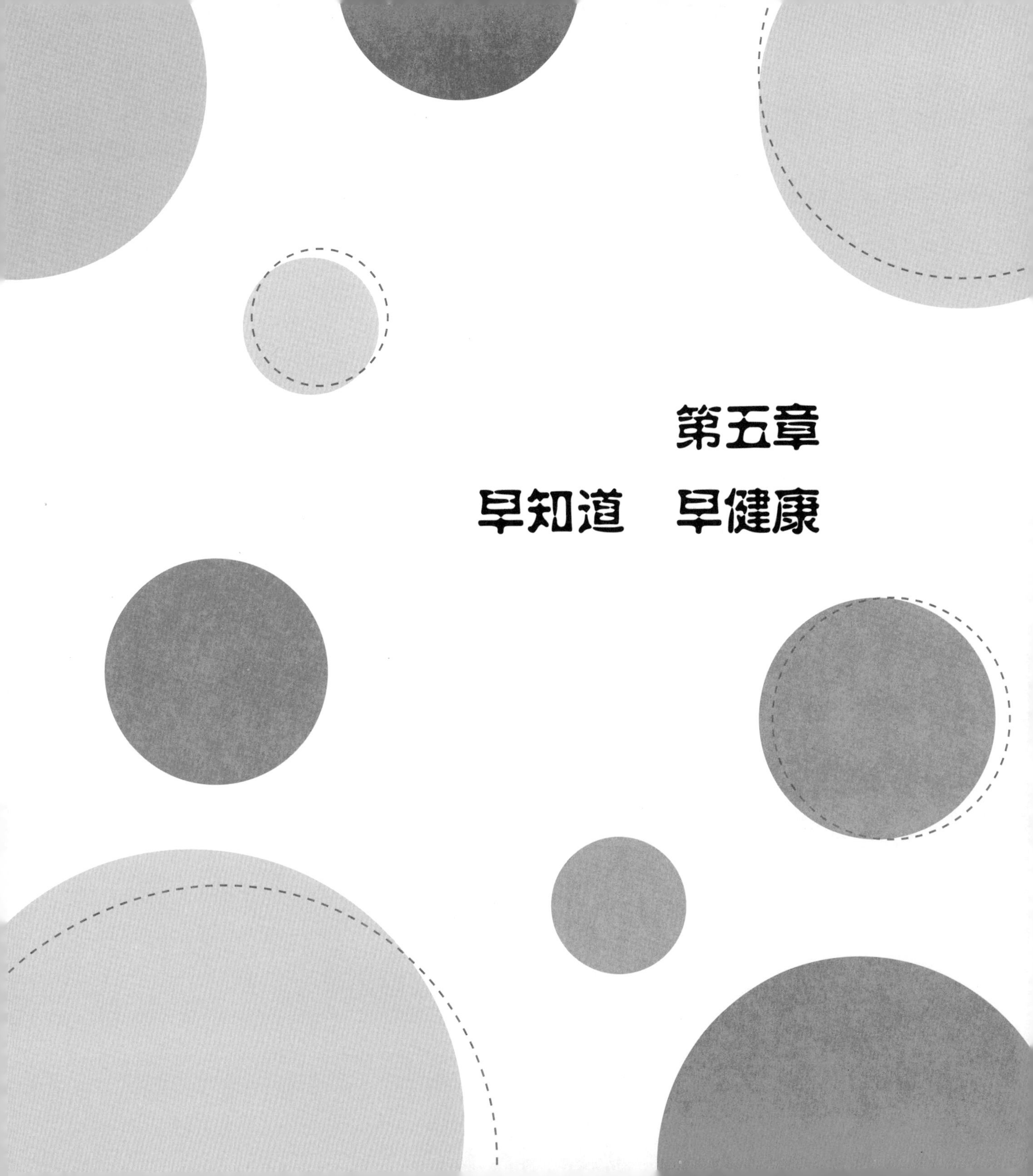

# 第五章

# 早知道　早健康

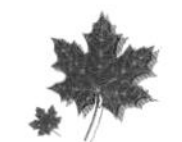

# 宝宝意外烫伤怎么办

宝宝一旦意外烫伤了，是直接冷水冲洗？或是用冰块冷敷？爸爸妈妈究竟该怎么做才能使宝宝化险为夷？

面对宝宝烫伤，爸爸妈妈首先必须冷静下来，然后根据不同情况，进行有针对性的应急处理，才能尽可能地降低烫伤对宝宝所造成的伤害。

## 热液烫伤

热汤、热水瓶、暖水袋以及洗澡水，宝宝稍不小心，或者爸爸妈妈稍不留神，这些高温的液体就可能使宝宝烫伤，面对这些情况，爸爸妈妈究竟该怎样处理呢？

**· 处理办法**

· 除去衣物

宝宝穿着衣服被热水烫到时，若无法马上脱下衣服，可让宝宝先泡到浴缸里再把衣物脱掉，或用剪刀将衣服剪开取下。

· 冷水降温

去除衣物后，用自来水大量冲淋、浸泡烫伤的部位，给伤口降温。一般15分钟左右的降温时间即可。

· 涂抹药油

宝宝的烫伤如果不严重，没有造成伤口，妈妈可以为宝宝涂抹药油。妈妈将药油滴在宝宝烫伤部位，用手指轻轻地抹均匀。

· 包裹包扎

涂药后直接包上消毒药布、干净的手帕或纱布把宝宝送往医院治疗。注意不要任意涂外用药，以免伤口感染。

· 送往医院

即使宝宝只是受到轻微的烫伤，最好也要到有烧伤整形外科的医院就诊。

· 注意事项

1. 当宝宝伤口面积过大时，身体容易受到风寒，最好能中间稍作休息后再继续降温的工作。冷水降温不只可以延缓烧烫伤所引发的组织损害的速度，还具有镇痛的效果。

2. 若宝宝烫伤较严重，除去衣服时，已有明显的红色渗水的创面（表皮已烫掉）就不要再用水冲洗，以免感染；也不要把冰块直接放在伤口上降温，以免皮肤组织冻伤。应用庆大霉素加生理盐水擦拭患处，用纱布严密包裹后，立即送医院进行治疗。

3. 如果是舌头被烫伤，可以用盐水漱口消炎，然后含一口醋。

## 火焰烧伤

如果在做饭期间忘了关闭燃气，很容易造成宝宝被火焰烧伤。

**· 处理办法**

· 灭火

宝宝身上着火时，可用棉被或大布单包住，此时切勿让宝宝奔跑，以免助长火势。如果宝宝能听懂话，爸爸妈妈可立即让宝宝双手掩住脸部就地卧倒。卧倒后让宝宝不断地滚动或者爸爸妈妈用大块湿布巾包住灭火。

· 冷却

等火熄灭后，宝宝如果穿着衣服，可按前述的方法，让宝宝先泡到浴缸里再把衣物脱掉，接着再用洗脸盆、舀水盆或浴缸中的水浸泡烧伤的部位，用自来水大量冲淋，替伤口降温。15 分钟左右的降温时间即可。

· 就医

烧伤面积大或年龄较小的宝宝，不要浸泡太久，以免体温下降过度造成休克，而延误治疗时机。尤其是当宝宝意识不清或叫不醒时，要赶快送医院。

注意事项

1. 千万不要揉搓、按摩、挤压烫伤的皮肤，也不要急着用毛巾擦拭，伤处的衣裤应剪开取下，以免表皮剥脱使皮肤的烫伤变重。

2. 创面不要用红药水、紫药水等有色药液涂抹，以免影响医生对烫伤深度的判断，也不要用碱面、酱油、牙膏等乱涂，以免造成感染或使创面加深。

## 电灼伤

宝宝好奇心强、自我保护的意识还较弱，如果爸爸妈妈在看护时稍有疏忽，很可能就会被电灼伤。比如：电线老化造成金属线裸露、电线接头没有进行处理等。

· 处理办法

· 切断电源、心肺复苏

要先切断电源或用绝缘体将宝宝与带电物分离开。当宝宝失去知觉时，要先检查呼吸、心跳，若心跳停止，应就地立即施行人工心肺复苏术，同时尽快通知医院派医护人员参加抢救，待心跳呼吸初步恢复再送医院继续抢救。

· 浸泡或直接送医院

电灼伤后受伤程度较深，且伤害多在体内，可不必经过冲水、泡水直接送医治疗。但若衣服着火烧伤则仍然需以火焰烧伤的方式先处理。

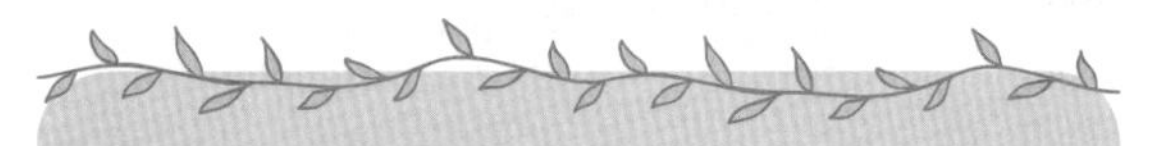

### 小贴士

特别提示

1. 对于严重的各种烫伤，特别是头面、颈部，因随时会引起宝宝休克，应尽快送医院救治。

2. 头、面、颈部的轻度烫伤，经过清洁创面涂药后，不必包扎，以使创面裸露，与空气接触，可使创面保持干燥，并能加快创面复原。

3. 如宝宝有发烧的情况，局部疼痛加剧、流脓，说明创面已感染发炎，应请医生处理。

4. 宝宝烫伤超过体表总面积的 5%（每 1% 体表面积相当于一个手掌大），经过正确的早期急救处理后，都应该去正规烧伤专科治疗，以免延误治疗，造成不良后果。

5. 爸爸妈妈在平时就要对宝宝进行安全意识的培养。如：教会宝宝在使用饮水机时先接凉水再接热水；洗澡时一定先用手试一试水温等。

6. 爸妈在日常生活中也要做有心人，注意家中的开水壶不要放在宝宝可以够到的地方；过烫的用具和食物也一定不要让宝宝接触到；电熨斗用完后，要放到安全处等。

7. 宝宝可能出现各种烫伤的情况，爸爸妈妈一定要注意：如冬季取暖设备的烫伤、暖水袋、开水壶、电熨斗、焰火、生日蜡烛、吃烧烤、火锅、吸管喝热饮、饮水机等。

## 常吃西红柿，可治 10 种病

西红柿是一种很普通的食物，但在治疗疾病等方面却有着举足轻重的作用。下面列举 10 种治疗功效供大家参考。

**· 治皮肤病**

将鲜熟西红柿去皮和籽后捣烂敷患处，每日 2~3 次，可治真菌、感染性皮肤病。

**· 美容、防衰老**

将鲜熟西红柿捣烂取汁加少许白糖，每天用其涂面，能使皮肤细腻光滑，美容防衰老效果极佳。

**· 防癌**

因西红柿不仅营养丰富，且具有较强的清热解毒、抑制病变功效，坚持每天生食 1~2 个鲜熟的西红柿，可起到防癌和辅助治疗癌症的作用。

**· 治高血压**

每天早晨选 1~2 个鲜熟西红柿空腹蘸白糖吃，降血压效果明显。

**· 治贫血**

将西红柿、苹果各 1 个，芝麻 15 克，一次吃完，每日吃 1~2 次，长期坚持，可治贫血。

**· 治溃疡**

轻度消化性溃疡患者，可将榨取的西红柿和马铃薯汁各半杯混合后饮用，每天早晚各一次，连服 10 次，溃疡可愈。

**· 治肝炎**

取西红柿丁一匙，芹菜末、胡萝卜末、猪油各半匙，拌入沸粳米粥内烫熟，加入盐、味精适量食用，对治疗肝炎效果极佳。

**· 防中暑**

将 1~2 个西红柿切片，加盐或糖少许，熬汤热饮，可防中暑。

**· 退高烧**

将西红柿汁和西瓜汁各半杯混合饮用，每小时饮一次，可退高烧。

**· 治牙龈出血**

将西红柿洗净当水果吃，连吃半月，即可治愈牙龈出血。

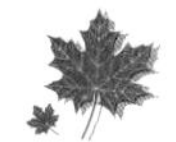

## 常搓手脚防肾虚

提到补肾，很多人会马上想到吃补品，其实，如果每天搓搓手心、脚心，也能达到补肾的效果。

将手心搓热后放在命门、肾俞穴，手掌贴向皮肤，上下按摩腰部直到感觉发热为止，早晚各一次，每次约 200 下左右，有助于增强肾气，起到补肾的效果。命门穴位于后背第二腰椎棘突下，与肚脐同一水平处，而肾俞穴位于命门穴两侧旁开各一寸五分。

同时搓搓脚心的涌泉穴，在脚底的前三分之一、屈趾凹陷处，搓到皮肤发热为止。或将双手搓热后，以左手擦右脚心，以右手擦左脚心，每日早晚各 1 次，每次搓 300 下。中医认为，脚部的这些穴位是浊气下降之处，经常按摩可益精补肾、强身健体、防止早衰，对肾虚引起的眩晕、失眠、耳鸣等症有一定疗效。

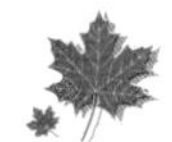

## 常见病的点穴急救法

在繁忙的工作生活中，有些人会由于劳累、饥饿、熬夜等原因所致晕厥，突然昏倒，不省人事，面色苍白，大汗淋漓。这时，可用拇指捏压患者的合谷穴（虎口位置），持续2~3分钟，一般可苏醒。也可按压人中穴（鼻与上唇之间处）。针对容易出现的几种常见病，下面介绍一些急救法。

· 偏头痛

可用双手食指分别按压头部双侧太阳穴，压至胀痛并按顺时针方向旋转2~3分钟，头痛便可缓解。

· 正头痛

可用拇指按压患者的合谷穴（在手部虎口位置），持续3~5分钟有效。

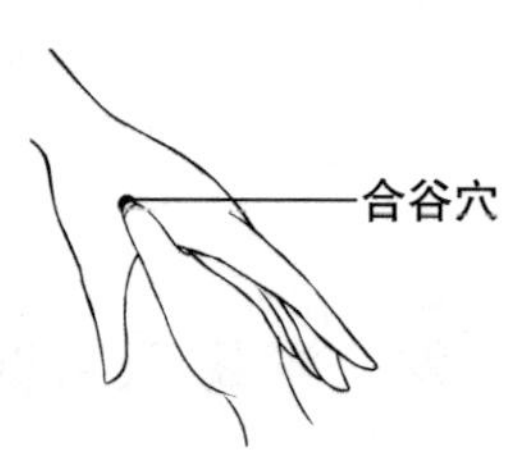


· 胃痛、腹泻

用双手拇指揉患者的双腿足三里穴（位于外膝眼下四横指，胫骨外侧一横指处，图示参见本书第29页），待有酸麻胀感后持续3~5分钟，胃痛可明显减轻或消失，可改善胃肠功能，使腹泻得到缓解。

· 血压骤升

可按压劳宫穴（握拳时中指尖抵掌心处），控制血压并使血压逐渐恢复正常。方法是：用大拇指从劳宫穴开始按压，再逐个按压每个指尖，左右交替，按压时保持心平气和，呼吸均匀，也可按压曲池穴（位于肘部弯曲时肘横纹外侧尽端凹陷处，图示参见本书第109页）来放松神经系统。

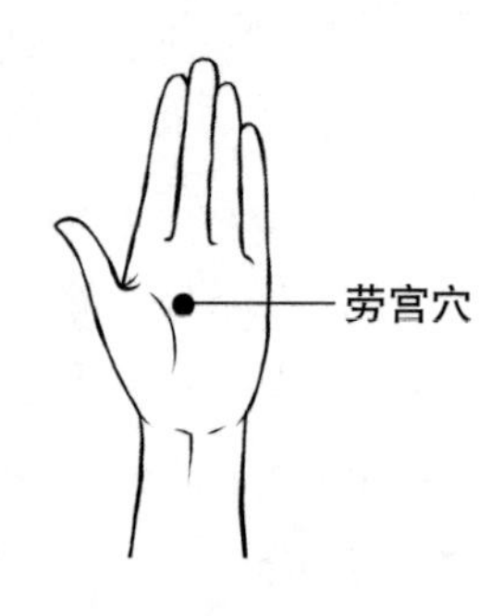


· 心绞痛

当心绞痛发作，一时无法找到硝酸甘油等药物时，旁人可用拇指掐患者中指指甲根部，让其有明显痛感，亦可一压一放，持续3~5分钟，并急送医院。

· 腿抽筋

可立即用拇指和食指捏住委中穴（位于人体腘窝横纹中点，即膝盖后面凹陷正中位置）和足三里穴（图示参见本书第29页），分别持续用力捏20~30秒后，疼痛可缓解。

· 鼻出血

迅速掐捏太溪穴与昆仑穴（分别位于内、外踝尖与脚跟骨筋腱之间凹陷处）。左鼻孔出血，掐捏右侧；右鼻孔出血，掐捏左侧，便可止血。

以上方法只适用于临时急救，在一边施救的同时，一边将患者转送到医院进一步诊治，以免延误病情。

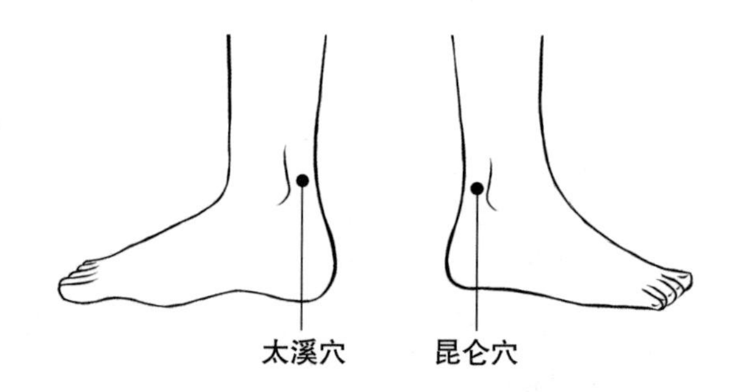


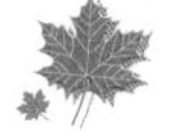

## 喝菊花茶别随便加冰糖

菊花茶有清热解毒，清肝明目的功效，对口干、火旺、目涩，或由风、寒、湿引起的肢体疼痛、麻木等疾病均有一定疗效。尤其是黄山贡菊，它生长在高山云雾之中，采黄山之灵气，汲皖南山水之精华，它的无污染性对现代人来说，具有更高的饮用价值。《本草纲目》中对菊花茶的药效有详细的记载：性味甘寒，具有散风热、平肝明目之功效。

不过，味苦的野菊花最好不要饮用，有过敏体质的人想喝菊花茶，应先喝一两朵试试，如果没问题可以再多喝，但也不应过量饮用。每次喝时，不要一次喝完，要留下三分之一杯的茶水，再加上新茶水，泡上片刻，而后再喝。此外，由于菊花性凉，体虚、脾虚、胃寒者以及容易腹泻者不要喝。一般情况下，菊花茶最适合头昏脑涨、目赤肿痛、嗓子疼、肝火旺以及血压高的人群喝。

喝菊花茶时，人们往往还喜欢加上几粒冰糖以增加口感。菊花茶加冰糖是可以的，但是对于患有糖尿病或血糖偏高的人最好别加糖。此外，还有一些脾虚、胃虚的人也不宜加糖，因为过甜的茶会导致这类人口黏或口发酸、唾液多，感到不适。所以，不知道自己体质的人喝菊花茶还是别加冰糖为好。

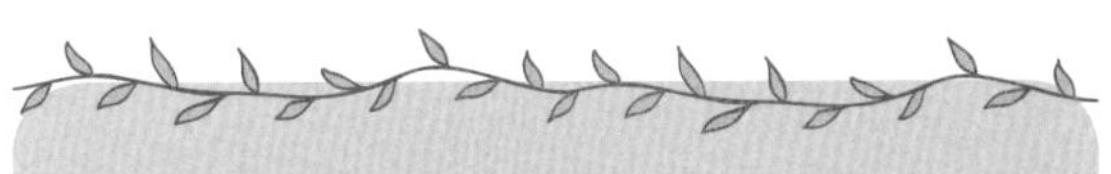

**小贴士**

菊花的种类很多，不懂门道的人会选择花朵白皙且大朵的菊花。其实又小又丑且颜色泛黄的菊花反而是上选。泡饮菊花茶时，最好用透明的玻璃杯，每次放上四五粒，直接以热水冲泡即可。若是饮用的人多，可用透明的茶壶，每次放一小把，冲入沸水泡2至3分钟，再把茶水倒入数个玻璃杯中即可。如果冲泡时加少许蜂蜜，口感会更好。

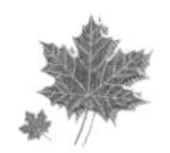

## 这样可以睡得香

失眠已经成为一个影响现代人健康的重要问题，它不仅影响人的情绪，甚至能影响人的免疫系统。如果很不幸，您也是其中一员，那么不妨试试下面的小窍门！

**· 催眠小窍门**

我们厨房中有一些调料，对治失眠都有很好的作用，特别是洋葱和生姜。洋葱和生姜的气味有安神的作用，使大脑皮层受到抑制。

这些方法都非常简单易行：取洋葱适量，洗净，捣烂，置于小瓶内，盖好，睡前稍开盖，闻其气味，10分钟后即可入睡；也可以将15克左右的生姜切碎，用纱布包裹置于枕边，闻其芳香气味，便可安然入睡。这两种方法一般在使用10天至1个月后睡眠就会明显改善。

**· 饮食小窍门**

**大枣催眠**　大枣味甘，含糖类、蛋白质、维生素C、有机酸、黏液质、钙、磷、铁等，有补脾、安神的功效。每晚用大枣30~60g，加水适量煮食，有助于入眠。

**莲子催眠**　莲子清香可口，具有补心益脾、养血安神等功效。近年来，生物学家经过试验证实，莲子中含有的莲子碱、芳香甙等成分有镇静作用；食用后可促进胰腺分泌胰岛素，进而可增加5羟色胺的供给量，故能使人入睡。每晚睡前服用糖水煮莲子会有良好的助眠作用。

**小米催眠**　小米除含有丰富的营养成分外，小米中色氨酸含量为谷类之首。中医认为，它具有健脾、和胃、安眠等功效。食法：取小米适量，加水煮粥，晚餐食用或睡前食用，可收安眠之效。

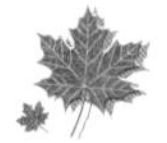

## 大家要注意的5个卫生细节

**· 耳道并不需要人工清洁**

没事别用棉签掏耳朵，因为棉签可能会使耳道里的耵聍被退到耳道深处，不仅会导致耵聍栓塞发炎，还有可能使耳鼓破裂。少数人可能会受到耵聍堆积的困扰，但只需滴几次过氧化氢滴耳液或矿物油即可，甚至用橄榄油就可以解决。

**· 剪指甲别过度**

修剪指甲的时间要因人而异，但不要超过一周一次，因为过于频繁的修剪会使指甲向肉里生长；不要穿太小或太紧的鞋，不要纵向修剪指甲两侧或将指甲剪得过短。

**· 刷牙不要太用力**

否则会损害牙釉质及牙龈组织，用力刷牙还会磨损覆盖在根部的牙骨质，导致牙齿敏感、腐烂或畸形。

使用牙线剔牙是明智之举，但不包括勒紧牙线在牙龈上拉锯，其实，只需将牙线紧贴牙齿一侧上下移动将食物碎屑移除即可。

**· 洗手洗澡按需要来**

使用洗手间不洗手当然不卫生，但反复洗手仍觉得没洗干净，不停地搓洗直至皮肤表层受损，神经末梢受到刺激，导致皮肤肿胀发痒也不可取。

过度爱干净可能造成体表自然油脂缺失，引起各种皮肤问题。比如一天之内洗脸多次可能使脸部皮肤干燥，促使油脂分泌得更加旺盛，引起毛孔堵塞产生痤疮。记住每天洗澡不要超过一次，并尽量使用不含酒精的洗护产品。也不要用粗糙的搓澡巾疯狂搓洗皮肤，皮肤每秒都会脱落上千个细胞，因此体表有脱落物是很正常的链接。

**· 私处清洁要温柔**

每天一次，如果有痔疮，每次大便后都要清洗，否则滞留在肛门周围的粪便会引起各种瘙痒炎症，但瘙痒的感觉也可能是由过度擦洗所致。当过多地用纸擦或水洗肛门时，其自然油脂就会被去除无余，导致干燥瘙痒。

同样情况也会发生在阴茎周围，过度清洁可能会使阴毛向肉中生长并引发小脓疮，因此，应该小心而不是粗暴地清洗，给私处应有的隐秘。

## 大枣和百药

大枣是鼠李科枣属植物，枣类一族是个“小家庭”，中国有13种，到处都有栽培。中药酸枣仁同属于枣属。此外，以枣的果实经糖渍而成的蜜枣更是百姓家中煲汤必不可少的汤料。

**· 鲜食有益**

无论鲜枣与干枣，四时皆宜生食。鲜枣营养丰富，含有蛋白质、脂肪、糖、膳食纤维、胡萝卜素、维生素C等多种物质。鲜吃可治疗维生素C缺乏症，所含的钙、钾、硒于老年人和儿童均有裨益，而锌更是儿童生长发育所需。

**· 和百药**

大枣味甘、性温，补中益气，养血安神，历代医家用以治中气虚证。张仲景于《金匮要略》中以大枣百枚为膏制成薯蓣丸，治疗“虚劳诸不足，风气百痰”。方中药味21种，独以大枣量多为首。宋代《太平惠民和剂局方》中载有枣肉平胃散治疗脾胃不和，不思饮食，腹满胁胀，口苦无味，短气呕秽等症。方中以大枣甘温之性，扶正治本。后世医家张锡纯用大枣与白术、干姜、鸡内金合用，制成益脾饼，治疗脾胃寒湿，食少溏泄之症，也是取大枣益脾胃，补中气之功。

以大枣配伍甘草、小麦（甘麦大枣汤）可以治疗妇人脏躁症（抑郁症），方中大枣与甘草有甘润、补中、缓急的作用，小麦则养心安神。大枣与熟地、当归、阿胶同用，可治血虚证。

以大枣配伍甘遂、大戟、芫花等的十枣汤乃张仲景所创制，用于攻逐水饮。方中的甘遂、大戟、芫花是攻逐水饮的有毒药品，性质峻烈，易伤正气，大枣与之合用，有祛邪不伤正，保护胃气之功。有些方剂也用大枣缓和峻烈的药性，减少副作用，是谓大枣“和百药”。

· 养生有方

大枣无毒，作为日常养生食品，当是无妨。例如以黑木耳 5 克，大枣 5 枚，粳米 100 克煮粥，大火煮沸，小火炖至木耳稀烂，粳米成粥，加入适量冰糖食用，有助于治疗肺阴虚劳咳嗽、咯血、气喘等。又如以大枣 15 枚，薏苡仁 20 克，加水适量煮熟食用，有助于调理小儿脾气虚弱。而以大枣果肉制成的枣糕，与山楂糕同为著名的地方小食品。

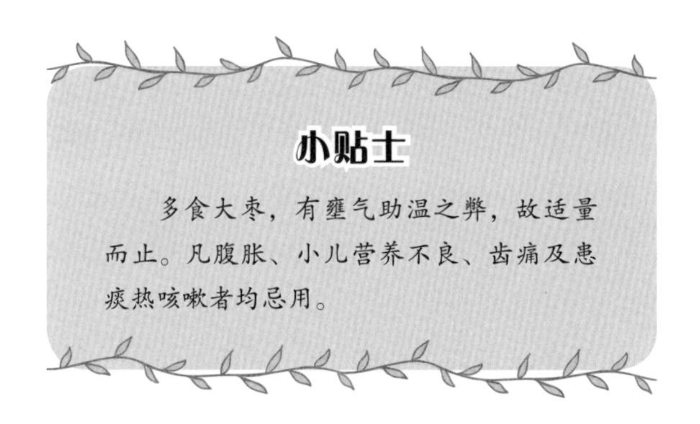


## 女性安全—— 美国警方的提醒

1. 手肘是身体最有力的部位。距离够近，就善用手肘！

2. 假如歹徒向您要皮夹或钱包，不要递给他，而是将皮夹或钱包往远处丢去。歹徒很可能对财物比对您有兴趣，他会去拿皮夹或钱包，这是您逃跑的机会。往反方向拼命跑！！

3. 假如您被丢进车子的后车厢：把车后灯踢破，将您的手从洞中伸出去，用力挥手，驾驶人看不到您，但是其他人看得到。这个方法救过无数人命。

4. 女性常常在购物、吃饭及下班后进入车子，然后就坐在驾驶座上处理事情（如记账、列清单等）。千万不要这么做！歹徒会借机观察形势，闯入车内，拿枪威胁，控制您的行动。进入车内，立即锁门，驶离现场。

5. 在平面停车场及立体停车场的几个注意事项：

A. 要警觉：环顾四周；察看车内的乘客座和后座。接近车子时，留意车底。

B. 假如您的车子停在箱型车旁，则应该从乘客车门进入您的车子。许多连续杀人犯都是趁着女性要进入车中时，将她们拖进箱型车中加害。

C. 观察停放在您左右两边的车子。如果有男性单独坐在最近的邻车内，最好回到购物中心或办公室，找保安人员或警察陪您回去。宁愿防患未然，也不要终生遗憾。大惊小怪总比丧命好。

6. 永远搭电梯，不要走楼梯。（楼梯间是一个可怕的地方，容易让人形单影只，变成最好的犯罪场所。）

7. 假如歹徒有枪而您并没有受到他的控制，一定要跑！一百次中，只有四次歹徒会袭击逃跑的目标；即使他攻击您，大多不会是致命的部位，要跑！

8. 身为女性，我们总是发挥同情心，不要再这样！这样会增加被强暴或是杀害的机会。一个叫泰得·邦迪（Ted Bundy）的连续杀人犯就是一个相貌堂堂并且受过良好教育的人，总是利用女性的同情心。他走路时带着一根手杖或是跛行，经常要求别人“帮”他进入车内或是看一下他的车子，趁机绑架受害者。

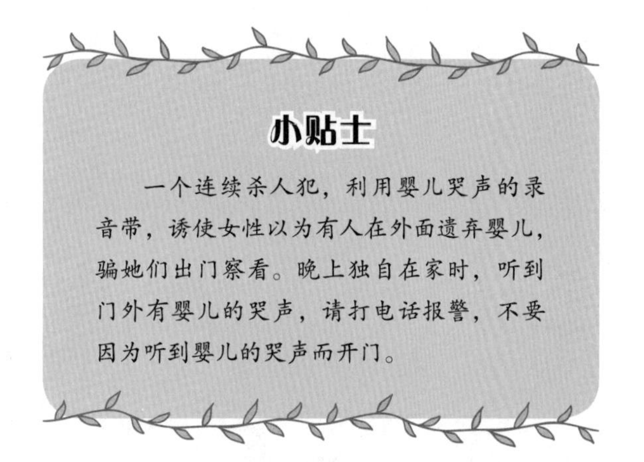

**小贴士**

一个连续杀人犯，利用婴儿哭声的录音带，诱使女性以为有人在外面遗弃婴儿，骗她们出门察看。晚上独自在家时，听到门外有婴儿的哭声，请打电话报警，不要因为听到婴儿的哭声而开门。

## 当孩子遇到4个紧急情况

在生活中，孩子们也许经常会遇到一些小麻烦：手被刺扎了，腿上被蚊子叮起了包，不小心被树叶划伤了手……

如果我们学会一些应急的小方法，就不会在突发状况发生时，束手无策了。

**·紧急状况一：被刺扎了**

*应急方法*　如果孩子皮肤表面扎了刺，可以用胶带粘住小刺，然后把刺拽出来。如果刺比较大，或者扎进皮肤较深，最好用镊子把刺拔出来。

*方法分析*　刺会沾到胶带上，这样拔刺不但快而且操作起来比较简单。

*就医指征*　如果出现下面的几种情况，最好联系医生：您没办法把刺取出来，扎刺的地方发红、有感染的倾向，或者孩子感到非常痛等。

**·紧急状况二：蜇伤**

*应急方法*　马上用信用卡边或比较钝的刀刮去动物的蜇刺，然后用肥皂水仔细清洗，最后拿一块冰敷在伤口上。

*方法分析*　用刮的办法而不是用手指拔去动物的蜇刺，可以避免动物毒液进入孩子的皮肤，敷冰可以防止浮肿及疼痛。

*就医指征*　如果孩子出现过敏反应、呼吸困难、嘴和脖子周围开始肿胀，或者在伤口周围出现皮疹时应该马上去医院。

**·紧急状况三：堵塞的鼻孔**

*应急方法*　在温水中溶解小半勺食盐，然后将溶解后的液体装在小的喷雾器内，在每个鼻孔喷两下，然后让孩子用纸巾擤鼻涕。假如孩子太小，还不懂得怎样擤鼻涕，可以用吸鼻器替孩子吸出鼻子内的脏物。

*方法分析*　盐水可以软化浓稠的鼻涕，使之容易被擤出或吸出，同时有助于补充鼻黏膜的水分。

*就医指征*　如果怀疑孩子的症状为耳朵或鼻窦感染就需要去医院了，其症状为发烧、持续不断的咳嗽、耳朵疼，或者鼻孔出现黄色或绿色的分泌物。

**·紧急状况四：牙痛**

*应急方法*　把毛巾折叠成一个小三角形，其中一角浸入水中，然后放到冰箱里，在冷冻后，让孩子抓着毛巾干燥的一边，咬住冷冻好的另一边。

*方法分析*　毛巾的纤维质地可以让孩子疼痛的牙龈感觉舒服一些，同时冰冷的感觉也可以舒缓疼

痛，并有助于缓解肿胀及发炎的症状。

**就医指征** 孩子看上去疼得非常厉害，或者有发炎。

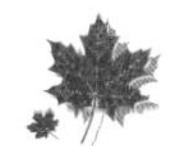

## 多眨眼防干眼病

有的人一到风干物燥的秋冬季节就会有眼干涩、异物感、眼痒和灼热感，尤其在烟雾或有刺激性气味的环境中更为敏感，甚至出现眼红、视力模糊或波动。长期严重的眼干还可因角膜受到损害而明显影响视力甚至失明。

干眼症是由于泪液分泌量的减少或泪液质成分的异常所导致。除少数人是先天性的泪腺功能不全外，大多数是后天发生的。

除年龄增长外，患有免疫系统疾病或营养不良的患者常合并严重的干眼症；眼部长期滴用某些眼药，如抗生素类、抗过敏类、降眼压类、激素类眼药水，亦可出现干眼；长期处于空调开放、空气不良的干燥环境或刮风天长时间置身户外也会出现干眼症状；经常长时间看电脑、电视或驾驶汽车等工作或活动，也会引起干眼症状。

出现了干眼，许多人以为是患了结膜炎而擅自滴用抗生素眼水，往往收效甚微，病情反而加重。在此，我们建议应到医院进行检查是否为干眼症，确诊是什么原因引起的，以针对病因合理治疗。对一般性干眼应经常补充不含防腐剂的滴眼液，如人工泪液、甲基纤维素等眼药水，如合并过敏或感染者还需联合应用抗过敏药和抗生素眼水。

此外，建议长时间看电脑或驾车的时候，最好经常有意识地眨眨眼，这样有助于泪液覆盖和湿润眼睛表面。户外活动时戴太阳镜或防风镜，也可以减轻干眼症状。

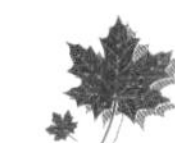

## 家庭除尘有窍门

如何减少家庭居室的灰尘，不妨试试以下方法。

**· 居室除尘**

为防止居室积聚过多的灰尘，应该在进家门前拍打身上的灰尘，换下室外穿的鞋，少把灰尘带回家。打扫时尽量使用吸尘器，擦拭时尽量使用湿布。还可以在室外空气清新时增加通风换气的频率，适当增加室内湿度使扬灰减少。

**· 床上浮灰**

每天早晨起床叠被子时，常能看到随四处飞扬的灰尘，对付床单上的浮灰也不能简单地用刷子刷。若用刷子刷，会使其四处飞扬。有经验的主妇会用干净的旧腈纶衣物叠成小方块或条形块，拿它在床上依次向一个方向迅速抹擦，由于产生强烈静电，会将浮尘吸附其上，如同干洗一次，效果极佳，省时省力。用过几次后，将它洗净晾干后可重复使用。

**· 布艺沙发**

布艺沙发落上灰尘之后显脏、显旧，随意拍打效果不明显，还会将灰尘腾起，污染居室空气。正确地方法是，将毛巾浸湿后拧干，平铺在沙发上，再用木棍轻轻抽打，尘土就会被吸附在湿毛巾上。一次不行，可洗净毛巾，重复抽打即可。还可以将湿毛巾铺在沙发上，再用电熨斗熨烫，也能轻轻吸附灰尘。

**· 小型饰品**

许多人家中摆放了瓷娃娃、布偶等做工精细的小型饰品，时间久了，缝隙、褶皱里的灰尘不易用布擦拭干净。这时，可以在一个塑料袋上开一个小洞，把小饰品放进塑料袋中，将吸尘器的吸管也伸入袋中，再将袋口封闭好。将吸尘器功率设置为最小并开启，新的空气会由小洞进入，灰尘和原来的空气则被吸走。

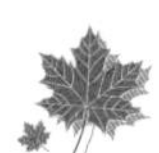

## 家庭日常护发的几个秘方

· 巧治落发

**柚子核治落发** 如果头发发黄、斑秃，可用柚子核 25 克，用开水浸泡 24 小时后，每天涂拭 2~3 次，可以加快毛发生长。

**生姜治落发** 将生姜切成片，在斑秃的地方反复擦拭，每天坚持 2~3 次，能刺激毛发的生长。

**蜜蛋油使稀发变浓** 如果您的头发变得稀少，可以用 1 茶匙蜂蜜、1 个生鸡蛋黄、1 茶匙植物油或蓖麻油，与两茶匙洗发水、适量葱头汁兑在一起搅匀，涂抹在头皮上，戴上塑料薄膜的帽子，不断地用湿毛巾热敷帽子上部。过一两个小时之后，再用洗发水洗干净头发。坚持一段时间，头发稀疏的情况就会有所改善。

· 使头发变得光亮

**醋蛋** 洗头时，在洗发液中加入少量蛋白洗头，并较轻按摩头皮，会有护发效果。同时，在用加入蛋白的洗发液洗完头后，将蛋黄和少量的醋调匀混合，顺着发丝慢慢涂抹，用毛巾包上 1 个小时后再用清水清洗干净，对于干性和发质较硬的头发，具有使其乌黑发亮的效果。

**啤酒** 啤酒涂搽头发，不仅可以保护头发，而且还能促进头发的生长。在使用时，先将头发洗净、擦干，再将整瓶啤酒的 1/8，均匀地搽在头发上，再做一些手部按摩使啤酒渗透头发根部。15 分钟后用清水洗净头发，再用木梳或牛角梳梳顺头发，啤酒中有效的营养成分对防止头发干枯脱落有很好的治疗效果，还可以使头发光亮。

**发油** 头发洗干净后，将平时所搽发油的 1/3 加入清水中，将头发完全浸入，多余的水分用干毛巾吸去，会使头发光亮、润滑。

**茶水** 用洗发液洗过头发后再用茶水冲洗，可以去除多余的垢腻，使头发乌黑柔软、光泽亮丽。

· 清除头屑

用食盐加入硼砂少许，放入盆中，再加入适量清水使其溶解后洗头，对于消除头皮发痒，减少头屑有很好效果。

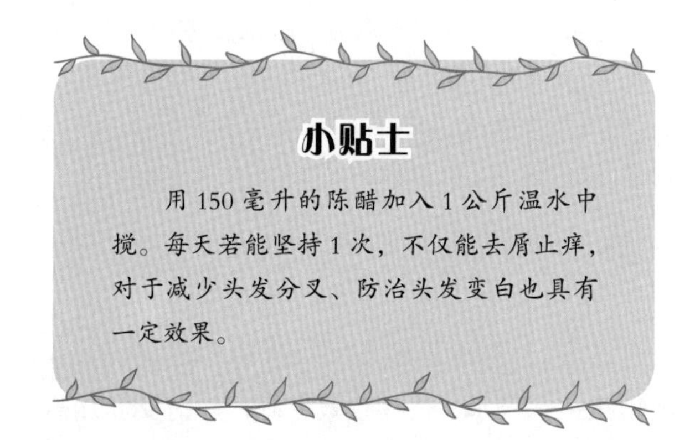

**小贴士**

用 150 毫升的陈醋加入 1 公斤温水中搅。每天若能坚持 1 次，不仅能去屑止痒，对于减少头发分叉、防治头发变白也具有一定效果。

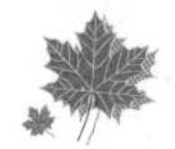

## 家庭“急症”处理方案

· 发热不适

生活中常常有些莫名的状况会引起身体的不适，像上呼吸道感染，季节交替、环境变化、病毒感染所引起的发烧发热、打喷嚏、咳嗽等这些感冒初期的症状。要多休息，多喝开水，少熬夜，补充维生素C，保持室内通风，必要时辅以冰枕退烧。建议不要擦拭酒精，因可能引起反效应。

注意状况：如果发烧伴随其他症状或者自行护理后未见好转，最好到医院就医。

以下是应该注意的状况：a. 当自行护理时，发热情况未获得改善，持续 3 天以上；b. 间断发烧每次 1~2 个小时，同样情况持续两星期以上；c. 突然的高烧 40 度以上，持续数个小时，伴随畏寒、冒汗、发抖、拉肚子等症状；d. 除发烧之外，还伴随呕吐、下腹痛、肌肉酸痛。

**· 疼痛**

日常生活中会引起的疼痛症状很多，像是空气不良、睡眠不足等引起的头痛，吃坏东西、用餐时间不正常引发的肚痛、胃痛等，只要不是毫无来由，或是剧烈疼痛，都可以自行处理。另外，关于因过度劳动而产生的肌肉酸痛、疼痛等，也不需就医。要保持心情放松，多休息。

注意状况：以下几种急促而剧烈的痛感，就是不可等闲视之的警讯。a. 急性剧烈的头疼 2 分钟以上；b. 急性剧烈的腹痛半小时以上，如果本身有胃溃疡的毛病，就要小心可能是胃穿孔；如果本身体型较肥胖，可能是胆结石、胆固醇高所引发。或者曾经出车祸，伤及下腹，加上有头晕、呕吐、剧痛等症状……就可能是内出血；c. 急性剧烈的胸痛持续 10 分钟以上，年轻者可能是肺膜破裂所造成；年纪长者可能是心绞痛等毛病；d. 月经该来未来，引发的下腹疼痛，持较 4 小时以上，可能怀疑有子宫外孕的情况；e. 若自行治疗 3 天未见改善，最好去求医。

**· 外伤**

擦伤、破皮等算是最常见的小疾病，不过若无能正确处，可能引起不良的后果。一般来说，没有大量出血、伤口不深，不小心擦撞、提重物扭伤等，都不是太严重，可以自行救助。

外伤的救护程序如下：a. 先以大量生理盐水冲洗伤口，如无生理盐水，可以冷温开水代替，最好避免使用棉花，以免棉絮粘在伤口上；b. 接着以碘酒消毒，一般红药水不建议使用，可能造成伤口痊愈后色素沉积；c. 绑上无菌带或贴上 OK 绷带；d. 清理伤口的频率以早晚一次为佳；e. 清理伤口时，若有干燥结疤的现象，可先冲洗生理盐水软化伤口，才不会破坏新生的细胞；f. 若 10 年内未注射过破伤风疫苗，为保险起见，不管伤口大小，还是上医院注射较好。

注意状况：若有以下状况，需特别留意。a. 血流不止；b. 伤口深，必须手术缝合；c. 伤口在眼睛四周的部位；d. 头部撞伤，有呕吐、头痛、暂时性昏迷等状况。

**· 烫伤类**

一般而言，一度烫伤的状况大致是发红、发亮、没破皮，可以不必上医院。一度烫伤的救护主要是局部降温，可用湿毛巾擦拭、冲冷水以散热消肿，千万别用牙膏等涂抹，如果疼痛难耐，可吃止痛药或涂烫伤药。

注意状况：二度以上烫伤必须送医，因为已经伤及真皮，在送医前的紧急处理步骤为冲、脱、泡、盖、送，在盖的阶段，记得用无菌纱布，其次为毛巾、手巾等。

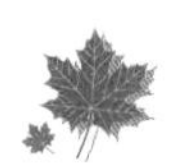

## 喝酸奶的五大好处

目前市面上各种酸奶制品品种繁多，有凝固型的、搅拌型的，还有加入不同的果汁、酸甜可口、适应各人不同口味的果汁型酸奶。不管是何种酸奶，其共同的特点都是含有乳酸菌。这些乳酸菌在人体的肠道内繁殖时会分泌对人体健康有益的物质，因此酸奶对人体有较多的好处：

**· 预防骨质疏松**

美国纽约·海伦医院的骨科主任杰瑞·尼维斯博士指出，充足的营养成分在预防和治疗骨质疏松上起到了关键作用，而钙、维生素 D 等微量元素最为关键。虽然对于钙的很多研究结果还莫衷一是，但普遍认为钙元素对任何年龄人士的骨质都有很好的作用。而奶制品所提供的维生素 D 非常高，并且把钙元素和维生素 D 结合在一起，对骨骼的好处更明显了。我们从食品标签中可以获知，很多奶制品，包括酸奶在制作时都添加了维生素 D，大家在选购时不妨多“垂青”这一类。

**· 降低血压**

美国哈佛大学公共卫生学院流行病学研究员艾尔瓦罗·阿良索博士介绍说，研究发现，在那些每天饮 2~3 份或更多酸奶的人中，高血压的发病危险比那些不喝的人降低了 50%。

**· 提高免疫力**

含有大量活性菌的酸奶可以帮助改善乳糖不耐、便秘、腹泻、肠炎、幽门螺杆菌感染等病症。美国农业部的人类营养学研究中心正在塔夫斯大学进行老年研究工作，研究员吉恩迈尔表示，酸奶不仅可以改善肠道环境，还可以提高机体免疫力。无独有偶，中国台湾近日的一项研究也发现，酸奶能提高某些消炎药的治疗效果。

**· 预防妇科感染**

对于患有糖尿病的女性来说，阴道酵母菌感染是普遍问题。一项较小的研究发现，糖尿病女性患者慢性酵母菌感染，只要每天饮用 200 毫升甜味酸奶，就可以使阴道酸碱值从 6.0 降至 4.0（正常值为 4.0~4.5），并且酵母菌感染也有所减少。

**· 控制食欲**

华盛顿大学曾进行过这样一项研究：让受试者从以下热量均为 200 大卡的食物中任选一种（半固体酸奶加一片桃子、酸奶、桃子味的牛奶、桃子汁）食用，结果显示，喝过酸奶者比其他人饥饿感减少，饱胀感增加。

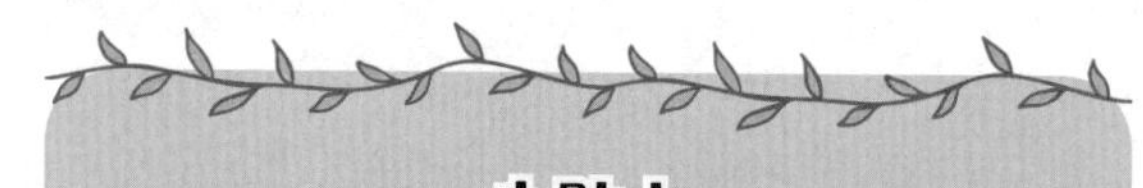

**小贴士**

根据统计资料显示，我们每天早餐的热能供应占当日总热能需求的 25%~30%，因此，早餐时喝一杯牛奶能够有效地补充热能；晚上临睡前喝一杯则有助于增加睡眠质量，让您进入深度熟睡状态，还能保证牛奶营养的充分吸收和消化。

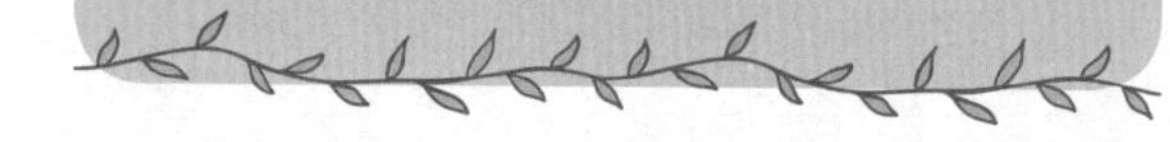

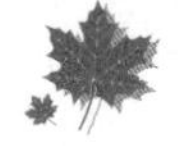

## 廉价有效的植物燕窝——白木耳

“胶质”和“骨质”在人体内就好比房子的“水泥”和“砖块”。通常一些老化现象都是胶质缺乏才会引发。白木耳是养颜秘方，却很少人知道。人随着年龄的增长，皮肤内胶质（胶原蛋白）会渐渐流失，然后皮肤渐渐松弛，失去弹性。

至于如何补充胶质（胶原蛋白），用擦的是没用的，因为胶原蛋白是大分子，用擦的只能到表皮层，增加皮肤保湿度,无法补充到真皮层失去弹性的肌肤。

所以要用吃的补充胶质(胶原蛋白)。像是猪脚、鸡脚、牛筋、白木耳、燕窝都是富含胶质的食物，而白木耳绝对是补充胶质的最佳食物。

白木耳富含的植物胶质绝不输燕窝。有人说："有钱人吃燕窝，没钱人吃白木耳。"应该改成："外行人吃燕窝，内行人吃白木耳。"

如何煮白木耳：

1. 去超市买盒装"黄"木耳（千万不要买纯白木耳，因为纯白木耳煮不烂）。

2. 用冷水泡软（可先去除底部较黄部分），约30分钟。

3. 倒掉泡黄木耳的水，因为有些腥味。

4. 将黄木耳加水放进果汁机打烂。

5. 将打烂的黄木耳放进锅里煮约一个小时。

6. 如何调味看个人需要，或加龙眼干、红枣，或加莲子、糖水，或加蜂蜜……

您会发现：吃起来根本跟外面卖的即食燕窝一模一样。

所以爱美的女性，爱美不假手他人，自己来煮白木耳养颜吧！

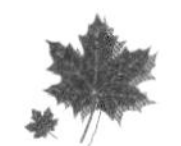

## "好朋友"来时不宜做的事情

**·捶腰**

腰酸腿胀时，我们通过捶打酸胀的肌肉来缓解不适；同样，不少女性朋友在经期也会习惯性地捶打腰部缓解腰部酸胀。但这么做却犯了错。妇科专家指出，经期腰部酸胀是盆腔充血引起的，此时捶打腰部会导致盆腔更加充血,反而加剧酸胀感。另外，经期捶腰还不利于子宫内膜剥落后创面的修复愈合，导致流血增多，经期延长。

**·体检**

经期除了不适宜做妇科检查和尿检，同样不适宜做血检和心电图等检查项目。因为此时受荷尔蒙分泌的影响，难以得到真实数据。

**·拔牙**

恐怕很少有牙医在拔牙前，会询问您是否在经期，但您自己一定要知道，不能在经期拔牙！

否则，不仅拔牙时出血量增多，拔牙后嘴里也会长时间留有血腥味,影响食欲,导致经期营养不良。这是因为经期间，子宫内膜释放出较多的组织激活物质，将血液中的纤维蛋白质溶解原激活为具有抗凝血作用的纤维蛋白溶解，同时体内的血小板数目也减少，因此身体凝血能力降低，止血时间延长。

**·用沐浴液清洁阴部**

经期间阴部容易产生异味，尤其在夏季，但在洗澡时顺便用沐浴液清洁阴部，或用热水反复清洗阴部是不够健康的，反而容易引发阴部感染，导致瘙痒病症。因为平日女性阴道内是略酸性环境，能抑制细菌生长，但行经期间阴道会偏碱性，对细菌的抵抗力降低，易受感染，如果不使用专业的阴道清洁液或用热水反复清洗更会导致碱性增加。因此，清洗阴部需要选择专业的阴部清洗液！

**·K歌**

经期女性，声带的毛细血管也充血，管壁变得较为脆弱。此时长时间K歌，可能由于声带紧张并高速振动而导致声带毛细血管破裂，声音沙哑甚至可能对声带造成永久性伤害，如嗓音变低或变粗等。专业医师特别提醒，女性从月经来潮前两天开始就应该注意不要长时间或高声唱歌。

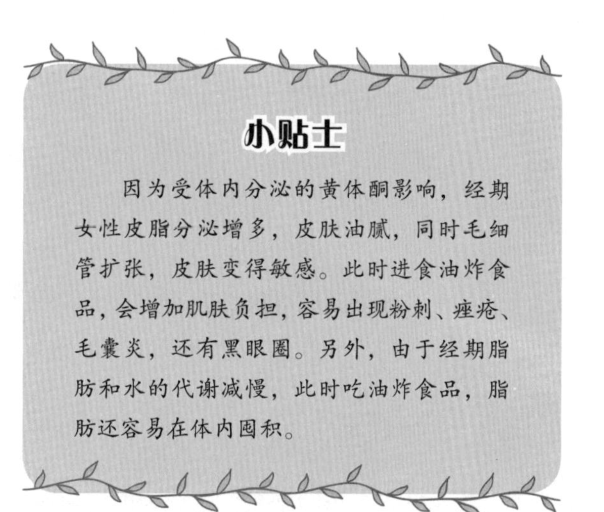


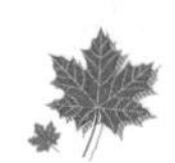

## 胡萝卜整吃好

据英国《每日邮报》报道，在烹饪胡萝卜时，整根煮比切开煮的抗癌性高 25%。

一直以来，胡萝卜都以其对健康的益处受到重视，尤其是它丰富的维生素和纤维素含量，这些成分中含有大量可以在体内转化为维生素 A 的类胡萝卜素。

近期，研究人员又在胡萝卜中发现了一种极好的抗癌物质——镰叶芹醇。

在先前的研究中，纽卡斯尔大学农业、食品和农村发展学院的 Kirsten Brandt 博士发现，用含有胡萝卜或者镰叶芹醇的饲料喂养的小白鼠比那些用普通饲料喂养的小白鼠患癌率低 1/3。

此后，他们又发现，整根煮熟然后再切开食用的胡萝卜所含的镰叶芹醇比先切后煮的胡萝卜多 25%。那是因为被切开的胡萝卜具有较高的比表面积，在煮沸时热量软化了细胞壁，造成维生素和镰叶芹醇等养分的流失。另外，在清洗切开的蔬菜时，大量宝贵的营养成分也很容易被水冲走。

实验证明，整根煮胡萝卜还有一个意外的好处，那就是味道更甜美，因为胡萝卜自身所含的具有独特甜味的糖分被保存下来了。独立营养学家 Carrie Ruxton 说：“看来整根煮胡萝卜确实有助于保留更多的营养。这同样适用于其他蔬菜，比如欧洲萝卜。这两种萝卜属于同一个科，并且大小和质地也相似。可能吃胡萝卜最好的方法就是整根吃。”

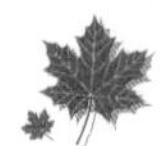

## 女性穿人字拖小心穿成“内八字”

早些年，“人字拖”还只属于一些酷酷的年轻男生，近年来，这种清凉、方便的拖鞋，已经穿在了许多时尚女性的脚上，而且款式丰富多彩。

然而专家提醒爱美的女性，常穿人字拖，小心穿成“内八字”。近日，美国奥本大学的研究人员发现，平底人字拖几乎不能给足部提供任何支撑，穿着它会渐渐改变人的走路方式、步幅，最终使脚跟、脚底、脚腕出现严重问题。

穿人字拖行走时，由于脚趾间唯一的带子不能给脚足够的支撑面提起拖鞋，因此每当人脚后跟离地时，脚趾都会弯曲“钩”着拖鞋，这属于不自然的施力情形。

如果穿人字拖行走时间过长，人小腿前方肌肉会感到酸痛，为了避免掉鞋的尴尬，还要缩短步幅，脚腕向内侧转，也就是形成了人们常说的“内八字”。穿人字拖走路的时候，人的重心会向前倾斜，膝盖自然微曲，腰部脊柱向后弯，时间一长，膝盖和腰部脊椎都会疼痛。喜欢穿人字拖的女性还会经常发生足跟疼痛，甚至脚跟骨刺。

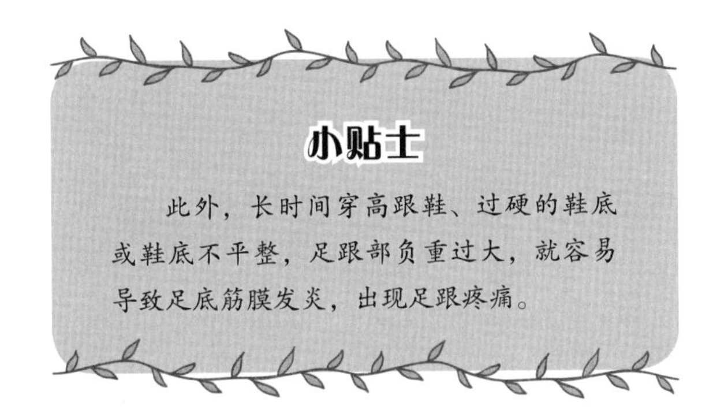


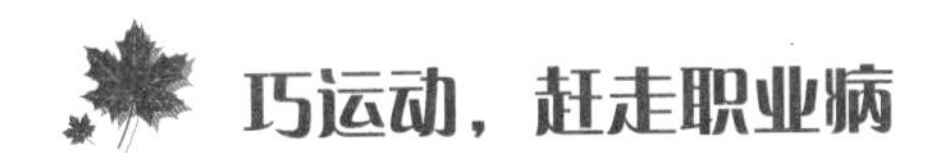

## 巧运动，赶走职业病

长时间伏案工作，特别是操作电脑的时间久了，会感到很累。这时休息一下，做做这套保健操，就能很快消除疲劳、恢复体力。

（1）坐在椅上，背要直，双手放膝盖。一臂前伸，连同身体一起后转，目光盯住手掌——吸气；还原——呼气。换手再做。

（2）坐在椅上，双手放膝盖。屈臂握拳，勾脚尖抬起，稍停。双手放回膝盖的同时，绷脚尖，同时脚后跟带动脚尖一起转动。

（3）双臂屈肘，双手放肩上。两肘前后做圆周运动。

（4）双臂交叉，胸前抱臂。抬起双臂，在胸前做圆周运动，同时活动双肩、肩胛骨和胸肌。

（5）坐在椅上，背要直，双手抱一膝盖尽量贴近腹部。然后向前伸直这条腿，放回地面。换腿再做。

（6）向前伸直双手，做游泳的动作；如蛙泳。尽量向前和向两侧伸长身体。

（7）坐在椅上，一条腿伸直，脚尖朝上，另一条腿弯曲，脚尖朝下，模仿走路动作，轮流换脚。

（8）坐在椅上，双腿伸直，抬腿，向两侧转动，在地板上空画圆。

（9）坐在椅上屈臂，双手放肩上。左右来回转动身体，使胳膊肘尽量靠近椅背。

（11）一只手从上伸肩后，另一只手从下向上伸肩胛骨处，双手背后交叉。换手再做。

（12）紧贴椅背坐在椅上。挺直脊柱，微微低头，向两侧轻轻转动。假设胸前有一小球，尽量用下额去够球。眼睛睁大，跟着头转动。

## 巧治打嗝

在生活中，打嗝是件让人非常难受的事，总是一打起来就没完没了，很难停下来。打嗝又称“呃逆”，是由于某种刺激而引起膈神经过度兴奋、膈肌痉挛所致。打嗝通常在以下几种情况发生：饱食、腹部受凉、吞咽干燥食物、食物过冷或过热以及吃饭时精神受到刺激。

要想防止打嗝，应尽量避免腹部受凉，还要养成良好的进食习惯，比如：饮食要有规律，不能暴饮暴食；在秋冬季，饭前应先喝几口温开水；不要吃得过冷或过热；吃饭时细嚼慢咽，避免边说边吃；进餐时保持愉快而平和的心情。

如果不慎与打嗝“狭路相逢”，不妨试试以下方法：

· **喝水弯腰法**

喝几口温开水，慢慢咽下，并做弯腰 90 度的动作 10~15 次。因胃部离膈肌较近，可从内部温暖膈肌，在弯腰时，内脏还会对膈肌起到按摩作用，缓解膈肌痉挛，达到止嗝目的。

· **屏气法**

直接屏住呼吸 30 秒 ~45 秒，或取一根干净的筷子放入口中，轻轻刺激上颚后 1/3 处，打嗝症状会立即停止。因为用筷子刺激上颚会诱发咽反射，能使患者突然屏气，使气道内二氧化碳浓度增高，从而干扰打嗝的神经反射活动。但心肺功能不好的人慎用此法。

· **惊吓法**

趁对方不注意猛拍其后背，有时也能止嗝。因为惊吓作为一种强烈的情绪刺激，可通过大脑皮层传至皮下中枢，抑制膈肌痉挛。但对儿童、高血压、心脏病人应慎用。

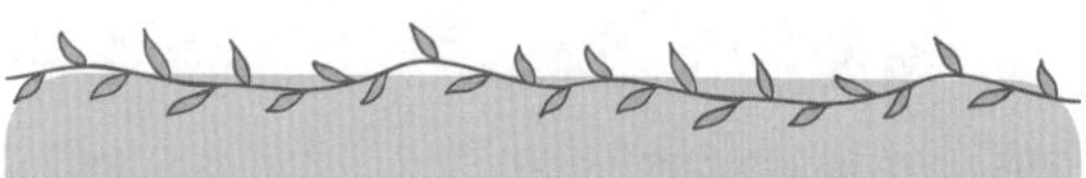

**小贴士**

还有几种中医推荐的方法，能有效治愈打嗝：平躺在床上，用两手大拇指按压攒竹穴(位于眉毛内侧，内眼角处)2~3 分钟；取白糖 50~100 克，分 2~4 次放入口中含化，半小时内禁止摄入其他食物、水，但糖尿病及糖耐量异常者慎用；将 20~30 克生姜洗净，放入口中咀嚼，10 分钟后吞服，适用于受凉引起的打嗝。

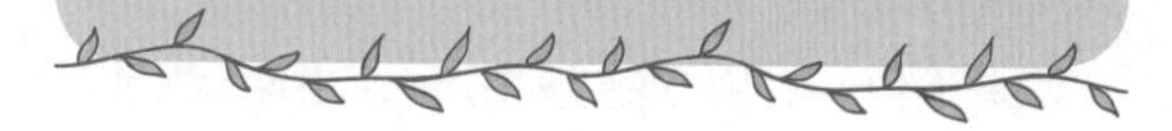

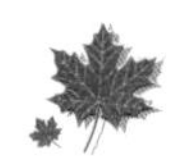

## 如何防治儿童眼睛意外伤害

引起儿童眼外伤的原因有多种：1 岁至 3 岁幼儿由于刚学会行走而步履蹒跚，容易跌倒，碰到桌椅的棱角、地面的凸起物可能会撞伤眼睛，若碰到热水或火源则可造成眼睛的热烧伤；3 岁以后的儿童活泼好动、好奇心强，喜欢玩棍棒、弹弓、仿真枪、激光枪等玩具，这些玩具有可能造成眼睛的钝挫伤、刺伤或视网膜损伤；再稍大一点的儿童喜欢燃放烟花爆竹，所以在节假日由烟花爆竹引起的眼睛爆炸伤经常发生；拳击伤和石块打伤则常发生在儿童嬉戏互相打闹时；儿童在使用刀、剪、锥、笔等工具不慎时可扎伤眼睛；儿童在接触石灰、水泥、酒精等化学物品时容易误入眼内造成化学烧伤。另外，近年来，儿童因玩废弃的一次性注射器而刺伤眼睛的也越来越多，需要注意的是：这是一种很严重的外伤，往往因针头将污水注入眼球内引起严重感染而导致失明。

近年来，随着科技的发展，涌现出很多儿童玩具，这本来是件好事，但儿童眼睛因玩具受伤也比过去增多了。逢年过节是家长和亲戚朋友给孩子买玩具的高峰期，也是儿童眼睛受玩具伤的高峰期。大人在给儿童选购玩具时，应针对具体情况，尽量考虑选择安全系数大的玩具。要购买和宝宝年龄相适应的玩具，不要给孩子购买冲击力太强、太猛的仿真枪。家长和亲友送玩具的同时别忘了对儿童进行必要的安全教育，特别要嘱咐孩子玩发射枪或激光玩具枪时枪口不能对人，更不能对人的眼睛。对年龄较小的孩子，不允许玩能发射枪弹或激光的玩具枪。

此外，也不要让孩子燃放烟花爆竹；观看燃放烟花爆竹时，要保持安全距离，必要时让孩子佩带护目镜。避免儿童接触石灰、水泥、酒精等化学物品，不要让儿童观看电焊火花或在阳光较强的雪地上玩耍，不要把一次性注射器当玩具给孩子玩。

当儿童不幸发生眼睛意外伤害时，家长不能惊慌失措，一定要沉着冷静，可先根据损伤情况，立即给予适当的初步急救，并迅速送往医院请眼科医生处理。

接触石灰、水泥、酒精等化学物品时，应尽早清除溅入眼内的化学物质，在受伤现场用大量清水反复清洗眼部，或将面部浸入水中，使溅入眼中的化学物质得到稀释或清除。眼部被钝物撞击，局部产生肿胀及疼痛时，如无皮肤开放的伤口，可用毛巾冷敷，以消肿及减轻疼痛；若眼部外伤引起眼睑裂伤或出血，可用清洁的纱布包扎；若有异物飞入眼内，千万不要搓揉眼睛，要轻闭双眼或稍眨眼，让表浅的异物随泪水流出；如果异物已经进入眼球深部，眼球已经穿通，此时绝不可压迫眼球，以免眼内组织脱出；若孩子的额头和眉弓部被撞伤，一定要注意及时检查眼睛视力情况，因为额头和眉弓部被撞伤时，即便眼球没有受到任何伤害，视力也可能会明显下降，甚至失明，因为这种情况可伴发视神经的间接损伤。经过以上初步急救处理后，要及时送往离受伤地点最近的医院进一步治疗。

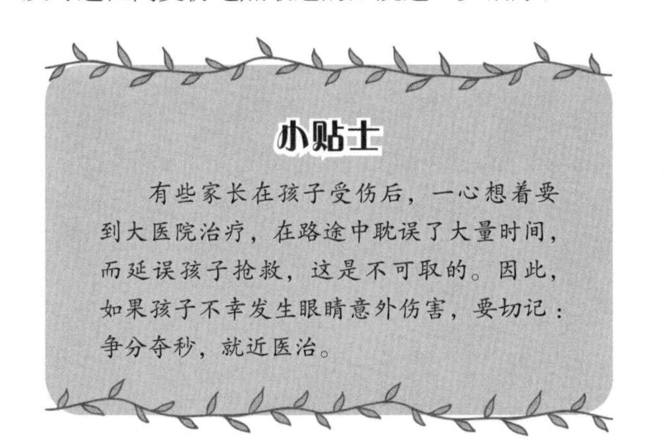

**小贴士**

有些家长在孩子受伤后，一心想着要到大医院治疗，在路途中耽误了大量时间，而延误孩子抢救，这是不可取的。因此，如果孩子不幸发生眼睛意外伤害，要切记：争分夺秒，就近医治。

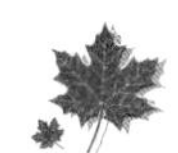

## 如何洗澡——盆浴还是淋浴

浴室的喷水莲蓬头，是一个良好的阴离子发生器。当莲蓬头喷射出一丝丝的细水流时，空气中便产生了大量的阴离子。现代科学证明，阴离子对人体具有很大的益处，它能使人健康长寿，还能医治某些疾病。经常淋浴具有镇静、镇痛、镇咳、止痉和利尿的作用，对肺气肿、冠心病、高血压和神经衰弱等症有一定疗效。

人吸进丰富的含阴离子空气后，能迅速消除疲劳，呼吸、脉搏次数减少并很均匀，还能刺激皮肤再生，使创伤加以愈合，促进新陈代谢，有利于机体的生长发育，提高免疫力。科学研究人员用此法治疗的 3000 个例哮喘病人中，20 岁以下的病人有效率达 98%，40~60 岁的病人有效率达 88.3%，医生们认为，这是任何药物都无法达到的效果。研究人员认为，虽然自然界中每时每刻都存在着阴离子，但由于环境污染严重，阴离子的寿命极短。因而，如果人们能在饭后工余洗一个淋浴，享受一下丰富的阴离子空气，对身体健康将受益匪浅。

洗澡时间忌过长。洗澡时，热水产生出大量的水蒸气，附在水中的有毒物质如三氯乙烯、三氯甲烷等分别被蒸发 80% 和 50% 以上。有些有毒物质随蒸汽而被身体部分吸收，进入血液循环系统，危害很大。而且，在较热的水中洗澡时间过久，对心脏也不利。

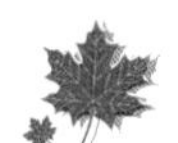

## 失眠食疗方

**· 猪心枣仁汤**

猪心 1 个，酸枣仁、茯苓各 15 克，远志 5 克。

把猪心切成两半，洗干净，放入净锅内，然后把洗干净的酸枣仁、茯苓、远志一块放入，加入适量水置火上，用大火烧开后撇去浮沫，移小火炖至猪心熟透后即成。每日1剂，吃心喝汤。此汤有补血养心、益肝宁神之功用。可治心肝血虚引起的心悸不宁、失眠多梦、记忆力减退等症。

**·天麻什锦饭**

取天麻5克，粳米100克，鸡肉25克，竹笋、胡萝卜各50克，香菇、芋头各1个，酱油、料酒、白糖适量。将天麻浸泡1小时左右，使其变软，然后把鸡肉切成碎末，竹笋及洗干净的胡萝卜切成小片，芋头去皮，同香菇洗净，切成细丝。粳米洗净入锅中，放入切好的配料及白糖等调味品，用小火煮成稠饭状，每日1次，当午饭或晚饭食用。此饭有健脑强身、镇静安眠的功效。可治头晕眼花、失眠多梦、神志健忘等症。

**·龙眼冰糖茶**

龙眼肉25克，冰糖10克。把龙眼肉洗净，同冰糖放入茶杯中，注入沸水，加盖闷一会儿，即可饮用。每日1剂，随冲随饮，随饮随添开水，最后吃龙眼肉。此茶有补益心脾、安神益智之功用。可治思虑过度、精神不振、失眠多梦、心悸健忘。

**·远志枣仁粥**

远志15克，炒酸枣仁10克，粳米75克。粳米淘洗干净，放入适量清水锅中，加入洗净的远志、酸枣仁，用大火烧开移小火煮成粥，可作夜餐食用。此粥有宁心安神、健脑益智之功效，可治老年人血虚所致的惊悸、失眠、健忘等症。

**·百麦安神饮**

小麦、百合各25克，莲子肉、首乌藤各15克，大枣2个，甘草6克。把小麦、百合、莲子、首乌藤、大枣、甘草分别洗净，用冷水浸泡半小时，倒入净锅内，加水至750毫升，用大火烧开后，小火煮30分钟。滤汁，存入暖瓶内，连炖两次，放在一块，随时皆可饮用。此饮有益气养阴、清热安神之功效。可治神志不宁、心烦易躁、失眠多梦、心悸气短、多汗等症。

**·绞股蓝红枣汤**

绞股蓝15克，红枣8枚。两物分别洗净，放入适量水锅中，用小火煮20分钟即可。每日1剂，吃枣喝汤。此汤有健脑益智、镇静安神之功用。可治神疲乏力、食欲不振、失眠健忘、夜尿频多等症。

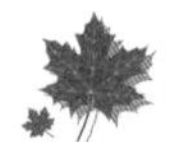

## 天然食物的美容食疗法

爱美是人的本性。利用天然食物饮食美容，既可避免美容品引起的过敏，又能获得简便、易学、廉价、无副作用等功效。

**·瓜类美容法**

**黄瓜**　黄瓜不仅可用来敷在浮肿的眼睛上消肿，而且可以洁肤，能使皮肤细腻滑嫩。其方法是：将黄瓜切成薄片，贴在面部，让瓜汁中的营养渗入皮肤和吸去皮肤表层之污秽，在约15分钟后用清水洗净，然后轻轻按摩面部即可。

**丝瓜**　盛夏新鲜丝瓜既可食用，也可美容。将丝瓜去皮后压出瓜汁，与等量蜂蜜匀混。取少量涂在脸上10至15分钟，有洁肤去皱之功效。

**西瓜皮**　西瓜皮也可美容，将吃剩的西瓜皮，用来擦脸部，顷刻会使您感到清爽、凉快，坚持使用数日，会使您在夏季因太阳曝晒而受损伤的肌肤得到很好的保养。

**· 果汁美容法**

喝鲜果汁，既美容，又健身，现已得到较为广泛的重视。

**胡萝卜汁美容法** 胡萝卜汁含胡萝卜素和维生素等，可以刺激皮肤的新陈代谢，增进血液循环，从而使肤色红润，对美容健肤有独到之效。胡萝卜汁最好在早晨空腹时喝，因为，这更利于胃肠吸收。

**葡萄汁美容法** 葡萄适合油性皮肤。将葡萄榨出汁来，直接搽抹脸上，效果甚佳。

**鲜橘子汁美容法** 深秋时节橘子上市，在品尝橘子的同时，可将橘汁挤出直接在面部涂擦，可使您的肌肤马上变得清爽不腻。因为，橘子含果酸和维生素C、维生素A。常用橘子汁擦脸，可使您皮肤抵抗力增强，从而减少皮肤的干燥，达到饮食美容的功效。

**· 面液美容法**

一些果品经过简易加工成美容液，可以不受时令季节的限制，常年可用。

**栗麸面液** 栗麸即栗子的内果皮。将栗麸捣为细末，与蜂蜜调匀，瓶装贮备，早晚各敷面一次。栗麸是一味难得的美容良药，性味甘平而涩，与蜂蜜合用，能使皮肤光洁，皱纹舒展，对皮肤具有防衰老之效。

**桃仁洗面液** 去壳桃仁即桃的果仁，味甘性平，可活血祛瘀。用粳米饭浆同研后绞汁，搅拌成糊状，澄清便成面液，装瓶备用。其用法：把面液加温擦面，每日早晚各一次。能使瘀血消散、脸部血流畅通。桃仁富含脂肪油，本身就有润肤的作用。而粳米饭浆，质软黏稠，可黏吸皮肤表面的污物，具光洁皮肤之作用。

**蜂蜜蛋清液** 将鸡蛋清搅动，直至全部起泡，加入蜂蜜，搅匀即成（五个鸡蛋的蛋清，蜂蜜一汤匙），贮瓶备用。用法：将蜂蜜蛋清液涂于面部，待干燥后，再用清水洗净，每周2至3次。蜂蜜不仅内服可以驻颜美容，外用亦有很好的益颜美容之功效。可用来治疗面部皮肤干涩。

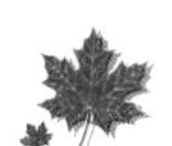

## 崴脚后怎么处理才正确

崴脚，是人们在生活中经常遇到的事情，医学上称做“足踝扭伤”。这种外伤是外力使足踝部超过其最大活动范围，令关节周围的肌肉、韧带甚至关节囊被拉扯撕裂，出现疼痛、肿胀和跛行的一种损伤。

由于正常踝关节内翻的角度比外翻的角度要大得多，所以崴脚的时候，一般都是脚向内扭翻，受伤的部位在外踝部。不少人是先使劲揉搓疼痛的地方，接着用热水洗脚，活血消肿，最后强忍着疼痛走路、活动，这样处置崴伤的脚是不妥当的。

因为局部的小血管破裂出血与渗出的组织液在一起会形成血肿，一般要经过24小时左右才能修复，停止出血和渗液。如果受伤后立即使劲揉搓，热敷洗烫，强迫活动，势必会在揉散一部分瘀血的同时加速出血和渗液，甚至加重血管的破裂，以致形成更大的血肿，使受伤部位肿上加肿，痛上加痛。人们常说的“存住筋”，实际是损伤以后软组织发生黏连，影响了功能活动。这种情况一般出现在损伤的中后期。所以，受伤后几天内的活动受限，一般都是因为疼痛使活动受限，而不是黏连所致的“存住筋”。

那么，崴脚以后怎样处置才正确呢？

**· 分辨伤势轻重**

轻度崴脚只是软组织的损伤，稍重的就可能是外踝或者第五跖骨基底骨折，再重的还可能是内、外踝的双踝骨折，甚至造成三踝骨折。轻的可以自己处置，重的就必须到医院请医生诊断和治疗。所以，分辨伤势的轻重非常重要。

一般来说，如果自己活动足踝时不是剧烈疼痛，还可以勉强持重站立，勉强走路；疼的地方不是在骨头上而是筋肉上的话，大多是扭伤，可以自己处置。如果自己活动足踝时有剧痛，不能持重站立和挪步，疼的地方在骨头上，或扭伤时感觉脚里面发出声音，伤后迅速出现肿胀，尤其是压痛点在外踝或外脚面中间高突的骨头上，那是伤重的表现，应马上到医院去诊治。假如限于条件一时去不了医院，也可以暂时按照下列办法处置，然后尽快到医院诊断治疗。

**·正确使用热敷和冷敷**

热敷和冷敷都是物理疗法，作用却截然不同。血得热而活，得寒则凝。所以，在破裂的血管仍然出血的时候要冷敷，以控制伤势发展。待出血停止以后方可热敷，以消散伤处周围的瘀血。

细心的读者一定要问，怎么才能知道出血停止了没有呢？原则上是以伤后 24 小时为界限，还可以参考下面几点：一是疼痛和肿胀趋于稳定，不再继续加重；二是抬高和放低患脚时胀的感觉差别不大；三是伤处皮肤的温度由略微高于正常部分，变成相当差不多，这些都可作为出血停止的依据。

**·适当活动**

在伤后肿胀和疼痛进行性发展的时候，不要支撑体重站立或走动，最好抬高患肢限制任何活动。待病情趋于稳定时，可抬高患肢进行足踝部的主动活动，但是禁做可以引起剧痛方向的活动。等到肿胀和疼痛逐渐减轻时，再下地走动，时间宜先短一些，待适应以后慢慢增加。

**·正确按揉**

在出血停止前，以在血肿处做持续的按揉为宜，方法是用手掌大鱼际按在局部，压力以虽疼尚能忍受为宜。时间是持续按压 2~3 分钟再缓缓松开，稍停片刻再重复操作。每重复 5 次为一阶段，每天做 3~4 个阶段较合适。出血停止之后做揉法，用大鱼际或拇指指腹对局部施加一定压力并揉动，方向是以肿胀明显处为中心，离心性地向周围各个方向按揉，每次做 2~3 分钟，每天做 3~5 次。

**·合理用药**

出血停止以前，不宜内服或外敷活血药物，可用“好得快”喷洒伤处，内服云南血药。出血停止以后，则宜外敷五虎丹，内服跌打丸、活血止痛散等。后期可用中草药熏洗。如果手边没有中成药，也可以把面粉炒黄，用米醋调和敷在患处，来代替五虎丹，效果也比较理想。用一小撮花椒，一小把盐煮水熏洗，代替中草药效果也不错。

**小贴士**

**扭伤后别立即抹正红花油**

在损伤的急性期（24 小时内），皮下软组织周围的小血管会发生破裂，此时如果使用正红花油等活血化瘀的药物外用涂抹揉搓，就会加重局部的血液渗出，从而使肿胀加重。急性期过后（24 小时后），扭伤局部会进入血肿吸收和组织修复期，这时才可以使用正红花油等活血化瘀药物，每天涂抹患处 4~6 次。

## 小病自疗妙招

有没有感觉到生活中常会遇到一些小毛病缠身，虽然没有什么大碍，却也够烦的。如果学会用一些简单的办法来自治，及时缓解症状所带来的尴尬，相信您的生活一定会多一份快乐的。

**· 感冒早早好**

每天用60℃温水冲服一杯含1000mg维生素C泡腾片，症状就会逐步减轻，感冒也会提前结束。

用铜钱或光滑的刮片蘸些白酒，轻轻地刮前后胸部、上肢肘关节外侧肘横纹尽处的曲池穴以及下肢腘窝中点处的委中穴，直至皮肤微微发红发热，然后再喝一碗热的姜糖水，约15分钟后，身体便开始大汗淋漓。出汗后周身会感觉轻松舒适，此时更要注意免受风寒，好好地睡上一觉，感冒便会很快痊愈。

如果鼻子塞得厉害，可以试试睡觉时在两个鼻孔内各塞进一根鲜葱条（如果觉得葱味刺鼻，可再在葱条外包上纱布），3小时后取出，通常一次就行，如果还有些不适，可于次日再塞一次。葱条尽量选得粗些。

洗脸时，用手掬一捧冷水洗鼻孔，即用鼻孔轻轻吸入少量水，再擤出，反复多次；然后口中含一口盐水，再仰头含漱，使咽喉部也同时得到除菌清洁，对感冒痊愈很有好处。

**· 皲裂不再疼**

用尿素霜涂抹在皲裂处，然后用橡皮膏贴覆，隔日更换，效果明显。也可先用温水洗手和足，仔细搓去软化的角化层，然后涂抹尿素霜，微微烘干患处，即可加速裂口愈合。

每天在皲裂处搽几滴维生素E油，增加局部滋润度，一周内就可见效。

将一个土豆煮熟后剥皮捣烂，加少许凡士林调匀，每日取少量涂于皲裂处，数日患处也可愈合。

**· 落枕不求人**

局部疼痛可以用热毛巾敷，并轻轻揉捏、敲打痛处，可以缓解疼痛。

也可用按压穴位的方法。落枕者张开手掌背，在食指与中指之间有个落枕穴。让家人用大拇指尖对准此穴用力按压，连续按压3~5分钟，直到有酸胀感为止。同时，患者可自己尝试活动颈部。半小时后，再用上述方法按压一次，效果会比较明显的。

将食醋100克加热，以不烫手为宜，用纱布浸热醋敷于疼痛部位，同时活动颈部，每日3次，2天后即可见效。

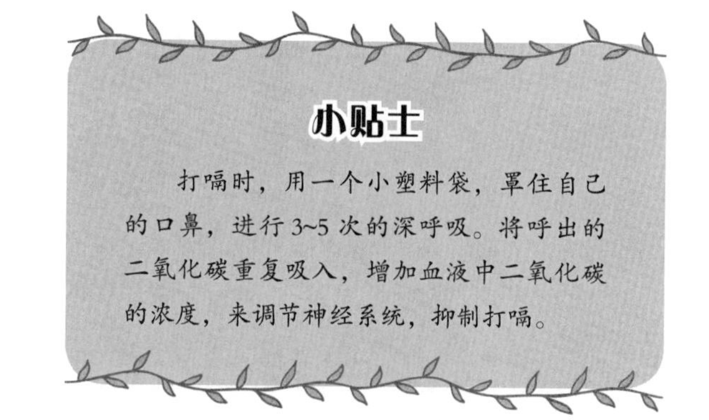

**小贴士**

打嗝时，用一个小塑料袋，罩住自己的口鼻，进行3~5次的深呼吸。将呼出的二氧化碳重复吸入，增加血液中二氧化碳的浓度，来调节神经系统，抑制打嗝。

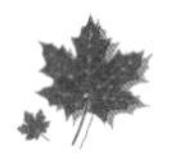

## 小虫进耳的急救

**· 主因**

小昆虫，如蚊子会突然钻入耳道，它们在耳内爬动引起耳痛、噪音和不安。遇到这种情况，有的人用火柴、发卡等伸入耳内掏挖，这样做小虫不易出来，还能发生耳道炎症、破损、鼓膜破裂和中耳炎等。

· **急救**

**查照法与烟熏法** 昆虫有喜光的特点，喜欢向光亮处跑。借阳光、灯光、手电光照外耳道，小虫会慢慢出来。或将香烟的烟雾吹入耳道内，使它受烟呛而出。

**滴油法** 向耳道滴几点香油、花生油、橄榄油，或滴入 75% 酒精（白酒也可）使小虫溺闷而死，然后夹出。

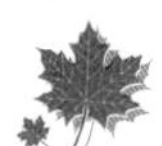

## 小窍门：卡了鱼刺怎么办

一般来说，卡住鱼刺的位置有三个：左右扁桃体处、喉咙梨状窝处和食道。前两个部位比较轻，只需用镊子就可取出。但如果处理不当，鱼刺就会“走”到更深的地方，卡在食道里，此处位置较深，且食道两侧都有血管，稍有不慎，就可能刺破血管。

鱼刺卡到喉咙后，到底该怎样正确处理呢？可以按下列步骤进行：首先，立即停止进食，减少吞咽动作。如果是孩子，不要让其哭闹，以免将鱼刺吸入喉腔；其次，低头大弯腰，做猛咳动作，或用一只筷子刺激咽后壁，诱发呕吐，如果鱼刺刺入软组织不深，就可被挤压喷出；第三，如果仍然无效，可以用汤匙或牙刷柄压住舌头的前部分，举起手电筒或小镜子，仔细观察喉部，发现鱼刺可用镊子夹住，轻轻拔出，如卡刺者咽部反射敏感，恶心难以配合，可以让其张开嘴，发“啊”的声音，以减轻不适；第四，如果还是没有解决，说明鱼刺位置较深，不易发现，这时就要及时到医院就诊，医生使用专业器具，取出鱼刺仅需 5 分钟。

取鱼刺时，很多人舌头会不由自主地往里缩，这时可以取块干净纱布包住舌头，轻轻下压着往外拉，喉咙就会重新暴露出来。

卡鱼刺时，很多人先采用塞馒头、喝醋等土方法，对细软的鱼刺这还可能有用，可将其推入胃内，但大而坚硬的却会因此越扎越深，甚至刺破食管或大血管，带来生命危险。

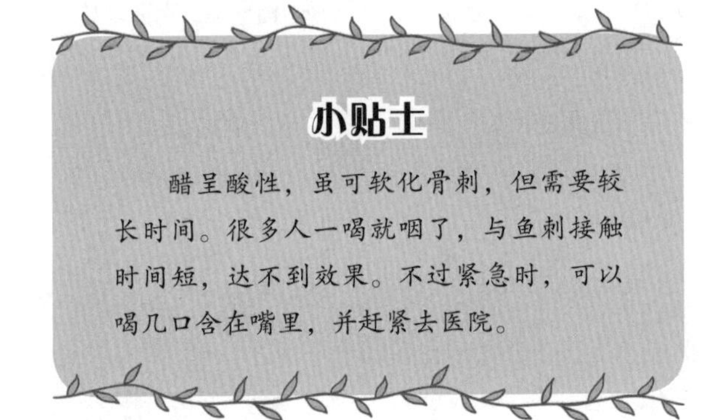

**小贴士**

醋呈酸性，虽可软化骨刺，但需要较长时间。很多人一喝就咽了，与鱼刺接触时间短，达不到效果。不过紧急时，可以喝几口含在嘴里，并赶紧去医院。

## 小小盐巴健健康康

虽说是一粒小小的盐巴，可不能轻视它喔！它有消除疲劳、去头皮屑、消肿、润喉等功用。想让我们身体健健康康，生活舒舒服服吗？可别忘了它。

· **漱口水**

取 1/2 茶匙的盐泡 250ml 的温水，可当作喉咙的漱口水。

· **清洁牙齿**

将 1：2 的盐和苏打粉混合后，用来刷牙可去除牙垢，洁白牙齿。

· **脸部按摩**

盐和橄榄油以 1：1 的比例混合，敷在脸部和颈部轻轻按摩，待5分钟过后，再将脸部洗净即可。

**· 有助玉手恢复柔润**

做家务事或洗碗碟而致双手泛红且皱纹满布，可取精盐三茶匙溶入一盆温水当中，浸泡双手约五分钟，有助玉手恢复细白柔润。

**· 消除脚部疲劳**

将脚泡在温的盐水中数分钟，再用冷水冲净即可。

**· 减少螯痛**

如遭蜂螯，可将螯处弄湿并蘸点盐，再用冷水冲净即可。

**· 可治蚊虫咬伤**

被蚊子、跳蚤等虫子咬伤的患部，先浸泡盐水，在敷上加有盐的猪油。

**· 消除眼部肿胀**

拿一茶匙盐，加入500ml温热水中，待其完全溶解后，取块棉花浸泡一会儿，再取出敷在眼部肿胀处，可消肿。

**· 去除老化的皮肤**

洗完澡后身体仍湿答答时，用适量的盐在老化的皮肤上摩擦，可除去以死的角质皮肤，有助血液循环。

**· 抗湿疹**

在浴缸里适度撒盐浸泡全身，或直接拿盐揉搓身体，大约一两周斑点即会逐渐消失。

**· 去除青春痘**

早晚洗脸时，用盐轻轻按摩脸部，再用水冲净，不仅可去除青春痘亦可消除皱纹。

**· 消除香港脚**

每天晚上沐浴时，可拿一把沐浴盐在患处加以揉搓，初期症状，一周可愈；严重者若持之以恒，亦可见效。

**· 缓解脖子和肩膀酸痛**

沐浴时，将脖子和肩膀处以温水浸湿，以盐来回按摩，再以温水冲净，月余症状即可减轻。

**· 消除肩痛**

将炒过的盐用铝箔纸包起，贴在肩上可消除疼痛。

**· 减轻腹痛**

将2杯炒过的盐放入厚纸袋或用毛巾包裹好，置于下腹，经过20~30分钟，疼痛就会消失。

**· 减少泡沫**

加一把盐在肥皂中，可减少肥皂起过多的泡沫。

**· 玻璃不结霜**

用个小布口袋装盐放在车子内，当下雪时，可将此盐袋弄湿，用来擦拭挡风玻璃内面，可免除结冰或结霜。

**· 避免蜡烛滴蜡油**

将新蜡烛浸泡在浓盐水中数小时，取出晾干，等下回燃用时就不会滴蜡油。

**· 使海绵恢复原形**

将海绵洗净后，浸入冷盐水中可使它恢复原形。

**· 防止竹笋老化**

新鲜竹笋摘下后，于笋头（切割处）抹上少许盐巴，防止竹笋“老化”。

**· 使豆腐不易发酸**

豆腐浸泡在盐水中可保持豆腐嫩度及不易发酸。

**· 除虱及降低气味**

养狗的人，可用较浓的盐水将狗浸湿再用齿梳梳理，即可除虱，还可以减低狗的气味。

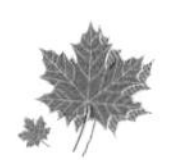

## 循环障碍知多少

杨女士患有糖尿病，最近经常觉得手足冰冷、手脚发麻、头晕、疲倦乏力、走路稍快则觉得胸闷喘不过气来。她到大医院检查并未发现血压异常，而胸部 X 光检查、心电图及心脏超音波检查都未发现有心脏的问题。她最后接受甲襞微循环检查，发现除了微血管明显呈现变形外，血流速度变慢，且微血管攀顶有红血球瘀斑。医师告诉她："这是微循环障碍，也就是中医学上所讲的瘀血证。"医师嘱咐她少吃油腻食品，多喝水、多运动，并开给她七帖改善微循环的活血化瘀中药处方。经过一周的治疗后，她身上的症状大半消失，且微循环检查也明显获得改善。

什么是微循环呢？人体的血液由心脏送出后，经过逐渐分级的动脉至细动脉，再流入微血管，然后由细静脉汇集至各级静脉回流到心脏。这种在细动脉与细静脉之间的血液循环称为"微循环"。

微血管只有一层内皮细胞，管壁极薄，约为一张普通纸厚度的百分之一。血液中的小分子物质可以通过微血管壁渗出或渗入，也就是说血液中的氧气与营养物质可以通过微血管供给细胞，同时细胞新陈代谢后的有害物质（如：肌酸、乳酸及二氧化碳等）也可以通过微血管带到静脉系统，而后经肾、肺等脏器排出。

因此，我们可以说微循环是人体血液和组织细胞进行物质交换的最重要场所。如果微循环功能发生障碍，组织细胞得不到充分的氧气和营养，代谢物不能实时清除，就会导致脏器功能减退、人体衰老和疾病的发生。

什么样的人容易有微循环障碍呢？糖尿病、高血压、冠心病、脑中风、高脂血症、各种炎症性疾病（如：红斑性狼疮）、肥胖的人及老年人都容易有微循环障碍的发生。当出现微循环障碍时患者常出现以下的症状：疲倦乏力、没有精神、手脚冰冷、手足麻木、头晕、头痛、肩颈僵硬、胸闷、心悸、失眠多梦、全身肌肉酸痛、腿部抽筋、妇女月经疼痛或月经血块多等，严重时稍一活动就觉胸闷喘不过来，甚至出现半身不遂及意识昏迷等症状。如果有以上的症状，再加上出现眼眶周围色素沉着、身体表浅血管扩张、静脉瘤、痔疮、唇舌青紫或舌下瘀斑，都应怀疑是否有微循环障碍。

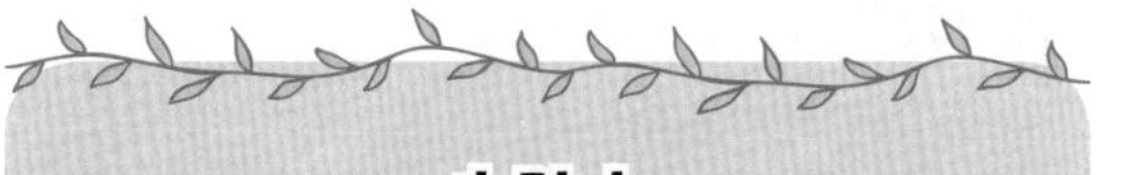

**小贴士**

有微循环障碍的患者，为了促进血液循环，最好每天以热水泡澡，但心脏疾病患者宜小心勿浸泡太久。此外，规律的生活、充分的睡眠、放松心情、每日进行适度的运动、远红外线照射、按摩等都有助微循环的改善。

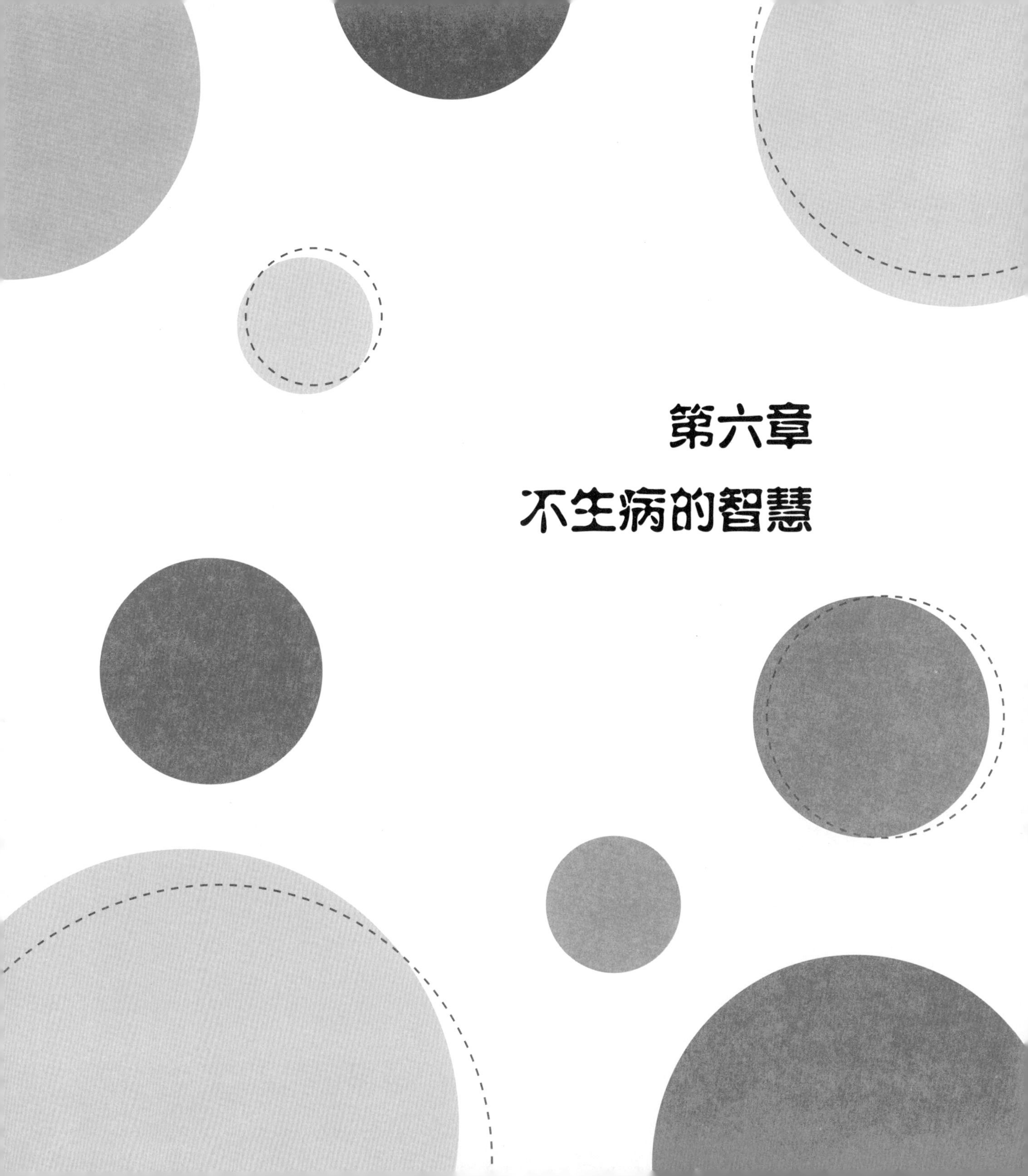

# 第六章

# 不生病的智慧

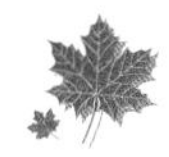

## 家有考生要科学饮食

高考、中考临近了，学生和家长在备考的同时，不要忘记要科学地安排饮食。

· 备考三多

· 多喝水

身体内拥有足够的水分，才能确保血液循环的顺畅，进而为大脑供应所需之氧。因此，考生每天必须喝到足够的水，一般应 5~7 杯，大约 1500 毫升。

睡觉前可以饮用白开水加适量米醋、蜂蜜（以略微酸甜为度），这样有助于解除困倦和疲劳。

· 多吃蔬菜水果

多吃水果、蔬菜不仅能补充各种营养、维生素及矿物质，还能平抑火气、促进消化。

建议每天至少应吃 500 克蔬菜和水果，而且要尽量选择新鲜和有颜色的。蔬菜可选择西红柿、青椒、菠菜、胡萝卜等，以增加维生素 C 的摄入量。水果方面，草莓、猕猴桃、圣女果、香蕉、西瓜等都是不错的选择。

· 少食多餐

少食多餐不仅有助于减轻考生的紧张与疲劳，还能防止厌食。在控制饮食总量的前提下，可适量增加进餐的次数，把每日三餐变成每日四餐、五餐，如此更有利于考生摄取到一天所需的营养。

· 备考三少

· 少大鱼大肉

如果考前每天都是大鱼大肉、山珍海味，不仅孩子的肠胃可能承受不了，引起腹泻、食欲不振，还会使血液偏于酸性，导致思维迟缓，从而影响孩子取得理想的成绩。

专家指出，对于平时爱吃肉类的孩子，家长应适度控制肉类的摄入总量，以每餐不超过 150 克为宜，同时多吃些蔬菜和水果，以中和肉类的酸性。

· 食谱少变脸

考前要吃考生熟悉的食物，食谱大改变是考生饮食的大忌。原因在于：食谱大变脸，肠胃需要一定的适应期，反而容易影响身体的正常状态。

除此之外，考前要少吃容易产气、产酸的食物，如韭菜、地瓜、碳酸饮料等。

· 少服补品

许多家长将服用保健品视为补充营养的最佳途径，贪多求快，希望通过保健品来达到迅速补充营养的目的。其实，不少保健品的营养价值并不高，服用过多会直接影响食欲，故考生应少吃或不吃。

· 少吃油腻刺激食物

考生不要吃大量的油腻性食品，因为油炸食品易使人产生饱腹感，会影响其他食物的摄入量。刺激性饮料，如浓茶、咖啡等，考生也不宜喝，尤其在空腹时更应特别注意，不然容易导致胃痛、心慌、气短，从而无法专心备考。

· 迎考益智餐谱

考生每餐的摄入应能满足营养平衡的要求。除了要摄入足够量的优良蛋白质，如鸡、鱼、贝、蛋、瘦肉、豆制品外，还应摄取低热量食品，如富含维生素、纤维素的蔬菜和坚果，如花生、核桃、板栗、腰果等。

考试之前的一个星期是学生的最后冲刺阶段，必须让孩子保持最佳竞技状态，摄取营养要注意平衡，要吃容易消化的饮食。学生考试当天吃易消化的食物，才能使头脑清醒、心情舒畅。因此，考生当天应吃些半流质的食物。饮食不要变化太大，可从平时吃的饮食中，选些孩子特别喜欢吃的，以使学生心情平静、轻松愉快。

· **推荐食谱**

**早餐** 花卷1个，豆腐脑1碗，鸡蛋2个（或咸鸭蛋），香蕉1个，热牛奶250毫升，或者凉拌西红柿：西红柿500克，加糖凉拌。主食：杂粮粥。

**午餐** 牛肉100克，虾仁30克，木耳、蘑菇若干，加佐料打成卤。凉拌黄瓜：黄瓜2条，用刀拍碎，放芝麻油、盐、醋、蒜等凉拌生吃。主食：面条200克。

**晚餐** 海鱼500克加白菜、蒜苔，放佐料红烧。牛肉丝100克，白菜、莴笋各200克，加佐料合炒。主食：米饭。

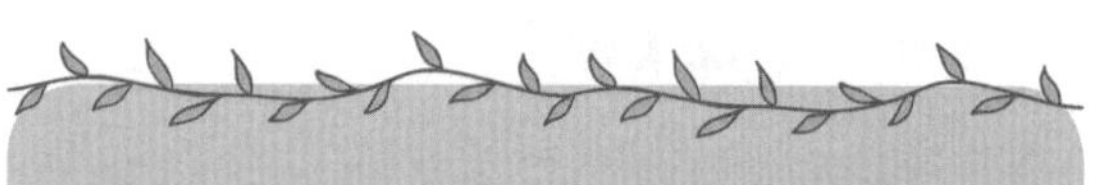

**小贴士**

**临考喝粥缓解失眠**

临近高考，有的考生由于情绪高度紧张而导致夜间失眠，建议广大考生晚上喝点“安神粥”有助于睡眠。

**小米粥** 小米适量加水煮粥，晚餐或睡前用。小米性微寒，健脾和胃，安神，其色氨酸及淀粉含量很高，食用后可促进胰岛素的分泌，提高进入脑内色氨酸的数量，故能起到使人安眠的效果。

**牛奶粥** 大米将熟时加入牛奶一杯。牛奶中含有令人体产生疲倦的物质——色氨酸，脑细胞分泌物血清素可抑制大脑思维活动，从而使大脑进入酣睡状态，而色氨酸是人体制造血清素的原料。

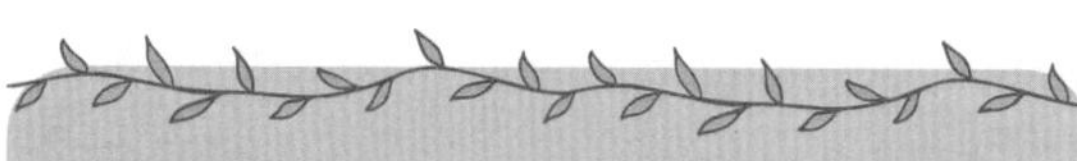

**大枣粥** 大枣10~15个，大米100克煮粥热服，大枣具健脾安神之功效。

**蜂蜜粥** 大米100克煮成稀粥，加蜂蜜适量，有润肠通便、养心安神之功。

**百合粥** 用百合30克，先用清水浸泡半日，去其苦味，再加大米100克，共煮至米熟有清香气味，加冰糖适量即可食用。

**莲子粥** 莲子30克、粳米250克，共煮粥，加少许糖桂花，即可服食。有补中益气、健脾养胃、宁心安神之效。

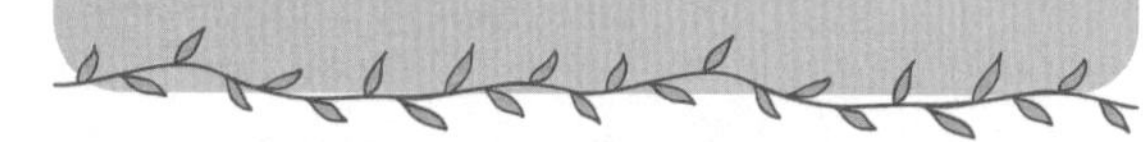

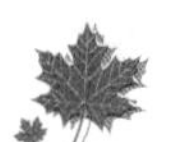

## “大考”在即，小心呼吸性碱中毒

如果在紧张、激动、压力大的时候，突然感觉四肢无力，头晕目眩，这多半是呼吸性碱中毒，就是短时间内呼出了过多的二氧化碳造成的。高考、中考临近，考生、家长和老师们对此需要特别注意，这是考前考生中的高发病症。

我们平常的时候是吸进氧气呼出二氧化碳，中间有一个代谢过程，这个代谢过程就形成了体内的酸和碱的平衡，在平衡之下人体就正常了，咱们正常的呼吸是每分钟呼吸12~18次，平均15次。如果当人处于紧张或非常激动的情况下，呼吸节奏改变了，这种平衡就常常被打破，呼吸急促可以达到咱们正常人呼吸的四倍左右。

这种病症在生活中经常发生，女性比男性多见。遇到这样的情况，首先要想办法把病人的呼吸频率控制在每分钟15次左右。先让病人憋住气，从1数到10，病人憋得实在是受不了时，让病人深吸一口气再继续憋住。用改变呼吸频率的方法使病人体内的二氧化碳继续积聚，达到一个新的平衡以后，那些病症会逐渐缓解。

如果说这种方法还是难以达到最理想的目的的话，就采取治疗方法：准备一个质地比较硬和厚实的塑料袋，把塑料袋套在患者的头上，一定要套得深一些，这个塑料袋基本上就放在肩膀上了，把后面捏住，头上留一点缝隙就好了，让氧气可以随时进入，然后让他在这里呼吸，把呼出来的二氧化碳再重新吸进去，病人可能会觉得有点憋气，这时应跟病人解释清楚，这是一种治疗方法。到病人觉得症状缓解了，把塑料袋取下来，这个治疗过程就完成了。

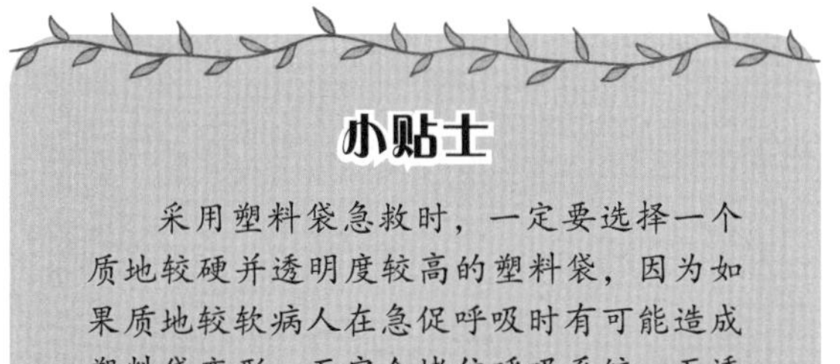
**小贴士**

采用塑料袋急救时，一定要选择一个质地较硬并透明度较高的塑料袋，因为如果质地较软病人在急促呼吸时有可能造成塑料袋变形，而完全堵住呼吸系统。而透明度较高的塑料袋有将有助于救助者观察情况，以便采取各种措施。

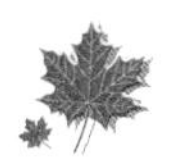

## 阿胶夏季好养心

世人都知阿胶是补血圣药，其实它的保健作用十分广泛，比如养心。

阿胶入肝经，肝主生发、生血而养心。俗话说，春养肝，夏养心。夏天吃点阿胶对于心脏的保健与滋养还是很有必要的。

中医认为，夏天属火，烈日炎炎，万物峥嵘，是人新陈代谢最旺盛的季节。人五脏之中心与夏相应，故夏季人们当以养心为主。

中医认为，心与人的情志最为密切。夏天以火为主宰，炎热的天气易引起人情绪变化。

夏天昼长夜短，人的休息时间相应减少。若是性情急躁，好争理、不服人，晚上辗转反侧，耗伤心液，心肾不交，则会心中烦，失眠不寐，宜用黄连阿胶汤，方中东阿阿胶配白芍、鸡子黄以滋阴，黄连、黄芩以清火，共济安神养心之效。

夏天盛产瓜果梨桃，又有各式冷饮，若是贪图凉爽，过食易造成肠胃虚冷，不思时食，外热内寒，生肠胃病。夏季炎热细菌易于生长繁殖，易生痢疾腹泻，可用驻车丸，即黄连、阿胶、当归、干姜，几味气血寒温药相辅相成，对间歇性痢疾及小儿腹泻有效。

火是人体不可缺少的能量，对于阳气不足的人来说，夏季是个好季节，一味去火，则会形成内寒外热，下寒上热的病态体质。对身体虚弱需要进补的人，阿胶仍是进补的首选，阿胶性甘平，夏季服用阿胶适量，一般不会引起“上火”，若与少量的金银花、菊花或凉茶等一起服用，可以达到夏季进补不上火的效果。

**小贴士**

夏季当养心，养心还需养性。病不会无缘无故而来，全是性情带来的。保持良好生活方式和习惯，管好自己的脾气禀性，对健康至关重要。夏季虽热，但胃属中土，喜温润恶热寒，少吃冷饮凉食。夏季心火盛，阳气外溢，还当按时作息，以助阴涵阳。中年人别喝酒买醉，老年人少操心管事。多些天性，少些禀性习性，夏季就可安然度过，更不会为日后种下病根。

## 成人磨牙应重视

人在入睡后磨牙，医学上称为磨牙症。导致磨牙症的因素主要有牙颌因素如牙颌畸形、缺牙、牙齿缺损或过长、单侧咀嚼等，心理因素如大脑长时间高度兴奋和紧张，其他因素如寄生虫、血压波动、缺钙、胃肠功能紊乱以及遗传因素等。

据研究，性格内向、压抑，特别是情绪不稳定、易紧张等个性是成人磨牙发生的重要因素，而口腔疾病在磨牙症的发病原因中并不显得重要，心理因素往往占据首要位置。

心理学家认为，磨牙症是由于拒绝表示愤怒和憎恨，或无能力表示情欲所导致的一种现象。从精神角度分析，磨牙代表一种心理状况，特别是生气、焦虑、愤恨、悲观和受虐待时，磨牙更为突出。与磨牙相类似，很多人会突然无故“咬紧牙关”，这也是磨牙症的一种。这些人潜意识中所表现的心理状况，是一种受挫和不满意。研究还表明，磨牙症者较非磨牙症者的悲观情绪更严重。也有人认为，成人磨牙是心理疲劳的一种特征，应当注意休息和调整自己的心态。

偶尔磨牙对健康影响很小，但长期磨牙，或每次入睡后磨牙的时间太长，则可导致心理及生理上的障碍。很多人磨牙后第二天早起觉得非常疲劳，伴随太阳穴侧肌肉疼痛，一天都精神不好，而精神不佳又会进而影响夜晚睡眠，导致磨牙加剧，形成恶性循环。

因此，有磨牙症的成年人应积极就医。在排除生理疾病引起的磨牙后，应注意考虑是否存在心理障碍。如果存在心理障碍，则应该进行自我调适，或找心理医生治疗。

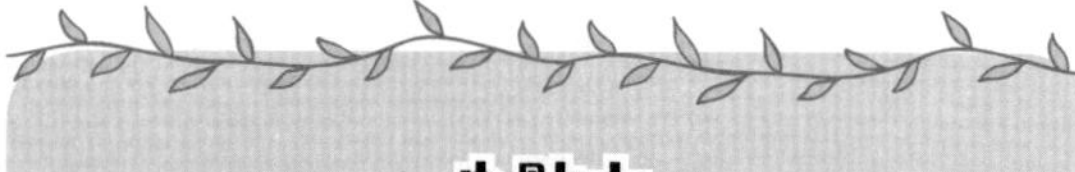

**小贴士**

除了通过多种方式摆脱心理压力、稳定情绪外，还可应用以下的简单方法：①将橘皮洗净，放入白糖水中浸泡5天，每晚睡前吃1个橘子皮，连续3~4天则可见效；②每晚睡前吃一块约5厘米见方的生橘皮，用红糖水送下，连吃2~3天；③每天用芦根50克开水泡茶饮用，可有效缓解成人磨牙症。

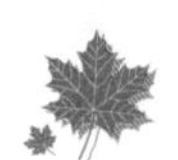

## 怎样自制厨房化妆品

您是否知道厨房内的许多蔬菜和水果也是很有效而又廉价的化妆品呢？以下是些日常厨房化妆品的制作和美容用途。

（1）用6份橄榄油加1份蜂蜜，倒入空的唇膏筒内放入冰箱，冷却后便成为润唇膏。

（2）将粟米粉当作爽身粉使用，对皮肤敏感者更加适用。它还可用作干的洗发剂，吸去头发的污垢和头油，使头发更加清洁和柔顺。

（3）选用蛋黄1个、蜂蜜半茶匙、橄榄油（玉米油）1茶匙、柠檬汁三四滴或香蕉1个、蜂蜜1茶匙、柠檬汁20滴。选用以上两种配方中的任何一种，将各样食物搅烂混合。先将面部洗干净，不搽任何化妆品，用热毛巾敷脸，使毛孔张开，把调好的美容浆搽在面部和颈部（眉毛及近睫毛处不搽），休息20钟，再用清水洗净。秋冬可以隔日一次，能使干性皮肤得到足够的滋润。如果是油性皮肤，可用蛋清1个、柠檬汁1茶匙，调制和使用方法同前，眼周不搽，以免干燥而出现皱纹。此方对面部毛孔过大者，有收缩作用。

如皮肤较黑，可在以上各种配方中加两匙糯米粉，再加两滴双氧水，混合后搽用，有增白作用。

（4）取中药牛蒡子的根、叶及种子，加水煎，再将浓稠药汁加入化妆用膏脂或粉剂基质中，加入量在1%左右，然后待用。这种化妆原料对皮肤无害，能改善皮肤的营养状况，在夏季还可起防晒作用，并能使已形成的黑色素褐色淡化或退掉，经常用可使皮肤健康、细嫩、白净。

（5）用蛋黄、橄榄油、柠檬汁和醋混合制成的调味酱料是很好的润肤剂。

（6）用1份苏打粉，加3份麦糖及少许水搅和，便成为清洁面部皮肤的面膜，苏打粉还可用来刷牙。

（7）用蛋白混合蜜糖涂面约30分钟，然后用冷水清洗，有收缩毛孔的作用。

（8）用柠檬汁加入1份热水，拌混后24小时加少许甘油，涂用后可减少皱纹。

（9）如果眼部肿胀，可用1片黄瓜贴在眼部15~20分钟，便会产生奇效。

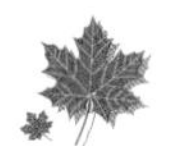

## 感冒时别戴隐形眼镜

鼻子和眼睛通过鼻泪管联通，人感冒时很容易通过这个通道将细菌和病毒传递到眼部，造成感染。此外，感冒时眼睛结膜组织也常伴有炎症，特别是发烧时戴隐形眼镜，眼睛异物感就更明显，这样会诱发或加重眼睛的炎症。同时，感冒期间患者抵抗力下降，摘戴隐形眼镜的过程中，病菌很容易随摘戴动作进入眼内导致感染。

许多抗感冒药都含有抑制泪液分泌的成分，常戴隐形眼镜的人眼结膜、角膜本身容易干燥，如果感冒药物再减少眼角膜的湿润程度，就容易导致隐形眼镜过于干燥、透明度降低，出现角膜炎、结膜炎等，使眼睛发红、发痒、有异物感、视力下降，对本身就近视的眼睛来说无疑是雪上加霜。

因此，感冒期间，尽量不要戴隐形眼镜。如果特殊情况需要戴，应减少佩戴时间，在选择感冒药时注意阅读药物说明书，看是否标有可以减轻流泪症状的字样，尽可能避免此类药物。

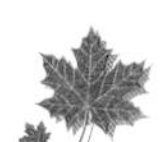

## 护理身体与吃水果

**·染发烫发**

鳄梨染发烫发过程会夺走头发的水分和油脂，头发变得干枯。成熟的鳄梨中含有30%的珍贵植物油脂——油酸，对干枯的头发有特殊功效。

**·用脑过度**

香蕉过度用脑导致人体内维生素、矿物质及热量缺乏，除了大脑疲惫，还常常感到情绪低落。此时补充香蕉可提供所需营养物质并缓解消极情绪。由于过度用脑消耗多种维生素，因此营养师建议同时补充善存等多维元素片。

**·过度用眼**

番木瓜长时间盯着电脑屏幕或电视屏幕，过度用眼，则视网膜感光所依的关键物质维生素A大量消耗，眼睛会感到干燥、疼痛、怕光，甚至视力下降。此时就需要食用可提供大量维生素A的番木瓜。

**·牙龈出血**

猕猴桃牙龈健康与维生素C息息相关。缺乏维生素C的人牙龈变得脆弱，常常出血、肿胀，甚至引起牙齿松动。猕猴桃的维生素C含量是水果中最丰富的，因此是最有益于牙龈健康的水果。

· 心脏病史

葡萄柚胆固醇过高严重影响心血管健康，尤其有心脏病史者，更要注意控制体内胆固醇指标。葡萄柚是医学界公认最具食疗功效的水果，其瓣膜所含天然果胶能降低体内胆固醇，预防多种心血管疾病。

· 肌肉拉伤

菠萝肌肉拉伤后，组织发炎、血液循环不畅，受伤部位红肿热痛。菠萝所含的菠萝蛋白酶成分具有消炎作用，可促进组织修复，还能加快新陈代谢、改善血液循环、快速消肿，是此时身体最需要的水果。

· 皮肤防皱

芒果若皮肤胶原蛋白弹性不足就容易出现皱纹。芒果是预防皱纹的最佳水果，因为含有丰富的 β-胡萝卜素和独一无二的酶，能激发肌肤细胞活力，促进废弃物排出，有助于保持胶原蛋白弹性，有效延缓皱纹出现。

· 血液供氧不足

樱桃容易疲劳在多数情况下与血液中铁含量减少、供氧不足及血液循环不畅有关。吃樱桃能补充铁质及丰富的维生素 C，还能防止身体铁质流失，并改善血液循环，帮助抵抗疲劳。

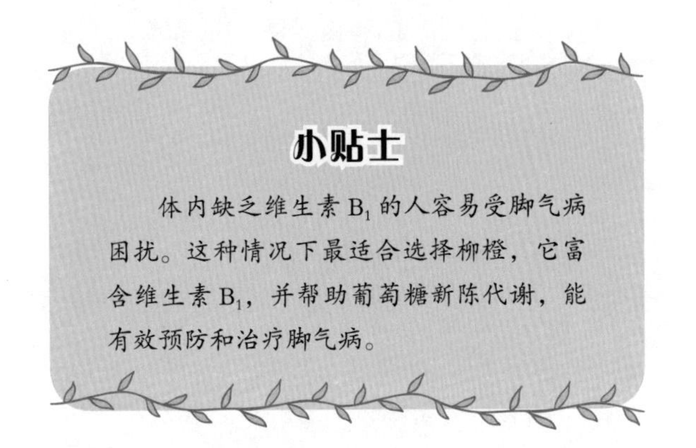

**小贴士**

体内缺乏维生素 $B_1$ 的人容易受脚气病困扰。这种情况下最适合选择柳橙，它富含维生素 $B_1$，并帮助葡萄糖新陈代谢，能有效预防和治疗脚气病。

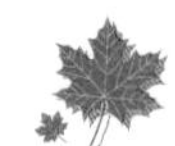

## 护眼吃点维生素

· 维生素 A

是眼球发育必需的营养元素，能促进视觉细胞内感光物质的合成和再生，因此，要注意吃些富含维生素 A 的食物。维生素 A 的最好来源是各种动物的肝脏、奶类和蛋类，以及富含胡萝卜素的红黄色和深绿色蔬菜与水果。每天一个鸡蛋、一至两杯奶、一次红色或黄色的蔬菜或水果，每周一次猪肝，就可以很好地预防维生素 A 缺乏。

· 维生素 $B_1$

是视觉神经的营养素，不足时眼睛容易疲劳。维生素 $B_1$ 在谷皮和小麦、豆类等粗粮中含量丰富。此外，动物内脏、瘦肉、坚果（如瓜子、花生）也含有丰富的维生素 $B_1$。

· 维生素 $B_2$

保证视网膜和角膜的正常代谢。缺乏维生素 $B_2$，就容易出现流泪、眼红、发痒、眼睛痉挛等症状。维生素 $B_2$ 以肉、鱼、蛋黄、牛奶的含量最为丰富。

· 维生素 C

是组成眼球晶体的成分之一。缺乏维生素 C 容易引起晶体混浊。含维生素 C 丰富的食物有各种新鲜蔬菜和水果，其中尤以青椒、黄瓜、菜花、小白菜、鲜枣、生梨、橘子、柚子等食物的维生素 C 含量较高。

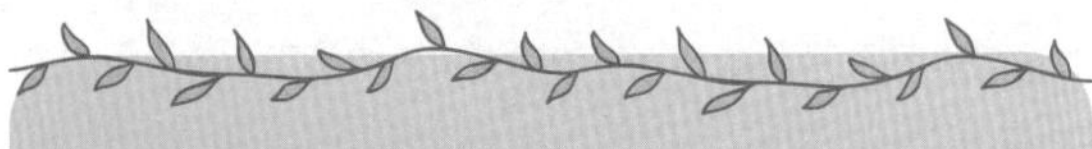

**小贴士**

许多蔬菜都含有胡萝卜素，胡萝卜素在体内可转化为维生素 A，因此，多摄入胡萝卜素可保护视力、养护眼睛。胡萝卜

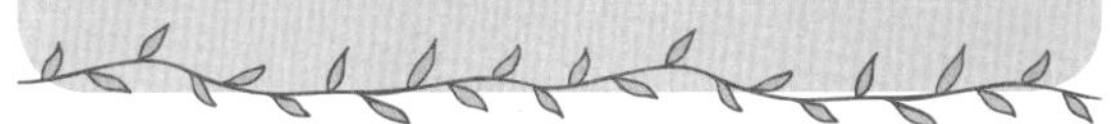

素含量与蔬菜的颜色关系较大，深绿色的高于浅绿色的；橙黄色的高于红色、紫色的，您可以根据这些特点来选择蔬菜，可以更好地养护眼睛。

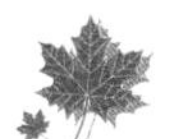

## 抗癌饮食3原则

癌症总是悄悄来袭，为许多人带来遗憾与无奈。癌症的发生与遗传和环境有关，饮食又在其中扮演极重要的角色，若能调整饮食结构，注意营养均衡，可降低30%~70%癌症的罹患几率。

· 抗癌饮食有几项原则

**多吃抗氧化剂** 抗氧化剂可中和自由基，降低细胞癌变几率，像微量元素硒、锰、铜、锌和西红柿红素、多酚化合物、儿茶素、大豆异黄酮等都具有抗氧化效果，在果仁、蒜、葱、西红柿、西瓜、木瓜、黄豆、黑豆、香菇、木耳、海带等蔬菜水果中都有。

**多吃抑制血管新生的食物** 研究发现，肿瘤长大超过1~2立方厘米，就需要血管新生提供营养才能继续长大，许多物质都有抑制血管新生的潜力，例如鱼类或动物萃取出来的胶原蛋白，野生葡萄萃取出来的甜菊醣化合物，豆子、坚果中所含的磷酸肌醇等都是。

**增强免疫力** 要防癌须多多摄取可提升免疫力的防癌食物，像黄绿色蔬菜，颜色越深有效成分越多，如菜花、莴苣、芥蓝菜等；红色蔬果含有抗肿瘤、抗衰老的胡萝卜素，如胡萝卜、苹果、红西红柿等；锌含量高的食物也可以增强免疫力，预防感冒，如海鲜、菠菜、南瓜子等含锌食物都有防癌、增强免疫的功效。

· 抗癌防癌食谱

**凉拌三菇** 是以金针菇、猴头菇、香菇、葱末、胡麻油、苹果泥、洋葱末、红酒醋或柠檬为素材的防癌概念餐。很多研究都证明菇类是抗癌圣品，利用余烫后凉拌的方式，不但可减少不当烹调所引起的自由基，这道菜也很爽口下饭，也可用来预防各种癌症。

**黄豆薏仁糙米杂菜拌饭** 以黄豆、糙米、薏仁、胡萝卜、芹菜末、竹笋丁为素材，这些食材含有丰富的纤维和抗氧化物，利用拌煮的方式烹调，可预防大肠癌、乳癌、肺癌。

**苋菜小银鱼羹** 以苋菜、小银鱼、香菜为素材，苋菜含丰富的维生素C，可预防肠道方面的癌症，小银鱼可以增加蛋白质和钙质的摄取。

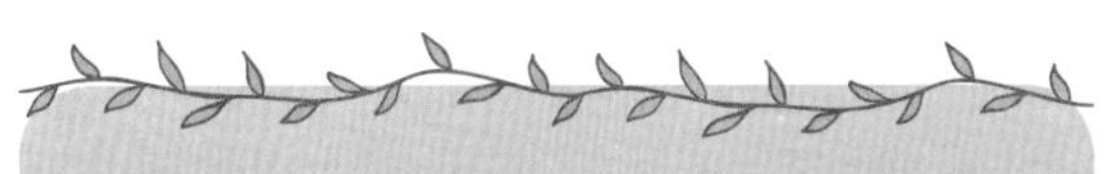

### 小贴士

**烤肉刷蒜汁可减少致癌物**

夏日傍晚的烧烤，是许多人的挚爱。但各种关于烧烤食物不健康的言论，也让许多人吃得心有余悸。为此，英国“时代在线”网站介绍了著名厨师布鲁斯·普尔的几点心得，教您烧烤食物也能吃出健康：可以在要烤的食物上刷点橄榄油和蒜汁，可以将致癌物减少90%。

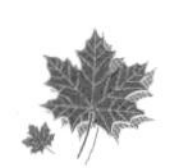

## 7大植物驱蚊虫高手

在美丽的植物世界里，有不少花草既具有观赏价值，又可以驱赶蚊子哟！下面，就让我们带大家来一起认识一下它们吧！

**· 夜来香**

每逢夏秋之间，在叶腋就会绽开一簇簇黄绿色的吊钟形小花，当月上树梢时它即飘出阵阵清香，这种香味，却令蚊子害怕，是驱蚊佳品。

**· 薰衣草**

是一种蓝紫色的小花。原产地为地中海，喜干燥，花形如小麦穗，通常在六月开花。薰衣草本身具有杀虫效果，人们通常把用薰衣草做成 香包放在橱柜中，也有的把它放在卧室，用于驱蚊。

**· 猪笼草**

是典型的食虫植物，它长有奇特的叶子，并且顶端挂着一个长圆形的"捕虫瓶"，瓶口有盖，能开能关。猪笼草有几十种之多，不同种类，捕虫瓶的形状、大小和颜色也不一样。猪笼草可药用，对肝炎、胃痛、高血压和感冒等疾病有一定疗效，更是捕蚊高手。

**· 天竺葵**

天竺葵花团锦簇，丰满成球，南北各地都能适应。高温时节，摆放在室外避光环境；寒冷时节，在明亮室内观赏。天竺葵具有一种特有的气味，这种气味使蚊蝇闻味而逃。

**· 七里香**

这是一种四季常绿的小灌木，外形呈伞房状，分枝多，叶小亮泽，花白繁密，开花后还能结红色浆果，为陋室增加美感。摸其叶片，会感到浓浓的甜香味，驱蚊效果很好。

**· 食虫草**

是一种菊科草本植物，可长到1米来高，花小黄色，一株达数百只花头，各花头的外围有黏液，就像五个伸开的小手指，很有趣。只要有小蚊虫落在上面便被黏住，之后，虫子尸体被其慢慢消化作为其生长营养。若有灰尘掉落上面数天后也被消化得无影无踪。因此家中摆放一盆捉蚊又吸尘。

**· 驱蚊香草**

驱蚊香草散发的柠檬香味主要是有驱蚊功效的香茅醛、香茅醇等多种芳香类天然精油，达到驱蚊目的。

**小贴士**

针对驱蚊草的特性，养护时应注意以下几点：

第一，平时要注意多通风，多光照，保持泥土疏松湿润。白天不用时，可放在明亮通风的窗台或阳台上，最好每天能接受一两个小时的阳光直射。

第二，晚上蚊子要出现时，把驱蚊草放在房间中间。使用前，用专用小型喷雾器把水均匀地喷在叶片的正反面上（不喷水，效果不佳），半小时后再喷一次。

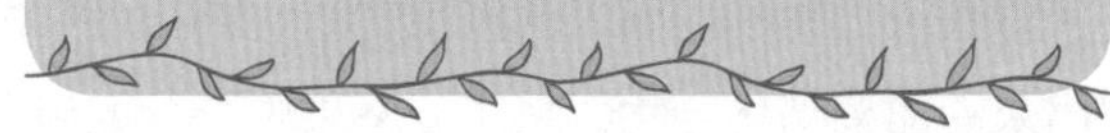

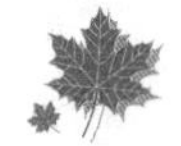

## 如何选择管用的太阳镜

在炎炎烈日下，配戴太阳镜是眼睛防晒的好方法，既可防止强烈阳光对眼睛的伤害，又可当作一种装饰，衬托出自己的气质。如何挑选一副管用的太阳镜？

（1）先观察镜片是否有划痕、杂质、气泡、条纹,检查太阳镜的外包装,正规的太阳镜应标有品名、颜色、直径、质量级别、生产厂名和商标，镜面或吊牌上有注明防 UVA、UVB 和 CE 标志的太阳镜才能确保阻隔一定的紫外线。

（2）要戴上试试有没有眩晕、头疼的感觉。现在市场上有一些标明度数的近视太阳镜出售，对于普通消费者来说，最好不要选择这种有度数的太阳镜。

（3）用手拿太阳镜的两角对着日光灯，让镜面的反光条平缓滚动，如果发现镜面反射的日光灯影出现波浪状、扭曲状，证明镜片不平整，这样的镜面会损伤视力。

（4）镜片要平整，透晰度要高，太阳镜片材质有玻璃和树脂，而最好的太阳镜片应该采用偏光镜片。

（5）太阳镜的色彩除了根据自己的肤色、脸型、穿着来搭配外，还应根据出入场所来选择。一般来说，黑色、茶色、灰色的滤光效果不错；灰色镜片对任何色谱都能均衡吸收，戴上后所看到的景物只会变暗而不会有明显色差；茶色镜片能滤除大量蓝光，可以改善视觉对比度和清晰度，在空气污染严重或多雾情况下效果尤佳。

（6）戴太阳镜除减少强光刺激，使眼睛舒服外，最主要的目的是防止紫外线对眼睛造成伤害，而镜片颜色与是否防紫外线是两回事，就算镜片颜色深，亦未必可以有效防 UV，所以一定要选择标示有防 UV 功能的镜片。通常太阳镜的 UV 指数在 96%~98% 之间。

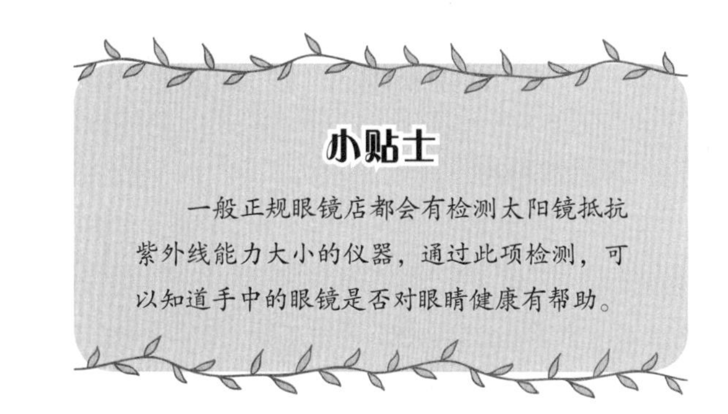

**小贴士**

一般正规眼镜店都会有检测太阳镜抵抗紫外线能力大小的仪器，通过此项检测，可以知道手中的眼镜是否对眼睛健康有帮助。

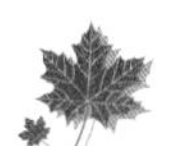

## 三种西瓜菜式帮助您解暑开胃

盛夏时节，西瓜是最受人们欢迎的了，它不仅好吃解渴，若把西瓜做成各种菜式，还可以帮老年人开胃解暑。

**· 双色果汁**

剖开西瓜，取出西瓜肉，放入榨汁机里榨汁，然后倒入酒杯里，把苦瓜也榨成汁，加入蜂蜜调匀，把苦瓜末舀出，两种汁混合。

**· 西瓜酪**

用中火煮西瓜汁，放入少量琼脂（超市有卖），加热至琼脂融化，按照个人口味放白糖，搅匀后出锅晾凉，放入冰箱冷藏，半小时后把冷藏凝固后的西瓜冻取出，用刀划开，放入小碗里，吃的时候加点蜂蜜。

**· 椒油瓜条**

把西瓜皮外的“青衣”去掉，红色的瓤切干净，把瓜皮切成一寸见方的小段，在锅里煮水，放入瓜段，水开后瓜皮浮起来就可以用勺捞出盛盘了。在瓜皮里放点盐、糖、鸡精搅拌，再在瓜条上浇一层辣椒油。

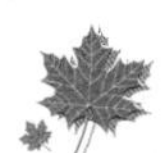

## 12种对症药茶，让您安然度夏

**·苦瓜解暑茶**

将苦瓜上端切开，挖去瓜瓤，装入绿茶，把瓜挂于通风处阴干，取下洗净，连同茶切碎、混匀，取10克放入杯中以沸水冲沏，闷半小时，可频频饮用，有清热解暑除烦之功效，适用于中暑发热、口渴烦躁、小便不利等。

**·菊花龙井茶**

菊花10克，龙井茶5克，和匀放茶杯内，冲入开水，加盖泡10分钟后饮服。有疏散风热，清肝明目的功效，对早期高血压、慢性肝炎、风热头痛、结膜炎等症有辅助治疗作用。

**·姜盐茶**

生姜2片，食盐4克，绿茶6克，一起放入杯中用沸水冲泡30分钟后饮服，具有清热润燥，和胃止呕的功效，适用于口渴多饮、胃部不适、心中烦闷、多尿等。

**·苏荷茶**

紫苏叶、薄荷叶、桑叶、龙胆草、芦根、菊花各等份，共研细末冲泡代茶饮，有清热解毒，祛风消滞功效，适用于外感风热、发热较重、恶风寒、咽喉肿痛、痰稠黄等。

**·薄荷茶**

薄荷6克，党参10克，生石膏30克，麻黄3克，生姜3片，将上述药切碎，加水适量，煎取药汁，过滤去渣代茶饮服，有辛凉解表、疏散风热的功效，适用于体虚或年老者发热头痛、咽喉肿痛、咳嗽不爽、胸闷喘逆等。

**·双花茶**

金银花15克，白菊花10克，用开水冲泡代茶饮，有清热解毒，祛暑消炎的功效，适用于流行性感冒、烦躁不安、急性肠炎等。

**·马齿苋茶**

鲜马齿苋30克，石榴皮15克，先将马齿苋洗净再蒸5分钟，捣烂取汁与石榴皮加水共煎10分钟，加白糖饮用，有消炎、止痛、止痢的功效，可治疗细菌性痢疾、急性胃肠炎、急性阑尾炎、功能性子宫出血等。

**·藿香茶**

藿香、佩兰各10克，洗净切碎，开水冲泡10分钟，有解暑避浊、化湿和中的功效，适用于流行性感冒、头痛鼻塞、神经性头痛、恶心呕吐、食欲不振等，为解暑佳品。

**·决明子茶**

决明子15克，夏枯草10克，将决明子炒至稍鼓起、微有香气后放凉，打碎，夏枯草切细末，混合后冲泡开水，10分钟后饮服，有清肝明目，通便、降血压的功效，适用于高血压头痛、急性结膜炎、角膜溃疡、青光眼、大便秘结等。

**·枇杷竹叶茶**

枇杷叶、鲜竹叶、芦根各20克，洗净切粗末，放入锅内加水500毫升，煎煮15分钟，去渣滤汁，趁热放入少许白糖和食盐，有清热生津，止咳平喘的功效，适用于发热咳嗽、咳痰黏稠、口渴津少等，也为清暑之佳品。

**·玄麦甘橘茶**

玄参、麦冬各10克，桔梗、甘草各5克，将上述药切粗末，开水冲泡后代茶饮，有润肺生津，止咳化痰的功效，适用于肺阴不足、喉痒干咳无痰、口渴咽干等。

· **参斛茶**

太子参15克，石斛10克，五味子5克，将上述药切粗末，用开水冲泡代茶饮，有益气生津，养阴止汗的功效，适用于热病伤阴之口舌干燥、胃脘作痛、干呕纳少、舌光少苔以及老年人气短乏力、头晕心悸等，为夏季常饮之佳品。

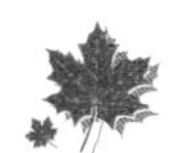

## 土法防蚊方便又实用

· **用八角、茴香洗澡**

去厨房的调味罐里找出八角、茴香各两枚，泡于温水脸盆中。妈妈宝宝都可以用这盆水洗澡，洗后身上淡淡的香味就如同加上了一道无形的防护罩一样，蚊子再不敢近身。

· **残茶除蚊**

如果您是个有心人，那就收集平时喝剩的残茶叶，将其晒干后就可以在蚊子容易进出的地方燃烧，驱除蚊虫。或者将阴干的艾叶等搓成绳索，点燃后放在室内，其烟味同样可以驱蚊。不过操作时别熏到了宝宝。

· **风油精驱蚊**

在卧室内放几盒揭开盖的清凉油或风油精。一段时间后清凉油会表层会有污垢，要及时刮掉，以免减弱效力。

· **安装橘红色灯泡**

室内安装橘红色灯泡，由于蚊子害怕橘红色的光线，所以能产生很好的驱蚊效果。如果没有橘红色灯泡，也可用透光性强的橘红玻璃纸套在60瓦的灯泡上，蚊子会四处逃散。

· **糖水黏蚊**

找出家里的空酒瓶，每只酒瓶装进约10毫升的糖水溶液，轻摇几下，使瓶子内壁周围黏上糖液，分别摆放于蚊虫活跃之处。蚊虫闻到糖味，会自动投入“瓶中陷阱”被死死黏住。这招有点守瓶待蚊的味道，不过能灭一个算一个。

· **电风扇劈蚊**

利用蚊子在晚上有趋光的特性，关掉家中所有的灯后，然后开启有指示灯的台扇并大角度摇摆，扇叶会以大力劈空掌扇死许多蚊子。

· **芳香木屑驱蚊**

在房间内把用一些木屑，最好是有芳香味的木屑，放在铁罐里，在木屑上放几块烧红的炭，再放一些干的柑橘、橙或柚子皮在面上，燃烧后会散发出十分强烈的气味，蚊子闻到就会“退避三舍”。

· **涂抹薄荷**

取几片薄荷、紫苏或西红柿的叶子，揉出汁涂抹于身体裸露的皮肤上，蚊虫闻到这些植物汁散发出来的特殊气味,唯恐避之不及。注意远离宝宝嘴部。

· **香皂水灭蚊卵**

在窗前放置一个盆子，盆中加点混合香皂的水，第二天，水盆中就会有一些死去的蚊子。每天持续使用这种方法，几乎可以不用再喷杀虫液去杀蚊子了。而且蚊子也会越来越少。因为香皂带碱性，蚊子是不宜生长在带碱的水中，可是香皂水中有香料，又会让母蚊误以为有食物就把卵产在其中。从而就达到了灭蚊的效果。

· **维生素$B_2$可防治蚊虫叮咬**

几个人在一块就叮您一个主要还是跟气味有关，

您也吃点蚊子讨厌气味的东西：吃维生素 $B_1$。如果去野外要提前3~4天吃。或者将维生素 $B_2$ 片碾成面，用医用酒精调和涂在暴露部位即可。此方既能治疗又能预防。

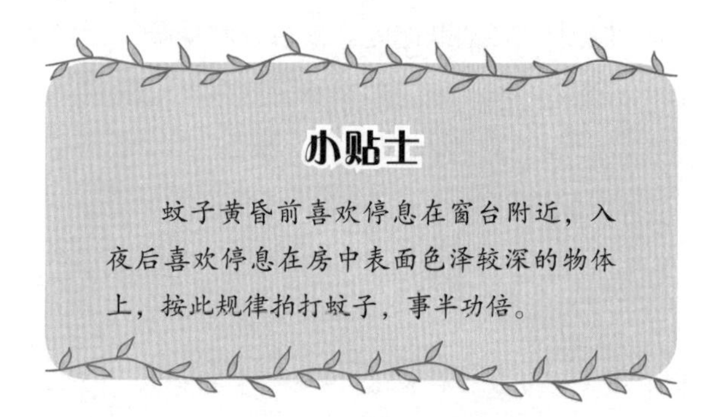
**小贴士**

蚊子黄昏前喜欢停息在窗台附近，入夜后喜欢停息在房中表面色泽较深的物体上，按此规律拍打蚊子，事半功倍。

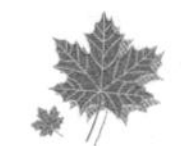

## 蚊虫叮咬教您几招止痒

夏季，无论我们怎样努力预防，总是无法避免蚊虫送来的“红包”。在蚊虫叮咬后，我们可以利用手边的材料，自己动手缓解瘙痒症状。

（1）用西瓜皮反复擦拭蚊虫叮咬处，即可止痒。

（2）取少量藿香正气水，涂抹于被叮咬处，半小时左右，瘙痒既可减轻或消除。

（3）取少许牙膏，或碾碎的薄荷敷在被叮咬处，立刻会感到清凉惬意，痒意顿消。

（4）取一两片阿司匹林，碾成粉末，用凉水调成糊状，涂抹于患处，也可减轻或消除瘙痒。

（5）喝粥的时候，不妨等上几分钟，等粥的表面凝成了一层薄膜后，将其涂在蚊虫叮咬处，亦可止痒。

上述方法中的前3种，适用于蚊虫叮咬等急性瘙痒。西瓜等蔬菜瓜果的汁液、藿香正气水里的乙醇蒸发时能够带走热量，可以收缩被叮咬处的毛细血管，减少炎症的面积，达到止痒的目的。此外，牙膏里含有薄荷成分，而薄荷里的龙脑本身就具有清凉止痒的功效。

阿司匹林和粥膜中的维生素有助于止痒。有些阿司匹林里含有维生素C，粥膜里含有维生素 $B_1$、$B_2$、$B_6$，B族维生素和维生素C一般用于治疗皮肤病，因此也适用于蚊虫叮咬。

另外还有几个止痒小方法您不妨一试。

（1）用盐水涂抹或冲泡痒处，这样能使肿块软化，还可以有效止痒。

（2）可用芦荟叶中的汁液止痒。被蚊子叮咬后红肿奇痒时，可切一小片芦荟叶，洗干净后掰开，在红肿处涂擦几下，就能消肿止痒。

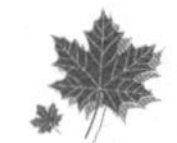

## 过一个健康的端午节

民谚说：“清明插柳，端午插艾”。在端午节，人们把插艾和菖蒲作为重要内容之一。端午节正值仲夏，降雨增多，空气湿度增大，病原微生物及各类害虫繁殖盛行，传染病极易传播。人们在端午节这天洒扫庭院，以菖蒲、艾条插于门楣，悬于堂中。艾蒿的茎、叶都含有挥发性芳香油，它所产生的奇特芳香，可驱蚊蝇、虫蚁，净化空气。菖蒲是多年生水生草本植物，它狭长的叶片也含有挥发性芳香油，是提神通窍、健胃消滞、杀虫灭菌的药物。挂艾枝，悬菖蒲，使用中草药可以杀除和抑制病原微生物的生长繁殖，杀灭和驱赶各类虫害，阻断和减少病原菌的传播。所以，端午节也是自古相传的“卫生节”。

“饮了雄黄酒，百病都远走”。端午节，我国一些地区有喝杯雄黄酒的习俗，有的还在房屋内外洒雄黄水，或者在孩子的耳朵、鼻子和额头上涂抹雄黄，以驱虫除秽。

我国人民对雄黄具有除毒杀菌的功效，早有认识。据李时珍的《本草纲目》记载："雄黄性味辛温有毒，具有解虫蛇毒燥湿，杀虫祛痰功效。"古人根据这一经验认为"雄黄主治百虫毒、蛇虺毒"。在没有碘酒和红药水消毒的年代里，人们用雄黄酒涂抹在被蚊虫叮咬的皮肤上，可起到消毒解痒的作用。

但是，现代研究认为，雄黄酒对健康有害，此习俗最好废除。雄黄是一种矿物质，主要成分是四硫化四砷，遇热或煅烧后，便成为三氧化二砷，即砒霜，内服可导致中毒。砷醇混合后有较强的致癌作用，即使小剂量对肝脏也有害。

端午时节在孩子的耳鼻面颊和手臂、两腿上涂雄黄酒也是有危险的。因为雄黄除在体内吸收外，还可以由皮肤吸收。

此外，粽子是我国传统的节令美食，每到五月端午，家家户户男女老少都喜爱吃粽子。

粽子的花色品种很多，按地域生产特色划分，主要有广式、沪式、京式、湘式、鄂式等粽子；按制作原料的不同，可分为纯主料（糯米）制作的白粽子和既有主料又有辅料（豆沙、枣泥、干果、蜜饯、火腿、香肠、肉制品等）均匀拌和制作的各种花色粽子；也可以将各种辅料先制成馅芯，包入泡好的糯米中，即为各种带馅的粽子；按味觉的不同，可分为甜、咸两大类，甜粽子如赤豆粽、绿豆粽、莲蓉粽、枣泥粽、麻蓉粽、果酱粽等，咸粽子如酱肉粽、叉烧粽、火腿粽、蛋黄粽、海鲜粽等。

在粽子家族中，颇具影响的品种主要有：

**广东粽子**　甜咸皆备，小巧多样，尤以叉烧粽、咸肉粽、火腿粽、腊肠粽等，风味别致，营养价值高。

**嘉兴粽子**　多为100克一个的长方形粽，有豆沙、八宝、鲜肉、鸡肉粽等品种，煮熟保温，随卖随取。

**北京粽子**　北方粽子的代表品种，北京粽子多为50克一个，有三角形或斜四角形的，市场上白糯米粽占大头，大黄米粽也占有一定份额，北京粽子多以豆沙、红枣做馅。

**湖北粽子**　咸、甜品种都有，多为斜四角形，小巧精致，50克两个；讲究用清水煮熟，不像有些地区用碱水煮粽子。

**平遥粽子**　平遥不产竹，无糯米，平遥的粽子以当地的苇叶作皮，马莲作包扎带，内裹软黄米，馅为红枣与豇豆。明代大医学家李时珍称豇豆"乃豆中之上品"。红枣、豇豆营养价值都很高。这样的粽子糖枣甜润，苇叶清香，养胃健脾，鲜美可口。

**蜂蜜凉粽子**　是西安、关中和陕南一带特有的流行夏令食品，是在凉粽子上淋上蜂蜜而成。它全用糯米制成，无馅，煮熟后晾凉，形似菱角。吃时用丝线或竹刀割成小片，放在碟子里，淋上蜂蜜或玫瑰、桂花糖浆。

粽子里外皆有营养。粽子的主料是稻米，稻米以米粒黏性的大小分为粳米、籼米和糯米，糯米黏性最大，胀性最小。包粽子一般选用糯米或与其他米混用，糯米跟稻米的营养价值基本上是一样的，含丰富淀粉质和维生素B，只不过糯米黏性较高，较难消化。然而，少量糯米能补益内脏和暖胃，适合寒底的人食用。绿豆和红豆含高蛋白质、淀粉质、矿铁物质，但不含脂肪。绿豆清热解毒和凉血，红豆助脾胃和消化。粽子的热量较高，无论饱腹还是健体都十分理想。

现代人一般选用苇叶、竹叶或荷叶包粽子。苇叶有清热、生津、除烦的效能；荷叶有止血、止泻、解暑、清热、助脾开胃的功用。作为中药，这些叶片还具有清热、解毒、利尿、消食、健胃等多种功效，能降低粽子的黏腻，有助于机体对粽子营养成分的吸收。因煮粽时间长，其粽叶内的有效成分可与粽馅内的某些成分融为一体，使粽子的补益作用大大增强。

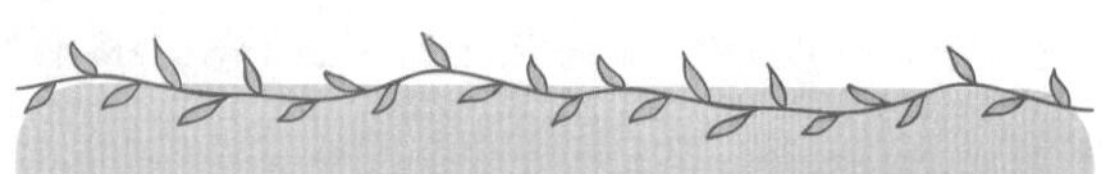

## 小贴士

警惕返青粽叶。新采粽叶才是鲜绿色，一旦经过高温蒸煮，色泽就会变暗。何况粽叶制作时要经两次高温蒸煮，颜色都会呈深绿偏灰黑或黄色，不会天然发青。因此，正常生产工艺制作的粽子，粽叶不会呈现鲜绿色。一些不法商贩在浸泡粽叶时加入工业硫酸铜和工业氯化铜，让原色粽叶重新"返青"。根据有关部门检测，用"返青粽叶"包装的粽子在加工和食用中，粽叶中的铜、砷、汞等元素会游离到粽体中，其中铜的含量高出国家标准约 40~100 倍。人体中铜的摄入量过多或长期积累，会引起铜中毒，严重的可致癌，甚至危及生命。

辨别返青粽叶，一般有 3 种方法：一看外观，正常粽叶经过高温蒸煮，颜色会发暗发黄，而"返青粽叶"煮后仍青绿诱人；二闻味道，正常粽叶煮过后有较浓的清香味，"返青粽叶"煮后反有淡淡硫黄味；三辨煮水，正常粽叶煮后水呈现淡黄色，"返青粽叶"煮后水变绿。

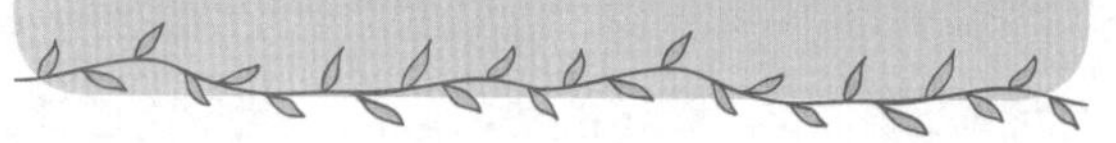

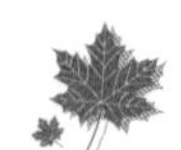

# 夏季常吃六种瓜

**· 西瓜**

西瓜富含瓜氨酸、丙酸、丙氨酸、谷氨酸、苹果酸，以及胡萝卜素、维生素 C 等营养成分。从事露天工作或在室内高温环境中工作的人常吃点西瓜，可防伤暑、口疮、高血压等症，乃是夏日健康食物中的佼佼者。此外，"西瓜翠衣"的瓜皮在清暑涤热、利尿生津方面的作用远胜于瓜瓤。

**· 黄瓜**

黄瓜含有丰富的细纤维素，可以促进肠道蠕动和食物排泄，可辅助降低胆固醇。鲜黄瓜还含有丙二醇，可抑制体内糖类物质转化为脂肪，所以可用来减肥。夏季吃黄瓜可解暑消烦。黄瓜所含糖类、脂肪极少，有利于体态肥胖者减肥塑身。黄瓜有降血糖的作用，是糖尿病人最好的亦蔬亦果的食物。

市场上有一种无刺小黄瓜，其 α－亚麻酸含量显著高于有刺黄瓜。α－亚麻酸是人体必需脂肪酸，自身不能合成，只能由食物提供。它的好处有：改变血小板膜流动性，防止血栓形成，并有利于降血脂、降血压。

**· 冬瓜**

冬瓜含有多种维生素和人体所必需的微量元素，可调节人体的代谢平衡，而且含钠极少，是消肿佳品。有利水消炎、清热解毒之功效。冬瓜皮烧汤可以治疗轻度水肿，用冬瓜与荷叶、薏米烧汤喝，还可以清湿热。

**· 苦瓜**

苦瓜含有丰富的胡萝卜素、多种矿物质、氨基酸、总维生素的含量是丝瓜、菜瓜的 10~20 倍。苦瓜青果能祛暑除热、明目清心，熟果则能养血滋肝、润脾补肾。从苦瓜中分离出的苦瓜蛋白能提高机体的免疫功能；苦瓜果实中含有植物胰岛素，它与苦瓜多糖都具有防治糖尿病的作用。苦瓜还能抑制革兰氏阳性球菌、杆菌等多种细菌，是天然广谱的抗菌蔬菜。苦瓜种仁中含有 α－苦瓜素和 β－苦瓜素，它们能抑制癌细胞的正常代谢，有防癌的功效。此外，肉类食物在烹调加热过程中易产生多种杂环胺类物质，有潜在的致癌性，吃肉时喝一杯苦瓜汁就可抑制杂环胺类物质的致癌作用。

苦瓜青果肉去瓤后切成片，可与青椒、毛豆炒作素食，能爽口生津；也可配鸡丝肉丝做成荤味；还可取粗大苦瓜掏其芯，添以肉馅、海米、香菇等酿而蒸之，让人回味无穷。将苦瓜切片晒干，是贮藏苦瓜的好方法，夏季取几片苦瓜干泡茶饮用，其清热功效不亚于苦丁茶。

**· 佛手瓜**

佛手瓜可分为绿色和白色，有刺或无刺，口感鲜嫩。瓜中的碳水化合物含量较高为 4.38%，其中葡萄糖为 2.62%，因此血糖高的人群要少吃。佛手瓜属于高纤维（1.4%）、低脂肪（0.12%）的蔬菜，其维生素 $B_2$ 含量可达到 123.3 微克 / 百克，大大高于菜瓜、冬瓜和苦瓜等同科植物，接近牛乳、瘦猪肉中的维生素 $B_2$ 含量，可防治口腔溃疡。维生素 C 含量为 7.7 毫克 / 百克。佛手瓜中至少含有 17 种氨基酸，其中 7 种为人体必需氨基酸，占总氨基酸的 37.36%，尤其是赖氨酸含量高，能补充粮谷食物中赖氨酸含量的不足。佛手瓜中钾含量较高，钠的含量低，是高钾低钠的蔬菜，很利于血压高的人群稳定血压。佛手瓜的铁、锌含量不高，宜搭配富含铁、锌的牡蛎、瘦肉食用。

**· 丝瓜**

丝瓜性味甘凉，夏令常吃，可防治暑热、痰咳、便秘、尿赤诸症；把鲜嫩丝瓜去皮切片，清炒或作成汤常食，可凉血解毒，缓解大便干结；鲜丝瓜绞汁，可治百日咳、咽喉肿痛、疖肿等。

丝瓜中含有蛋白质、脂肪、碳水化合物、粗纤维、钙、磷、铁、瓜氨酸以及核黄素等 B 族维生素、维生素 C，还含有人参中所含的成分——皂甙。其中防止皮肤老化的维生素 $B_1$ 和增白皮肤的维生素 C 等成分，能保护皮肤、消除斑块，使皮肤洁白、细嫩，故丝瓜汁有“美人水”之称。平时饮食上注意多吃丝瓜，对调理月经不顺也有帮助。

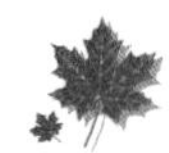

## 夏季多用生姜对付空调病

随着人们生活水平的提高，在炎炎夏日里，空调已成为不可或缺的家用电器。空调给人们带来夏季的清凉，但使用不当，也会给健康带来影响。引起空调病的原因主要有两个方面：一是过冷刺激，二是室内有害气体浓度及细菌含量增高。空调病临床表现多样，一般出现鼻塞、头昏、打喷嚏、头痛咽痛、疲倦乏力等。专家提示，通过合理膳食可以预防和缓解空调病。

中医学认为，生姜具有发汗解表、温胃止呕、解毒三大功效。处在空调环境中的人们经常喝点姜汤，可有效防治空调病。

经常处在空调环境中，由于室内室外温差太大，很容易外感风寒。如果能及时吃上几片生姜或者喝上一碗红糖姜汤，将有助于驱寒解表，或者用姜汤（加点盐、醋）泡足亦可收到很好的疗效。

在空调房里待久了，肩膀和腰背易遭受风寒湿等病邪的侵袭，特别是老人容易引发肩周炎。遇到这种情况，可烧制一些热姜汤，先在热姜汤里加少许盐和醋，然后用毛巾浸水拧干，敷于患处，反复数次。此法能使肌肉由张变弛、舒筋活血，可大大缓解疼痛。

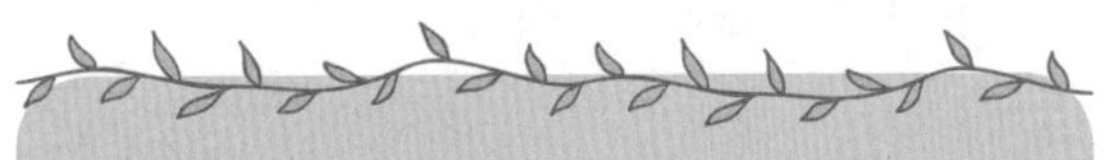

**小贴士**

肚脐是人体对外界抵抗力最薄弱的部位，加上夏季人的胃酸和消化液的分泌减少，抵抗细菌的能力减弱，在有空调的场所容易受冷热的刺激引起胃肠功能的紊乱，导致病菌的入侵，出现呕吐、腹痛、腹泻等胃肠系统疾病。适当吃些生姜或者喝些姜汤，能起到防治作用。科学家研究发现，生姜能起某些抗生素的作用，尤其对抗击沙门氏菌效果明显。

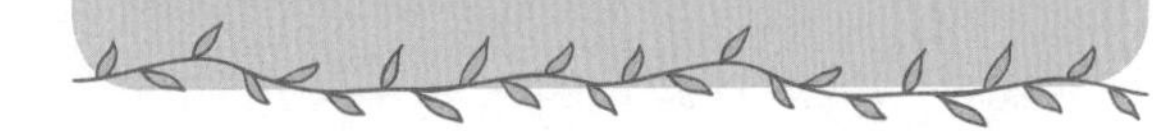

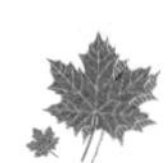

## 提醒家中的老人预防“热中风”

眼下正是盛夏高温季节。据卫生部门统计，每年的6~8月份都是中风的高发期。这时发生中风的危险较平时高65%，高温期脑血管疾病的死亡率是非高温期的1.5倍，并且气温越高，危险性越大。

患有高血压、冠心病、高脂血症的老年人应摒弃“中风在寒冷季节才会高发”的观点，当气温上升到32℃以上时，脑中风的发生率将大幅上升，夏季高温应谨防“热中风”。

夏日易致中风的原因有两点：一是气温在32℃以上时，体温的调节主要靠汗液的蒸发，人体每天大约出1000毫升或更多的汗，而且当水分补充不足时，还会因血容量不足和血液黏稠，诱发缺血性脑中风。二是血流量为散热所进行的重新分配，使有限的血液纷纷涌向皮肤，势必会造成大脑血流量的锐减，对于因心血管调节功能不良及因脑动脉硬化原来就供血不足的大脑缺血将会进一步加剧，易诱发脑梗塞。夏季人体出汗较多，而老年人体内水分较少，夏天身体容易缺水。身体缺水会使血液黏稠，对患有高血压、高脂血症或心脑血管病的老年人来说，这会使输向大脑的血液受阻，增加中风的发生几率。

那么，如何预防呢？

**· 不渴也要常喝水**

脱水是发生热中风的重要诱因，脱水使血容量减少，血液黏稠容易形成血栓，引发中风、心绞痛等病症。由于老年人的口渴中枢比较迟钝，常因为“不渴”而不主动喝水，使得脱水愈加明显。所以提倡不口渴时也应主动喝水，每天的饮水量保持在1000毫升以上为宜。

**· 防止小中风酿成大中风**

天气炎热时，老人若忽然出现症状轻微或一过性的头痛、头晕、昏厥、半身麻木、肢体无力、视力模糊频频打哈欠等中风预兆（俗称小中风），这可能就是中风的信号。若能见微知著，哪怕是及早补足水分，或服用阿司匹林、维脑路通等活血通脉药，也有可能减少危险，防止中风。

**· 三餐清淡，不与大脑争血流**

盛夏时节与大脑争血的器官很多，为排汗散热，皮下血循环需要成倍增加血流，心脏要加快循环也要增加血流，于是流经大脑的血流就会相对减少。

若再进食厚味，势必因消化器官血流增加而减少大脑的血流量，使脑血流量锐减，成为诱发脑梗塞的隐患。夏季的餐饮应遵循清淡为主、少餐为宜的原则，不要让胃肠和大脑争血流。

**·热适应差易中风**

当气温升至33℃、大多数人还不觉得很热时，一些老年人却抱怨天气太热。这提示他们的体温中枢不够灵敏，散热机能或热适应能力差，大脑反应较差。也许这正是脑动脉硬化的一种信息，提示其有发生中风的可能，特别是那些患有高血压、冠心病（如何治疗冠心病）、中风病史的喊热者，应特别引起注意。

**·药物保驾，活血抗凝要赶早**

特别对有高血压、高血脂、肥胖、心脏病或有过小中风的老年人，气温升至33℃以上时便应采取防暑措施，并及早应用抗凝、降脂、扩张血管、降血压等改善血液内环境的药物，这样才能安全度夏，把中风危险减至最小。

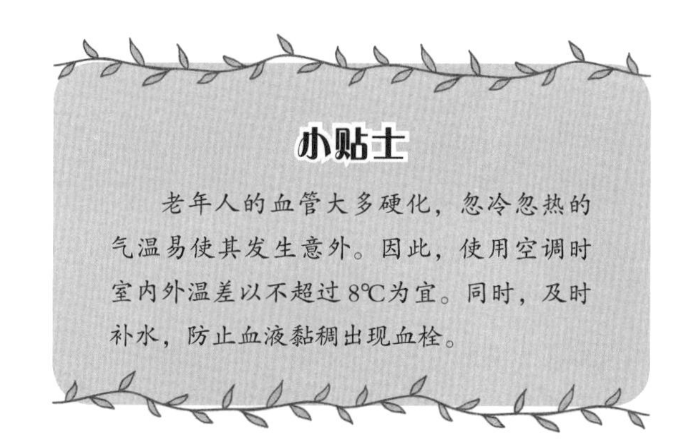

**小贴士**

老年人的血管大多硬化，忽冷忽热的气温易使其发生意外。因此，使用空调时室内外温差以不超过8℃为宜。同时，及时补水，防止血液黏稠出现血栓。

## 献给老爸的菜品

眼角的皱纹，鬓角的白发，我们长大的同时，老爸渐渐衰老。其实，老爸更需要关怀，今天请餐饮专家介绍几款献给老爸的菜品：

**·麻姑献寿**

**主料** 香菇、杏鲍菇、口蘑、五花肉。

**辅料** 油菜、白果。

**调料** 酱油、花椒油、葱、蒜。

**做法** （1）香菇、杏鲍菇、口蘑、五花肉切片。白果用水煮透，待用；（2）油菜心煸炒调味成熟后，摆在盘子四周；（3）另起锅煸炒葱、蒜，下五花肉煸炒变色后，加酱油稍微一炒，加香菇、杏鲍菇、口蘑烧透，淋花椒油；（4）最后将白果撒菜上，即可上桌。

**推荐理由** 菌菇类食物含有丰富的铁、钙、磷、钠、钾等微量元素，能利肝脏、益肠胃、提高智力、预防癌症。大蒜具有强烈的杀菌力，能消灭侵入体内的病菌，促进维生素 $B_1$ 的吸收，并消除疲劳。大蒜另一不可忽视的功能就是提高免疫力。

**·牡蛎羊肉汤**

**主料** 羊肉。

**辅料** 牡蛎、枸杞。

**调料** 盐、胡椒粉、香菜。

**做法** （1）将羊肉切成一寸见方的块之后焯水，煮沸，再用热水洗净血污；（2）另起锅将羊肉煮开换小火煮烂、煮透，加洗干净的牡蛎肉投入锅内煮至断生，加盐、胡椒粉调味，最后将泡好的枸杞子放锅内稍煮，最后加香菜末即可。

**推荐理由** 牡蛎中锌的含量很高，锌不仅可以保证父亲的活力，还有助于提高人体的抗病能力。

**·虾仁煮干丝**

**主料** 干豆腐。

**辅料** 虾仁、竹笋、豌豆苗。

**调料** 盐、鸡汤。

**做法** （1）将干豆腐切成细丝；（2）豆腐丝放入温水中浸泡15分钟，去除豆腥味；（3）豌豆苗焯水；（4）另起锅底，油烧热，加葱、姜、蒜煸炒，加鸡汤、泡好的干丝、竹笋片，煮5~6分钟；（5）最后加盐、糖少许；（6）将虾仁煮至断生，淋上香油，盛入汤碗，加豌豆苗即成。

**· 苦瓜排骨汤**

**主料** 苦瓜、排骨。

**辅料** 冰糖。

**调料** 葱、蒜、酱油。

**做法** （1）将苦瓜洗净，切开去瓤，切块，排骨洗净、切块；（2）炒锅放植物油烧热，爆香葱姜，加入排骨、酱油和冰糖，翻炒几下；（3）加入开水，待煮沸后放入苦瓜，文火炖煮至肉烂，出锅即可。

苦瓜不能煮太久，否则会变黄，而且没有清香味。

**推荐理由** 苦瓜中含有铬和类似胰岛素的物质，有明显的降血糖作用。它能促进糖分分解，能改善体内的脂肪平衡，是糖尿病患者理想的食疗食物，经常食用能提高人体免疫功能，可防癌抗癌。苦瓜中的苦味起到促进饮食、消暑解热作用。

**· 清蒸蟹粉狮子头**

主料 五花肉、大闸蟹肉、油菜。

**辅料** 香菇、笋、葱、姜、荸荠。

**调料** 盐、鸡精、糖、料酒、生粉各适量。

**做法** （1）将猪肉肥瘦分开，瘦肉先切成丁；肥肉部分切丝后改刀成石榴粒，香菇、笋和荸荠切成丁；（2）将葱姜切丝，取小碗放水，将葱姜泡入，并用水挤抓成葱姜水；（3）青菜洗净，将梗与叶分开备用；（4）将肥瘦肉混合，分次加入葱姜水，顺一个方向搅拌，使肉吸足水分；加入盐、鸡精、少量糖、料酒、少许生粉与一个鸡蛋，顺一个方向搅拌，直至肉上劲黏稠；（5）将蟹肉、香菇丁、笋丁、荸荠丁倒入，拌匀；（6）锅底平铺上一层青菜叶；（7）取肉，在两个手掌之间来回摔打至实，并成形，轻放在青菜上，并在每个肉丸上盖上一片青菜叶；（8）沿锅边倒下清水，没过肉丸。烧开后，改小火炖2小时以上即可。

**推荐理由** 清蒸蟹粉狮子头色味清而不杂，肉香、蟹香、菜香，鲜嫩可口，回味无穷。高蛋白低脂肪，易消化，提供人体免疫能力。

**· 当归老鸭煲**

**主料** 微山湖散养鸭一只、净猪排骨100克。

**辅料** 当归2克、党参10克、鲜蘑菇50克、油菜心50克。

**调料** 葱姜八角适量、盐。

**做法** （1）鸭子宰杀处理干净，剁成八大块，洗净。（2）排骨剁成4段，焯水一分钟，捞出。（3）鲜蘑菇焯水，捞出备用。（4）大砂锅内加水2000克，放入鸭子、排骨、当归、党参、葱姜八角，大火烧开，撇去浮沫，小火炖50分钟。（5）加盐鲜蘑菇煮10分钟，加入油菜心、香葱末。

**推荐理由** 鸭子属凉性，适合中老年人夏季食用。滋阴补气，清热解暑。

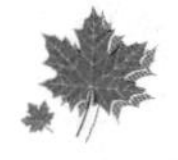

## 夏季女性养生要常吃丝瓜

丝瓜虽是夏季的一种普通蔬菜，但由于它具有美容护肤以及防治一些妇科疾病的功效，所以，丝瓜理应成为女性更喜爱的蔬菜。

中医认为，丝瓜性平味甘，有通经络、行血脉、凉血解毒的功效。尤其是老丝瓜筋络贯穿，类似人体的经络，借助老丝瓜之气能导引人体络通畅、气血通顺，这样，经血不畅自然就通顺了。

现介绍几则丝瓜验方如下：

**美容** 丝瓜汁有“美容水”之誉。将生长的丝瓜藤割断，流出的液汁，用纱布蘸丝瓜水涂搽脸或肌肤，能润肌防皱功效；也可以将丝瓜直接绞汁，调入适量蜂蜜或甘油搽，效果也佳。

**子宫出血** 把丝瓜络用火烧后剩下的称为丝瓜霜，研匀后备用。每次取3~6克，用盐汤或黄酒冲服，每日2次，对子宫出血或血崩有效。用丝瓜子或丝瓜叶炒黑研末，以盐水送服，也可治月经过多症。

**月经失调** 丝瓜子焙干，用水煎后加红糖适量，温黄酒冲后服用，每日2次。

**月经过多** 老丝瓜1个，烧灰存性，研末，每次9克，盐开水冲送。如用黄酒冲服，有催乳作用。

**痛经** 取干丝瓜1个，水煎服，每日服2次。

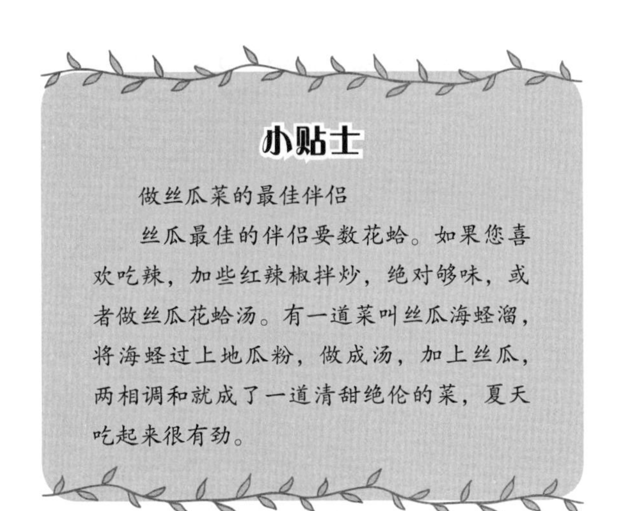

**小贴士**

做丝瓜菜的最佳伴侣

丝瓜最佳的伴侣要数花蛤。如果您喜欢吃辣，加些红辣椒拌炒，绝对够味，或者做丝瓜花蛤汤。有一道菜叫丝瓜海蛏溜，将海蛏过上地瓜粉，做成汤，加上丝瓜，两相调和就成了一道清甜绝伦的菜，夏天吃起来很有劲。

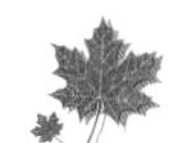

## 夏季养生食谱

夏季气候炎热，人的消化功能相对较弱，因此，饮食宜清淡不宜肥甘厚味，要多食杂粮以寒其体，不可过食热性食物，以免助热；冷食瓜果当适可而止，不可过食，以免损伤脾胃；厚味肥腻之品宜少勿多，以免化热生风，激发疔疮之疾。

### · 荷叶茯苓粥

**配料** 荷叶1张（鲜、干均可），茯苓50克，粳米或小米100克，白糖适量。

**做法** 先将荷叶煎汤去渣，把茯苓、洗净的粳米或小米加入药汤中，同煮为粥，出锅前将白糖入锅。

**功效** 清热解暑，宁心安神，止泻止痢。对心血管疾病、神经衰弱者亦有疗效。

### · 凉拌莴笋

**配料** 鲜莴笋350克，葱、香油、味精、盐、白糖各适量。

**做法** 莴笋洗净去皮，切成长条小块，盛入盘内加精盐搅拌，腌1小时，滗去水分，加入味精、白糖拌匀。将葱切成葱花撒在莴笋上，锅烧热放入香油，待油热时浇在葱花上，搅拌均匀即可。

**功效** 利五脏，通经脉。

### · 奶油冬瓜球

**配料** 冬瓜500克，炼乳20克，熟火腿10克，精盐、鲜汤、香油、水淀粉、味精各适量。

**做法** 冬瓜去皮，洗净削成见圆小球，入沸水略煮后，倒入冷水使之冷却。将冬瓜球排放在大碗内，加盐、味精、鲜汤上笼用武火蒸30分钟取出。把冬瓜球复入盆中，汤倒入锅中加炼乳煮沸后，用水淀粉勾芡，冬瓜球入锅内，淋上香油搅拌均匀，最后撒上火腿末出锅即成。

**功效** 清热解毒，生津除烦，补虚损，益脾胃。

**· 兔肉健脾汤**

**配料** 兔肉 200 克，淮山 30 克，枸杞子 15 克，党参 15 克，黄芪 15 克，大枣 30 克。

**做法** 兔肉洗净与其他配料武火同煮，煮沸后改文火继续煎煮 2 小时，汤、肉同食。

**功效** 健脾益气。

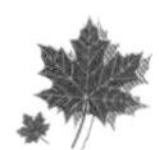

## 夏季怎样存放食物

**· 盐**

把盐放入干的瓶罐内保存。碘盐尤应注意，遇热、受潮、风吹、日晒，均会使碘挥发近 66.1%。因此，应将碘盐放入有盖的瓶、罐内，不可开口存放。

**· 酱油**

酱油含有营养成分，微生物容易繁殖，特别是热天，酱油表面会产生一层白沫，这是因不洁的容器使酱油受到污染而引起的。因此，夏天买回酱油后应先烧开再存放，或在酱油表面滴几滴食油，与空气隔开，使细菌不易生长；也可在酱油里放几瓣去皮大蒜，防止酱油变质。切不可多次煮沸来保存酱油，以免破坏其营养成分。

**· 醋**

醋中所含的醋酸，有很好的抑菌、杀菌作用，但也有些霉臭气味。因此买回的散装醋，冷却后装入洁净的瓶中，盖严备用。

**· 食糖**

将食糖装入大口瓶里，在盖内加入一层橡胶垫圈拧紧。因为此法可将室内潮湿空气隔绝于瓶外，可防潮、防结块。在装食糖的瓶外，间隔到五厘米绷一圈橡皮筋，可使蚂蚁“退避三舍”。

**· 粮食**

用纱布把花椒、大蒜、茴香包起来放在粮食表面、扎紧口袋，并隔些时日翻晾一下，即可有效地防止生虫。

**· 食用油**

选好容器，油多时用缸，油少时用罐子或者玻璃瓶，装满之后密封起来，使油与空气隔绝，不能长期用金属容器或者塑料桶盛油，否则会加速油的变质。油的贮存温度以 10℃ ~15℃为最好，一般不超过 25℃。

**· 干质海味**

夏天收藏干鱼、干虾、海带等干质海味食品时，将剥开的大蒜片铺在罐子或坛子的底层，上面放置海味干品，并密封保存，即可防止发霉变质。

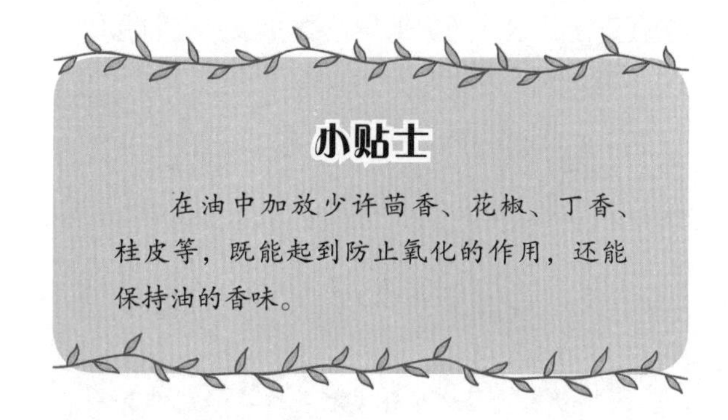


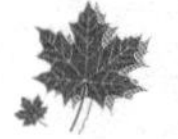

## 心脏病急救 ABCDE

心脏病抢救要争分夺秒。如果心脏停跳 20 秒钟，人就会丧失意识；1 分钟后呼吸停止；4~6 分钟后缺氧将对大脑造成不可逆的损害，导致病人死亡。病人家属学一些基本的急救技能是必要的。在这里总结为“ABCDE”。

· A（Airway）：通畅呼吸道

将病人抬至通风的地方，解开衣领扣子。戴假牙的病人一定要取下假牙。使病人处于仰卧体位，躺在坚固平（地）面上。用手按压病人额头并稍加用力，另一只手的食指和中指置于病人下颌将其上提，使头部后仰以保持气道通畅。

· B（Breathing）：口对口吹气人工呼吸

救护者深吸一口气，用压病人额头的拇指、食指捏住病人鼻孔，双唇将病人嘴包严，再进行口对口吹气。每吹气一次，放开捏病人鼻孔的手，使其将气呼出。救护者侧转头，吸入新鲜空气，并观察病人胸部起伏，再进行第二次吹气。一般以吹气后病人的胸廓略有隆起为宜。

· C（Circulation）：胸外按压

就是在体外对心脏区域部位胸廓施加压力，促使心脏工作，维持血液循环。这里要特别指出，应将病人置于硬板床或平整地面上，否则将会影响效果。将手的中指对着病人颈部下方的凹陷处，手掌贴在胸廓正中，另一只手压在此手上，两手掌根重叠，手指相扣，手心翘起，离开胸壁，两臂伸直垂直向下压，使胸廓下陷3~5厘米，然后放松，反复进行，每分钟100次为宜。胸外按压和人工呼吸同时进行时，每按压30下吹气2次为宜。左前胸捶压，5~6秒一次。

· D（Defibrillation）：除颤

一般是指医院的电除颤，但在家里发生紧急情况，病人出现呼吸心跳停止，意识丧失，四肢抽动时可进行徒手心前区叩击。将一手中指对着病人颈部下方的凹陷处，手掌贴在胸廓正中，另一手握成拳头较为有力地叩击病人胸前的那只手。

· E（Early）：早期

就是一切都要尽早进行。

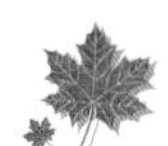

## 怎样吃主食血糖不升高

对糖尿病人而言，以饮食来控制血糖是防治糖尿病的一个重要方面。而主食控制又是饮食控制的重中之重。怎样吃主食血糖不升高?

· 吃馒头血糖易升高

用小麦粉、1份小麦粉+1份荞麦粉、荞麦粉分别制成馒头和烙饼。结果发现，只用小麦粉制作的馒头血糖指数为98.34，烙饼为93.43；用小麦粉和荞麦粉混做的馒头血糖指数为94.97，烙饼为88.96；只用荞麦粉制作的馒头血糖指数为90.35，烙饼为81.19。

这些数字说明，在主食制作中，添加荞麦粉的面食，血糖指数较低，有降糖作用；其次，发酵的馒头比死面的烙饼血糖指数要高。这是因为，面粉在发酵过程中，酵母菌将大分子的淀粉分解成小分子的糊精、寡糖、葡萄糖，进入人体内会很快被吸收转化掉。

· 糙米饭血糖指数低

用糙米蒸制成的稻米饭，其血糖指数为78.14；用莜麦制成的烫面莜面窝窝、莜面鱼子，其血糖指数为89.22。看来，莜面的血糖指数比荞麦粉、小麦粉都低，但高于糙米。糙米做成的米饭降糖效果为什么低于莜面，而莜面的降糖指数与其他面粉相近呢?

大家都知道，糙米含有外层谷壳，它由粗纤维组成，不含碳水化合物，其内侧的糊粉层，由蛋白质、脂肪、灰分组成，只有里面的胚乳、胚芽含有碳水化合物，因此，消化时能够减慢淀粉的水解速度，转化为糖的过程较慢。而莜麦、荞麦在磨成面时，已经破坏了外层的上皮层、糊粉层，淀粉完全暴露出来，因此水解速度会快于糙米。

· 玉米血糖指数较低

相对于荞麦（81.19）和莜麦（89.22），玉米（80.41）的血糖指数是最低的。由于制作方法不同，玉米面窝头、玉米饼、玉米面粥、玉米渣粥这 4 种用玉米做成的主食，血糖指数却有很大差异。玉米窝头的血糖指数为 80.41，玉米发面饼为 86.54，玉米渣粥为 84.36，玉米面粥为 92.19。

这里所说的玉米窝头，是没有经过发酵的，窝头既不发酵含水量也低，因此血糖指数也低；玉米渣粥含水量高，但因其加工精度低，血糖指数相对较低；玉米面饼虽然含水少，但采用了发酵的方法，因此糖分消化快；玉米面粥的加工精度高又含水高，因此血糖指数最高。

有人常把几种粗粮混合起来做成主食，不同的杂粮组合血糖指数也有很大差别。比如：1 份玉米面 +1 份黄豆面，血糖指数为 80.36；1 份荞麦面 +1 份黄豆面 +1 份玉米面，血糖指数是 90.16；1 份荞麦面 +1 份黑豆面 +1 份玉米面，血糖指数是 83.19；1 份荞麦面 +1 份黄豆面 +1 份小米面，血糖指数为 89.49；1 份玉米面 +1 份黄豆面 +1 份小米面 +1 份小麦面，其血糖指数为 92.68。由此可以看出，玉米面与黄豆面组合，血糖指数较低；而杂粮种加入黑豆面的效果优于黄豆面；杂粮组合种类过多，对控制血糖意义不大；制作杂粮饼时，尽量不加小麦粉。

· 喝哪种粥血糖不升

从上述主食中来看，面食比米食的血糖指数高，发面面食比死面面食血糖指数高，面粥比米粥血糖指数高。

燕麦片 + 牛奶煮粥，血糖指数为 88.64；2 份大米 +1 份绿豆煮粥，血糖指数为 97.94；1 份大米 +1 份糯米 +1 份薏米 +1 份小豆 +1 份大麦煮粥，血糖指数为 88.83；2 份大米 +2 份糯米 +2 份芸豆 +2 份黑豆 +1 份莲子 +1 份大枣煮粥，血糖指数为 80.88。

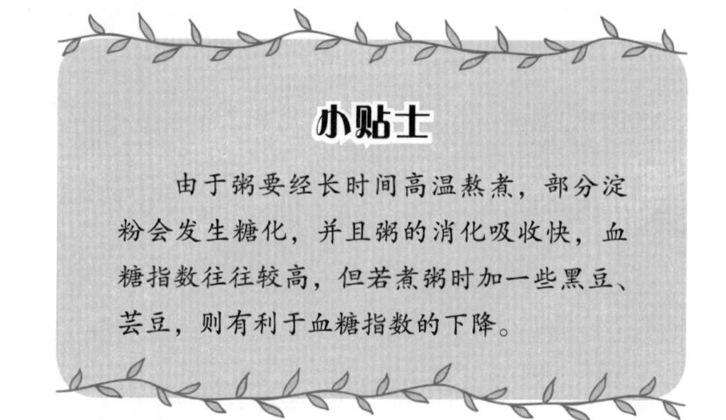

**小贴士**

由于粥要经长时间高温熬煮，部分淀粉会发生糖化，并且粥的消化吸收快，血糖指数往往较高，但若煮粥时加一些黑豆、芸豆，则有利于血糖指数的下降。

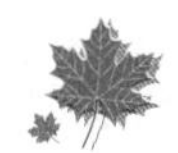

## 怎样读懂气象指数

这些年，随着科技水平的提高和新闻媒体的发展，一系列密切联系人们生活的气象服务指数，陆陆续续地与公众见面了。这些指数将原本看不见、摸不着的气象要素形象地表现为数字和等级。

您知道这些气象指数的含义吗？

· 穿衣指数

穿衣气象指数是根据自然环境对人体感觉温度的影响，以及对天气状况、气温、湿度、风等气象要素的分析研究，从中总结出的一种旨在提醒人们看天穿衣的气象指数。穿衣指数共分 8 级，指数越小，穿衣的厚度也就越薄。1~2 级：为夏季着装，指短款衣类，衣服厚度在 4 毫米以下；3~5 级：为春秋过渡季节着装，从单衣、夹衣、风衣到毛衣类，服装厚度约在 4~15 毫米；6~8 级：为冬季着装，主要指棉服、羽绒服类，其服装厚度在 15 毫米以上。

**· 郊游指数**

研究发现，影响郊游的主要气象因素有降水、气温、大风、能见度、日照强度等。郊游指数共分 5 级。1 级为 0~20，表示天气不好，提醒人们改日再游；2 级为 21~40，表示天气不太好，不太适宜郊游；3 级为 41~60，表示天气还可以，可以出游；4 级为 61~80，表示天气不错，大自然在招手；5 级为高于 80，表示天气特好，没理由不投入大自然的怀抱。

**· 晨练指数**

晨练是一项强身健体的运动方式，而要达到理想的晨练效果，必须注意气象条件。若是阴天，林中二氧化碳含量高，应避免在树林中晨练。雨雪天路滑，易摔倒，老年人最好不要到户外晨练。雾天尤其是浓雾天不宜晨练，因为雾中的小水滴里溶解了许多对人体有害的物质，最易危害晨练者的健康。晨练气象指数共分 5 级。1 级：指各种气象条件均好，最适宜晨练；2 级：指一种气象条件不太好，适宜晨练；3 级：指两种气象条件不太好，较适宜晨练；4 级：指三种或四种气象条件不太好，不太适宜晨练；5 级：指五种气象条件都不好，完全不适宜晨练。

**· 紫外线指数**

紫外线辐射与健康的关系已引起人们的广泛关注。发布紫外线指数，可帮助人们适当预防紫外线辐射。当紫外线为最弱（0~1 级）时，对人体无太大影响，外出时戴上太阳帽即可；紫外线达 3~4 级时，外出时除戴上太阳帽外还需备太阳镜，并涂防晒霜，以避免皮肤受到太阳辐射的危害；当紫外线强度达到 5~6 级时，外出时须在阴凉处行走；紫外线达 7~9 级时，在上午 10 时至下午 4 时这段时间最好不要到沙滩等场地晒太阳；当紫外线指数大于等于 10 时，应尽量避免外出，因为此时的紫外线辐射极具伤害性。

**· 垂钓指数**

钓鱼是一项十分有趣的休闲健身活动，气象条件对垂钓的影响，已越来越引起广大垂钓爱好者的重视。影响垂钓的气象因子主要有季节、天气现象、风向、风速、最高温度、气压等。垂钓气象指数分为 5 级。1 级为气象条件恶劣，不可能有鱼上钩；2 级为气象条件较差，宜收竿走人；3 级为气象条件尚可，可以出竿；4 级为气象条件较好，利于垂钓；5 级为气象条件极佳，必有收获。

**· 舒适指数**

人是生活在空气之中，舒适指数指的就是“空气舒适度”，表示人体对空气环境可能产生的感受，它分为极冷、寒冷、偏冷、舒适、偏热、闷热、极热，共 7 个等级。当指数为“极冷”或“极热”时，就是提醒人们必须在具有保暖或防暑措施的环境中工作或生活，否则，一定会冻伤肌肤或是发生中暑现象；当指数为“寒冷”或“闷热”时，则是提醒人们要适当采取保暖或降温措施，避免寒冷或炎热影响身体健康和工作效率；当预报为“偏冷”或“偏热”时，则是提醒年老体弱的朋友适当地增减衣服，防止感冒或受热；当指数为“舒适”时，则说明室外空气使人们感到冷暖适度、身心爽快。

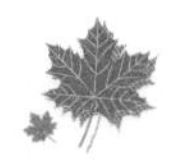

## 怎样分辨新米和陈米

现在市场上，有些大米是1年前甚至几年前收割的稻谷，存到现在才加工出售的。有没有简单易行的方法来识别新米和陈米呢？

农业部稻米及制品质量监督检验测试中心专家说，新米陈米可通过以下几个方面进行鉴别：

**· 看硬度**

新米要比陈米硬度大——米的硬度越大，蛋白质含量和透明度越高。选购时用牙咬一下，就能分辨出是新米还是陈米。

**· 看腹白**

新米的腹白应该是乳白或者淡黄色的，而陈米的颜色就会变深，甚至呈现出咖啡色。

**· 看黄粒**

米粒变黄是由于大米中某些营养成分在一定的条件下发生了化学反应，或是大米粒中微生物繁殖所引起的。这样的黄粒米会影响饭的香味和口味。新米颗粒均匀有光泽，米粒表面呈灰粉状或有白沟纹是陈米，且白沟纹、灰粉越多越陈旧。有霉味、虫蛀粒的显然也是陈米。

**· 看白粉**

将手插入米袋或米桶中，抽出后观察手面，有少许白色粉面，轻吹即掉的证明是新米，轻吹不掉且搓之有油泥的为陈米或劣质掺假米。

**· 水分和香气**

新米颗粒内的水分比陈谷新碾的大米多，用手使劲撮捏时感觉黏性很强，最新鲜的大米甚至可以捏紧呈一团，而陈米捏不起来如散沙，较生硬。新米闻起来有一股稻谷的清香，陈米则没有。

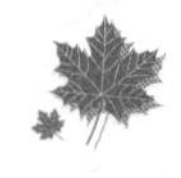

## 怎样理解药品说明书中的“一日三次”

在我们接触的药品中，几乎无一例外地在药品说明书上有“一日三次”或“饭前服用”“饭后服用”的服用方法。那么，应该怎样理解这些服用方法呢？

“一日三次”是药物学家根据实验测定出药物在人体内的代谢速率后规定的，意思是将一日24小时平均分为3段，每8小时服药一次。只有按时服药才能保证体内稳定的血药浓度（血液中药物的有效浓度），达到治疗的目的。如果把3次服药时间都安排在白天会造成白天血药浓度过高，给人体带来不良影响，尤其对老年人、小儿及体弱者危害更大；同时，造成夜晚血液中药物的有效浓度过低，达不到最佳治疗效果。一般可以将一日三次的时间安排在早上8点左右、下午4点左右、晚上12点左右，这样既可以将所服药物均匀分配，达到有效的治疗，又不影响休息与进食。

“饭前服用”，就是指此药需要空腹（餐前1~2小时）服用以利于吸收，更好地发挥药效。如果吃饭前刚吃过许多零食，那时的“饭前”并不等于“空腹”。饭前服用的药物可以增加食欲和胃液分泌，如苦味健胃药、龙胆、大黄及其制剂；收敛药如鞣酸蛋白，使药较快通过胃入小肠，遇碱性肠液分解出鞣酸，起止泻作用；胃黏膜保护药，如胃舒平、三硅酸镁、次碳酸铋、胃膜素、胃必治等，使药物充分作用于胃壁起到保护作用；吸附药，如药用碳，此时胃内食物少，便于发挥吸附胃肠道有害物质及气体的作用；胃肠解痉药，如阿托品及其合成品，可使药物保持有效浓度，发挥较快作用；利胆药，如硫酸镁（小剂量）、胆盐及肠道抗感染药如磺胺林、酚磺胺噻唑、诺氟沙星（饭前比饭后服用的血药浓度高 2~3 倍）、希普欣、泰利必妥、黄连素、中药丸剂、汤剂等，使药物不致过分稀释；人参制剂、鹿茸精等一些对胃无刺激的滋补药物，使之较快通过胃再入肠，不被食物所阻，从而达到较快吸收的效果。

“饭后服用”，是指饱腹（餐后半小时）时服药，如果在饭前刚吃进不少零食，也不必非要等到吃过正餐后才服药。饭后服用的药物对胃黏膜刺激性较大，如消炎痛、乙酰水杨酸、硫酸亚铁、碘化钾、氯化钾、氯化铵、溴化钠、呋喃坦啶、痢特灵、强力霉素等，在饭后服这种药可避免对胃产生刺激，因为这些药物可引起恶心、呕吐等消化道不良反应，重者可导致药物性胃炎。阿斯匹林大剂量空腹可引起胃出血；与胃酸作用易被破坏或产生不良反应的药物也应在饭后服用，如乳酶生空腹时服，乳酸菌活力受胃酸抑制疗效大减。硫酸锌在空腹胃液中与盐酸发生反应生成有毒的氯化锌；食物的存在能提高其生物利用度的药物，如地高辛、磺胺类药、维生素 $B_2$、心得安等，饭后服用可随食物缓慢地通过特定的吸收部位，使药物得到较充分的吸收，以提高血药浓度和药物疗效。

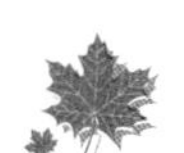

## 怎样挑选好鸡蛋

人们往往通过鸡蛋壳的颜色来选择鸡蛋。对此，有关专家指出，其实鸡蛋营养价值的高低，主要取决于饲料的营养结构与鸡的摄食情况，与蛋壳颜色并无必然联系。此外，蛋壳颜色的深浅与产蛋量有关，一般产蛋初期壳色最深，然后逐渐变浅；另外，通过选育也可以改变蛋壳颜色的深浅。对于很多商贩宣称粉壳蛋才是真正柴鸡蛋的说法，是没有任何根据的。用白壳蛋鸡和褐壳蛋鸡杂交，下出来的蛋就是粉壳的，营养价值与其他鸡蛋也没有什么差别。柴鸡蛋是粉壳，但粉壳不一定是柴鸡蛋。

很多人在买鸡蛋时，还会认为蛋黄为金黄色或红棕色的就是柴鸡蛋，营养价值会更高。其实，这种判断标准并不科学。专家介绍说，蛋黄天然颜色呈金黄色，可能是胡萝卜素或维生素 A 含量较高所致，但并不是所有的“红心”鸡蛋都是柴鸡蛋，有可能是色素在起作用。如果鸡产蛋很多，那么蛋黄颜色通常比较浅，而有些商贩为了使鸡蛋变成“红心”冒充柴鸡蛋，常常会在饲料中添加色素。因此，蛋黄颜色不能成为判断是否为柴鸡蛋的标准。

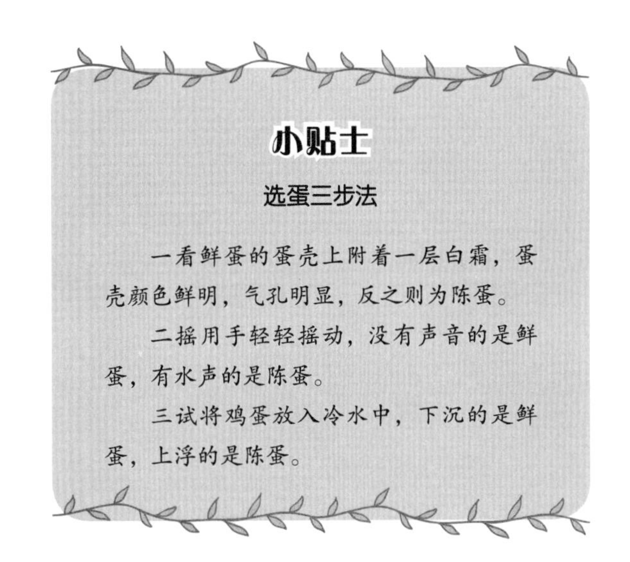


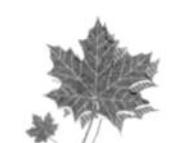

## 怎样增进家中老人的食欲

老年人吃起食物来，总没有年轻人那样有滋有味。老年人的食欲降低，除了与胃肠消化功能有关外，营养摄入状况、咀嚼功能和口腔卫生也是很重要的方面。

**营养摄入状况** 有些老年人只吃清淡素食，甚至不吃肉、鸡蛋、牛奶，这种偏食习惯不符合生理对营养的需要，会使营养素失去平衡，影响食欲。据国外报道，老年人体内普遍缺乏微量元素锌，锌是构成味觉素和胃酶的重要成分，缺锌的早期表现往往是味觉减退。

一般来说，动物性食品含锌丰富，植物性食品含锌较少，且谷类所含植酸，蔬菜所含纤维质、水果所含果胶，都会影响锌的吸收，所以锌在肠道的吸收率很低，仅20%~25%；而患胃肠炎、腹泻及服用某些药物，如含铁的补血制剂，高钙类食物等，都能干扰锌的吸收。老年人易患病，摄入的药物又较多，缺锌更普遍，所以总觉得吃东西不香，味觉减退，食欲不振。因此，老年人在饮食上要克服偏食习惯，最好是荤素搭配，食物多样化，既可增进食欲又有益健康。

**咀嚼功能** 人到老年牙齿松动或脱落，影响对食物的咀嚼，使味觉逐渐减退，从而引不起食欲。为了更好地咀嚼食物，对于病牙、朽牙和残根应及早拔除，并在拔牙2~3个月后镶上假牙，以便恢复咀嚼功能。老年人平时进食应适当多加咀嚼，因为咀嚼能增加唾液，唾液可增进味觉，而味觉又可促进食欲。

**口腔卫生** 一个不清洁的口腔是尝不出食品滋味的。老年人在刷牙时可刷一刷舌面，刷舌不仅对增加味觉是重要的，而且可以减少舌背部的微生物，对预防龋齿也有帮助。吸烟不但污染口腔，而且影响味觉，即使是进食美味佳肴也觉得平淡无味，因此，戒烟有利于增加食欲。

此外，为了增进老年人的食欲，在为老年人烹制饭菜时，除注意软烂外，还要尽量调剂得鲜美适口。为此，在烹调食物时，适当加入一些调味品或吃时用些相宜的佐料，均可刺激味觉以增加对食物的兴趣。但应注意不要太咸，过量的食盐对患有心血管病和肾脏病的人特别有害，其他调味品也不应过量。

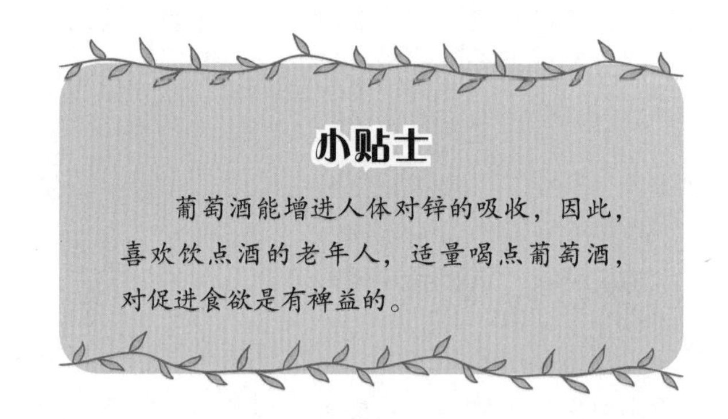


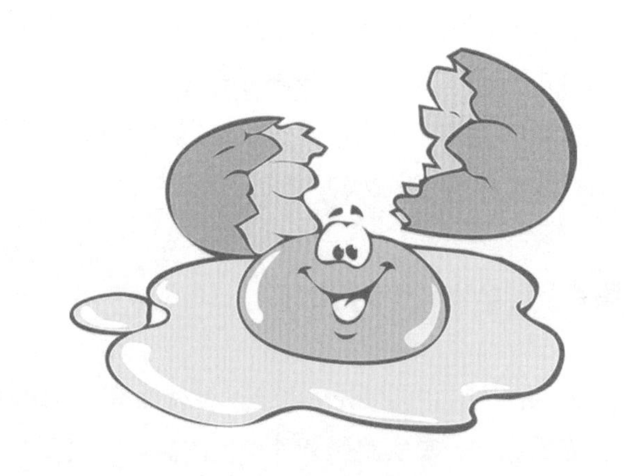

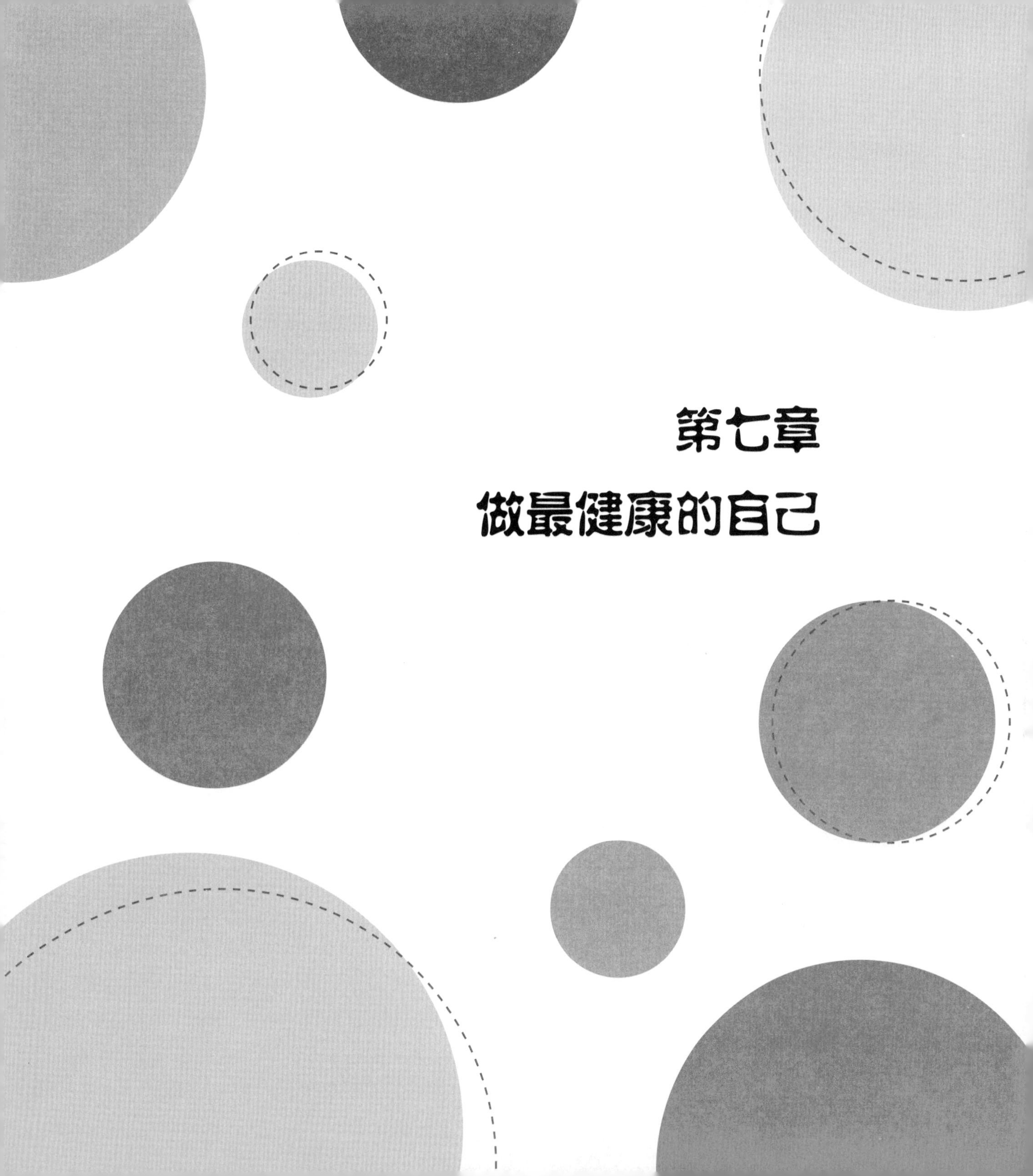

# 第七章

# 做最健康的自己

## 爱出汗多吃香蕉

闷热的夏天，一不小心就会“挥汗如雨”。出汗就是流失水分，于是很多人首先想到了补水。不过，随汗液流失的，除了水，还有人体健康必需的钾。

钾是人体内重要的营养成分，也是重要的电解质，主要储存于细胞内，对维持体内酸碱平衡和渗透压、细胞的新陈代谢、神经肌肉的兴奋性起着十分重要的作用。热天防止缺钾，最安全有效的方法就是多吃富钾食品，主要有豆类、蔬菜、水果等。豆类中以黄豆含量最高；蔬菜中含钾最多的是菠菜、土豆、山药、芹菜、莴苣等；水果中以香蕉、橘子含钾量最高。

此外，盛夏身体排汗多，还会增加水溶性维生素尤其是维生素 C 的排出，极易造成体内维生素含量不足，因此夏天人体维生素的需求量要比其他季节高，人们可以多吃些含维生素 C、维生素 B 族丰富的食物。一般而言，当身体大量出汗或体温过高时，水分的补充最好是少量、多次，这样可使机体排汗减慢，减少人体水分的蒸发量。

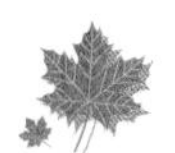

## 擦胸增腺素，健康又长寿

擦胸养生法，是我国古代简易有效的养生方法之一，很适合中老年人学练，对提高人体免疫功能，减少诸种疾病的发生可起到很好的作用。

健康长寿者都有一个共同的特征，就是体内有很强的免疫力，而多病且不易恢复的人主要原因与免疫力低下密切相关。正常情况下，人的血液中存在着一定浓度的胸腺素，起着维持免疫功能和抵抗疾病的作用。

人的胸骨内膜有左右两叶胸腺。人出生时，胸腺只有 14~16 克，到青春期，胸腺发育到高峰，为 35~45 克，以后随着年龄的增长而逐渐加速萎缩，到 50 岁左右，这些胸腺大部分被脂肪代替，成了人体生命力最弱的腺体。小小的腺体与人的健康长寿关系极大，按生命学的规律推算，人的生命应为性成熟期的 5~7 倍，如果以 20 岁为性成熟期，可活 100~140 岁，但由于胸腺过早萎缩，尤其是老年期，胸腺萎缩更为严重。人体胸腺素浓度大大降低，免疫功能和抗病能力也就越来越差，就会导致诸病的发生，影响着人的寿命。

现代科学研究发现，要获得较强的免疫力，除了用一些药物调节外，擦胸是调节胸腺素、提高免疫力的一条重要途径。经常擦胸能使“休眠”的胸腺细胞处于活跃状态，可增加胸腺素分泌，作用于各脏器组织，提高免疫功能，对防治疾病，推迟衰老极为有益。

擦胸的方法很简便。取坐位或仰卧位均可。将双手擦热后。用右手掌按在右乳上方，手指斜向下，适度用力推擦至左下腹；然后再用左手掌从左乳上方，斜推擦至右下腹，如此左右交叉进行。一上一下为一次，共推擦 36 次，还可兼做擦背动作，用双手反叉于后背，沿着腰背部（脊柱两旁）适度用力上下来回擦背，一上一下为一次，共擦 36 次，也有助于激活背部免疫细胞的活力，促进气血流通，调适五脏。擦胸摩背通常每天起床和晚上睡前各做一次。可在中饭后 1 小时后加做一次。

**小贴士**

实践证明，坚持擦胸锻炼，可改善脏腑血液循环，促进胃肠和肺肾的代谢，提高免疫功能，对冠心病、高血压、肺心病、糖尿病、肾炎、腰痛症及各种胃肠道疾病有良好的辅助疗效。如患有肿瘤、出血症时应停止锻炼。只要持之以恒，就会出现奇效。

## 毛豆营养多

煮上一盘盐水毛豆，喝上一杯啤酒，是纳凉不错的选择。

毛豆，又叫菜用大豆，毛豆老熟后就是我们熟悉的黄豆。

毛豆含有丰富的植物蛋白、多种有益的矿物质、维生素及膳食纤维。其中蛋白质不但含量高，且品质优，可以与肉、蛋中的蛋白质相媲美，易于被人体吸收利用，为植物食物中唯一含有完全蛋白质的食物。毛豆中的脂肪含量明显高于其他种类的蔬菜，但其中多以不饱和脂肪酸为主，如人体必需的亚油酸和亚麻酸，它们可以改善脂肪代谢，有助于降低人体中甘油三酯和胆固醇。

毛豆中的卵磷脂是大脑发育不可缺少的营养之一，有助于改善大脑的记忆力和智力水平。毛豆中还含有丰富的食物纤维，不仅能改善便秘，还有利于血压和胆固醇的降低。毛豆中的钾含量很高，夏天常吃，可以帮助弥补因出汗过多而导致的钾流失，从而缓解由于钾的流失而引起的疲乏无力和食欲下降。毛豆中的铁易于吸收，可以作为儿童补充铁的食物之一。

此外，毛豆中含有微量功能性成分黄酮类化合物，特别是大豆异黄酮，被称为天然植物雌激素，在人体内具有雌激素作用，可以改善妇女更年期的不适，防治骨质疏松。毛豆中含有能清除血管壁上脂肪的化合物，从而起到降血脂和降低血液中胆固醇的作用。

毛豆营养丰富均衡，含有益的活性成分，经常食用，对女性保持苗条身材作用显著；对肥胖、高血脂、动脉粥样硬化、冠心病等疾病有预防和辅助治疗的作用。建议大家不妨在此时节多吃点毛豆，还可以弥补因肉蛋类摄入少而导致的蛋白质摄入的不足。

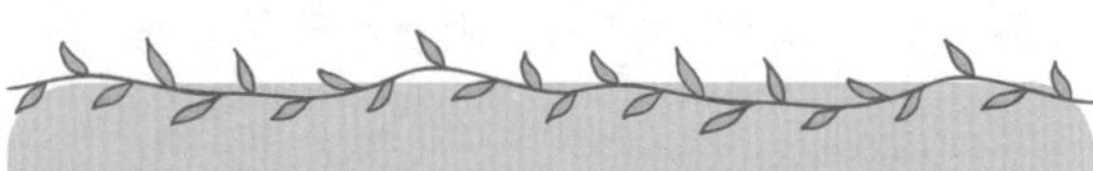

**小贴士**

毛豆的吃法，除了直接加盐煮着吃，还可以将剥好的豆与腊肉、辣椒、豆腐干等一同炒食，或加五香调料等制成干豆，可根据个人喜爱选择不同的食用方法。但应注意的是，一定要煮熟或炒熟后再吃。对黄豆有过敏体质者不宜多食。

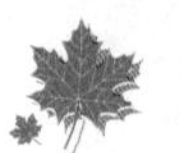

## 吃海鲜的正确方法

海产品虽然含有丰富的营养物质，但是不宜多吃。受海洋污染的影响，海产品内往往含有毒素和有害物质，过量食用易导致脾胃受损，引发胃肠道疾病。若食用方法不当，重者还会发生食物中毒。

食用海鱼前，一定要洗净，去净鳞、腮及内脏，无鳞鱼可用刀刮去表皮上的污腻部分，因为这些部位往往是海鱼中污染成分的聚集地。煮食贝类前，应用清水将外壳洗擦干净,并在清水中浸养 7~8 个小时，这样，贝类体内的泥、沙及其他脏东西就会吐出来。吃虾蟹前，要清洗并挑去虾线等脏物或用盐渍法，即用盐水浸泡数小时后晾晒，食前用清水浸泡清洗后烹制。新鲜的海蜇含水多，皮体较厚，还含有毒素，需用食盐加明矾腌渍 3 次，使鲜海蜇脱水 3 次，才能让毒素随水排尽，经以上方法处理后可食用，或者清洗干净，用醋浸 15 分钟，然后在 100℃沸水中焯数分钟。海鲜产品在干制的加工过程中容易产生一些致癌物，食用虾米、虾皮、鱼干前最好用水煮 15~20 分钟再捞出烹调食用，将汤倒掉不喝。

细菌大都很怕加热，所以烹制海鲜，一般用急火熘炒几分钟即可安全，螃蟹、贝类等有硬壳的，则必须加热彻底，一般需煮、蒸 30 分钟才可食用。海产品性味寒凉，姜与海产品同食可中和寒性，以防身体不适。生蒜、食醋本身有着很好的杀菌作用，对于海产品中一些残留的有害细菌也能起到一定的杀灭作用。

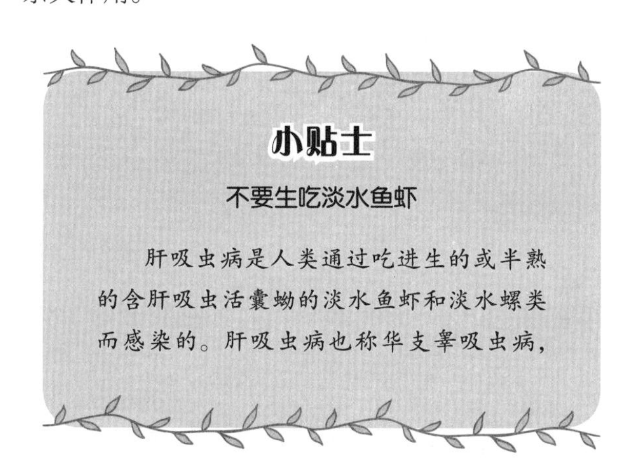

**小贴士**

**不要生吃淡水鱼虾**

肝吸虫病是人类通过吃进生的或半熟的含肝吸虫活囊蚴的淡水鱼虾和淡水螺类而感染的。肝吸虫病也称华支睾吸虫病，是由肝吸虫寄生在人的肝胆管内、以肝胆病变为主的一种人兽共患寄生虫病。常见临床症状为上腹隐痛、疲乏、精神不振和肝肿大等症状。严重的肝吸虫病可并发胆管炎、胆囊炎、胆结石等疾病，少数患者可发生肝硬化甚至死亡，严重危害人体健康。

提醒大家不要吃生的淡水鱼虾及螺类；接触生的淡水鱼虾及螺类后要洗手；食物要煮熟、煮透；切生、熟食物的砧板、菜刀和其他器皿要分开洗净使用；不用生的淡水鱼虾及螺类喂养猫、狗等家养宠物。

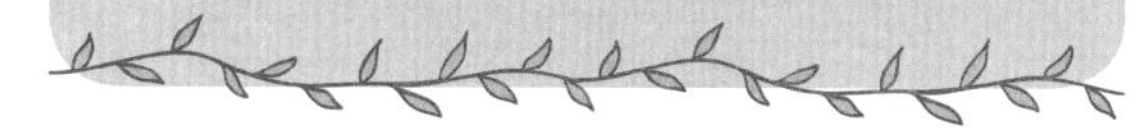

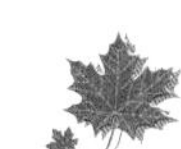

## 吃西瓜的六个禁忌

中医认为，西瓜性寒味甘，具有清热解暑、除烦止渴、利尿消肿等功效，因此是夏季的最佳水果。但是吃西瓜时，也有一些需要注意的问题。

**· 不要吃得过多，否则伤脾胃，引起咽喉炎**

西瓜是生冷之品，吃多了易伤脾胃，所以，脾胃虚寒、消化不良、大便溏薄者少食为宜，多食则会腹胀、腹泻、食欲下降，还会积寒助湿，导致疾病。一次食入西瓜过多，西瓜中的大量水分会冲淡胃液，引起消化不良和胃肠道抵抗力下降。

**· 感冒初期不要吃西瓜**

感冒初期不要吃西瓜，否则会使感冒加重或延长治愈的时间。无论是风寒感冒还是风热感冒，其初期都属于表证，应采用使病邪从表而解的发散办法来治疗。中医认为，表未解不可攻里，否则会使表邪入里，病情加重。在感冒初期，病邪在表之际，吃西瓜就相当于服用清里热的药物，会引邪入里，使感冒加重或延长治愈的时间。不过，当感冒加重出现了高热、口渴、咽痛、尿黄赤等热症时，在正常用药的同时，可吃些西瓜，有助于感冒的痊愈。

· 不要吃打开过久的西瓜

气温高，西瓜打开过久易变质、繁殖病菌，食用了会导致肠道传染病。因此，吃西瓜应注意选择成熟的新鲜西瓜。

· 肾功能不全者不要吃

短时间内大量吃西瓜，使体内水分增多，超过人体的生理容量。而肾功能不全者，其肾脏对水的调节能力大大降低，对进入体内过多的水分，不能调节及排出体外，致血容量急剧增多，容易因急性心力衰竭而死亡。

· 口腔溃疡者不要吃

中医认为，口腔溃疡的主要原因是阴虚内热，虚火上扰，灼伤血肉脉络。西瓜有利尿作用，口腔溃疡者若多吃西瓜，会使体内所需正常水分通过西瓜的利尿作用排出一些，这样会加重阴液偏虚的状态，阴虚则内热益盛，加重口腔溃疡。

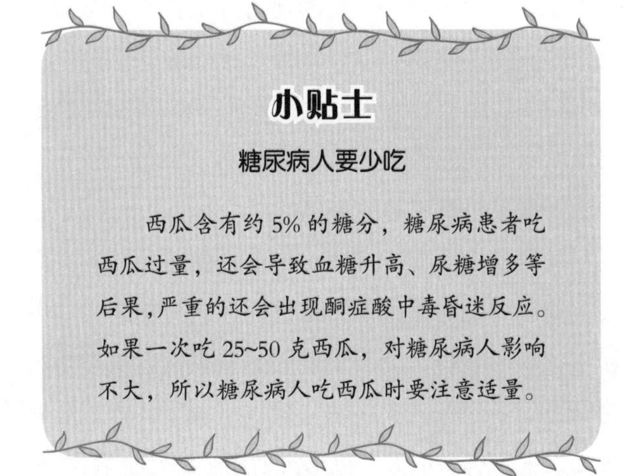


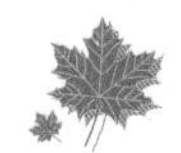

## 大暑老鸭胜补药

夏季天气炎热、潮湿，人们少食短睡，再加上人体新陈代谢旺盛、体力消耗大，很多人都会出现“苦夏”的症状，觉得全身乏力、食欲不振、精神委靡等，适当吃点有滋补作用的食物，能起到益气养阴、增强体质的作用，有利于消除“苦夏”。

夏季滋补与冬季滋补不同，一定要清淡，不可过于滋腻，否则极易伤胃。中医认为，山药、大枣具有健脾益气的作用，且补而不腻，非常适合脾胃虚弱者夏季煮粥喝，且二者均具有提高机体免疫力的作用，可有效对抗夏季因酷暑而造成的免疫力降低。蜂蜜、牛奶、莲藕、银耳、豆浆、百合既可益气养阴，又可养胃生津，是夏季体弱多病、出汗较多、食欲不振者的食疗佳品。

夏季气温较高，人体新陈代谢增快，能量消耗大，因此蛋白质的供应必须酌量增加，每日摄入量应在100克~120克为宜。植物蛋白可以从豆制品中获得，动物蛋白除了奶制品外，还应适当地多吃肉。

夏季的肉食以鸡肉、鸭肉、瘦猪肉、鸽肉等平性或凉性的肉制品为好。其中鸭肉是最佳肉食，鸭肉具有高蛋白低脂肪的优点，鸭肉中蛋白质含量为16%~20%，比猪肉（13.3%）高，而脂肪含量（19.7%）比猪肉（37%）低。鸭肉是含B族维生素和维生素E比较多的肉类，且钾、铁、铜、锌等元素都较丰富。而且由于其属水禽，还具有滋阴养胃、健脾补虚、利湿的作用，根据中医“热者寒之”的原则，特别适合苦夏、上火、体内生热者食用。夏季在食用鸭肉时最好炖食，也可加入莲藕、冬瓜等蔬菜煲汤食用。此外，除了鸭肉，鸭血有补血和清热解毒作用，鸭蛋具有滋阴补虚和清热的功效。夏季常食鸭子菜，既能补充机体消耗的营养，又能驱除暑热给人体带来的不良影响。民间有“大暑老鸭胜补药”的说法。

夏令喝鸭汤，既能补充过度消耗的营养，又可祛除暑热带来的不适。低热、虚弱、食少、大便干燥和水肿者喝鸭汤最为有益。下面介绍几款鸭汤：

**荸荠水鸭汤** 荸荠 100 克，水鸭 1 只，葱 20 克，姜 15 克，料酒 20 克，盐少许。做法：将鸭去毛及内脏，荸荠去皮，切成两半，葱切段，姜切片，把鸭放入锅内，放入荸荠和调料，加水适量，置武火烧沸，改文火炖熬至鸭熟即成。

**冬瓜水鸭汤** 老冬瓜 1 块（约 800 克），水鸭 1 只，扁豆、干莲蓬、灯心草各适量。做法：冬瓜连皮切成麻将大小的方块，和其他食材放到锅里加水，大火把水烧开后收小火，煲两小时，加盐，即成。注意：扁豆、干莲蓬、灯心草不建议吃。

**金银花水鸭汤** 金银花 25 克，水鸭 1 只，无花果 2 个，陈皮 1 片，鲜姜 2 片，清水 1000 毫升，盐少许。做法：金银花洗净，水鸭洗干净，放入滚水内煮 5 分钟，取出；陈皮洗干净、泡软刮去囊；清水 1000 毫升煮沸，将金银花、水鸭、无花果、陈皮、鲜姜加入煲滚，改用文火煲两个半小时，加盐调味即可。

**小贴士**

此外，夏季提倡吃凉性食物滋补，但并非所有的人对羊肉、狗肉等温性肉类都该“敬而远之”。冬季常发慢性病，如慢性支气管炎、支气管哮喘、风湿性关节炎等患者，若在夏季缓解期内吃一些具有温补作用的食物，到冬季就能最大限度地减少或避免上述疾病的发生，达到“冬病夏治”的效果。

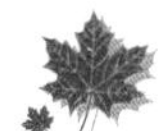

## 当心吹出骨质增生

骨质增生也叫骨刺、骨关节病，中医称之为“骨痹”“骨痛”，是常见的慢性关节病。发病的外因多为跌打骨折，整复不良或膝足畸形，脊柱侧弯等因素；内因是风寒湿邪，阻塞经络，肝肾亏虚，气滞血淤所致。

夏天天气炎热，空调使用频繁。长期在有空调的房间工作学习，容易导致汗腺关闭，影响正常的代谢和分泌；而长时间静坐不动会造成颈部运动平衡失调，使颈部肌肉、神经、脊髓、血管受累，久而久之就会导致局部性的颈椎病，轻则脖子发僵、发硬、疼痛、肩背部沉重、上肢无力、手指麻木，重则出现头痛、头晕、视力减退、恶心等异常感觉。

提醒大家，应该尽量避免风扇特别是空调直接吹向颈部，造成风寒湿邪而引发颈椎增生。防治骨质增生，还应注意休息和保护关节功能。尽量不要长时间的站立、登梯和保持不良姿势。

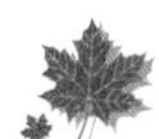

## 全方位美白，轻松白回来

究竟为什么会变黑？最大的敌人当然是紫外线与空气中的游离物；另外皮肤代谢过慢、干燥，或是肌肤上的污垢、油脂、化妆品残留也会让肌肤变黑。

要对抗这些敌人，利用从清洁到保养 4 步骤，您也可以白回来。

**· 步骤 1**

深层清洁。不只是用洗面奶就可以了，建议可以用现在热翻天的洁面布，以特殊织布的柔细材质，针对脸部不同部位的需求，达到卸妆与深层清洁同步进行的功效，并且可以温和地去除老废角质。

· 步骤 2

美白调理。当清洁完后，要使用含有美白成分的保湿调理产品，能减少黑色素的转移并抑制黑色素的生成，平常可当成化妆水来使用，若是以化妆棉蘸取则可当成净白面膜，加强净白保湿护理。长期使用保湿美白调理产品，可以提高肌肤的含水量，让肌肤在净白的同时，也让肌肤更具透明感，而且在水脂平衡后，更容易让保养品吸收。

· 步骤 3

想要白得更快，美白精华液一定不能缺。精华液是在化妆水之后使用，它的功能不但能美白、修护、还可以滋养肌肤，如果选对了适合肌肤的精华液，通常在 4~8 周后，就可以看到美白的效果。

· 步骤 4

上完精华液后，紧接着就是隔离霜或乳液。白天因为有阳光与脏空气，所以当然要用隔离霜，让肌肤远离这些变黑杀手，所以建议选择集防晒、滋润、净白、隔离四大功能的日间 UV 防护，可以抵御冷气、日晒与风吹的伤害。如果要长期待在空调房里，记得还要多加上长效保湿的功能，免得肌肤过度干燥。

## 四杯“电脑保健茶”

人们都知道面对电脑时间长了不好，但该怎么办呢？其实每天四杯茶，不但可以对抗辐射的侵害，还可保护眼睛。

· 上午一杯绿茶

绿茶中含强效的抗氧化剂以及维生素 C，不但可以清除体内的自由基，还能分泌出对抗紧张压力的荷尔蒙。绿茶中所含的少量咖啡因可以刺激中枢神经，振奋精神。不过最好在白天饮用，以免影响睡眠。

· 下午一杯菊花茶

菊花有明目清肝的作用，有些人就干脆用菊花加上枸杞子一起泡来喝，或是在菊花茶中加入蜂蜜，都对健康有帮助。

· 疲劳了一杯枸杞茶

枸杞子含有丰富的 β－胡萝卜素、维生素 $B_1$、维生素 C、钙、铁，具有补肝、益肾、明目的作用。其本身具有甜味，可以泡茶，也可以像葡萄干一样作零食，对解决“电脑族”眼睛干涩、疲劳都有功效。

· 晚间一杯决明茶

决明子有清热、明目、补脑髓、镇肝气、益筋骨的作用，若有便秘的人还可以在晚饭后饮用，对于治疗便秘很有效果。

还有一些最适合电脑族喝的茶饮，或是点心，不但可以帮您对抗辐射的侵害，还可保护您的眼睛，抗烦躁。

**绿豆薏苡仁汤** 绿豆可以清热解毒、利尿消肿，薏苡仁则可以健脾止泻，轻身益气，对于经常需要熬夜工作者或是心烦气躁、口干舌燥、便秘、长青春痘时，除了多吃蔬菜、水果补充水分外，把绿豆薏仁汤当点心食用，对于消暑除烦非常有帮助。

**杜仲茶** 杜仲具有补血与强壮筋骨的作用，对于经常久坐、腰酸背痛者很有帮助。

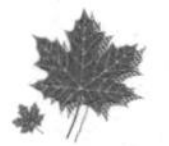

## 喝绿豆汤加点金银花

很多人都知道绿豆汤有消暑益气、清热解毒等食疗功效，但怎样吃才能起到更好的效果呢？其实绿豆的消暑之功在皮，解毒之功在内，要“对症”

来吃，而且加料的绿豆汤有更好的食疗作用。

以消暑为目的喝绿豆汤时，不要把豆子一起吃进去，只要光喝清汤（煮的时间不要太长，生绿豆加凉水煮开，旺火再煮五六分钟即可）就可以达到很好的功效。另外，绿豆与其他食品一起烹调疗效更好，如防中暑可以喝绿豆银花汤：取绿豆 100 克、金银花 30 克，加水适量煮 10 分钟左右即可，喝下清汤暑气全消。

而煮得酥烂的绿豆汤具有良好的清热解毒功效。由于其具有利尿下气的功效，因此食物或药物中毒后喝，还能起到排除体内毒素的作用，对热肿、热渴、热痢、痈疽、痘毒等也有一定的疗效。这样的绿豆汤色泽浑浊，消暑效果较差，但有很强的清热解毒功效。绿豆、黄花菜、大枣各适量，以水煎服，可治上吐下泻。在日常饮食中多吃些绿豆汤，有一定的祛铅毒功效。此外，喝绿豆汤还有降低血压和胆固醇，防止动脉粥样硬化等功效。

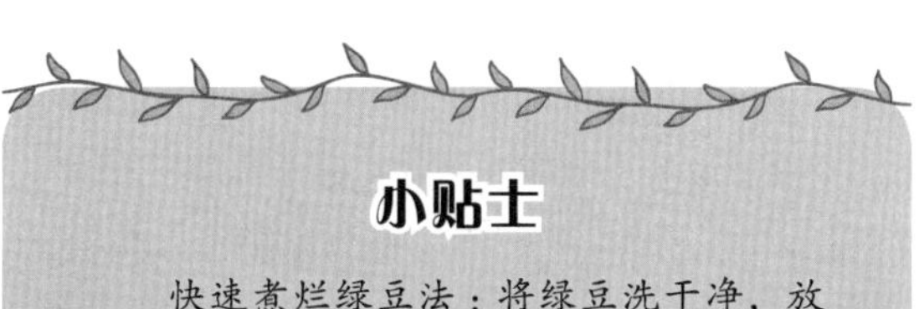

**小贴士**

快速煮烂绿豆法：将绿豆洗干净，放入保温瓶中，倒入开水盖好。2~3 个小时后，绿豆粒会胀大变软，拿手掐掐看看软不软，如果软了再下锅煮，就很容易在较短时间内将绿豆煮烂。如果还不够软就需要继续泡，这样泡好的绿豆煮起来就很容易酥烂。

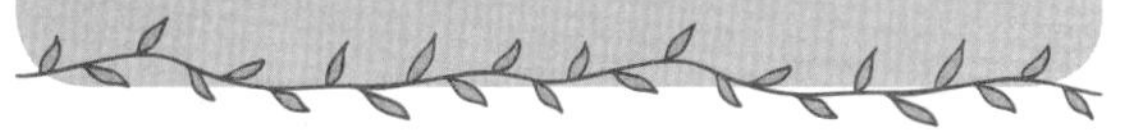

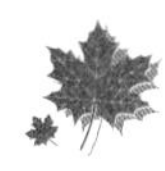

## 几十秒之内就能使车内温度由55℃降至 25℃

夏天里如果您把车子停在大太阳底下，不消几个小时，车内温度就会升到 55℃，这时候您该怎么办？是打开车窗等个十分钟呢？还是发动引擎打开冷气？

如果您手边有一罐汽车冷却剂（instant carcooler），只要打开盖子，向车内喷几秒钟，一会儿您就可以马上跳进车子绝尘而去。这一罐汽车冷却剂可以在几十秒之内就能使车内温度由 55℃降至 25℃。

这种汽车冷却剂到底装了什么神奇的东西呢？说来难以令人置信，只不过是水及酒精而已。

这个水—酒精的溶液由喷雾罐出来以后就形成细小的水滴，小水滴迅速在车内蒸发。我们知道当液体蒸发时，它的分子必须由附近吸收蒸发热，因此可使周围空气迅速降温。

动物利用排汗来维持体温，在皮肤上用酒精棉花球涂一下会有清凉的感觉，都是基于液体蒸发时必须吸热的道理。

这个发明的构想是一位华人物理学家由他十二岁儿子的身上得来的。他的儿子一直拒绝在夏天爬进他们热得像火炉的车子。他想起夏天里一阵雷雨会一扫夏日的闷热，于是决定仿效大自然利用水来冷却车子，他并决定借助酒精来做这件事，因为酒精比水更容易蒸发。

因此他设计了喷雾罐，把水及酒精放在里面，如果喷嘴大小适当，便形成细小的水滴立刻蒸发了。

当一克的水在 55℃蒸发时，它吸收 2.36 千焦的热量，而蒸发一克的乙醇酒精吸收 0.85 千焦耳。市售的汽车冷却剂含有 10% 的酒精、90% 的水及极少量的香料。喷雾罐利用氮气加压而不使用氟氯碳化物，以避免破坏大气中的臭氧层。

这是利用简单的化学来解决生活大事的一个好例子。

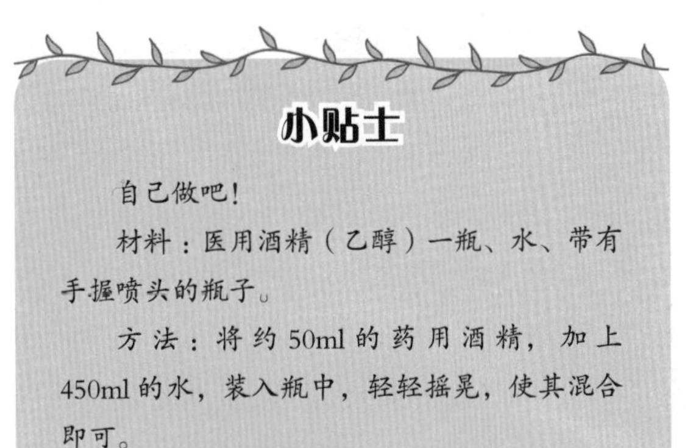

**小贴士**

自己做吧！

材料：医用酒精（乙醇）一瓶、水、带有手握喷头的瓶子。

方法：将约50ml的药用酒精，加上450ml的水，装入瓶中，轻轻摇晃，使其混合即可。

使用：打开车门，将瓶子向车内喷个几下即可，试试吧。

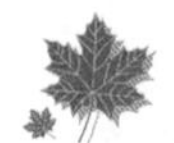

## 教您按血型挑食物怎么吃都不胖

试过根据血型来挑选食物吗？真的可以怎么吃都不肥，一起来看看吧。

### · A型血

这类血型的人更适合消化植物性蛋白质，而大多数肥胖的A型血人平时肯定都是“食肉动物”。所以，A型血的人要想瘦下来，一定要慎食牛肉、羊肉等肉类，最好以鲜鱼和鸡肉取而代之。瘦身食谱中加强对豆腐、谷物等植物性蛋白质的摄取，以补充体内不足的蛋白质。

**建议食用** 鲈鱼、鲤鱼、一周3个鸡蛋、天然酸奶、亚麻子油、萝卜、菠菜、柠檬、桃。

**少量食用** 所有肉类、鱼子酱、小龙虾、各种奶酪、全脂奶和冰淇淋、香蕉、橘子、木瓜。

### · B型血

B型血人是最幸福的人了，因为他们能消化各种美味食物。但也有一些美味是他们碰不了的，比如面条、鸡肉，它们之中的血凝素会阻碍B型血人的新陈代谢，所以对B型血人来说，减肥只是意味着少吃面条和鸡肉。

**建议食用** 各种肉类，海鲜、新鲜奶酪、奶油、橄榄油和鱼肝油、谷物、圆白菜、胡萝卜、菜花、香蕉、苹果。

**少量食用** 肥猪肉、鸡肉、火腿、龙虾、章鱼、虾、冰淇淋；各类坚果、黄瓜、非稻谷类面包、玉米、萝卜、椰子。

### · O型血

对O型血人来说，动物蛋白质是主要的能量来源，但他们不易消化乳制品、豆类和谷物食品。他们肥胖的原因也是常吃面食和牛奶这些不易消化的食品所导致。O型血人应少喝乳制品，但每天要服用适量的钙片以补充体内不足的钙量。平时注意均衡摄取蔬菜水果等食物，以保持体内酸碱平衡。

O型血人的晚餐后最好避免米饭，临睡前吃几个奇异果，它们在有效补充维生素的同时又能帮助消化蛋白质。

**建议食用** 牛肉、羊肉、鳕鱼、鸡蛋、豆腐、大蒜、萝卜、苹果、柚子、西瓜。

**不建议食用** 肥猪肉、火腿、鱼子酱、章鱼、各种类型的奶酪、酸奶、全脂奶、蘑菇、橄榄、土豆、玉米油、葵花油、椰子、芒果。

### · AB型血

AB型血的人的生理特点是胃酸少而不易消化肉类。所以在饮食方面，AB型血人最好以豆腐、新鲜蔬菜和水果为主，以乳制品和少量肉食做点缀，另外稍加一些鲜鱼和鸡蛋。AB血型的人要减肥，最适合吃的水果非西柚莫属，它能帮助消化，分解体内脂肪，削下来的果皮更可放入水中浸浴，真正达到由外而内的瘦身目的。

这类人拥有部分A型血和部分B型血的特征，他们既适应动物蛋白，也适应植物蛋白，其消化系统较为敏感，每次宜少吃，但可多餐。

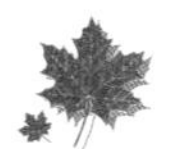

## 藿香正气水的妙用

藿香正气水主要成分是藿香、苍术、陈皮、白芷、茯苓、大腹皮、生半夏等10味中药，具有解表化湿、理气和中的功效，可用于治疗夏季感冒、肠胃型感冒、急性胃肠炎、消化不良等疾病。其实藿香正气水的功效与作用是非常多的。近年来经过临床实践，发现藿香正气水对不少疾病疗效显著。现在就为大家详细介绍藿香正气水的10大妙用。

**·头癣、手足癣、灰指甲**

皮肤癣、灰指甲是皮肤癣菌感染引起的，而藿香、紫苏、白芷、桔梗分别对多种致病真菌有较强的抑制作用，用藿香正气水涂擦患处，每日1~2次，有条件者每日多擦几次，会有很好的效果。

**·疖**

疖分为暑疖和多发性疖病，中医认为是内郁湿热、血热或外受风热暑邪而成，现代医学认为是葡萄球菌感染所致。用棉签蘸藿香正气水一日多次涂擦患部，能散郁除湿，治疗疖及疖病。

**·足癣**

将患足用温水洗净擦干，将藿香正气水涂于足趾间及其他患处，早晚各涂一次，治疗期间最好穿透气性好的棉袜、布鞋，保持足部干燥，5天为一疗程，一般1~2个疗程即可见效。

**·外阴瘙痒**

因藿香正气水是由抗多种致病菌和杀滴虫的藿香、紫苏、白芷、生姜等药组成，故治疗外阴瘙痒有较好的疗效。用法：以藿香正气水用凉开水稀释50倍后清洗外阴，男女皆可用，不但有止痒疗效，而且有清爽感。

**·湿疹**

每日用温水清洗患处后，直接用藿香正气水外涂患处，每天3~5次，连用3~5天。

**·蚊虫叮咬**

夏日若不慎被蚊虫“侵袭”，可用藿香正气水外涂患处，半小时左右可减轻或消除瘙痒感。

**·慢性荨麻疹**

可口服藿香正气水10毫升，每日3次，连服2周为1疗程。若伴有喉头水肿、休克、发热者，近2周来曾用过皮质激素治疗者，以及阴虚火旺者不宜采用此方法。

**·白癜风**

中医认为白癜风是风湿两邪侵入毛孔，以致气血阻滞、毛窍闭塞而成。而藿香正气水有芳香通窍、促使气行的作用。气为血之帅，气行则血行，血行则瘀散。其用法是，每日用净布蘸藿香正气水涂擦患部，微微用力蘸擦至皮肤微红为度，1日2次。

**·婴幼儿腹泻**

取干净纱布一块，折叠成4~6层置于患儿肚脐处，将藿香正气水置水中预热，待药温适宜时倒在纱布上，以充盈不溢为度，用塑料布覆盖纱布后，再用医用胶布固定，2~3 小时后取下，每日 2~3 次，一般 2 日即可见效。对于腹泻较重、中度以上脱水者要及时补液。

· **晕车晕船**

乘坐车、船前，可用药棉蘸取藿香正气水敷于肚脐内，在乘车前 5 分钟口服一支藿香正气水（儿童酌减），可预防晕车晕船。

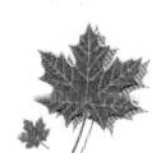

## 夏天养盆吐氧植物

夏季室内栽培植物，一定要考虑它们的呼吸方式。绿色植物在生长过程中，同时进行光合作用和呼吸作用。在室内光照不足时，光合作用被抑制，主要进行呼吸作用。

植物呼吸时，有些是吸入二氧化碳、呼出氧气，叫吐氧植物；而有些则正相反，为吸氧植物。经测试，在夏季只要温度达到 30 摄氏度以上，植物的呼吸作用就会大大增强，吸氧植物呼出的二氧化碳比冬季要高很多，造成室内空气质量大幅下降。1 个 5 平方米的房间,1 株植物 1 夜 8 小时呼出的二氧化碳，可使室内二氧化碳浓度上升 0.3%。每千克植物在夜间进行呼吸，平均每小时呼出的二氧化碳则为 1 毫克。夏季开空调紧关窗户，空气不流通，居室二氧化碳将更加聚集，争夺氧气，对人体形成潜在危害。

如果养盆吐氧植物，就可以补充居室内的氧气。蝴蝶兰类植物就是吐氧植物。蝴蝶兰原本生活在热带丛林，由于热带雨林白天的温度很高，大量水分很容易蒸发散失，蝴蝶兰科植物就不能像其他植物那样，白天将位于叶背面的气孔打开，进行光合作用和气体交换，而是在白天关闭叶片背面的气孔，到了晚上待周围环境气温降低到适当的温度后，才开启叶片背面的气孔，排出氧气，吸收二氧化碳。仙人掌类植物如仙人球、令箭荷花等也是吐氧植物，它们可以在晚间呼出氧气，在清新空气的同时，可使室内感觉湿润温和。在夏季使用空调的房间，种上一盆仙人掌，直接用来调节房间的空气，帮助抵御空调带来的不适感。

另外，还有凤梨科植物，如紫花凤梨、红掌丽穗凤梨、火炬凤梨、七彩菠萝等；龙舌兰科植物，如酒瓶兰、金边虎尾兰、金边短叶虎尾兰、棒叶虎尾兰等；花木类植物，如中国兰类、巴西铁树、富贵竹等都是吐氧植物。

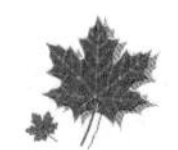

## 教您四招终结腹部赘肉

肚腩脂肪计算法：腹部性肥胖的量度方法，就是臀腰比值，即用腰围尺码除以臀围。男性在 0.9 或女性在 0.8 以上者，表明腹内脂肪积聚过多，对于那些站着看不到自己的脚趾者就要更加小心了。

以中国人体形推算，如果男性腰围在 90 厘米及女性腰围在 80 厘米以上者，宜小心饮食及多做运动，以免出现腹部性肥胖。

美国圣地亚哥州立大学的运动医学专家，对最为流行的 13 种腹部运动的有效性进行了测试，最后总结出 4 种最为有效的“腹部赘肉杀手”。为达到最佳效果，这 4 种运动每天都要做 3 组，并且每组要持续 15 分钟。

· **蹬车运动**

躺在地板上假装蹬一辆自行车。正确的动作是，背部下方压紧地板，双手置于头后。将膝盖提到 45

度角，双脚做蹬车动作，左脚踝要碰到右膝，接着用右脚踝去碰左膝。

**· 提膝运动**

找一把牢固的椅子，坐在椅子的边缘，膝盖弯曲，双脚平放于地面。收紧腹部，身体微微后倾，将双脚抬离地面几厘米。保持稳定的动作，将膝盖拉向胸部，同时上身前曲。然后将双脚恢复原位，不断重复。

**· 手臂仰卧起坐**

躺下，屈膝，双脚并拢勾住床头。用一条毛巾从后侧绕过颈部，双手各拉一端。收缩腹部，肩部抬起，后背慢慢卷起，再缓缓后仰，几乎挨到地板时继续起身，不断重复。

**· 举球运动**

仰卧，双手各拿一个网球，抬起双手冲着天花板，双腿伸直并拢，双脚上钩。收紧腹部及臀部肌肉，将双肩和头部抬离地面几厘米。确定球是始终朝上冲向房顶而不是向前。

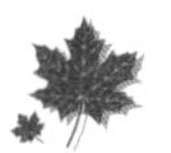

## 拒绝小肚子的妙计

**· 粗盐减肥法**

粗盐有发汗的作用，它可以排出体内的废物和多余的水分，促进皮肤的新陈代谢，还可以软化污垢、补充盐分和矿物质，使肌肤细致、紧绷。

方法一：在超市或杂货店买几袋粗盐。每次洗澡前，取一杯粗盐加上少许热水拌成糊状，再把它涂在腹部。10 分钟后，用热水把粗盐冲洗干净，也可以按摩后再冲掉，然后就可以开始洗澡了。

方法二：洗完澡后，在手掌上撒一大匙粗盐，直接按摩腹部，搓时不要太用劲，以免把皮肤搓得更粗糙。

如果您的肌肤比较敏感，则改用一种比较细的“沐浴盐”。

**· 座椅腹部练习操**

这组操方便、轻松，收效快，适合天天练或隔天练。

做法：坐在靠背椅的边上，双手反抱椅背，感觉人体好像要从椅子上滑下来了，腰部要尽量地贴上椅面。

第一组：双脚轮流做踩自行车的动作，此时腿部肌肉要放松，要求一只脚向下伸，越低越好，但不能触地，另一只脚弯曲向上，越高越好，反复练习，每天要坚持 20 下。

第二组：同上面的姿势，双腿同时向上弯曲，再同时向下伸展，注意腰部不能上顶，应尽量使腹部与胃部收缩，然后再尽量接近，以达到腹部亦紧亦舒，每天坚持 20 下。

**· 按摩法**

这是一种最常用的腹部减肥法，利用揉捏的动作加上按摩霜对于脂肪的改善很不错。按摩可以提高皮肤的温度，大量消耗能量，促进肠蠕动，减少肠道对营养的吸收，促进血液循环，让多余的水分排出体内。

方法：以肚脐为中心，在腹部打一个问号，沿问号按摩，先右侧，后左侧，各按摩 30~50 下，每天按摩 1 次。

**· 缩腹走路法**

首先要学习“腹式呼吸法”：吸气时，肚皮胀起；呼气时，肚皮缩紧。对于练瑜伽或练发声的人而言，这是一种必要的训练。它有助于刺激肠胃蠕动，促进体内废物的排出，顺畅气流，增加肺活量。

方法：平常走路和站立时，要用力缩小腹，配合腹式呼吸，让小腹肌肉变得紧实。刚开始的一两天会不习惯，但只要随时提醒自己“缩腹才能减肥”，几个星期下来，不但小腹趋于平坦，走路的姿势也会更迷人。

**· 用脑减肥**

俄罗斯一位生理学家研究指出，脑力劳动的强度越大，消耗营养物质越多。利用这一原理，产生了用脑减肥法。具体的做法是让胖人多用脑，如读书绘画、练习写作、演算数学、学习技术等，每天都有一定的时间让大脑紧张起来，而不是饱食终日，无所用心。

**· 保鲜膜减肥**

这种减肥方法在日本年轻女孩中相当流行。每周进行1~2次。

方法：在赘肉横陈的腹部薄而均匀地涂上白色凡士林，然后用厨房用的保鲜膜包起来，诀窍是要包得够紧，包好后用透明胶带固定。之后浸泡于浴缸，水温以40~42摄氏度为宜。只需浸泡腰部以下的部分，泡约5~15分钟，此时包着保鲜膜的腹部应会大量出汗。

泡完半身浴后剥下保鲜膜，用热毛巾擦去凡士林，用香皂洗净。然后一边冲冷水，一边用双掌有节奏地拍击腹部，进行2-3个回合就完成了。

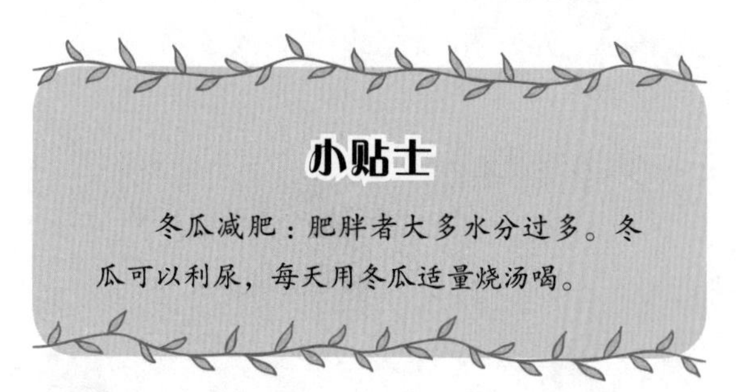

**小贴士**

冬瓜减肥：肥胖者大多水分过多。冬瓜可以利尿，每天用冬瓜适量烧汤喝。

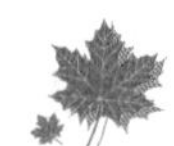

## 苦瓜——夏季的佳蔬良药

苦瓜以味得名，有的地区的人认为苦字不好听，又唤做凉瓜；苦瓜形如瘤状突起，又称癞瓜；瓜面起皱纹，似荔枝，遂又称锦荔枝。秋季采取近成熟的果实，破成两半，去瓤，洗净鲜用。

苦瓜不仅是夏季佳蔬，又是一味良药，已日益引起人们的重视。明代以前医书没有记载苦瓜，明代《救荒本草》《本草纲目》始列入，疑为郑和下西洋时从南洋群岛移植过来的。吃苦瓜以色青未黄熟时才好吃，更取其清热消暑功效。以苦瓜切片，晒干贮存，作药用，此即治暑天感冒之苦瓜干也。所以苦瓜是夏季用来清暑祛热的蔬菜佳品。

中医认为，苦瓜性寒，味苦，入脾、胃、心、肝经，具有清热祛暑、明目解毒、利尿凉血、清降心火的作用，主治心火亢盛、中暑、暑热烦渴、暑疖、痱子过多、目赤肿痛、痈肿、丹毒、烧烫伤、便血、湿热痢疾、血尿、少尿等病症。《滇南本草》说苦瓜：“治丹火毒气，疗恶疮结毒，或遍身已成芝麻疔疮疼难忍。泻六经实火、清暑、益气、止渴。”

现代研究表明，苦瓜中的苦瓜甙和苦味素能增进食欲，健脾开胃；所含的生物碱类物质奎宁，有利尿活血、消炎退热、清心明目的功效。

苦瓜还是防癌抗癌食品。苦瓜汁液含有类似奎宁的蛋白成分，能加强巨噬细胞的吞噬能力，临床上对淋巴肉瘤和白血病有效；苦瓜种子中提炼出的胰蛋白酶抑制剂，可以抑制癌细胞分泌的蛋白酶，阻止恶性肿瘤生长。

苦瓜的新鲜汁液，含有苦瓜甙和类似胰岛素的物质，具有良好的降血糖作用，是糖尿病患者的理想食品。

一根苦瓜里含有 0.4% 贵如黄金的减肥特效成分——高能清脂素，因此常吃苦瓜有助减肥降脂。

苦瓜能滋润白皙皮肤，还能镇静和保湿肌肤，特别是在容易燥热的夏天，敷上冰过的苦瓜片，能立即解除肌肤的烦躁，防治青春痘。苦瓜煮水擦洗皮肤，可清热、止痒、祛痱。

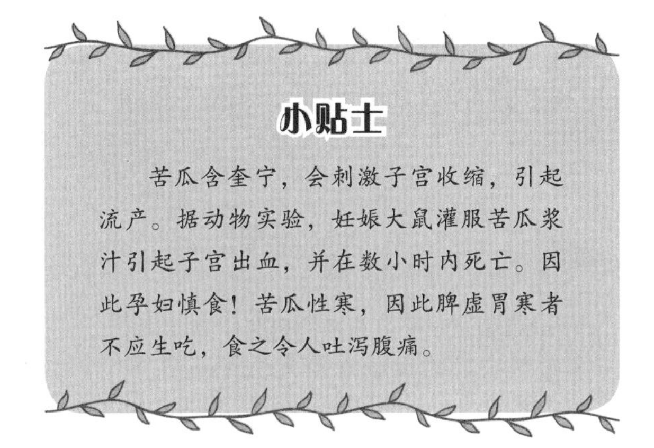

**小贴士**

苦瓜含奎宁，会刺激子宫收缩，引起流产。据动物实验，妊娠大鼠灌服苦瓜浆汁引起子宫出血，并在数小时内死亡。因此孕妇慎食！苦瓜性寒，因此脾虚胃寒者不应生吃，食之令人吐泻腹痛。

## 苦瓜食谱

**· 苦瓜炒腊肉**

材料：苦瓜 300 克，腊肉 150 克，姜丝 15 克，蒜末 10 克，红辣椒 10 克，高汤 30 克，料酒 10 克，胡椒粉少许，生粉 10 克，盐与味精适量。

做法：腊肉切片，用温水浸泡 15 分钟，苦瓜洗净切片，红辣椒切段。食油旺火起锅，先把姜丝、蒜末、辣椒段置入锅中，炒出香味之后，再投入腊肉，翻炒一阵，烹入料酒，这时候再加入苦瓜片、高汤、胡椒粉、盐与味精，炒至只剩少许汤汁，勾点生粉即可出锅上碟。市场上卖的腊肉，咸味比较重，高血压的人要适当去咸。腊肉要炒出香味，才能加入苦瓜，苦瓜炒好之后，仍要带点脆感。

**· 猪蹄炖苦瓜**

材料：猪蹄 2 只，苦瓜 300 克，姜 20 克，葱 20 克，盐、味精各适量。

做法：猪蹄汆烫后切块，苦瓜洗净、去子、切成长条，姜、葱拍破。锅中油热后，放入姜、葱煸炒出香味后，放入猪蹄和盐同煮。猪蹄熟时，放入苦瓜稍煮，味精调味出锅。

**· 排骨鱼头苦瓜汤**

材料：大鱼头 1 个，苦瓜 500 克，排骨 600 克，黄豆 50 克，咸菜 500 克。

做法：把黄豆洗净用水浸数小时，然后将水倒去，备用；大鱼头洗净，抹干，锅烧红后放少许油，把鱼头两边煎至微黄，待用；苦瓜洗净，去子去内膜，切大块；排骨洗净，出水，备用；咸菜切块，用淡盐水略浸 10 分钟，洗净。锅中注入适量清水煲滚，放入所有食材，大火煲 20 分钟，转慢火煲约 2 小时，加盐调味，即可趁热饮，其他食材可盛出蘸酱油吃。

**· 苦瓜炒蛋**

材料：苦瓜 1 条，鸡蛋 2 只，盐、油、鸡精各适量。

做法：苦瓜洗净，开边去瓤，切薄片，用少许盐调匀，腌约 10 分钟后冲洗，沥干，再放滚水滚至苦瓜变色，捞起用清水冲凉，沥干备用；蛋打匀加盐；烧红锅放油少许，放苦瓜及少许鸡精炒至热，再放蛋轻翻，炒至蛋刚熟，上碟。

**· 冰镇啤酒苦瓜**

材料：苦瓜 500 克，啤酒 500 克，蒜蓉、食盐、味精、麻油、香醋适量。

做法：将苦瓜洗净去头尾，竖刀一切为二；将啤酒倒入保鲜盒内，将苦瓜浸入啤酒，用保鲜纸包裹，放进冰柜内冷泡 12 小时，取出斜刀切片；把蒜蓉、食盐、味精、麻油、香醋调制成蒜汁；苦瓜片蘸汁食用。

**· 苦瓜镶肉**

材料：苦瓜 1 条，绞肉 300 克，胡萝卜 50 克，葱、姜各 1 块，香菜少许，酱油、淀粉各 1 大匙，盐、麻油各少许。

做法：苦瓜洗净，切成 2 厘米圈状，去子；胡萝卜和姜去皮、切末；葱洗净切末；一起放入碗中，加绞肉及调味料搅拌均匀，填入苦瓜内，盛在盘中。锅中倒入适量麻油烧热，爆香姜末，加入适量水煮滚，淋在苦瓜上，再连盘放进蒸锅蒸 15 分钟后取出，撒上香菜末即可。

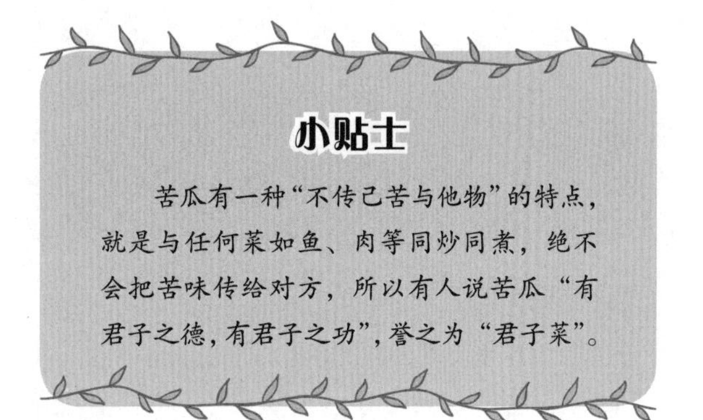

**小贴士**

苦瓜有一种“不传己苦与他物”的特点，就是与任何菜如鱼、肉等同炒同煮，绝不会把苦味传给对方，所以有人说苦瓜“有君子之德，有君子之功”，誉之为“君子菜”。

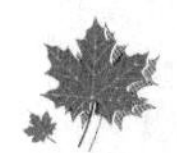

## 日常保健最该记住的 7 个穴位

**· 补肺益肾的列缺穴**

两手虎口交叉相握，这时右手食指是在左手腕的背部，而食指尖下就是列缺穴。以此法取对侧穴位。此穴位于三经交会处，因此不仅对于肺经，还对大肠经和任脉的经气都具有调节作用。

很多时候，我们会因为偶感风寒而引起难以名状的头痛，这时就可以通过按揉列缺穴来疏卫解表，还可以结合热毛巾敷额头的方式一起进行。

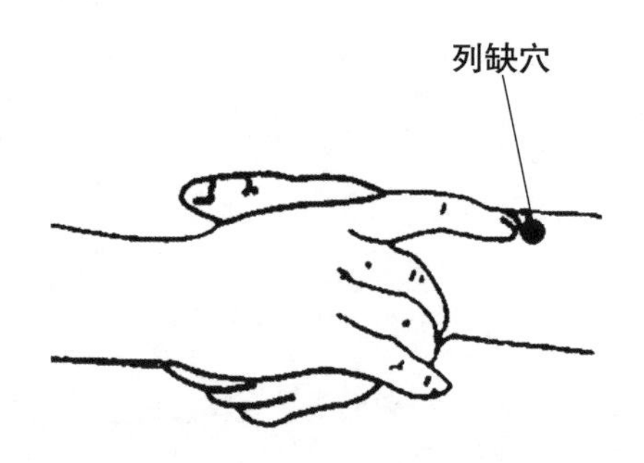


列缺穴补肺益肾的功效还来源于其与任脉连接，任脉本身就是“阳脉之海”，可以补肺肾之阴虚。因此，列缺穴也沿袭了任脉的作用，对于肾阴不足引起的糖尿病、耳鸣、眼睛干涩等症有很好的调节作用。

**· 散热去痛的尺泽穴**

手心朝上，尺泽穴位于肘内侧横纹上偏外侧一个拇指宽的凹陷处。这个穴位的主要作用是泻热。因此对于肺经热引起的咳嗽气喘、胸部胀痛等病症是有效的。

此外，因为尺泽穴接近肱二头肌的肌腱，而肱二头肌作用是屈肘，因此此穴也能够缓解和治疗肘关节的痉挛。

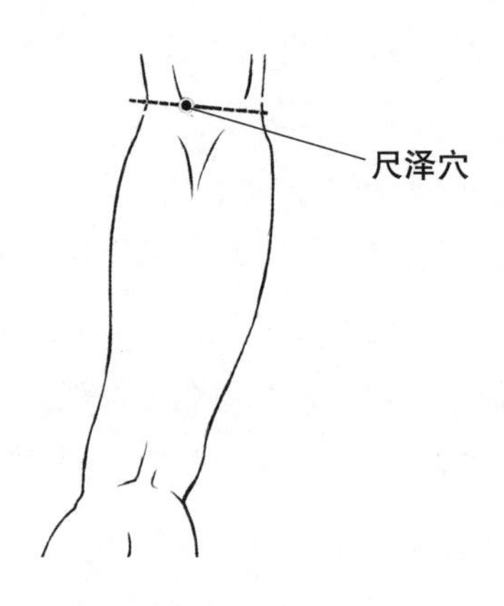

· **保健心脏的内关穴**

伸开手臂，掌心向上。然后握拳并抬起手腕，可以看到手臂中间有两条筋，心包经上的内关穴就在离手腕第一横纹上三横指宽处的两条筋之间，图示参见本书第 109 页。内关穴有宁心安神、理气止痛等作用，因此经常成为中医医治心脏系统疾病以及胃肠不适等病症的首选大穴。

因为内关穴十分好找，所以可以作为日常按揉的穴位，无论是走路还是闭目养神，都可以操作，对于调节心律失常有良好作用。需要注意的是，按揉此穴不必太大力气，稍微有酸胀感即可。

· **防止失眠的神门穴**

神门穴位于手腕内侧（掌心一侧），小指延伸至手腕关节与手掌相连的一侧，是针灸经常取用的穴位之一。对于心慌、心悸以及失眠都有很好的保健作用。

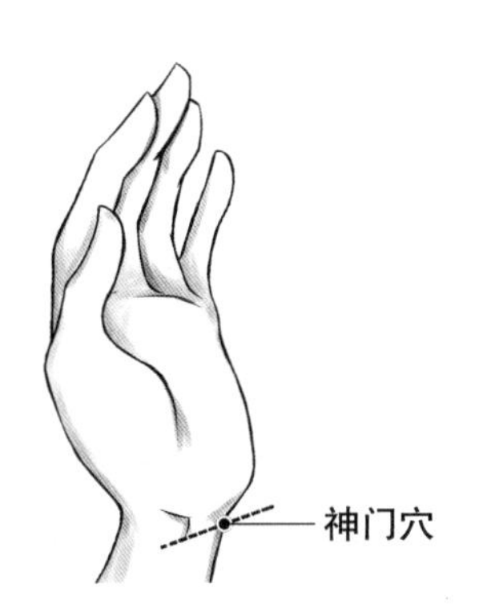


因此，只要想起来，我们都可以用手指按揉此穴，力量不需要太大，也不必追求酸胀感。

· **舒服腰背的委中穴**

屈腿时，膝关节后侧也就是腘窝的位置出现横纹，而横纹的中点处即是委中穴。在针灸的“四总穴歌”里提到“腰背委中求”，可见，委中是治疗腰背病症的要穴。

对于委中应采取点按的方法，一点一放，同时与腿部的屈伸相配合。这样做不仅可以治腰痛，还能有效解除腿部的酸麻和疼痛，对一些下肢疾病都有很好的保健护理作用。

· **补血养肝的血海穴**

血海位于大腿内侧，请坐在椅子上，将腿绷直，在膝盖内侧会出现一个凹陷下去的地方，在凹陷的上方则有一块隆起的肌肉，顺着这块肌肉摸上去，顶端即是血海穴。也可以请他人帮忙，用掌心盖住你的膝盖骨（右掌按左膝，左掌按右膝），五指朝上，手掌自然张开，大拇指端下面便是血海穴。

古代，人们不经意间发现刺破这个地方就可以祛除人体内的淤血，因此用它来治疗体内淤血的病症。它不仅能祛淤血，还能促生新血，因此才给它起名叫“血海”。

每天上午的 9~11 点，如果您可以拿出点时间来，那么做一次舒舒服服的按揉吧。这个时辰是脾经经气运行最旺盛的时候，人体的阳气也正处于上升趋势，所以直接进行按揉就好了。每一侧 3 分钟，要掌握好力道，不易大力，只要能感觉到穴位有微微的酸胀感即可。

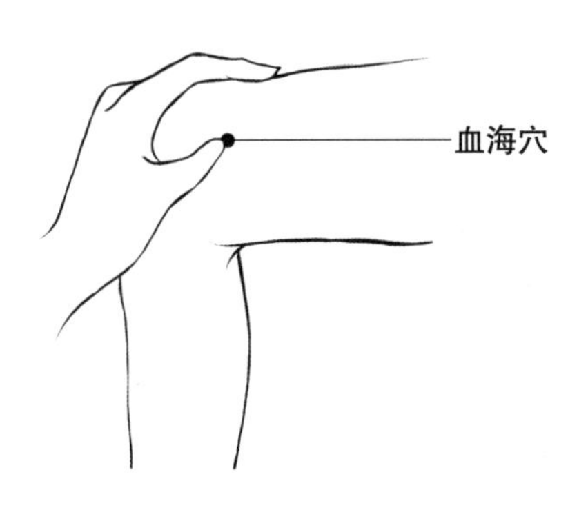

· 增强胃动力的天枢穴

天枢穴是胃经上的要穴。位于肚脐旁三横指宽处，与肚脐同处于一条水平直线上，左右各有一穴。

天枢是大肠的“募穴”。所谓募穴就是集中了五脏六腑之气的胸腹部穴位。因为与脏腑是“近邻”，所以内外的病邪侵犯，天枢都会出现异常反应，起着脏腑疾病“信号灯”的作用。从位置上看，天枢正好对应着肠道，因此对此穴的按揉，必然会促进肠道的良性蠕动，增强胃动力。

在具体按揉时，可以采用大拇指按揉的方法，力度稍大，以产生酸胀感为佳。

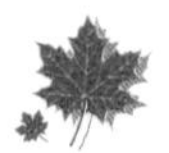

## 护心脑的三种零食

吃零食，一般是孩子们的事。其实，老年人如果在正餐之间感到饥饿，可以通过补充一点易消化又富有营养的零食，来为人体补充能量，对养生也有益。

· 花生

古人称花生为长生果，每百克花生含叶酸 104.9 微克，成年人每日摄入叶酸 60 微克，可满足生理正常需要。所以花生有补脾胃、润肺化痰的功效。对于有高血压和动脉硬化的老年人，常吃点醋泡花生，对降压和软化血管有益。

· 葵花籽

向日葵向阳而生，太阳转到哪儿它就跟到哪儿，它吸太阳的精气最多，因而葵花籽具有良好的补阳作用。葵花籽中含有的维生素 E，是一种强有力的抗氧化剂，能保护血管，促进新陈代谢，增强机体抵抗力，改善血管弹性，延缓细胞衰老，有助于延缓动脉硬化的发展。有细小动脉硬化而引发的失眠、健忘、心悸、胸闷等病症，可以食用生葵花籽：每天晚上睡觉前取葵花籽 30 克，细细嚼碎食用即可。有动脉硬化、组织供血不足而引发的疲惫、困倦、视物昏花等不适症状，可以食用南瓜子和开心果，其中含有的不饱和脂肪酸、胡萝卜素及酶等物质，有软化血管、改善大脑血液供应的功效。

· 杏仁

杏仁是生活中常见的干果，最近科研人员发现，在高脂人群的饮食中添加一些心形甜杏仁，30 天后，血液中低密度脂蛋白胆固醇、三酰甘油和总胆固醇的含量会明显降低，这主要是由于杏仁含有较多的不饱和脂肪酸（近 50%）和维生素 E，这些物质有降脂的功效。另一方面，杏仁的膳食纤维含量很高（约 17%），对人体的脂肪代谢有促进作用。在膳食中添加一些应季杏仁，还能提高体内一些酶的活力，使人体清除自由基的能力增强，延缓衰老。

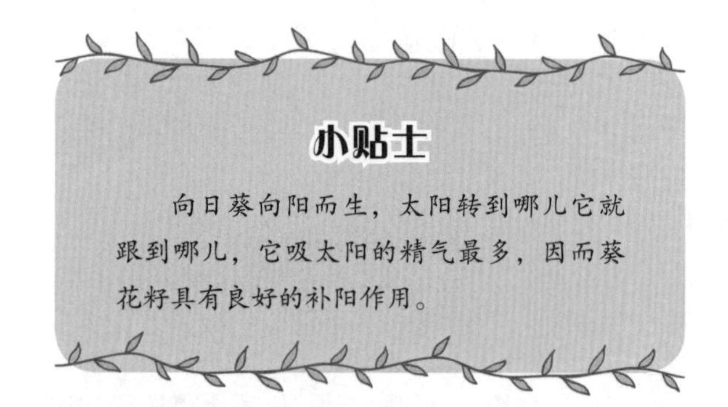


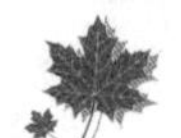

## 日常烹饪中的学问

饺子保证不粘连　包饺子和面时，在一斤面中加一个鸡蛋，或者在煮饺子时加一段大葱，饺子保证不粘连。

· 炒鸡蛋

将鸡蛋打入碗中，加入少许温水搅拌均匀，炒时油锅里滴少许酒，这样炒出来的鸡蛋蓬松、鲜嫩、可口。

· 炒豆芽

豆芽鲜嫩，炒时速度要快，断生即可。若在炒时放一点醋，则能除豆芽的涩味，并且还能保持其爽脆鲜嫩。

· 炒青椒

要用急火快炒。炒时加少许精盐、味精、醋，烹炒几下，即可出锅。

· 炒藕片

将嫩藕切成薄片，入锅颠翻几下，放入适量食盐、味精便立即出锅。这样炒出的藕片就会清脆多汁。如果炒时越炒越黏，可边炒边加少许清水，不但好炒，而且炒出来的藕片又白又嫩。

· 炒花生米

用冷锅冷油炒，酥而不变色、不脱衣。

· 炒虾仁

将虾仁放入碗内，按每 250 克虾仁加入精盐、食用碱粉 1 克，用手轻轻抓搓一会儿后 用清水浸泡，然后另用清水洗干净，这样炒出的虾仁透明如水晶，味道更鲜美。

· 炒鲜虾

炒鲜虾之前，可用泡浸桂皮的沸水冲烫一下，这样炒出来的虾，味道更鲜美。

· 炒腰花

腰花切好后，加少许白糖，用水浸泡 10 分钟，腰花会发大，无血水，炒熟后爽口。

· 炒猪肝

炒猪肝前，可用点硼砂和白醋渍一下，再用清水洗干净。因硼砂能使猪肝爽脆，白醋能使猪肝不渗血水，故炒熟的猪肝，口感特别好。

· 炒猪肉片

将切好的肉片放在漏勺里，在开水中晃动几下，待肉片变色时就起水，滤去水分，然后再下锅，只需三四分钟就熟，并且鲜嫩可口。

· 炒牛肉片

炒牛肉片之前，先将啤酒与面粉调稀，淋在牛肉片上，搅匀后腌 30 分钟，啤酒中的酶能使蛋白质分解，可增加牛肉的鲜嫩程度。

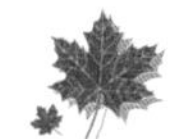

## 盛夏防中暑自制饮料

盛夏酷暑，阳光猛烈。面对如此恶劣的天气，需注意科学合理地生活，比如穿宽松舒爽的夏装，饮食清淡但保证营养，卧室要通风，外出遮阳擦护肤品等等。另外避免中暑也十分重要，这是高热环境中容易发生的一种急性病，可分为热射病型、循环衰竭型、热痉挛型、日射病型四种。

中暑的主要原因是气温过高。因此，在炎烈的夏天长时间行走或进行较剧烈的体育运动时，都可能发生中暑。而在气温高、通风不良、身体疲劳、有病、缺乏饮水和头部缺乏保护而直接受到日光照射等情况下，中暑就更容易发生。

中暑的症状一般为：热射病型体温略有升高、头昏头痛、烦躁心慌、全身无力、口渴舌干、恶心、大量出汗，这些都是中暑先兆，若未及时采取措施，则出现高热、颜面潮红、皮肤灼热、无汗、呕吐、流鼻血、步态不稳，甚至昏倒；循环衰竭型表现为面色苍白、皮肤冷湿、脉搏细弱、血压下降、神志恍惚甚至昏迷；热痉挛型表现为体温可能不高、腹部及四肢肌肉痉挛，疼痛难忍；日射病型出现头晕眼花、剧烈头疼、恶心呕吐、烦躁不安或昏睡、脉搏细弱，一般情况下无体温升高。

中暑是可以预防的，如平时坚持在较热的环境中锻炼，循序渐进，逐步提高身体的耐受能力。室内运动要注意通风，运动量大的项目，应在早上或傍晚进行。如在早晨比赛，则早餐中应供给足够的水和盐，不宜过饱。耐热能力较差的人，或者当身体疲劳、有病时，夏季不要参加剧烈运动。多喝防暑养生饮料也是预防中暑的最佳方法之一，以下介绍几种：

**山楂汤** 将山楂片100克、酸梅50克加3.5公斤水煮烂，放入白菊花100克烧开后捞出，然后放入适量白糖，凉后即可饮用。

**冰镇西瓜露** 将西瓜去皮、去籽，瓜瓤切成方丁，连汁倒入盆内冰镇。然后用适量冰糖、白糖加水煮开，撇去浮沫，置于冰箱内。食用时将西瓜丁倒入冰镇糖水中即可。

**绿豆酸梅汤** 将绿豆150克、酸梅100克加水煮烂，加适量白糖，凉后即成。

**荷叶凉茶** 将鲜荷叶半张撕成小片，与白术10克，藿香、甘草各6克共煮20分钟，加入适量白糖，凉后可饮。

**椰汁银耳羹** 银耳30克洗净后用温水发开，除去硬皮，与椰汁125克、冰糖及水适量，煮沸即成。

**金银花汤** 金银花30克，加适量白糖，开水冲泡，凉后即可。

**西瓜翠衣汤** 西瓜洗净后切下薄绿皮，加水煎煮30分钟，去渣加适量白糖，凉后可饮。

**食盐甘草冷饮** 甘草15克，加少量食盐，沸水冲后浸泡1小时即可。

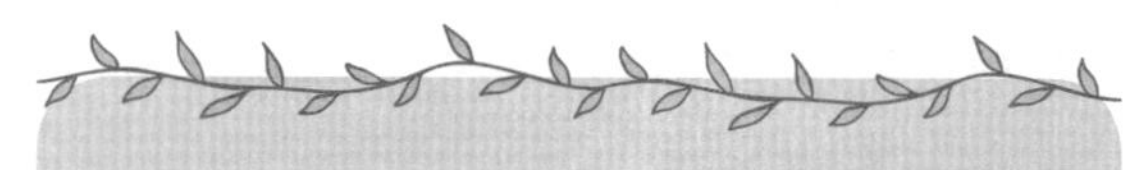

**小贴士**

当有中暑先兆时，将患者移到阴凉通风的地方休息，喝些清凉饮料很快就会恢复。高热的病人，应首先脱离炎热环境，安静仰卧，头部垫高，松解衣领扇风，头部作冷敷，用50%的酒精或白酒擦身，少量多次地给予冷的淡盐开水或清凉饮料。对较重的病人，特别是昏迷的，一方面进行急救，一方面迅速准备送医院治疗。

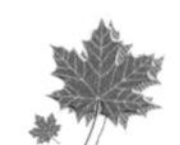

## 什么样的遮阳伞最防晒

夏季强烈的紫外线很容易导致皮肤早老，出现皱纹和色斑，过度日晒还能引发红斑、热疹、疖肿等皮肤疾病。选择一把具有防紫外线功能的太阳伞，可对皮肤起到很好的保护作用。紫外线穿透防晒伞织布的时候会发生4种情况：一部分透过织物产生透射；一部分在织物表面发生反射；穿透织物纤维的过程中会被吸收一部分；穿透织物后有一部分散射。正规厂家生产的防晒伞在其商标中都标明了面料和抗紫外线指数，他们有什么差别吗？

**· 防紫外线功能**

您手中的伞能遮挡紫外线的穿透和杀伤吗？下面的两个小方法可以粗略检测。方法1，用一张新版100元人民币放在伞部内侧，如果100字样的紫外线防伪标志模糊不清，或者看不到，说明此伞能阻隔一定波段的紫外线，反之则说明防紫外线效果差。方法二，将几把不同材料的伞撑开放在室外，每把伞的里外各放一个同型号的温度计，暴晒 10 分钟后，观察伞内外温度计的相差度，如果内外温度计差度大，说明伞的隔热、防紫外线功能好，反之则质量不好。

· 银胶涂层面料

银胶布面料不仅防紫外线效果好，而且价格相对便宜。使用的时候要注意银胶涂层不要淋雨，雨水会损伤伞的涂层，降低防晒效果。使用时间长的伞，银胶涂层会老化发黑，有时候您可以发现涂层出现一条条的印记，这是因为气候干燥涂层收缩了，需要更换新伞才能保证防晒效果。

· 两种新型面料

TC 色织布面料是一种新型面料，可以水洗，不影响防晒效果。透光率不高，对波长 380、300、220 纳米的紫外线基本可以完全阻断。紫外线 250~400 纳米波段最容易引起人皮肤和毛发等晒伤、干枯。还有一种镭射面料，经高密度工艺织成，面料表面压附了许多折光颗粒，每个小点都会随着光位置的转动而改变颜色，起到对紫外线的散射作用。这两种面料防紫外线效果最佳，但是价格较贵。

· 三种时尚面料

胖瘦丝，外观似蕾丝，超轻并且很漂亮，但是这种面料的透光率偏高，防晒效果不好。色丁布，是一种缎面面料，属于涤纶，抗紫外线效果比银胶涂层面料弱。市场上还有一种面料叫珍珠胶布，对紫外线有一定的反射作用，防晒效果也较银胶涂层面料差一些。

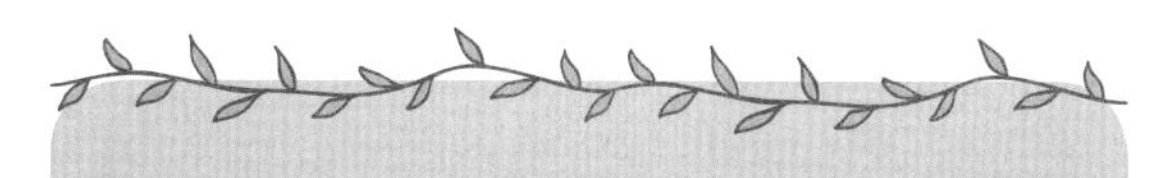

**小贴士**

通过检测各种颜色涤纶织物对紫外线穿透比例，黑色面料紫外线透过率为 5%；藏青、红、深绿、紫色面料紫外线透过率为 5%~10%；绿、淡红、淡绿、白色面料紫外线透过率为 15%。因此，同等面料，颜色深的比颜色浅的防晒效果好。

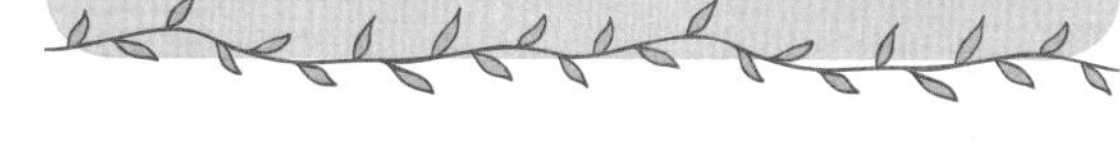

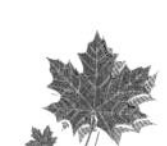

## 时尚养生茶饮

· 香草茶

在西式菜肴中常可看到它出现，西式小点心也用得着，其中文名字叫兰草或香水兰。

其种子含有丰富矿物质，喝起来甜中带苦，然而浓郁的香味让人忍不住一口接一口。饮用的部分是种子和叶子。冲泡香草子茶时，可以加一茶匙蜂蜜或放进一片柠檬；如果是香草叶茶时，加一两片薄荷叶吧！清新的口感,会使您整个人“活”了起来。

*疗效* 调理呼吸系统疾病，生津、止渴。

*冲泡方法* （1）种子：以一杯开水冲泡，等种子吸收了水分膨胀后滤去种子即可饮用。（2）叶：用一杯开水冲泡一茶匙香草叶的量即可。

· 薰衣草茶

可镇静、预防感冒、舒解压力、松弛神经、消除疲劳、稳定血压、帮助入眠；对于皮肤外伤及晒伤有再生效果。对神经紧张性的消化道疾病有缓解作用。如果晚上睡不着，可以在枕头上滴一滴薰衣草精油，如此能让您的神经放松，一夜好眠。另一方面也可放置于衣橱内代替樟脑丸。

*疗效* 治咳嗽、失眠、腹痛，安定紧张的情绪，头痛缓解、偏头痛，改善消化系统。

*冲泡方法* 取四茶匙薰衣草，用开水冲泡即可。淡紫色的茶汁，可添加少量蜂蜜更增风味。

**· 金盏花茶**

金盏草的种类很多，大多撷取其花瓣冲泡用，含有丰富的磷和维生素C。在采取时必须趁清晨露水还没有消失，前要采摘花瓣。茶色是美丽的鹅黄色。喝金盏草茶时，因味道较涩，可酌加蜂蜜。

*疗效* 具杀菌、抗霉、收敛效果，对痔疮、发烧、呕吐、消化系统溃疡有极佳的疗效，保护消化系统，对烧烫伤及皮肤病可以预防及改善。

*冲泡方法* 以一杯烧开水冲泡两茶匙干燥的花瓣，约十分钟后即可饮用。

**· 迷迭香茶**

迷迭香常被用来当作围篱植物，因为它被认为是可带来幸运的植物。而佩带有叶子的迷迭香，可安定紧张的情绪。它必须将花和叶分开冲泡，因为它们分别具有不同的疗效。它也是极佳的消化系统补药，可消除恼人的胀气及消化性口臭。

*疗效* 帮助睡眠，治头痛，去除胃胀气，加强心脏机能，增强记忆力。

*冲泡方法* 叶以半茶匙的干叶，用一杯开水冲泡。花是以一茶匙的量，用一杯开水冲泡。

**· 洋甘菊茶**

洋甘菊白色的小花含有大量维生素E和C，能抗衰老、抗氧化，并且能促进肠胃机能正常运作。常喝此茶能使情绪稳定。

*疗效* 明目，降火，消除胀气和腹部疼痛，稳定情绪，促进身体机能运作，改善失眠，抗老化，润泽肌肤，茶汤还可作为头发的滋养剂。

*冲泡方法* 将干燥的洋甘菊约两茶匙，以开水冲泡，闷约30分钟，酌加蜂蜜，非常甜美可口。

**· 蜜蜂草茶**

这是一种十分耐寒的植物，即使在零度以下的低温，依然绿油油的一片。顾名思义，它很受蜜蜂喜欢，浅绿色的叶子，十分漂亮，揉一揉会闻到一股柠檬的香味。喝的时候，别忘了加点糖或蜂蜜会更加可口。

*疗效* 有止痛的效果，调理呼吸系统疾病，稳定情绪。

*冲泡方法* 请先准备一个温热的陶瓷茶壶，放进大约七茶匙的叶子，再以烧开的水冲泡，焖一下后，可滴进一些柠檬汁。

**· 杜松子茶**

喝过杜松子酒吗？它就是由杜松子制成的。可以做酒的杜松子也可以冲泡成香醇可口的杜松茶。虽然入喉时，就像喝酒一样，有些儿苦，有些儿辣，但余味是芳香的，即使不冲泡成花草茶饮用，也能用于鸡尾酒中，味道更让人回味无穷。

*疗效* 帮助消化。

*冲泡方法* 以一壶开水冲泡约四茶匙的杜松子，浸泡约十分钟，滤去残渣即可饮用。

**· 啤酒花茶**

啤酒花又名蛇麻草，它是雌雄异株的植物。雌性植物所结的球果，可用来制造啤酒，一般撷取叶子和花萼冲泡。因其含有安眠、麻醉的效用，故应注意每次喝的量不可太多，也不要长时间饮用。

*疗效* 解酒，帮助睡眠，增加食欲。

**冲泡方法**　（1）叶：以一茶匙冲泡一杯开水的量为正常比例。（2）花：以一茶匙加 1000ml 水的量煮沸后，滤去茶渣。它有一定的时效，要尽快饮用。

· 罗勒茶

罗勒又叫九层塔，茎、叶和花穗含有芳香油，果实含蛋白质、脂肪、碳水化合物等，性味辛温。它的特殊香味，常被用来代替洋葱和大蒜时调味，能去除海鲜的腥味。

**疗效**　解酒，止呕吐，帮助消化，利尿，帮助经期顺畅。

**冲泡方法**　新鲜的罗勒叶和干叶压碎，以一壶水冲泡，约二十分钟后即可饮用。

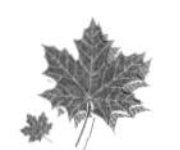

## 夏日治痱子有妙法

天气一热，不少孩子的皮肤就像荔枝皮一样，麻麻点点的，这就是痱子悄悄地“爬到”孩子们的身上了。痱子，医学上叫红色粟粒疹。它刺痒难忍，使孩子的白天晚上都不得安宁，如果抓破了，还会感染细菌，变成脓疱疮和小疖子。少数患者还可以并发急性肾炎，偶尔还有引起败血症死亡的。

除了脚底、手掌等皮肤较厚的部分外，全身各个部位都会生痱子。预防发生痱子，主要是注意皮肤卫生，勤洗澡、勤换衣服。容易生痱子的人，洗完澡要擦干，然后涂上一点爽身粉或痱子粉。家长们注意不要让小儿在烈日下嬉戏，饮食不要过饱，少吃糖和高脂肪的食物，这些都可以预防痱子的发生。

夏日里盛产西瓜，西瓜有清热解暑、凉血止渴的作用，多吃西瓜可以预防痱子的发生。吃完西瓜可别丢了西瓜皮。将西瓜皮洗净切片熬水汤，或制作菜肴，长期食用，对预防痱子有良好的效果。

有三种豆子，即绿豆、赤豆、黑豆。这三种豆子放在一起很好看。如果将它们煮熬成汤，中医称“三豆汤”。三豆汤有清热解毒、健脾利湿的功效，被誉为夏季小儿保健佳品。如果从入夏开始服用，小儿很少有发生痱子的。具体制法：用绿豆、赤豆、黑豆各 10 克，加水 600 毫升，小火煎熬成 300 毫升，连豆带汤喝下即可，宜常服。

苦瓜是蔬菜中以苦味而独具特色的瓜果菜。中医认为，苦能清热，所以民间常用苦瓜来治疗痱子。最简单的方法是将苦瓜捣烂取汁，擦涂患处，痱子数日即散。或用一根熟透了的苦瓜，掏出部分瓜瓤，灌入中药硼砂 50 克，硼砂溶化后会流出水来，用这种水涂擦患处，疗效极佳。

每年夏季，河塘边、山坡上随处可见一种长得非常茂盛的艾叶，将叶片上的尘垢洗干净，再加大量的水熬煮半小时后，用熬出来的药水给孩子洗澡，不但可以预防和治疗痱子，还能防止其他夏季皮肤病的发生，并起到润肤美容的作用。

### 小贴士

用桃叶来防治痱子是一种古老的偏方，至今在日本和中国台湾地区都还很流行。具体方法是，将桃叶阴干后盛于袋中，使用时取 50 克泡在热水里给孩子们洗澡，可以预防痱子的发生。如果长痱子的情况严重，用桃叶熬成汁掺到洗澡水中，或者直接用来擦抹患处，效果更佳。熬桃叶汁时，其比例是：桃叶 100 克，水 1000 毫升。将其煎熬到只剩一半水量即可。由于桃叶中含有丹宁成分，可使痱子迅速消散。并起到解毒消炎、止痛止痒的作用。

# 夏日自制药茶防中暑

很多地方都有夏天喝中药凉茶的习惯，其目是为清热解暑，防止中暑、腹泻等夏季常见病。其制作方法简单，每种配方剂量在3克左右，只需开水冲泡，完全可在家自制。特推荐几种药茶的制作方法。

**·老少皆宜“全能”药茶**

**六月神仙茶** 以中药六一散、青蒿、荷叶为主料，该药茶具有清热解毒、利湿消暑的作用，老少皆宜。此时，正是服用六月神仙茶的最好时间。

**消暑茶** 以金银花、藿香、生地为配方，具有清热解毒、消肿祛暑的功效，每天喝1杯，可预防中暑、热伤风等。

**·美容养颜“女性”药茶**

**三花清凉茶** 该药茶由三种花组成，分别是杭白菊、野菊花和金银花，超市里即可买到这些原料。该药茶有清热解毒、平肝明目的功效，适宜女性饮用。

**养颜茶** 由灵芝、玉竹、麦冬等组成，具有养阴生津、安神健胃的功效，配方在药房里可抓到。

**·清咽明目“祛火”药茶**

**利喉清咽茶** 由西青果、射干、麦冬、黄芩组成，具有消炎止痛、利喉清咽的作用。尤其是因工作繁忙而导致“上火”的上班族，这款茶很值得推荐。

**明目茶** 现代人已离不开电脑，而长时间盯着电脑屏幕，眼睛容易疲劳。此时，不妨喝点用枸杞子、白菊花、生晒参等配成的药茶，可有效缓解眼睛疲劳。

**·养心安神“老年”药茶**

**决明子苦丁茶** 用炒决明子和苦丁茶等纯正中草药冲泡，具有清热降火、平肝明目、降血脂和降血压的功效，特别适合有高血压的老年人服用。

**养心安神茶** 由五味子、旱莲草、刘寄奴配方，可防治失眠多梦、头痛头昏、神经衰弱等。

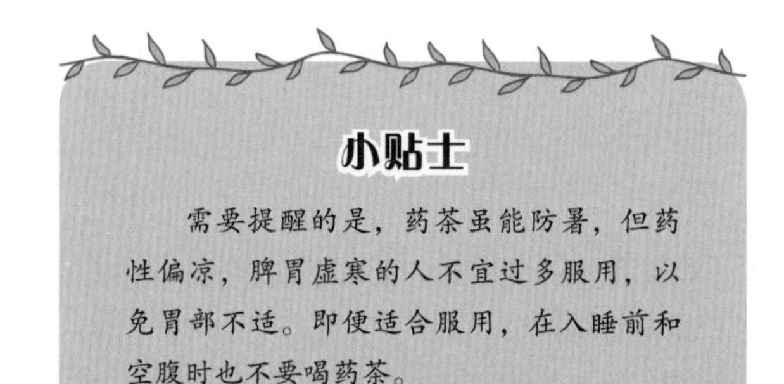

**小贴士**

需要提醒的是，药茶虽能防暑，但药性偏凉，脾胃虚寒的人不宜过多服用，以免胃部不适。即便适合服用，在入睡前和空腹时也不要喝药茶。

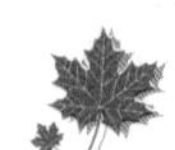

# 健步走——绿色健身新概念

“走”是人体最基本的运动技能之一，是人类进化的重要标志。日常生活中，人人都需要“走”，因为“走”能给我们带来很多益处。随着全民健身运动的深入开展，“健步走”作为一种科学有效的健身方法应运而生。

健步走是一项以促进身心健康为目的、讲求姿势、速度和时间的一项步行运动。通俗地讲，就是介于散步和竞走之间的一种健身运动。

健步走的姿势是在自然行走的基础上，躯干伸直，收腹挺胸抬头，随走步速度的加快，肘关节自然弯曲，以肩关节为轴自然前后摆臂，同时膝盖朝前，脚跟先着地，过渡到前脚掌，然后推离地面。健步走时，上下肢应协调运动，并配合深而均匀的呼吸。运动场地，应选择空气良好、视野开阔、安全的场所，如操场和公园。尽量避免在车流量大的马路及人行道上健步走。鞋要舒适合脚，柔软有弹性，以免在长时间快步走时对脚部造成伤害。

健步走速度的快慢是决定锻炼效果的关键因素。通常人为地划分为慢步走、中速走、快步走和极快速走。

慢步走每分钟约 70~90 步（相当于每小时 3~4 公里），运动时的平均心率在每分钟 110~120 次，适合作为快步走之前的热身活动（5~10 分钟）。或年龄大、体力差的锻炼者初期锻炼的内容（30~30 分钟）。中速走每分钟 90~120 步（每小时 4~5 公里）。快步走为每分钟 120~140 步（每小时 5.5~6 公里）。极快速走每分钟 140 步以上（每小时超过 6.5 公里），这种走速适合于有一定体育锻炼基础的人。

不过，每次在快步走之前应先用慢步走来热身；快步走之后要用中速走做整理运动。

什么样的运动量是适宜的呢？走步速度和持续时间长，总的运动量就大。运动强度可用心率快慢来监测。通常准备活动的快慢走的心率为每分钟 100~110 次，快步走时最大心率 =220− 年龄，如 40 岁的人快步走时心率约为每分钟 126 次，60 岁以上约为 110 次。

每天健步走的时间多长合适呢？通常认为每天坚持 30~60 分钟，3~5 公里，5 千到 8 千步，若一次坚持不下来，视身体情况分多次进行：通过 3~6 个月的健步走锻炼、身体运动能力很好的健走者，争取达到每天 1 小时 1 万步。每周至少 4~5 次，持之以恒。总之，要根据年龄和体质状况选择适宜的运动量，即适宜的健步走速度和持续时间。研究发现对于大多数人而言，高于每分钟 120 步的健步走，对身体才有明显的锻炼效果。注意步幅不要太大：步幅太大会引起小腿和臀部肌肉酸痛，导致不必要的损伤。

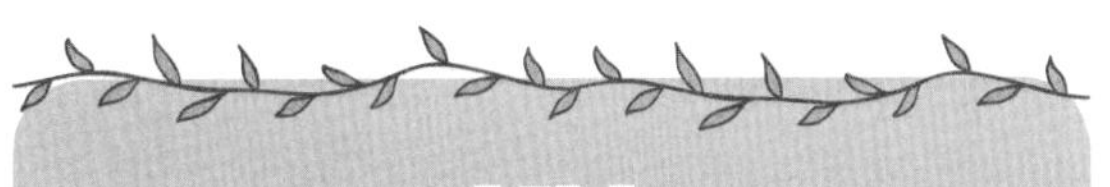

**小贴士**

注意：每次在快步走之前应先用慢步走来热身；快步走之后要用中速走做整理运动。愿人人都加入到健步走活动中来，健康的身心就在您的脚下。

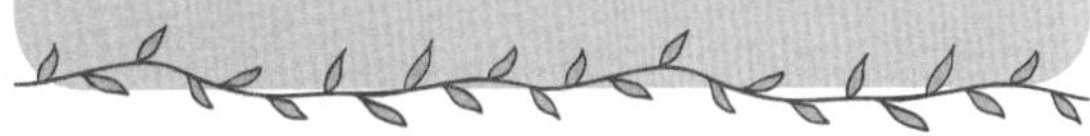

## 早餐要营养搭配

随着生活水平的提高，人们的早餐已不仅仅局限于米粥、油条、包子和馒头等食物，更多种类的点心、面包、饼干、豆制品、奶制品等高档食品也成为早餐主力。早餐怎样搭配才更有营养？

一般中等劳动强度的人，每日应摄取的总热量约为 1900 千卡，早餐约为 570 千卡，其中应摄入蛋白质 22~24 克，脂肪 12~18 克，碳水化合物 75~90 克。

钙奶饼干、曲奇、豆沙馅点心、烧饼、状元饼

这类食品每百克热量约在 320~440 千卡之间，作为早餐食用时不要超过 100 克。但这些食物的脂肪和碳水化合物含量适宜，蛋白质含量不足，因此食用时应搭配高蛋白低脂肪的豆浆 500 毫升，或煮毛豆 50~70 克，或豆腐 100 克，不宜搭配含油脂较高的牛乳、鸡蛋等。

**· 江米条、米花糖、蛋糕、面包**

这类食品的营养特点是蛋白质与油脂配比适宜，但含糖过高。它们每百克的热量约为 310~440 千卡之间，早餐食用时，不宜超过 100 克，并要搭配含糖低、脂肪与蛋白质配比适宜的低脂牛奶 200 毫升、鸡蛋 1 个、少量榨菜。高血脂者可选用豆浆替代。

· 烧麦、肉包子

单食用这类含肉较多的主食，碳水化合物易摄入不足。由于它们的热量适中，约为240千卡，可食用100~150克，宜搭配高碳水化合物、低热量、低脂肪的米粥，并配少量腐乳、黄豆食用，也可搭配小豆粥。不宜搭配牛乳、酸奶。

· 麻花、麻团、桃酥

这类食品的特点是热量高，每百克为480~520千卡；油脂含量高，碳水化合物略有不足，蛋白质缺乏。因此食用时以50~60克为宜，否则油脂的摄入很容易超标。食用时宜搭配高蛋白、高碳水化合物、低脂肪的燕麦粥、拌绿豆芽、绿豆粥，也可添加1个鸡蛋清来满足蛋白质需求。

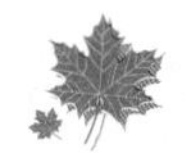

## 早上4个好习惯

· 早上洗澡是个好习惯

早上洗澡一般来说不是中国人的习惯，但是早上洗澡确实有助于促使血液循环更加旺盛，并且清洁的感觉和浴液的芬芳本身就可以调整心情，使精神更加饱满。

· 早上大便是个好习惯

这个好习惯一经养成，您会终身受益。如果还没这个习惯于也不要着急，要努力去培养，比如多吃高纤维食品，如白菜、甘薯等粗粮，并且在早上起来后不管有没有都去下侧所，久而久之，习惯会成为自然的。

· 早上慢慢起是个好习惯

尽量不要猛起，这会使血往上冲，造成血压突然变动，引起头晕等症状。比较好的做法是，睁开眼睛后先不起身，躺在床上活动一下四肢和头部，5分钟后再起来。也可以闭着眼做一些伸拉四肢的动作，会非常有助于清醒。比如：将左右膝盖分别曲起使劲掰向身体另一侧；用双手把一个膝盖抱在胸口维持10秒；仰面躺着，双手尽量向后伸直，以鼻吸气，以口呼气，身体维持5秒不动。

· 起床后喝一杯凉开水是个好习惯

经过一夜的睡眠，没有一滴水的摄入，人很容易脱水，而一杯凉开水（不是冰水）则是有益的补充，这对于肠胃也起到了清理作用；还能清清口，帮助您从睡眠状态中清醒过来。可以在前一晚临睡前将一杯凉水放在床头。

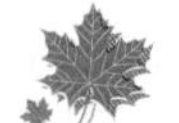

## 择色饮食与养生

食物的色彩既显示了食物的质地，同时也与人的健康关系密切。食疗中就有“五食各应五色，五色各有五味，依色调理饮食”之说。

· 绿色护肝

绿色食物中维生素C含量丰富，常吃对肝脏有利。民间有种说法，几天不吃绿叶菜的人容易上火，因为青色入肝，性多寒凉，有解毒平肝、清热泻火的功效。

· 红色暖胃

畜肉因含有肌红蛋白而呈红色，亦称红肉，性温热，有散寒暖胃、温补气血的作用。肉类含有蛋白质和脂肪，可向人体供给较多的热能。但肉类作为湿热之物，多食对健康不利，要适量进食。另外，红色的番茄也含多种维生素、无机盐和有机盐，有健胃消食的功效。

· **黄色入脾**

黄豆、南瓜、胡萝卜、柑橘等呈黄色，味甘入脾，补益安中，理气通窍。这些食物大多含有天然色素胡萝卜素，进人人体内可以转化为维生素 A，有维护上皮组织健康、保护视力、抗氧化多种功能。

· **黑色补肾**

肾为先天之本、生命之源。黑米、黑豆、黑芝麻、乌鸡、甲鱼、黑木耳、香菇、黑枣、海带、紫菜，都有补中益气、固肾延年的作用，特别对机体渐渐出现衰退现象的中老年人，应该多选食黑色食物。

· **白色多元**

白木耳、百合、莲子有温肺止嗽、益气滋阴的功效。白色的牛奶、豆浆富含蛋白质和钙，是营养型食品，宜每天进食。大米和小麦，含淀粉和蛋白质，为人类的主食，亦需每天食用。但冬瓜相比于南瓜，白木耳相比于黑木耳，白萝卜相比于胡萝卜，白薯相比于红薯，蛋清相比于蛋黄，则多少显示出白色食物在营养上略显单薄。因此，白色食物最好作为配料与其他有色食物搭配食用，以求取长补短。

## 自制清热消暑汤

中医认为，暑湿之气是夏季的主气。暑气导致热病，使人体伤津耗气；暑与湿邪又多合在一起共同引发疾病，使病邪不易祛除，影响健康。因此，在暑热的夏季，最好吃一些能清热解暑的食物，如西瓜、绿豆、荷叶、酸梅等。夏季暑热湿盛，使人常感口渴多汗，不想吃东西、疲惫等，宜选用一些能清心火、芳香除湿的食物，用这些食物自制汤饮，可以有效地预防暑病。

· **绿豆薄荷饮**

绿豆 100 克、薄荷 12 克洗净；绿豆放入锅内，加水 1000 毫升，大火煮沸，放入薄荷再煮 5 分钟后，加入白糖 20 克即成。适于发热、头痛、头昏脑涨、心烦口渴者饮用。

· **西瓜番茄汁**

西瓜 1 个洗净、取瓤、去子；番茄 500 克，用沸水冲烫、去皮；二者放入榨汁机里取其汁液。适用于暑病发热、口渴心烦、食欲不振、消化不良者。

· **杨梅汁**

鲜杨梅 500 克，白糖 30 克。置瓦罐中捣烂加盖，7 天后用纱布绞汁，再取汁入锅中煮沸，待冷却后装瓶内备用。夏季常饮可有效预防中暑。

· **莲心银耳羹**

银耳 50 克，莲子心 10 克，百合 25 克，冰糖适量。将银耳用温水泡发，掰成小块，与莲子心、百合同放锅中，加清水适量，熬至熟烂，加冰糖调味。每日服食一次，具有清热滋阴除烦的功效。

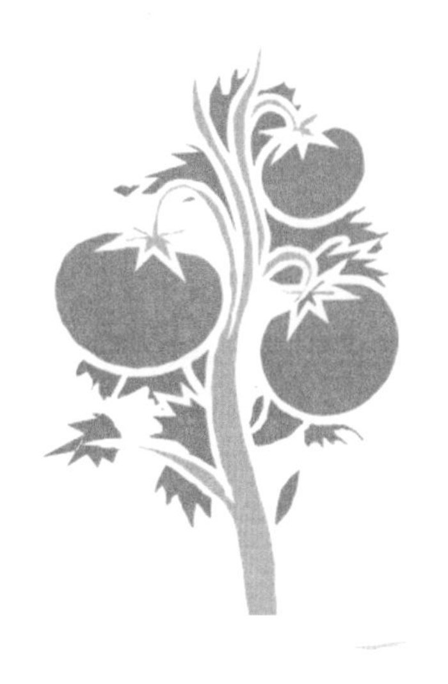

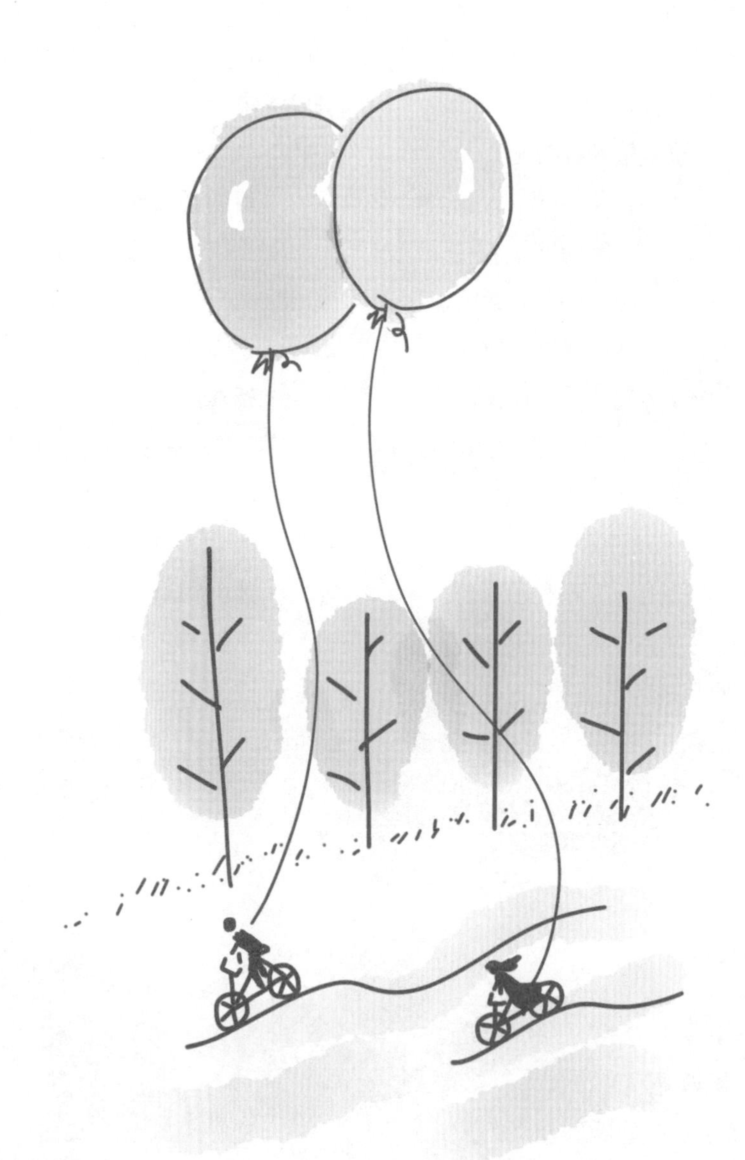

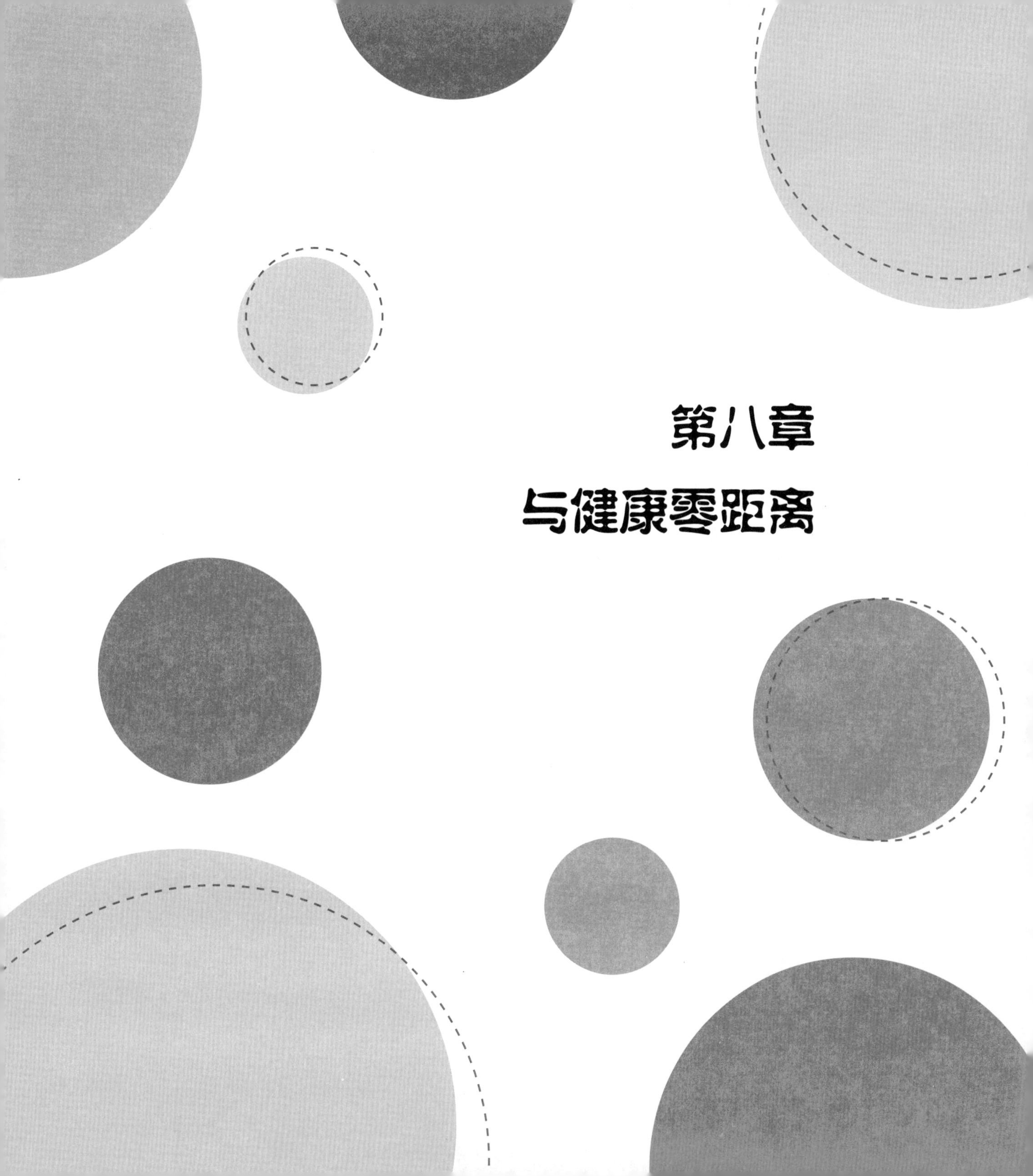

# 第八章

# 与健康零距离

# 第八章

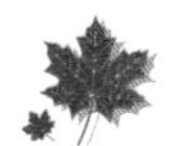

## 果醋虽好，并非人人皆宜

果醋酸中有甜，甜中带酸，喝起来非常爽口，既是饮料，又具有醋的保健功效，正迎合了现代人“少盐多醋”的健康饮食理念。果醋虽然有一定的养生保健功效，但也不要盲目追赶喝醋潮流，要视自己身体的接受程度斟酌是否可以喝，喝多少。

**·有些人最好多“吃醋”**

第一，果醋特别是苹果醋，可预防高血压，由于其中含有大量钾离子，能抵消体内过多的钠盐，从而降低钠盐的含量；同时，苹果醋能疏通、软化血管，帮助排出血液中的毒素。因此，患有血压高的人不妨喝点苹果醋。

第二，果醋有利于控制血糖，增强胰岛素的敏感性。吃饭时喝 20 克果醋的人比不喝的人餐后血糖要低 35%，饥饿感也会下降。这是因为醋酸可以抑制双糖酶，使食物的血糖指数降低，其作用类似于糖苷酶抑制剂及二甲双胍。

第三，喝酒前喝一杯果醋可以抑制酒精吸收，酒后喝一杯果醋可以解酒防醉，让头脑迅速清醒起来。

**·有些人最好别“吃醋”**

第一，胃溃疡和胃酸过多者别喝果醋，因为果醋酸性较高，长期饮用会对胃黏膜产生一定的腐蚀作用。因此，肠胃不好的人，尤其是那些已经患有胃溃疡的人，应该少喝或不喝果醋。肠胃健康的人喝果醋时每天也不要超过 250 毫升，而且最好在饭后饮用。在喝果醋时吃一些苏打饼干，可以减少果醋对胃部的刺激。

第二，低血压或骨折期间忌食果醋。食醋可能导致身体出现过敏反应，因此，对醋有不适应者应谨慎饮用。患低血压的病人食果醋会导致血压降低而出现头痛等不良反应。老年人在骨折治疗和康复期间应避免吃醋，因为醋能软化骨骼和脱钙，会影响骨折愈合。

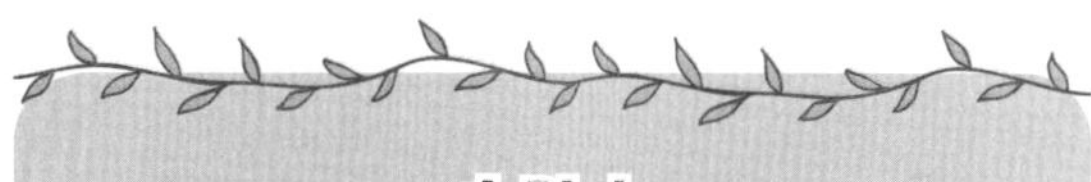

**小贴士**

服用某些药物时不宜喝果醋。醋酸能改变人体内局部环境的酸碱度，从而使某些药物不能发挥作用。正在服磺胺类药物、碳酸氢钠、氧化镁、胃舒平等碱性药物时，不宜喝果醋；使用庆大霉素、卡那霉素、链霉素、红霉素等抗生素药物时，不宜喝果醋。

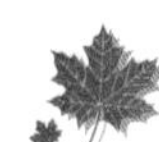

## 活用茶叶渣

1. 燃烧残茶能除臭、驱蚊。把残茶叶晒干后，放在盘子中烧，其烟不仅能除去厕所的臭味，亦可驱除室内的蚊虫。

2. 以茶叶渣清除烤箱臭味、焦垢。家中的烤箱在烤完鱼后，烤架上总会残留鱼腥味，挥之不去。此时平常丢弃不用的茶叶渣就可以派上用场，将晒干的茶叶渣放进烤箱内烘，茶的香味能清除讨厌的臭味。利用受潮的绿茶或粗茶代替也行。

3. 用晾干的茶叶渣作枕头心，可清脑明目。收集品茶后的茶叶渣，将它积存起来，及时晾干，积存多了以后装到枕套里可作枕芯。长年用茶叶枕头睡觉，有清脑明目的效用。

4. 解除眼睛疲劳。将泡茶后的茶包放进冰箱，空闲时取出来，挤掉多余水分，放在疲劳的眼睛上十五分钟左右，可令眼部神经放松，舒缓眼部压力。

5. 拔牙后，用手指将清凉的湿茶包压在出血的齿龈上，有助止血。

6. 当爱犬身上长出红色湿疹，用放凉的湿茶包敷一下，可减轻疼痛，但是仍要尽快请兽医诊治。

7. 茶叶能除蒜臭味。大蒜虽然美味，但是吃过大蒜后的口气，实在令人不敢恭维。如果在吃过大蒜后，嚼一小撮茶叶或喝一杯浓茶，口腔中的臭味就能除掉了。

8. 茶叶能治疗烫伤。茶叶能治疗烫伤，方法是：取一匙茶叶，加少量的水以火煮成浓汁，然后将浓汁迅速冷却，把烫伤部位浸泡在茶汁中。如果不便浸泡，就将茶叶敷在烫伤部位上，这样做可以止痛，防止组织液渗出，对伤口结痂有促进作用。

9. 扫地前如果把泡过的茶叶稍稍捏干，撒在地面上再扫，就不会尘土飞扬，而且茶叶会把灰尘沾走，使地面格外干净。

10. 油漆的门框，要用冷红茶擦拭。油漆易受霜雨的侵袭而脱落，也就是说油漆忌水，尤其是肥皂水，想清洗油漆的门窗时，聪明的主妇们可以利用隔夜冷红茶来试试。冷红茶不仅可擦拭门窗框，还可用于擦玻璃。

11. 擦亮漆器。利用隔夜的浓茶清洗黑色漆器，再用柔软的布擦干，即可显现光泽。

12. 隔夜冷茶可止痒。炎热的夏天，皮肤腠理疏松者容易汗流浃背，因而引起头部或身躯发痒，此时可以用茶叶煎水趁热擦洗。其他如不明原因的痒，亦可善用隔夜冷茶敷，效果都不错。

13. 用隔夜茶洗发效果好。用隔夜茶洗头发能有奇效，可以解决头皮发痒、头皮屑过多以及频频掉发等困扰。

14. 用残茶水浇花好。残茶中有植物生长时所需要的氮原子，用残茶水浇花能增添养料，并能保持土质的水分。

15. 隔夜茶可治红眼丝。如果眼睛常流泪或白眼球上布有红丝，每天只要用隔夜茶洗几次眼睛，几天后就会见效，还您一双健康灵动的明目。

16. 被太阳晒过的皮肤会发红发热，可以用很浓的冷茶水揉擦皮肤，茶水中的鞣酸对皮肤有收敛作用，对安抚肌肤有很大帮助。

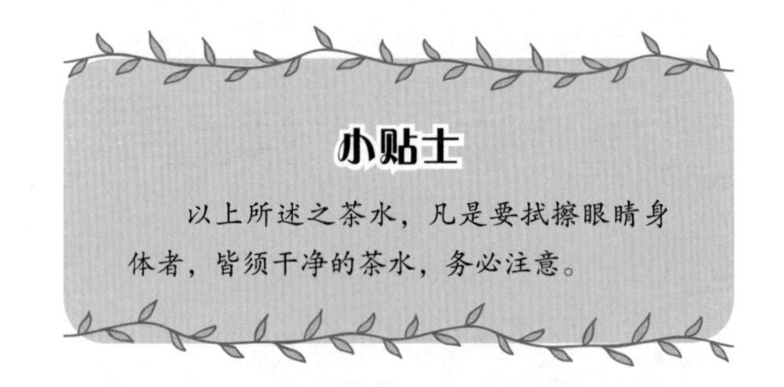


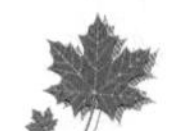

## 焦虑不安喝点甘麦大枣汤

注意力不集中，精神恍惚，健忘疲惫，呵气连天？或失眠多梦，动不动就心烦易怒，焦虑不安？或常常情绪低落，不由自主地想哭？如果您有这些表现，以中医的眼光来看，您可能患上“脏躁”这个病了。

中医古籍中对“脏躁”的描述是，“喜悲伤欲哭，如神灵所作，数欠伸”。现代学者认为，“脏躁”反映了机体心脾两伤、肝气不调的失和状态。在各种压力日益加重的今天，如果不能很好地进行自我调适，男女老少都可能会出现“脏躁”。

脏躁，“甘麦大枣汤主之”。小麦 15~30 克，甘草 9 克，大枣 5 个。别小看了这个只有三味药的方子，它却可以目标明确地发挥滋养心阴、补益脾气、调畅肝气的作用。因为它口感甘甜，做法简单，也不失为日常食疗药补的佳品，不同程度的“脏躁”人群都可以经常服用。可以先将小麦洗净，漂去浮末，然后用清水约800毫升，煮上述三味药，用小火慢慢熬，煮沸后煎至400毫升左右，去渣，分几次饮汤，最后吃掉大枣即可。

不同症状，草麦有别。自己做甘麦大枣汤时，可结合实际情况，选择适合的“草”与“麦”，效果会更好。当烦热比较明显时，伴有口干舌燥，手脚心热，舌质红，舌苔薄少者，可以用生甘草，补虚的同时兼能清热；若以精神疲惫，乏力倦怠等表现为主，可选用炙甘草，着重于温补脾胃，益气和中。至于“小麦”，通常用小麦的成熟果实就行；而当阴虚夜间盗汗严重时，则可用小麦未成熟的干瘪果实——“浮小麦”代替，益气除热之余还可以敛汗、止汗。

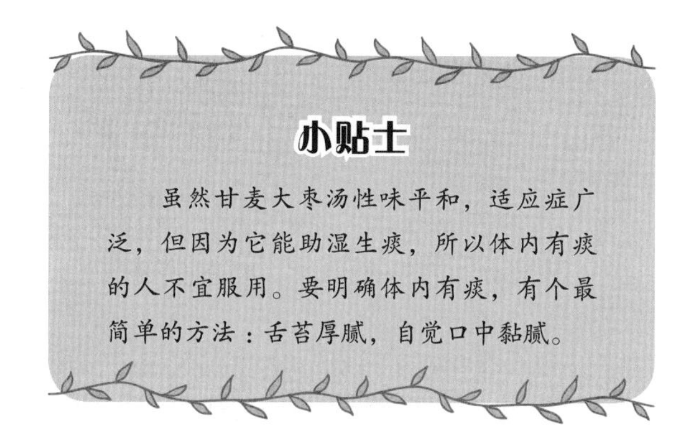

**小贴士**

虽然甘麦大枣汤性味平和，适应症广泛，但因为它能助湿生痰，所以体内有痰的人不宜服用。要明确体内有痰，有个最简单的方法：舌苔厚腻，自觉口中黏腻。

## 狙击黑眼圈

黑眼圈既是美容的大敌，也是健康在眼部的表现。主要原因是眼部周围血液循环较差所致，血液循环不畅就会造成淤血；紫外线照射也可形成黑色素沉淀；睡眠不足、工作压力、精神疲惫、女性经期以及先天性遗传都会招来熊猫眼。阻击黑眼圈，应该来个总动员，各种措施都跟上，总结起来以下几招最为有效。

**·补水**

补水应不仅止于面部，眼睛也同样需要水的滋润，喝饱了水的眼部肌肤，水嫩嫩的，弹性而柔软，哪里还会有空间来产生皱纹？常用眼膜或者西瓜皮、黄瓜片等贴眼，会有助于眼部肌肤的滋养。我们还应该养成用眼霜的好习惯，滋润型的眼霜是护肤的常备武器。

**·按摩**

黑眼圈是因为血液循环不佳而造成的，穴位按摩有助于打通血脉：在眼周皮肤上涂上眼部按摩霜或眼部营养霜，用无名指按压童子髎（在眼尾处）、球后（下眼眶中外1/3处）、四白（下眼眶中内1/3处）、睛明（内眦角内上方）、鱼腰（眉正中）、迎香（鼻翼外侧），每个穴位按压3~5秒后放松，连续做10次。用中指和无名指（中指放在上眼睑，无名指放在下眼睑）轻轻地由内眦向外眦轻拉按摩，连续10次。用食指、中指、无名指指尖轻弹眼周，3~5圈。

**·睡眠**

经常熬夜，人的身心疲乏，眼睑局部的血管收缩功能下降，造成眼睑处水肿，瘀血，也会使眼睑出现阴影发暗。所以告别黑眼圈，最有效的方法是充分的睡眠及休息，能有效改善因过度疲劳所引起的黑眼圈。睡觉要将床头那端抬高10厘米，这样能改变眼底的血液循环。醒后，立即用跟体温相近度数（37℃~38℃）的温热毛巾敷眼，冷却再更换，敷10分钟左右，黑眼圈即可减一半！

· 补充营养

洗脸后让水分自然干，然后在眼部周围涂上蜂蜜，先按摩几分钟，再等10分钟后用清水洗净，水不要擦去，使其自然干，再涂上面霜。也可给眼圈“喝”点酸奶，即用纱布蘸上些酸奶，敷在眼睛周围，每次10分钟。土豆片敷眼睛也是补充营养的一种方法，将土豆去皮切成约2厘米的厚片，外敷双眼每次5分钟。或者准备两片含有很多汁的苹果放在紧闭眼睛上，躺下来休息十五分钟，多做几次，黑眼圈就和您说拜拜了。当然是连吃带治一块来更好，可以多吃富含维生素A和E的食物，如芝麻、花生、胡萝卜、鸡肝、猪肝、蛋黄、豆类、坚果等。

· 中药调理

如果只是单纯的黑眼圈，可采用中药调理一下。赤小豆30克，丹参12克，红糖适量，水煎取汁，加入红糖，吃豆喝汤，坚持一段时间，或者用菊花12克，桑叶12克，生地12克，夏枯草12克，薄荷3克，水煎后，用此汤先熏蒸眼部，再擦洗眼眶，可以治疗因视物疲劳所致的眼部干涩，是一个明目美眼的良方。

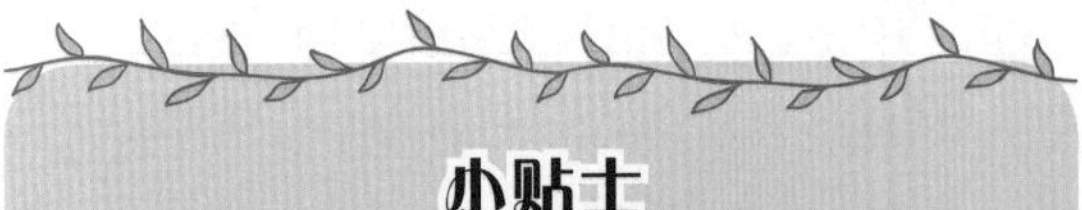

**小贴士**

**试试这几招**

方法1

准备材料：棉花球、冰水、冷的全脂牛奶。

制作方法：将冰水及冷的全脂牛奶依1:1比例混合调；将棉花球浸在混合液中；然后将浸的棉花球敷在眼睛上约15分钟即可。棉花球可用化妆棉代替。

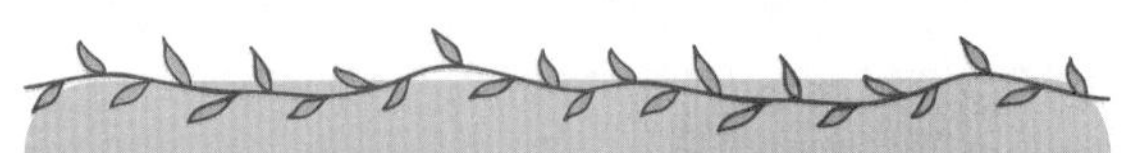

方法2

材料：红砂糖、手帕或纱布。

步骤：将适量红砂糖放入锅内，以小火加热；冒烟时，再将红砂糖包在手帕或纱布里；等到眼皮可以适应时，依顺时针方向，慢慢热敷眼睛四周。

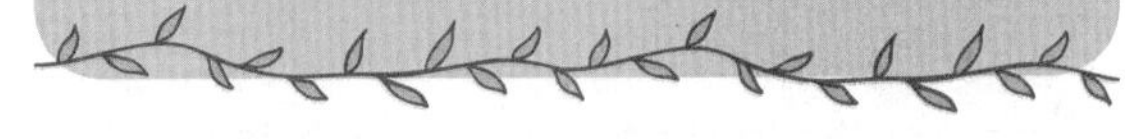

## 橘子皮——厨房的香薰美容师

· 调节洗碗槽的油水平衡

油腻腻、雾蒙蒙的洗碗槽经常是整体厨柜的遗恨，满室光洁明亮，唯它易脏失色。吃完水果，把橘子皮揉成一团，用力擦拭洗碗槽，护肤品里的橘子精油能调节油水平衡，擦在不锈钢洗碗槽的脸上，同样会中和油腻，让雾蒙蒙的不锈钢表面，恢复它的亮丽光泽。

· 给玻璃做绿色美容

环保正在成为高阶层人士的品位标记之一，不妨也放下您家的化学清洁剂，以天然材料，给您家的玻璃窗做做绿色美容。柑橘类水果的皮煮出的汁液可替代玻璃清洁剂。把剥下的柑橘皮晒干，用时在锅中煮数分钟，冷却后，用布蘸汁液擦拭玻璃，焕发着淡淡橘香的明亮玻璃窗，会让透过玻璃的心情更舒爽。

· 给微波炉做香薰排毒

微波炉用久了，里面就会有异味，擦都擦不掉。把榨汁后的橘子残渣和皮放入盘中，用微波炉加热1分钟。香味随着蒸气弥漫在微波炉内，香薰排毒之下，不但微波炉里的难闻味道不见了，甚至整个厨房也会香味四溢，跟着受益。

**·去除排水管的异味**

说到厨房的毒素堆积之处，厨房里的排水管可是危重地带。每每泛起的下水道异味一定让您下厨的心情大打折扣。将橘子皮放入锅中加水煮成黄绿色的汤汁，将滚烫的果皮水，顺着排水口一遍遍刷洗，滚烫的果皮水随着排水口流入到排水管一直到排水沟。一次热水淋浴，就可以有效去除掉极难清洁的排水口、排水管及排水沟里的难闻气味了。

**·给藤制品做保养喷雾**

藤制品带给厨房一份田园气息的清新。不过藤制品像肌肤一样，需要适当的湿气滋润，才能保持弹性和温润的光泽。虽然不能像肌肤那样擦长效保湿霜，不过，您可以利用橘子皮，给家里的藤制品做做润泽保养。把干净的橘子皮加水煮一会儿，冷却后过滤装入喷壶，喷在藤制品上用干布擦拭即可。经过这样保养的藤制品，无论是收纳起来还是放在衣橱中充当小件衣物的整理箱，都不易脏不易霉蛀，长久保持它的弹性青春。

**小贴士**

优质的高级锅具带来更多烹饪的乐趣和鲜滋美味，不过，显然在养护上也比普通的锅要娇气。您经常用含有柑橘精华的面膜给自己娇嫩的肌肤做深层清洁护理吗？同样试试，用吃完的橘子皮来给家里的优质锅具做做深层清洁，用白色那面擦拭锅具就能去污，严重的污垢，就用力挤出橘子表皮里的精油成分来擦拭，效果跟您的面膜比，同样喜人。

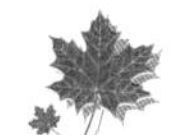

## 烤苹果——通便美白两相宜

苹果果实颜色繁多，果实有脆、坚实、密致之别，风味口感极佳。富含果胶、钾、维生素C、苹果酸、食物纤维、多酚等，多吃有助肠胃消化，促进体内循环，是一种营养相当丰富的保健水果。

更为奇妙的是，烤熟的苹果还能促进排泄功能，是通便良方。

陕西白水县是闻名的苹果之乡，盛产汁多味美的日本富士苹果。苹果可耐久储藏，当地果农都深掘地窖存放。尤其当地人盛行以炭烤炉将苹果烤熟了吃，不但香气四溢，吃在嘴里，绵甜夹带着浓浓果酸，像极了快餐店的苹果派。可能是烤制的关系，使苹果中的果酸发挥到了极致，多日不通的宿便自然畅快淋漓。

吃煮苹果对美容也有特效，可使皮肤光滑美白。因为苹果有通便功效，亦即清除体内累积的毒素，保持肠道畅通，自然能改善气色，这其实是由内而外的治本之道。

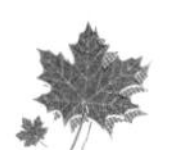

## 框架眼镜选购的误区

戴了一副不适合您的眼镜，严重的话会影响您的视力，甚至成为眼睛的“杀手”，造成失明的后果。目前眼镜一族选购和佩戴眼镜普遍存在着以下二大误区：

**·误区1：电脑验光作“配镜处方”**

选择医学验光，是配镜准确的前提。和传统的医学验光手段相比，电脑验光手段显得方便又快捷——把头放在专用仪器上，两只眼分别盯住屏幕的图像，只要一看到清晰就OK！但是实际上切勿以电脑验光作为“配镜处方”。特别是对于青少年而言，电脑验光因为容易“过矫”，很可能会使“假性近视”演变为“真性近视”。这一点老师们也要对近视学生进行叮嘱。

分析：电脑验光的参数是以人的视力的平均值设定的，因此电脑验光和每个人的真实视力“永远会有差距”。准确的验光不仅要考虑单眼的屈光度，还要考虑到双眼的平衡，而电脑验光通常是一只一只眼来，这样肯定不能兼顾两眼的协调。更重要的是，对于人们尤其是青少年来说，屈光度不能只以静态屈光度为标准，应是进行散瞳后再验光，才能得出真实的屈光度数。

电脑验光更大的危害在于造成配镜度数“过矫”，近视眼矫正度数应该是最佳视力的最低度数，但是很多商家都是给消费者配“看得最清”的度数，实际上这种度数属于“过矫”。长期戴这种眼镜的眼睛为了适应这种度数，视力就会很快下降。大量调查尤其是对多年戴眼镜者的调查显示，通过医学验光后戴框架眼镜，发生视疲劳的可能性极低。

提醒：一、以下人群必须进行医学验光：

（1）15 岁以下的青少年；

（2）初次戴镜者。

（3）戴眼镜出现视疲劳者。

（4）双眼屈光参差者。

（5）曾患有眼疾者。

（6）需进行屈光手术者。

（7）短期近视度数增加较快者，如半年内就加深了 100 度。

**·误区 2：镜片薄的好，材质贵的好**

镜片是否越薄越好，材质是否越贵越好呢？答案是否定的。

一般而言，镜片越薄，透光率就越高。但不等于透光率越高越好。而且，如果是近视 300 度以下，镜片本身就不厚，没必要花大钱配一副超薄镜片。

在材质上，过去一直推崇价格昂贵的水晶镜片，但其实水晶并不适宜用来做镜片。

水晶硬度大，不易磨损，但天然水晶中有杂质，容易出现条纹及气泡，光线透过时会产生双重折射，产生叠影。而且其紫外线和红外线透过率高，对眼睛的保护作用不如普通光学镜片。以前人们崇尚水晶镜片，是因为它对紫外线、红外线的吸收率低，镜片温度相对低，有凉爽感。

镜片从材质分成三大类：玻璃片、树脂片、太空镜片，各有其特点。

玻璃片光学性质优越，不容易刮花，折射率高。折射率愈高，则镜片愈薄。所以，高度近视 1000 度以上者，多建议戴玻璃片。但是玻璃片易碎，材质偏重，选择玻璃片的人愈来愈少。

树脂片轻，不易碎，防紫外线功能好。大多数人更愿意选用。树脂镜片的优劣取决于以下多种因素（新镜片会标明）：

（1）折射率：折射率愈高，则镜片愈薄，价钱也相对高。

（2）硬度：树脂片硬度低，易划花，但通过加硬防花处理后，能增加树脂片的硬度。

（3）加膜：加膜能减少镜片反射，增加镜片的透光率，提高清晰度。

（4）防紫外线系数。

（5）非球面设计：即镜片相对平坦的镜片，可达到清晰、舒适的视觉效果。

太空镜片，亦称 PC 片，但比树脂片更加耐撞击、更薄轻，能防 380 纳米以下紫外线。一般多推荐给以喜爱运动的人群或户外活动时戴。

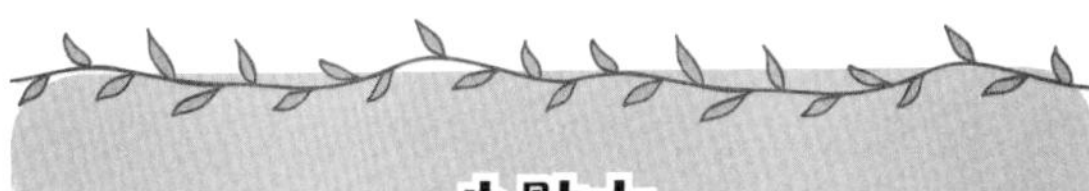

**小贴士**

高度近视者应选用高折射率的非球面镜片，镜片薄、又美观。低度近视的，则无必要选择高折射率，而选用 1.5 或 1.56 折射率。中度近视者，则可考虑低折射率的非球面镜片，同样可达到高折射率的效果。

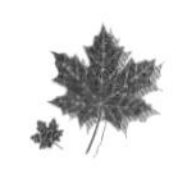

## 每天揉耳几分钟，防病健身效果好

身心压力大，头痛脑热、腰酸背疼成了常事。建议人们不妨学学清代的长寿皇帝乾隆的保健方法——“耳常弹”。

在工作的间隙，或上下班途中，将耳朵揉一揉、拉一拉，每天只需花几分钟，不仅可使身体的不适症状减轻或消失，还能使人神清气爽、精神振奋、疲劳消除。

首先是摩擦耳廓。以掌心摩擦耳廓正反面十余次，这样可以对全身起到保健作用，能疏通经络、振奋脏腑。然后，用拇、食指上下摩擦耳轮部十余次，别看方法简单，对于缓解上班族常见的颈、肩、腰、腿痛，以及头痛、头晕很有效果。

摩擦完毕，该上下提拉耳朵了。用拇指、食指先向上提拉耳顶端十余次，此法对情绪急躁或身有病痛的人有镇静、止痛、退热、清脑的功效，再用拇指、食指夹捏耳垂部向下再向外揪拉，并摩擦耳垂十余次，可防治头晕、眼花、近视、耳鸣、痤疮、黄褐斑等症，是美容要法。

最后，再对全耳进行一次“总动员”：用食指指腹自耳部三角窝开始摩擦耳甲艇、耳甲腔各十余次，使之发热，这一手法对内脏有很好的保健作用。

**小贴士**

还可以通过对具体部位的按摩，有针对性地预防某些疾病。

如以拇指、食指揉捏耳屏，使它有胀痛感，可防头痛、头晕、失眠等脑血管、脑神经病症；以食指指腹按摩耳前根部，可防治感冒、鼻炎、咽炎、心慌、头痛、头昏等；以食指指腹摩擦耳背沟使之生热，可降血压、清脑、明目；以中指插入耳孔，指腹向前按压摩擦生热，可防治咽炎、鼻炎、感冒等。

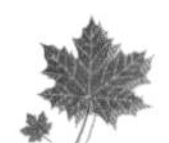

## 每天三片姜，不劳医生开处方

姜是人们日常生活中不可缺少的调味品。在我国，食姜已经有 3000 年的历史。早在周代，人们已经开始人工栽培姜。春秋时，孔子就主张：“每食不撤姜。”意思是说，一年四季人们每天都应该吃姜。据说孔子就有每天饭后嚼姜数片的习惯。

生姜性味辛温，有散寒发汗、化痰止咳、和胃止呕等多种功效。其中许多功效已为人们所熟知，如喝生姜红糖水治感冒，是民间行之有效的方法；用生姜止呕吐有良效，故生姜有“呕家圣药”之称。生姜除被用于治疗呕吐和感冒外，还被用于治疗肠炎、痢疾、急性睾丸痛以及急救。生姜外擦对白癜风、斑秃、手癣也有一定治疗效果。在浙江著名的姜产区，至今还流传着“每天三片姜，不劳医生开处方”的谚语。

研究表明，常食生姜可以延缓衰老。营养学家发现，生姜中含有的辛辣成分被人体吸收后，能够抑制体内过氧化脂质的生成，其抗氧化作用比目前应用的抗氧化剂——维生素E的作用还明显，因而具有很好的抗衰老作用。生姜中还含有一种化学结构与阿司匹林中的水杨酸相近的特殊物质，这种物质能降血脂、降血压、防止血液凝固、抑制血栓形成。此外，生姜中所含的姜酚，有很强的利胆作用，因而可用于预防和治疗胆囊炎、胆石症。

由于姜是极好的保健食品，所以民间有“早上三片姜，赛过喝参汤”，“十月生姜小人参”，“早上三片姜，胜过饮参汤”之说。这句俗语告诉人们生姜具有养生保健的作用，也指出了生姜最恰当的服用时间是在早上。早晨吃三片薄薄的鲜姜，不仅能驱寒健胃，还有助于提高免疫力。早上起来常吃点生姜对人体健康有很好的食疗作用，生姜中包含蛋白质、碳水化合物、多种维生素、无机盐以及钙、磷、铁等人体所需的营养素。

很多驱寒健胃的良方中都有生姜的参与，这是因为姜中的姜辣素有发汗作用，寒冷的冬季多喝点姜汤，能有效预防感冒。

生姜在早上吃，较利于人体更好地摄取姜中的营养素，但生姜属于辛辣的食材，不宜早晨空腹时食用。很多人早晨喜欢喝粥，此时不妨把薄薄的姜片或姜丝放在粥里一起食用。一碗热乎乎的生姜粥，不仅暖胃，还能加速血液循环，对预防心血管病也有很好的效果。就粥的小菜里也可以多放点生姜丝，比如爽口泡菜、拌黄瓜、拌萝卜等。

除了熬姜汤和生姜粥，还可以炒姜丝、做姜糖。炒姜丝一定要选用嫩姜，因为老姜过于辛辣，不宜单独做菜。有妇科病的女性，不妨把生姜和红糖放在一起熬成细细的姜糖，食用后可以加速血液循环，帮助缓解经期腹疼。

### 小贴士

日常生活中巧用生姜，常常能够方便快捷地为您解决一些实际问题。

频嚼生姜，或用生姜研汁服，可以治疗呕吐。

乘车前喝些生姜汁水，或切一片生姜贴在手腕内侧腕后横纹2寸处，用纱布包好，能防止晕车。在乘车途中含几片生姜，有助于抑制晕车呕吐。

将生姜捣碎与红糖混合，冲姜糖水热饮，可治妊娠呕吐或痛经。

用鲜生姜汁半杯，蜜2匙，加水调匀饮服，可治脾胃虚弱不能饮食。

用生姜15克煎汤，加白糖适量温服，可治痰多咳嗽。

用生姜30克煎汤，给小儿洗澡，可治小儿咳嗽。

用生姜捣汁，调入米粥中同食，可治反胃。

用生姜捣汁，频频漱口吐出，或研末涂擦疮疡，可治口疮。

用生姜捣汁，调蜜适量，稍微煎煮，每次服几汤匙，一日数次，可治咽喉肿痛。

吞服生姜汁，可治食物中毒。

用生姜汁频擦腋下或患病处，可治狐臭、白癜风。

取生姜焙干研末，与枯矾末等量混匀，擦患牙，可止牙痛。

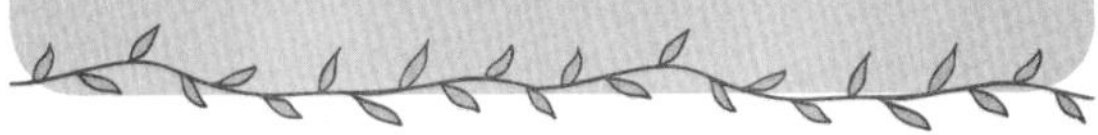

## 柠檬美容

柠檬作为一种水果，人们已熟知；将它加工成饮料、香精，也有数十年历史；而用于乌发、养颜、护肤、美容，则在近些年日趋显现其功效，成为有经济价值又待开发的天然美容佳品。

柠檬的家庭自助美容方法有如下种种：

**· 清除雀斑**

目前医学界对雀斑产生的原因尚不十分清楚，估计是因为皮下黑色素增多，或曝晒过久所致。每天早晚洗脸后用鲜柠檬汁涂面各 1 次，1 周左右可以消除雀斑。

**· 洁肤增白**

将 1 只鲜柠檬洗净去皮切片，放入一只广口瓶内，加入白酒浸没柠檬，浸泡 1 夜。次日用消毒脱脂棉蘸浸泡酒涂面，15 分钟后用湿水洗净，1 周后可见面容光滑洁白。

**· 紧肤光润**

取 1 汤匙鲜柠檬汁，放入杯中，加入鲜鸡蛋黄 1 个，混合搅拌均匀。再加入 2 汤匙燕麦粉，2 汤匙橄榄油或花生油，一起搅拌均匀成糊状。每晚洗脸后敷面形成面膜。20~30 分钟后取下，复用湿水洗净。每晚 1 次，连续 1 周后，可使干性松弛多皱的面容，变得红润光泽无皱。

**· 紧缩毛孔**

取 1 汤匙鲜柠檬汁放入杯中，加入 1 只鲜鸡蛋清，混合搅拌均匀。每晚洗脸后用清毒脱脂棉蘸此液涂于面部，保持 15 分钟后，复用温水洗净，然后再扑上一层高级化妆香粉。如此可使多油易污的油性皮肤面容紧缩毛孔，抑制油脂过多分泌，保持清新洁嫩。

**· 润肤面膜**

取 1 汤匙鲜柠檬汁放入杯中，加入 1 汤匙纯净蜂蜜及少量啤酒发酵粉，混合搅拌均匀成糊状。晚间睡前洗浴后，在面部涂敷形成面膜，15~20 分钟取下，复用温水洗净。如此做半月后，促进皮下肌肤血液循环，增加新陈代谢，保持滞留水分，使面容光滑细腻、红润白皙。

**· 护发香波**

取半汤匙鲜柠檬汁和入等量液体洗发香波，在手上调匀，然后用来洗发，再用清水冲净，可发挥护发素作用。

**· 饮用减肥**

取鲜柠檬汁 100 克，鲜海带 100 克，在海带洗净后用刀割痕，放入 180 克清水，在不锈钢杯中浸泡，煮沸 1 小时放冷，饮用时可适当加入少许冰糖。因海带中含碘，可促进甲状腺激素分泌，提高新陈代谢。柠檬汁能舒张软化血管，加速血液循环，还可以增进胃肠消化功能。这样就可以消除体内积滞多余的皮下脂肪，达到减肥目的。饮用量可自行酌定而不宜经常饮用。

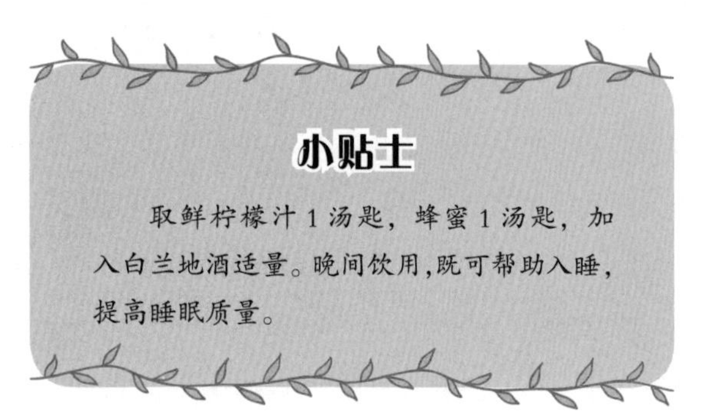

**小贴士**

取鲜柠檬汁1汤匙，蜂蜜1汤匙，加入白兰地酒适量。晚间饮用,既可帮助入睡，提高睡眠质量。

## 泡茶为何要用紫砂壶

茶真是个好东西。研究表明，茶叶含有300多种成分，除了蛋白质、脂肪、碳水化合物、维生素、矿物质和微量元素外，还含有生物碱、茶多酚、脂多糖、芳香类物质4大类药效成分。无论是绿茶、白茶、红茶，还是花茶、黄茶、黑茶，一年四季都可与人为伴。

随着茶风的盛行，现在有许多人开始吃功夫茶了，从泡茶的器具到泡茶的用水，从茶叶的品种到每一壶茶叶的用量，从煮水的火候到施茶的姿势，都极为精细。紫砂壶是最佳的泡茶茶具，这应是没有茶客反对的。究其原因，在于紫砂是一种双重气孔结构的多孔性材质，气孔微细，密度高。用紫砂壶沏茶，不失原味，且香不涣散，得茶之真香真味。并且其透气性好，泡茶不易变味，暑天越宿不馊。久置不用，也不会有宿杂气，只要用时先满贮沸水，立刻倾出，再浸入冷水中冲洗，元气即可恢复，泡茶仍得原味。

宜兴的各种紫砂泥，质地细腻，由石英、高岭土、赤铁矿、云母等多种矿物构成，经1100摄氏度左右高温烧制而成，在600倍的显微镜下可以观察到它的双重气孔，内部呈团形颗粒，外层是鳞片状颗粒，两层颗粒可以形成不同的气孔，使之具有透气不透水的功能，是“隔夜茶不馊”的原因所在；由于紫砂泥吸附性很强，甚至把茶香也吸收，所以能留住茶香，保持茶味，如果一把壶泡茶时间足够长，即使导入白开水，也有茶的香味，这就是紫砂泥吸香所致，也是为什么用紫砂壶沏茶，茶味特别清香的原因。

**小贴士**

据紫砂壶厂老师傅介绍，以前的老砂要放在地窖里几年，等它的性质稳定了才做成壶。此时壶不夺茶的香气，使用一段时间能增积“茶锈”，空壶里注入沸水也会有茶香。另外，紫砂壶还有高矮之分，容量大小之别，既重工艺造型，又讲究使用功能。初次使用紫砂壶，先用热水冲洗，泡茶后，可用毛巾在壶体表面擦拭，用手经常抚摸，此谓：“养壶”。日久之后，就会呈现珠圆玉润，典雅可人的风貌。

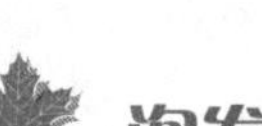

## 泡发干货水温有讲究

泡发干货时，水的温度直接影响泡发效果及营养的存留，因此泡发不同干货，要用不同温度的水。

**· 银耳**

泡发银耳：如果是用来熬煮，冷热水浸泡都可以；要凉拌一定要用冷水泡发，把银耳根朝上放，使水完全浸泡银耳，这样静置大约30分钟即可。

· **木耳**

用冷水浸泡木耳，泡好后，再撒上少许面粉，反复轻轻揉搓，可以去除泥沙，再用清水清洗干净即可。

· **粉丝或粉条**

泡粉丝或粉条，用冷水泡发最好。当粉丝、粉条的颜色由透明变为白色或浅黄色时，用手掐断粉丝、粉条，观察它的截面，如没有硬心、白茬，证明已经发好了。

· **香菇**

泡发香菇，最好用热水泡发，如此口感最佳。浸泡香菇时，香菇蒂要朝下，待香菇变软，捏住香菇轻轻旋转搓洗，这样可使香菇里的泥沙沉入碗底。如在热水里加入少许白砂糖，可加快水分渗透香菇的速度。

· **腐竹**

用热水泡发腐竹时，在腐竹上面扣压一只盘子或此类重物，使腐竹完全浸泡在水里，泡发速度快且均匀。

**小贴士**

一般来说，冷水泡发多用于体小、质嫩的植物性干货，如银耳、木耳、粉丝，水温大约为20摄氏度；热水泡发多用于组织紧密、吸水力差的干货，水温可根据原料性质和季节不同做适当调整，一般控制在50摄氏度左右即可。

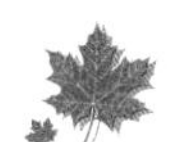

## 泡脚——老祖宗的智慧结晶

膝盖以下到脚底，有许多重要穴道，如果我们常以温水泡脚，就可促进新陈代谢，加强体内循环，对常失眠、易感冒的人很有帮助。

长时间站立工作，普遍足部血液循环不良。您可能不知道，倘若足部的血液循环变好，心脏就不需要额外一再加压，输送血液至足部末梢，可减少高血压、心脏病及中风等高危险疾病的发生。

所谓的“温水”是指脚所能接受的温度，大约摄氏45度。浸泡时间约30分钟，有高血压、气喘、心脏病者，浸泡时间宜缩短为15分钟，若无不适，再增加浸泡时间。

若水凉了，中间可加热水1~2次。最好能泡到出汗，但要注意别吹到风而感冒。水位高度只需超过脚踝即可。

如果觉得脚容易卡在水盆内不舒服，可以到大卖场买一种装衣服的收藏箱（白色或透明的，下方有轮子），即可轻松享受泡脚的乐趣。

最好准备一个大且深的水桶，水位能浸到小腿一半以上为原则。不能因桶小而斜放双脚，要能舒适平放于桶底，才不至于抽筋。

浸泡前后喝一杯水，以利新陈代谢及体液的补充。饭前饭后1小时，不要浸泡，以免影响食欲或消化。扭伤红肿期间，若有伤口，不可浸泡，以免刺激伤口发炎。

以下介绍几种简便的温水泡脚法：

**盐泡**　温水中加入2大匙盐巴，盐有消炎杀菌、通大便的效果。

**姜泡**　温水中加入几块打扁的老姜、生姜，姜有散寒、除湿的作用。

**酒泡** 温水中加入一瓶米酒，或用其他酒类，可促进血液循环。

**柠檬泡** 温水中加入两片柠檬，可顺气提神，预防感冒。

**醋泡** 温水中加入 3 大匙的白醋，可中和体内的酸，滋润皮肤。

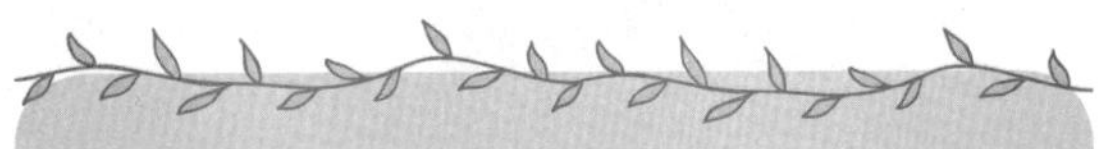

**小贴士**

在寒冷的冬天，临睡前用热水泡脚对提高睡眠质量大有益处。如果在泡脚的热水里再加入鹅卵石，烫脚的同时用鹅卵石磨脚，则能起到类似于针灸的效果，对长期患有失眠症的老人具有很好的治疗作用。

热水泡脚，如同用艾条"温灸"脚上的穴位，而在泡脚盆里加入鹅卵石，高低不平的石头表面可以刺激脚底的穴位（涌泉、然谷、太溪等）或脚底反应区，起到类似足底按摩和针刺穴位的作用，从而促进人体脉络贯通，达到交通心肾、疏肝理气、健脾益气、宁心安神的功效，更好地改善睡眠。

泡脚用的鹅卵石并没有什么特别的要求，选择圆滑、大小相近的为佳。泡脚用的水应该保持在 45℃左右，水深至少要超过踝关节，脚在鹅卵石上均衡地踩踏，浸泡 20~30 分钟。有心脑血管病和糖尿病的患者用热水泡脚时，要特别注意水温和时间的控制，以免出现头晕、头痛、乏力、心慌等情况。

脚部皮肤感觉下降的人，使用鹅卵石揉搓双脚时要注意力度和水温，以免擦破或烫伤皮肤。脚部有损伤（包括关节胀痛、拉伤、扭伤等）、炎症还未痊愈的人，不宜进行鹅卵石热水泡脚。

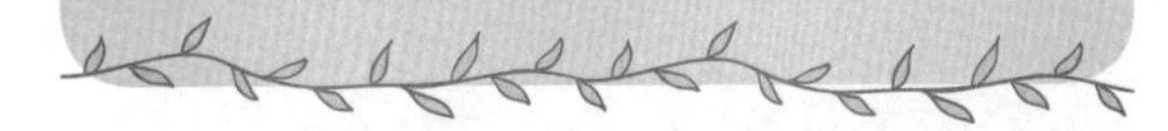

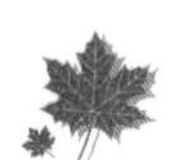

## 如何处理游泳时的抽筋现象

我们在游泳时，时常会发生抽筋现象。抽筋，就是肌肉强直性的收缩，往往因过度疲劳、游泳过久或突然受冷水刺激所造成。当发生抽筋时，不要惊慌，应马上上岸擦干身体。如果是在深水处或腿部抽筋剧烈，无法游回岸上，应沉着镇静，呼人救援，或自己漂浮在水面上，控制抽筋部位，一般经过休息抽筋肌肉会自行缓解。

出现抽筋时，如果我们学会一些处理方法，根据产生的部位分别进行处理，自助助人用得上！

**· 手指抽筋**

将手握成拳头，然后用力张开，然后再迅速握拳，如此反复数次，至抽筋解脱为止。

**· 手掌抽筋**

用另一手将抽筋的手掌用力压向背侧，并作振颤动作。

**· 手臂抽筋**

将手握成拳头，并尽量曲肘，然后再用力伸开，如此反复数次。

**· 小腿或脚趾抽筋**

用抽筋小腿对侧的手握住抽筋腿的脚趾，用力向上拉，同时用同侧的手掌压在抽筋小腿的膝盖上，以使小腿伸直，缓解抽筋症状。

**· 大腿抽筋**

弯曲抽筋的大腿，使之与身体成直角，并弯曲膝关节，然后用两手抱住小腿，用力使其贴在大腿上，并做振颤动作，随即向前伸直。

**· 腹直肌抽筋**

即腹部处抽筋，可以弯曲下肢，使之靠近腹部，然后用手抱膝，随即向前伸直。

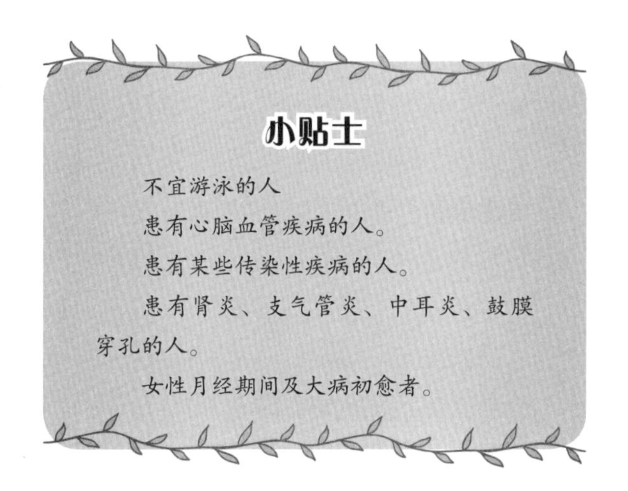

**小贴士**

不宜游泳的人

患有心脑血管疾病的人。

患有某些传染性疾病的人。

患有肾炎、支气管炎、中耳炎、鼓膜穿孔的人。

女性月经期间及大病初愈者。

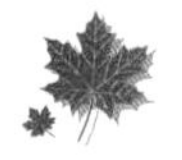

## 清晨第一杯水您喝对了吗

您已经很清楚了，起床后空腹喝下第一杯水有益健康；但是，这一杯水该怎么喝才正确？白开水，淡盐水，蜂蜜水，柠檬水，果汁，牛奶……这些选项都对吗？可要弄明白了，这里面真的有误区啊。

**· 白开水**

清晨起喝水，喝与室温相同的开水最佳，以尽量减少对胃肠的刺激。研究发现，煮沸后冷却至20~25℃的白开水是最佳选择，因为其内含的活性生物，会透过细胞膜促进新陈代谢，增强人体的免疫功能。凡是习惯喝温或凉开水的人，新陈代谢状态良好，肌肉组织中的乳酸积累减少，因此不易感到疲劳，而且开水中的钙、镁元素对身体健康是很有益的。

**· 蜂蜜水**

相比之下，清晨起来喝一杯蜂蜜水更为科学。人经过一夜睡眠后，体内大部分水分已被排泄和吸收，这时空腹饮一杯蜂蜜水，既可补充水分，又可增加营养，完全可取代白开水的位置。

**· 柠檬水**

如果留心报章的美容或减肥知识，您会发现，宿便是终结美丽曼妙身材的元凶之一。是的，宿便一旦形成后，所积存的废物会逐渐变质为毒素，反映到您的皮肤表面。所以，每天早上起来，最好在尚未进食之前，空腹喝下一杯加了新鲜柠檬片的热开水。别小看这杯排毒水，它不仅是身体最好的酸碱中和剂，还能起到清除宿便，排除毒素的功效。此外，如果有口气不佳的困扰，它也能神奇地帮您改善。

**· 淡盐水**

有不少人认为喝淡盐水有利于身体健康，于是晨起就喝淡盐水，这种认识却是错误的。研究认为，人在整夜睡眠中未饮滴水，然而呼吸、排汗、泌尿却仍在进行中，这些生理活动要消耗损失许多水分。早晨起床如饮些白开水，可很快使血液得到稀释，纠正夜间的高渗性脱水。而喝盐水则反而会加重高渗性脱水，令人更加口干。何况，早晨是人体血压升高的第一个高峰，喝盐水会使血压更高。

**· 果汁**

有人以为早上起来喝上一杯鲜果汁既有解渴作用又有营养，但您错了。这时喝果汁并不能提供此时身体最需要的水分，而且在缺水的状态下就让胃肠进行工作，不利于身体健康。如果这时喝市售的果汁、可乐、汽水等，就更是大错特错了，汽水和可乐等碳酸饮料会加速钙的排泄，清晨饮用非但不能有效补充机体缺少的水分，还会增加身体对水分的要求，反而造成体内缺水。

· 牛奶

早上可以喝牛奶，这没错，但放在“第一杯”就错了。空腹喝牛奶不过是“穿肠而过”，胃来不及消化，小肠来不及吸收，牛奶的营养价值也就无从体现，还有人出现肠胃胀气等“过敏”反应，更把好事变成坏事。因此早上喝牛奶是作为“早餐”来用的，并且一定要配上碳水化合物同吃，才能充分发挥蛋白质的营养价值。

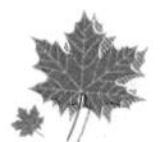

## 清血减脂生活 6 大基本守则

明明已经很努力减肥了，却怎么也瘦不下来吗？问题可能就出在您的血液！当脂肪开始囤积，人不只会变胖，血中的杂质及代谢剩余的废物与水分也会愈来愈多，这些物质可是会堵塞血管，造成严重的心血管疾病呢！当然，如果血液流通不顺，代谢也会跟着变慢，所以这时就算节食或运动，也很难瘦下来！

从习惯着手，养成“清血生活”！

血液畅通了，减肥就会变得很容易，整个人的精神也会变好！基本上，只要多吃能清血的食物，并养成固定运动的习惯，1 个月后就能清净血液，达成减脂生活！

将下面 6 个生活基本守则，随时谨记在心，就可以轻松达到清血减脂的目的啦！

**· 排水消肿，排除体内多余水分**

喝水的确能稀释血液浓度，但是过多的水分却是造成水肿型肥胖的原因。因此，多吃些利尿食物，如白萝卜、小黄瓜、西瓜及梨子，可以帮助身体排水，将囤积体内的毒素一并扫除。

**· 消除便秘，保持肠胃畅通**

如果以植物做比喻，肠胃就像“根”一样，负责吸收身体需要的养分，如果肠胃不顺，就无法顺利吸收营养，过剩的养分就会流入血液，阻碍血流。多吃蔬菜水果，充分摄取膳食纤维，可以帮助消除便秘。

**· 细嚼慢咽，每吃 1 口嚼 30 次**

细嚼慢咽不只能产生饱足感，也让食物更容易消化，营养可以充分被吸收，产生的废物杂质也比较容易排出，使血流顺畅。

**· 适度运动，促进血液循环**

运动时，身体的血液流动会加快，帮助代谢掉血液中的废物与杂质。其中游泳及有氧运动的效果最好，如果没时间，简单的伸展操也很理想。

**· 消除压力，避免血压升高阻碍血液循环**

当您感受到压力时，血管会收缩，血压因此升高，如果再加上本身血液混浊，就会严重减缓血液循环，长期下来不生病也难！血液流通不顺，代谢也会跟着变慢，这时就算节食或运动，也很难瘦下来！

**· 轻松吃！最强清血食材**

某些食物可以净化血液，但是绝对不是只吃单一食物就能达到效果，如果因为洋葱能清血，就拼命吃洋葱，这样的做法会失去营养均衡，实在很不聪明！健康还是来自均衡的饮食，从今天起，把下列食材加入日常饮食中，就能吃出健康窈窕的身段。

**青花鱼**　含丰富不饱和脂肪酸，可降低胆固醇。青花鱼如沙丁鱼、秋刀鱼及鲭鱼都含有丰富的 DHA 及 EPA 等不饱和脂肪酸，可有效降低血液中的胆固醇及中性脂肪，减少动脉硬化的危险。

**洋葱、青葱、大蒜**　抗血栓，让血液流通更顺畅。洋葱、青葱及大蒜等蔬菜，特殊的气味及辛辣味来自硫化合物，据研究可防止血小板凝聚，避免血栓，同时也有减少胆固醇及中性脂肪的效果。

**橄榄油**　增强抗氧化能力，促进血液循环。橄榄油及葵花油属于植物油，含丰富不饱和脂肪酸，可以降低胆固醇，且因为两者都含维生素 E，又能增强身体的抗氧化力及促进血液循环。

**香菇、海带、胡萝卜**　丰富的膳食纤维，帮助排泄。膳食纤维能刺激肠胃蠕动并促进排便，缩短食物停留在肠胃的时间，因此能有效减少血液中的坏胆固醇（LDL）。同时纤维也能吸附过多的糖分及脂肪，对预防高血压及糖尿病也很有帮助。

**豆腐、豆奶等大豆制品**　预防血液凝固。大豆制品皆含有纳豆益菌，可以溶解血栓并防止血液凝固，让血液流通更顺畅。而且大豆中的成分能有效降低血压，溶解附着在血管壁的坏胆固醇，并能将多余的胆固醇排出体外。

**酸梅、醋**　柠檬酸可以净化血液。含柠檬酸的食物，如醋、酸梅或柑橘类水果，能促进血液排出废物，净化血液，让血流更顺畅！柠檬酸也能抑制血小板附着在血管壁上，减少堵塞，并促进体内的糖分燃烧，因此也能降低血糖。

**黄绿色蔬菜**　β－胡萝卜素可抑制自由基。黄绿色蔬菜如胡萝卜、菠菜、青椒及南瓜等都含有 β－胡萝卜素，除能在体内合成维生素 A，更能抑制自由基的活化，防止坏胆固醇氧化，堵塞血管。而油脂可以促进黄绿色蔬菜释出养分，因此建议与植物油烹调，让营养加分！

**维生素 C 食材**　降血压，防动脉硬化。因为维生素 C 能防止坏胆固醇氧化，降低血液中的胆固醇及中性脂肪。含维生素 C 的食材包括菠菜、青椒、草莓及柑橘类水果等。

**洛神花**　降血脂，抑制心血管病变。最新研究发现，食用植物洛神花中的花青素、黄酮素和多酚等成分可以防癌、护肝、降血脂和抑制心血管病变，常泡洛神花茶来喝对健康有益。

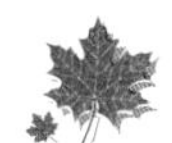

## 杀灭键盘病菌 5 妙招

在信息时代的今天，电脑键盘不知不觉地成了我们身边的“细菌大本营”。发表在美国最新一期《传染控制与医院流行病学》杂志上的一项研究发现，电脑键盘是最容易藏污纳垢的地方，即使是医院的电脑键盘上也存在着大量病菌。这项研究的主要执行者、美国北卡罗来纳大学的威廉·鲁塔拉博士指出，计算机键盘上常见的细菌有链球菌、绿脓杆菌以及沙眼衣原体等，如果不及时清理，会导致消化道疾病、皮肤病以及眼病等。

那么，怎样才能使我们的键盘保持清洁呢？专家建议，不妨按照以下步骤定期给电脑键盘做个“大扫除”：

**· 拍打键盘**

关掉电脑，将键盘从主机上取下。在桌子上放一张报纸，把键盘翻转朝下，距离桌面 10 厘米左右，拍打并摇晃。您会发现键盘中有许多“存货”掉出来：除灰尘之外，还有饼干渣、咖啡末、橡皮屑、头发丝等。

**· 吹掉杂物**

使用吹风机对准键盘按键上的缝隙吹，以吹掉附着在其中的杂物，然后再次将键盘翻转朝下并摇晃拍打。

**· 擦洗表面**

用一块软布蘸上稀释的洗涤剂（注意软布不要太湿），擦洗按键表面。然后用吸尘器的吸尘毛刷将键盘再吸一遍，可将上述程序漏掉的残渣吸掉。

**· 消毒**

键盘擦洗干净后，不妨再蘸上酒精、消毒液或药用双氧水等进行消毒处理，最后用干布将键盘表面擦干即可。

**· 彻底清洗**

如果您想给键盘来个彻底的大扫除，就得将每个按键的帽儿拆下来。普通键盘的键帽部分是可拆卸的，可以用小螺丝刀或掏耳勺把它们撬下来，按照从键盘区的边角部分向中间部分的顺序逐个进行，空格键和回车键等较大的按键帽较难回复原位，所以尽量不要拆。为了避免遗忘这些按键帽的位置，最好先用相机将键盘布局拍下来或画一张草图。拆下按键帽后，可以将其浸泡在洗涤剂或消毒溶液中，并用绒布或消毒纸巾仔细擦洗键盘底座。

## 烫伤紧急处理口诀

“烫伤紧急处理口决”：冲、脱、泡、盖、送，这个口诀也请大家告诉您周围的人。

**· 冲**

迅速将受伤部位浸泡于冷水内，或以流动的自来水冲洗，以快速降低皮肤表面热度。

**· 脱**

充分泡湿后，再小心除去衣物，必要时可以用剪刀剪开衣服，或暂时保留沾黏住部分。尽量避免将水泡弄破。

**· 泡**

进一步浸泡于冷水中，可减轻疼痛及稳定情绪。但若烫伤面积较大，年龄较小，则不必浸泡过久，以免体温下降过低，或延误治疗时机。

**· 盖**

用清洁干净的床单或布条、纱布等覆盖受伤部位。不要在受伤部位涂抹米酒、酱油、牙膏、浆糊、草药等，这些东西不但无助于伤口的复原，并且容易引起伤口感染，及影响医护人员的判断和紧急处理。

**· 送**

除极小之烫伤可以自理外，最好送往邻近的医院做进一步的伤口处理，若伤势较大需要住院治疗，则最好送到设施条件好、经验丰富的烧伤专科。

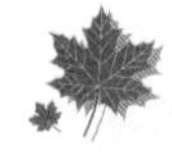

## 物理防晒霜只能抹，化学防晒霜必须拍

进入炎热的夏天，防晒又成了爱美女士们关注的话题。白天走在大街上，处处可见撑伞的女士，除了防晒伞的保护，其实女士们（甚至还有一些男士）在出门前已经做了第一层防护——擦防晒霜。防晒霜在中国大行其道了十几年，爱美的女士自认为对它们已经了如指掌，其实有些关于防晒霜的小知识可能是大家至今都不知道的哦。

超市中的防晒产品 SPF 值一般在 15 到 30 之间，价格多在 200 元以下。仔细观察防晒霜瓶身，除了印有“SPF”“PA”和“+”，还有“UVA”“UVB”等字样，这都是什么意思？

· UVA、UVB 是两种光波

这两个字母组合其实是紫外线的两种光波。UVB 是皮肤变红、疼痛、爆皮的元凶。而 UVA 的能量更“强大”，可以直抵我们的真皮层，摧毁细胞和纤维，使皮肤变黑产生细纹。与 UVA 相比，UVB 造成的问题只是一时之痛，不及 UVB 影响深远。

· SPF 和 PA 抵制不同光波

防晒霜上的 SPF 和 PA 正是针对这两种光波设置的。SPF 值是指防晒霜防护 UVB 的能力，它的数值决定了防晒霜保护皮肤免于晒红、晒伤的能力。

人的皮肤在日光直射 20~25 分钟后，就会发红，如果一瓶防晒乳的 SPF 值为 15，那么用它涂敷一次，对皮肤的保护时间就是 20×15 ＝ 300 分钟左右。而“PA”表示产品防护 UVA 的能力，也就是防止晒黑的能力。只有新研制的防晒霜才会印有这个字样。

· 物理化学防晒霜抹法不同

以化学方法来防晒的化妆品，不能涂抹。不涂抹怎么办？挤一点轻轻拍打于手上。原因是通过拍打使化妆品进入毛孔，达到防晒目的。好的化学防晒剂不会被皮肤吸收，而且具有高光稳定性，能在吸收紫外线后迅速以热能或振动能的形式释放并恢复到稳定基态，作用持久稳定。那么采用物理方法来防晒的化妆品也是这样拍吗？物理防晒剂的涂抹方法又不同于化学防晒剂，要轻轻涂抹于皮肤表面，必须涂抹一定厚度才能达到较好的防护效果，因此使用时会面部过白，有点影响肤色。

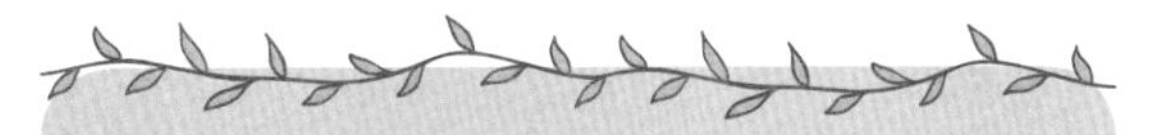

**小贴士**

夏天我们都注意皮肤的防晒，岂不知眼睛面对日光也很脆弱。现代医学研究表明，紫外线会导致角膜炎、白内障、视网膜破坏等眼病，它对眼睛的伤害不容忽视，因此我们也应该重视眼睛防晒。

眼睛防晒，首先要做的是眼睛远离阳光，否则直视日光会导致眼睛疼痛、流泪、红肿以及视力模糊等现象，从而伤害到视网膜。所以，要选择一款最适合自己、镜面面积比较大的墨镜，这样才会将防护做到家。

## 洗脸也是一门学问

洗脸不是一项简单的例行公事，它的顺序与步骤的正确与否决定着您皮肤的好坏程度，如果您在乎自己的肤质，就该好好认真对待洗脸这项既简单又复杂的工程了。

· 第一步：用温水湿润脸部

洗脸用的水温非常重要。有的人图省事，直接用冷水洗脸；有的人认为自己是油性皮肤，要用很热的水才能把脸上的油垢洗净。其实这些都是错误的观点，正确的方法是用温水。这样既能保证毛孔充分张开，又不会使皮肤的天然保湿油分过分丢失。

· 第二步：使洁面乳充分起沫

无论用什么样的洁面乳，量都不宜过多，面积有五分硬币大小即可。在向脸上涂抹之前，一定要先把洁面乳在手心充分打起泡沫，忘记这一步的人最多，而这一步也是最重要的一步。因为，如果洁面乳不充分起沫，不但达不到清洁效果，还会残留在毛孔内引起青春痘。泡沫当然是越多越好，还可以借助一些容易让洁面乳起沫的工具。

**· 第三步：轻轻按摩 10~15 下**

把泡沫涂在脸上以后要轻轻打圈按摩，不要太用力，以免产生皱纹。大概按摩 N 下左右，让泡沫遍及整个面部。

**· 第四步：清洗洁面乳**

用洁面乳按摩完后，就可以清洗了。有一些女性怕洗不干净，用毛巾用力地擦洗，这样做对娇嫩的皮肤非常不好。应该用湿润的毛巾轻轻在脸上按，反复几次后就能清除掉洁面乳，又不伤害皮肤。

**· 第五步：检查发际**

清洗完毕，您可能认为洗脸的过程已经全部完成了，其实并非如此。还要照照镜子检查一下发际周围是否有残留的洁面乳，这个步骤也经常被人们忽略。有些女性发际周围总是容易长痘痘，其实就是因为忽略了这一步。

**· 第六步：用冷水撩洗 10~20 下**

最后，用双手捧起冷水撩洗面部 N 下左右，同时用蘸了凉水的毛巾轻敷脸部。这样做可以使毛孔收紧，同时促进面部血液循环。这样才算完成了洗脸的全过程。

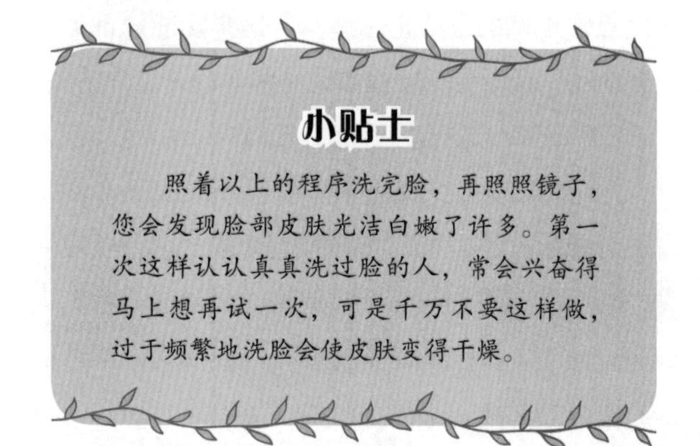

**小贴士**

照着以上的程序洗完脸，再照照镜子，您会发现脸部皮肤光洁白嫩了许多。第一次这样认认真真洗过脸的人，常会兴奋得马上想再试一次，可是千万不要这样做，过于频繁地洗脸会使皮肤变得干燥。

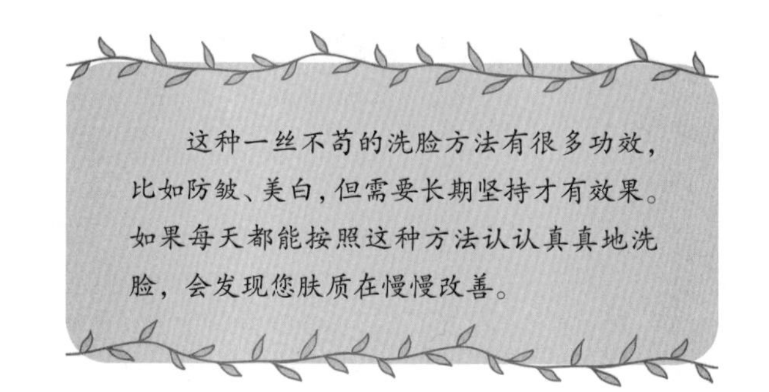

这种一丝不苟的洗脸方法有很多功效，比如防皱、美白，但需要长期坚持才有效果。如果每天都能按照这种方法认认真真地洗脸，会发现您肤质在慢慢改善。

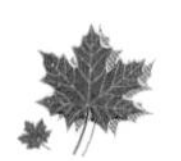

## 洗澡时顺便治小病

洗澡不仅能清除汗垢油污，消除疲劳，舒筋活血，改善睡眠，提高皮肤的代谢功能和抗病力，而且通过做点“小动作”，能够治疗某些疾病。

**· 搓搓脸解疲劳**

多数人有这种感觉，在疲劳时搓一搓脸，马上就会神清气爽起来，因为面部分布着很多表情肌和敏感的神经。热水能刺激这些神经，搓脸能加速血液流动，同时舒展表情肌，洗澡时搓脸的速度以每秒一次为宜，搓脸 3 到 5 下，每次不少于 3 分钟就可以了。

**· 吸吸气缓解消化不良**

食欲不振时可以在饭前 30 分钟入浴，用热水刺激胃部，待身体暖和后，再用热水在胸口周围喷水，每冲 5 秒休息 1 分钟，重复 5 次；泡澡可以先在热水中泡 20~30 分钟，同时进行腹式呼吸（从鼻子吸气，让腹部鼓起，然后从口吐气），再用稍冷的水刺激腹部，这种冷热水的刺激能促进胃液分泌，提高食欲。而胃酸过多、患胃及十二指肠溃疡的人，在热水中浸泡 3~4 分钟，可控制胃酸的分泌，减轻和控制病情。

**· 揉揉肚子治便秘**

洗澡时可以用手掌在腹部按顺时针方向按摩，同时腹部一鼓一收地大口呼吸，并淋浴腹部，可治疗慢性便秘并防治痔疮。而神经性便秘，则要沿着肠部用40℃热水冲3分钟左右，再用25℃的温水冲10秒钟，反复5次，可让大肠的蠕动增加。

**· 热水治疗肌肉疼痛**

肌肉疼痛、脖子僵硬时，在疼痛部位以40℃左右的热水喷5分钟左右。特别是容易疼痛的头、肩和腰部，可以边冲边做柔软运动，颈部前后左右转动，可促进血液循环。手脚经常冰冷者，可用冷、热水交替冲浴，使皮肤血管扩张、促进血液循环。

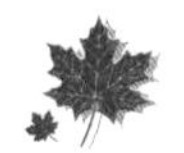

## 脊椎保健操

长时间地伏案工作很容易造成颈椎过度劳损，有的人因此患上颈椎病、腰椎病等所谓职业病。脊椎保健操可以帮您有效缓解此类症状。

**· 基本姿势**

每次做各项训练动作前，先自然站立，双目平视，双脚略分开，与肩同宽，双手自然下垂。全身放松。

**· 前俯后仰**

双手叉腰，先抬头后仰，同时吸气，双眼望天，停留片刻；然后缓慢向前胸部位低头，同时呼气，双眼看地。做此动作时，要闭口，使下颌尽量紧贴前胸，停留片刻后，再上下反复做四次。动作要旨是：舒展、轻松、缓慢，以不感到难受为宜。

**· 举臂转身**

先举右臂，手掌向下，抬头目视手心，身体慢慢转向左侧，停留片刻。在转身时，要注意脚跟转动45度，身体重心向前倾，然后身体再转向右后侧，旋转时要慢慢吸气，回转时慢慢呼气，整个动作要缓慢、协调。转动颈、腰部时，要尽量转到不能转为止，停留片刻，回到自然式后，再换左臂。而换左臂时，放下的手要沿耳根慢慢压下，换好手臂后同样再做，来回反复做两次。

**· 左右旋转**

双手叉腰，先将头部缓慢转向左侧，同时吸气于胸，让右侧颈部伸直后，停留片刻，再缓慢转向左侧，同时呼气，让左边颈部伸直后，停留片刻。这样反复交替做四次。

**· 提肩缩颈**

做操前，先自然站立，双目平视，双脚略分开，与肩平行，双手自然下垂。动作时双肩慢慢提起，颈部尽量往下缩，停留片刻后，双肩慢慢放松地放下，头颈自然伸出，还原自然，然后再将双肩用力往下沉，头颈部向上拔伸，停留片刻后，双肩放松，并自然呼气。注意在缩伸颈的同时要慢慢吸气，停留时要憋气，松肩时要尽量使肩、颈部放松。回到自然式后，再反复做四次。

**· 左右摆动**

做操前，先自然站立，双目平视，双脚略分开，与肩平行，双手叉腰。动作时头部缓缓向左肩倾斜，使左耳贴于左肩，停留片刻后，头部返回中位；然后再向右肩倾斜，同样右耳要贴近右肩，停留片刻后，再回到中位。这样左右摆动反复做四次，在头部摆动时需吸气，回到中位时慢慢呼气，做操时双肩、颈部要尽量放松，动作以慢而稳为佳。

**· 波浪屈伸**

做操前，先自然站立，双目平视，双腿略分开，与肩平行，双手自然下垂。动作时下颌往下前方波浪式屈伸，在做该动作时，下颌尽量贴近前胸，双肩扛起，下颌慢慢屈起，胸部前挺，双肩往后上下慢慢运动。下颌屈伸时要慢慢吸气，抬头还原时慢慢呼气，双肩放松，做两次停留片刻；然后再倒过来做下颌伸屈运动，由上往下时吸气，还原时呼气，做两次，正反各练两次。

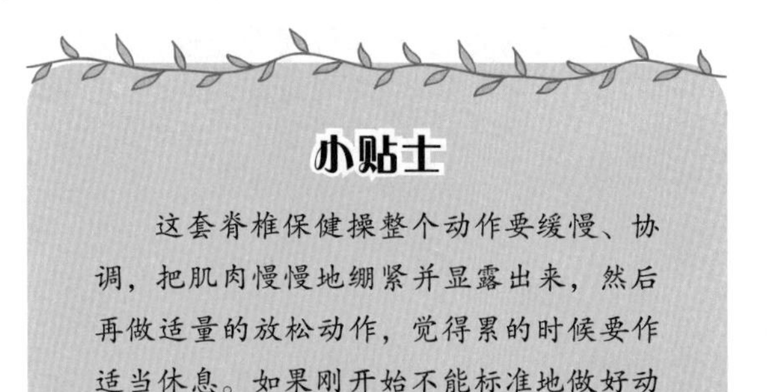

**小贴士**

这套脊椎保健操整个动作要缓慢、协调，把肌肉慢慢地绷紧并显露出来，然后再做适量的放松动作，觉得累的时候要作适当休息。如果刚开始不能标准地做好动作，要循序渐进，不可冒进，以免对脊椎等部位造成更大伤害。

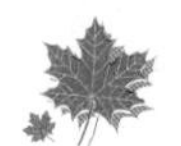

## 消除耳鸣简易方法

随着年龄的增长，许多人都有耳鸣现象。发生耳鸣要及时检查，找出原因，及早治疗，防止听力的进一步受损。对于非器质性耳鸣，您不妨试试以下几种方法：

**· 搓掌法**

屏息坐定，搓掌心 50 次，趁掌心热时紧按双侧耳门，如此作 6 次，连作 2~3 个月。治疗时，要保持心情清静。

**· 屏气法**

安定静坐，紧紧闭嘴，以两指捏紧鼻孔，鼓气使气冲击耳窍，至耳朵感觉到轰轰有声为止。每日做数次。

**· 摩耳门法**

用大拇指顺时针方向按摩耳门 12 下，再逆时针方向按摩耳门 12 下，每日数次。

**· 鸣天鼓法**

用两手分别按摩两侧耳轮 18 次，然后用两手鱼际处（两手靠小指侧边缘）掩住耳道，手指放在后脑部，用食指压中指轻弹后脑部 24 次，可听到“咚咚”响声，称鸣天鼓法。

**· 声音掩蔽法**

打开收音机，调到一个有噪音的波段，把音量调整到稍高于自己耳鸣的音调，每次听 10~15 分钟，每天听 5~8 次，连续数日。

**· 聪耳枕**

用荷叶、苦丁茶、菊花、夏枯草、蔓荆子、石菖蒲各等份，制成枕芯，经常枕之，有消除耳鸣、增强听力、明目之功效。

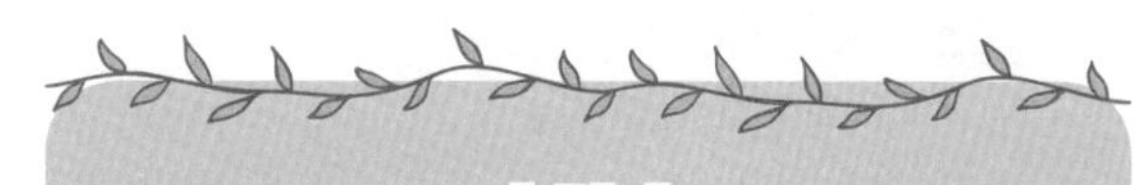

**小贴士**

预防耳聋耳鸣的发生，要做到生活规律，睡眠充足，避免过度劳累和情绪波动。戒烟限酒、少饮咖啡及浓茶。节制脂肪类食物和高盐饮食的摄入。远离噪音，减少噪音对听神经的损伤。

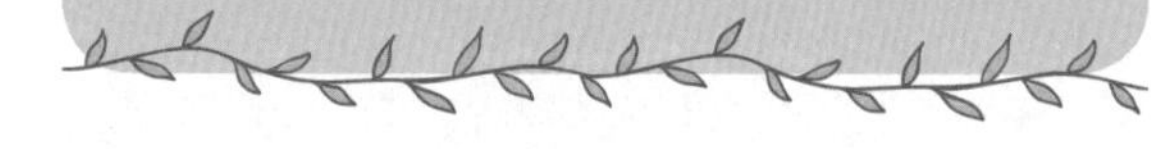

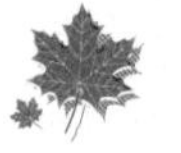

## 牙膏的妙用

牙膏不仅是洁口健齿的卫生用品，而且还能给您的夏日生活带来很多方便。

（1）洗澡时用牙膏代替浴皂搓身去污，既有明显的洁肤功能，还能使浴后浑身凉爽，有预防痱子的作用。

（2）夏日身体长了痱子，可用温水将痱子处洗净，涂擦一层牙膏，痱子不久即可消失。

（3）皮肤小面积擦伤，局部肿胀，可在伤口处涂些牙膏，这不仅具有止痛、止血、减轻肿胀的功效，还有防止伤口化脓的作用。

（4）皮肤被蚊、蜂、蝎、蜈蚣等叮咬后，患处疼痛难忍，用牙膏擦抹患处，可起到止痒、止疼的作用，起到凉血消肿的效果。

（5）男子剃须时，可用牙膏代替肥皂，由于牙膏不含游离碱，不仅对皮肤无刺激，而且泡沫丰富，且气味清香，使人有清凉舒爽之感。

（6）夏日人体容易发生皮癣，用清水将患处洗净、擦干，将牙膏涂抹患处，对治疗皮癣很有帮助。

（7）夏季有些人爱犯脚气病，若用牙膏与阿斯匹林（压碎成粉）混合搅匀，涂于患处，有止痒、杀菌作用。

（8）用布蘸点牙膏擦拭水龙头，可使水龙头光亮如新。

（9）用海绵蘸点牙膏刷盥洗用品，效果极好。

（10）用棉布蘸点牙膏后，轻轻擦拭泛黄的白色家具，可使家具颜色还原。

（11）用温热的湿抹布将灶台上的焦垢润软，然后用尼龙洗碗布蘸牙膏用力刷洗污垢，再用干净的布擦干净即可。

（12）如果您烹调完鱼后，手上仍残留有鱼腥味，不妨在手上挤点牙膏搓洗，鱼腥味便能立刻消除。

（13）如果您手上沾了食用油、签字笔油、汽车蜡或机油等难洗的油污，用牙膏搓洗就能清除。

（14）衣服的袖口和衣领是比较难洗涤的，用牙膏涂在污处，反复搓洗，效果不同凡响。

（15）手电筒的反光屏用得太久了会变黄，若将牙膏涂在上面，3~5 分钟后，用绸布轻轻擦拭，便可使其光亮如新。

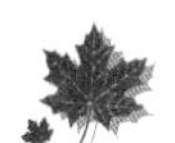

## 永不变胖的秘法

**每天运动 30~60 分钟**　如果时间有限，也可以分成 10 分钟一个段落，分成三次来完成，一样具有运动的效果。

**健康的早餐和适量的午晚餐**　减少餐次可能会使您暴食或是多吃零食。

**多吃蔬果**　三餐都可增加蔬果的量来减少其他热量的摄取。如多加生菜的三明治，2 天吃一次蔬果餐等。

**不要在家里或是工作的地方放零食**　放得愈多，吃得愈多，所以拥有安全的环境才会有健康的体重哦！

**计划家庭活动**　有空就计划全家一起出去郊外踏青，或是骑脚踏车，甚至到附近公园散步都好。

**先吃健康的食物**　先吃些健康和低热量的食物，比较不饿时，再来慢慢享受主食或是甜食，这样就不会过量了。

**增加活动量**　自己洗车，加快做家事的速度来增加新陈代谢率，或是步行上下班，陪小孩一起去公园玩。

**和家人坐下来一同进餐**　不要边看电视边吃饭，这样通常会饮食过量。

**看看自己吃了什么**　看到自己饮食的总量会让

食量自然减少，身形当然就容易维持了。

**运动多元化** 定期变换运动的种类可以更有效维持运动的习惯，而不会因无聊而放弃。如先慢跑几天，换成游泳，接着骑脚踏车，跳个舞，健行，爬山，或是体操，瑜伽，彼拉提斯等。

**记得每日减压** 因为压力会造成您吃得更多，发展适合的减压方法，如运动，深呼吸，散步，聊天等，甚至一个大笑也是很好的减压方法。

**回家吃饭** 人们在外会吃得比家多，所以尽量减少在外用餐的机会，但如果要在外吃，记得先计划好要吃什么。

**健康的零食** 最好的零食是蔬果，全谷类和低脂食物，不一定是原味的，可以是有口味变化的。

**用高纤早餐开启健康的一天** 如全壳类的麦片，杂粮粥，杂粮面包等，也可以加上些生菜和水果。

**每日多走十分钟** 可以是饭后散步一下或是早起一点走动一下。

**可以用分散注意力的方法来对抗食欲** 可以打电话和朋友聊个天，听个音乐，唱个歌，跳舞，走到户外去，喝水，做家事等。只要心中有其他事情，想吃的欲望很快就会过去了。

**自我鼓励** 减重是一件了不起的事，可以用非食物的方法来奖励自己，如买件美丽的新衣，而且穿上它和好朋友出门走走。

## “矢气”不畅憋坏五脏

我们每天每个人都会经由口腔吞入约500至1000ml的气，再加上人体肠道细菌分解食物残渣所产生的气，如果没有适当的机制加以宣泄，不消三天必定“大腹便便”，痛苦难当，因此“矢气”这件事对每个人而言，都是十分重要的。而尤其对那些刚动完腹部手术的人而言，“矢气”更是极其重要的进食标准，因为只有这样才能让医生知道胃肠排气功能已恢复，病人方能进食。

在成人的消化道里随时存有大约150ml的气体，这些气体的来源有二：其中大部分是由口腔吞入的；少数的气体则是由食物残渣被大肠细菌分解发酵所产生。而我们每天从肛门排出的气也大约有500到1000ml。这其中，大部分是无臭无味的气体，如氮、氢、二氧化碳及甲烷等；少部分是带有臭味的气体，如硫化氢、氨等。肠道中的氮气主要是源自吞下的空气；而氢气、二氧化碳、硫化氢和甲烷等都是由大肠的细菌分解食物残渣所产生的。

如果要减少矢气和改善其质量（减少臭味），应遵循以下注意事项：

**·少“吞吃气体”**

喜欢狼吞虎咽或爱嚼口香糖，爱喝汽水、啤酒等含碳酸饮料的人，无形中常会摄入大量气体。而容易焦虑、忧郁或烦恼的人，也常不知不觉地咽下大量的口水和空气。因此作良好的情绪管理，随时保持轻松愉快的心情，吃饭细嚼慢咽，少吃口香糖，少喝碳酸饮料是减少吞吃气体的不二法门。

**·少吃“生气性食物”**

高丽菜、花椰菜、萝卜、胡瓜、豆类、地瓜、玉米、香蕉等食品常含有一些不易消化的植物纤维，这些食物的残渣在到达大肠后，会被肠内细菌分解，产生大量的气体，所以经常矢气的人应减少这类“生气性食物”的摄取。此外，味道较重的食物（如大蒜、洋葱）在摄取之后，虽不致产生太多气体，但其残渣在分解后产生的气体常具有恶臭，这正是“会叫的狗儿不咬人，无声的矢气熏死人”的道理，因此应少吃味道较重的食品。

**· 少喝牛奶**

国人中有不少人患有“乳糖不耐症”，在喝牛奶或吃乳制品之后，肚子发胀，放屁连连，这主要是因为他们的体内缺乏乳糖，没办法将牛奶中的乳糖消化吸收，导致乳糖在大肠中被细菌分解产生大量气体所引起。所以，这类人群务必少喝牛奶及吃乳类制品。

**· 多喝酸奶**

每天喝杯酸奶，有助于增加肠道内有益菌，并减少产气菌的生长。

**· 建立“生理时钟”**

矢气频频的人应在每天早上“出门前”及中午“午休时”，固定去蹲厕所，训练自己的肠道及肛门括约肌，建立生理时钟，而能适时地“一鼓作气”，将气一举排出。

**小贴士**

总而言之，“放屁”是正常的生理行为。但是放屁应适时适所才不致遭到挞伐。而俗话说：“响屁不臭、臭屁不响”，常放屁的人应针对自己屁的“质”与“量”作适当的饮食控制。此外应保持轻松愉快的心情，少喝含有碳酸的饮料，以免摄入太多的气体。如此一来，就不必烦恼在公共场合，一个不小心“鼓动风潮”，而引发“震天巨响”了。

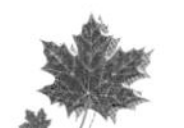

## 科学洗漱利养生

我国的民谚中有“冷水洗脸，温水刷牙，热水泡脚”的说法。应该说，这些谚语都是有一定科学道理的。

**· 冷水洗脸**

通常，人受冷空气刺激时鼻腔黏膜收缩，呼吸道纤毛蠕动减慢，血管收缩，使分泌物减少，即可引起抵抗力减弱。每天用冷水洗脸，可增加耐寒能力，而且用冷水洗脸，还可有效地改善面部血液循环，增强皮肤弹性和御寒能力，预防感冒等病症。

**· 温水刷牙**

人的牙齿适宜在35℃~36.5℃的口腔温度下进行正常的新陈代谢。如果经常给牙齿以骤冷骤热的刺激，则可能引起轻微的牙根痛或导致牙龈出血、牙龈痉挛或其他牙病的发生，而温水则不刺激牙根。

**· 热水泡脚**

人体的足部穴位很多，睡前洗个热水脚，既干净卫生，又解除疲劳，还能起到防病治病的作用。脚在人体最下部，属于人体末梢，在热水的浸泡下，血管扩张，局部的血液流动加快，从而增加了下肢营养的供应。用热水洗脚，尤其在睡前用60℃~70℃热水泡脚，可舒筋活络，活血化瘀，促进全身气血运行和新陈代谢，若在泡脚的同时，再对足心穴位进行自我按摩，还能消除疲劳，有助睡眠。

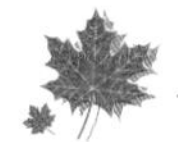

## 正确洗手防流感

保持双手的清洁是预防自己生病、阻断传播病菌给他人的重要措施之一，应对流感亦是如此，但如何正确洗手也是有讲究的。

用洗手液洗手时，应首先开水龙头冲洗双手；加入洗手液，用手擦出泡沫；至少用 20 秒时间揉擦手掌、手背、指隙、指背、拇指、指尖及手腕；洗擦后用清水将双手彻底冲洗干净；之后用干净毛巾或抹手纸彻底抹干双手，或用干手机将双手吹干。双手洗干净后，不要再直接接触摸水龙头，可先用抹手纸包裹着水龙头，把水龙头关上，或泼水将水龙头冲洗干净。

在接触眼、鼻及口前；进食及处理食物前；如厕后；当手被呼吸道分泌物污染时，如打喷嚏及咳嗽后；触摸过公共对象，例如电梯扶手、升降机按钮及门柄后；为幼童或病人更换尿片后及处理被污染的物件后；探访医院及饲养场的前后；接触动物或家禽后，都应及时洗手。一般情况下，当双手有明显污垢或可能被体液沾染，可用含 70%~80% 的酒精搓手液消毒双手。用酒精搓手液消毒双手时，应把足够分量的酒精搓手液倒于掌心，然后揉擦手掌、手背、指隙、指背、拇指、指尖及手腕，各处至少 20 秒直至双手干透。

## 治疗感冒小验方

（1）在伤湿止痛膏上倒入一些速效感冒胶囊的药粉，贴在脚心的涌泉穴上。

（2）切上 10 多片姜加一把橘子皮熬煮成水，喝前放入适量糖（春夏用白糖，秋冬用红糖）。每天趁热喝几大杯。

（3）将 10 余根黄花用温水泡开，去掉硬梗切成寸段。锅内放两杯凉水烧开。放入黄花，加入冰糖，趁热把黄花带汤一同服下，蒙被入睡。

（4）鲜姜 25 克，去皮，切碎，同可口可乐煮开，趁热喝下。此方还可治小孩恶心、呕吐、厌食、偏食症。

（5）牙膏疗法：适用于轻型感冒，在头部两侧的太阳穴，额前正中的天庭穴及鼻孔下、嘴唇上的人中穴，分别挤上一小段牙膏，静候 10 分钟，症状即可有所减轻。

（6）姜糖茶疗法：生姜、红糖、红茶各适量，或煮或泡，每日 2~3 次，可暖身去寒，有很好的治疗感冒功效。

（7）蒸汽疗法：将开水盛入一大口器皿中，遂将面部俯于其上，对着热蒸汽做深呼吸运动，至水凉为止，每日数次，治疗感冒特别是初发感冒效果较好。

（8）电吹风疗法：感冒初起时，打开电吹风，对着面部，主要是太阳穴两侧吹热风，每天 1~2 次，每次 3~5 分钟，可使症状明显减轻，加速痊愈。

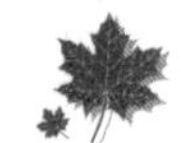

## 煮好豆腐蘸料吃

白菜是北方四季不断的新鲜蔬菜，味道鲜美，或炖或炒，家人都爱吃；豆腐的蛋白质含量很高，属于食药兼备的食品，具有益气、补虚等多方面功能。白菜豆腐自古就是好搭配，但是豆腐不易入味，炖豆腐的汤一般又比较咸，使得这道营养菜看大打折扣。如果把白菜炖熟的豆腐蘸着调料吃，就能巧妙地解决这个问题，在保证口感的前提下，大大减少了盐的摄入量。

这道菜的原料有 500 克豆腐，白菜半棵，姜、葱少许，干辣椒 2 克，香菜 1 棵，酱油、盐、鸡精适量。先将豆腐切成3厘米见方、厚约1厘米的小块，白菜切段，葱、姜切碎，备好高汤；再将葱、姜爆香，把白菜倒入锅中翻炒，待白菜炒软将高汤倒入锅里，以刚刚没过白菜为准；开锅后把豆腐倒入锅内，改小火10分钟，放少量盐、鸡精适量即可；然后把切好的干辣椒连籽一并放入碗中，炒锅里倒入食用油，烧至8成热浇到干辣椒上。随即将香菜末和葱花倒入碗里，淋上酱油即可。吃的时候用煮好的豆腐蘸碗里的小料，咸淡自己掌握，最好在豆腐热的时候吃，口感滑嫩清香。

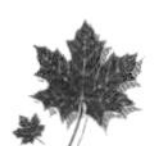

## 最佳食材是红薯

人们熟悉的红薯，被世界卫生组织列为13种健康食材的冠军。

红薯的故乡是南美洲，于16世纪末传入中国。不同地区，人们对它的称呼也不同，番薯、地瓜等都是它的“别称”。

**· 小红薯大营养**

红薯中含有多种人体需要的营养物质。特别是红薯含有丰富的赖氨酸，这正是大米和面粉等常规主食最欠缺的。

红薯味道甜美，富含碳水化合物、膳食纤维、胡萝卜素、维生素以及钾、镁、铜、硒、钙等10余种元素。红薯虽小，养生保健作用却大，尤其是对老年人健康非常有益。由于红薯属碱性食物，有利于维护血液的酸碱平衡。红薯中含有大量黏液蛋白、黏液多糖等，它们能保持人体心血管壁的弹性，防止动脉粥样硬化的发生，还能保持呼吸道、消化道、关节腔的润滑。此外，红薯所含淀粉的纤维素在肠道内可吸附大量水分，有利于防治便秘，减少肠癌的发生。

**· 冠军菜作用多**

小小红薯何以能成为“冠军菜”？红薯不但营养丰富，而且具有防止亚健康，健美和抗癌等作用。

红薯有抗癌作用。饮食中最具有抗癌作用的营养物质是β－胡萝卜素、维生素C和叶酸，而在红薯中三者含量都比较丰富。一个小红薯（约2两重）可提供2倍量的人体每天所需维生素A、三分之一量的每天所需维生素C和约50微克的叶酸，其中膳食纤维的含量高于一碗燕麦粥。β－胡萝卜素和维生素C的抗氧化作用有助于抵抗对遗传物质脱氧核糖核酸（DNA）的损伤。常吃红薯有助于维持人体的正常叶酸水平，体内叶酸含量过低会增加得癌症的风险。红薯中高含量的膳食纤维有促进胃肠蠕动、预防便秘和结肠直肠癌的作用。

红薯有益于心脏。红薯富含钾、β－胡萝卜素、叶酸、维生素C和维生素$B_6$，这5种成分均有助于预防心血管疾病。钾有助于人体细胞液体和电解质平衡，维持正常血压和心脏功能；β－胡萝卜素和维生素C有抗脂质氧化、预防动脉粥样硬化的作用；补充叶酸和维生素$B_6$有助于降低血液中高半胱氨酸水平，后者可损伤动脉血管，是心血管疾病的独立危险因素。

红薯能够预防肺气肿。动物实验发现，吸烟的大鼠体内维生素A水平较低，容易发生肺气肿，而进食富含维生素A食物的吸烟大鼠则肺气肿发病率明显降低。一些长期吸烟者活到90岁以上但没有发生肺气肿，这很可能与他们日常饮食中维生素A含量丰富有关。研究人员建议那些吸烟者或被动吸烟者最好每天吃一些富含维生素A的食物如红薯，能够预防肺气肿。

红薯有抗糖尿病作用。研究人员发现糖尿病肥胖大鼠在进食白皮红薯4周、6周后血液中胰岛素水平分别降低了26%、60%，并发现红薯可有效抑制糖尿病肥胖大鼠口服葡萄糖后血糖水平的升高。进食红薯也可以降低糖尿病大鼠甘油三酯和游离脂肪酸的水平。研究提示白皮红薯有一定的抗糖尿病作用。

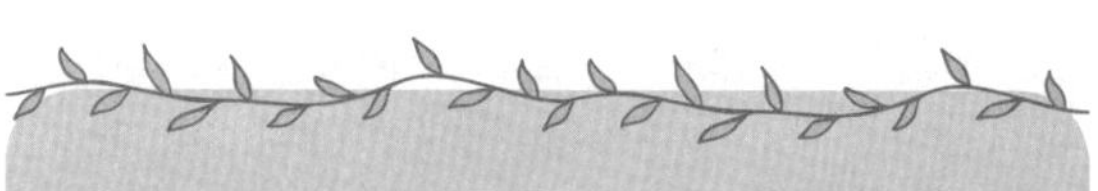

**小贴士**

吃红薯会不会使人发胖？根据科学研究，红薯是不会使人发胖的，相反还是一种理想的减肥食品。它的含热量非常低，比一般米饭低得多，所以吃了之后不必担心发胖，反而可起到减肥作用。红薯中还含有一种类似雌性激素的物质，对保护人体皮肤，延缓衰老有一定的作用。

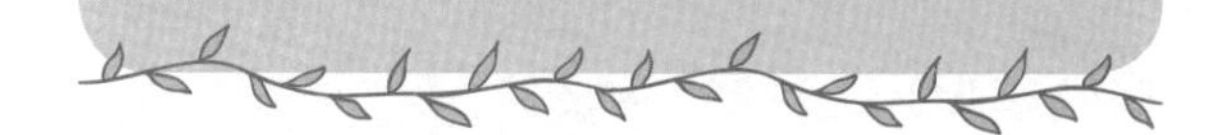

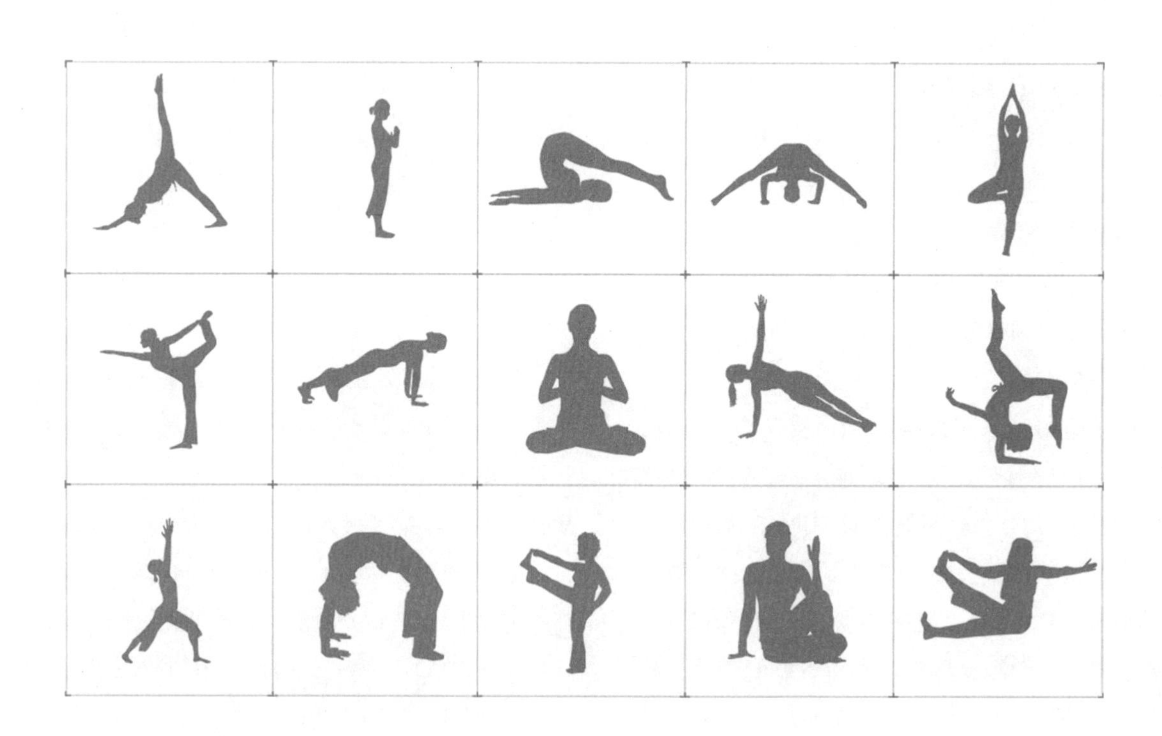

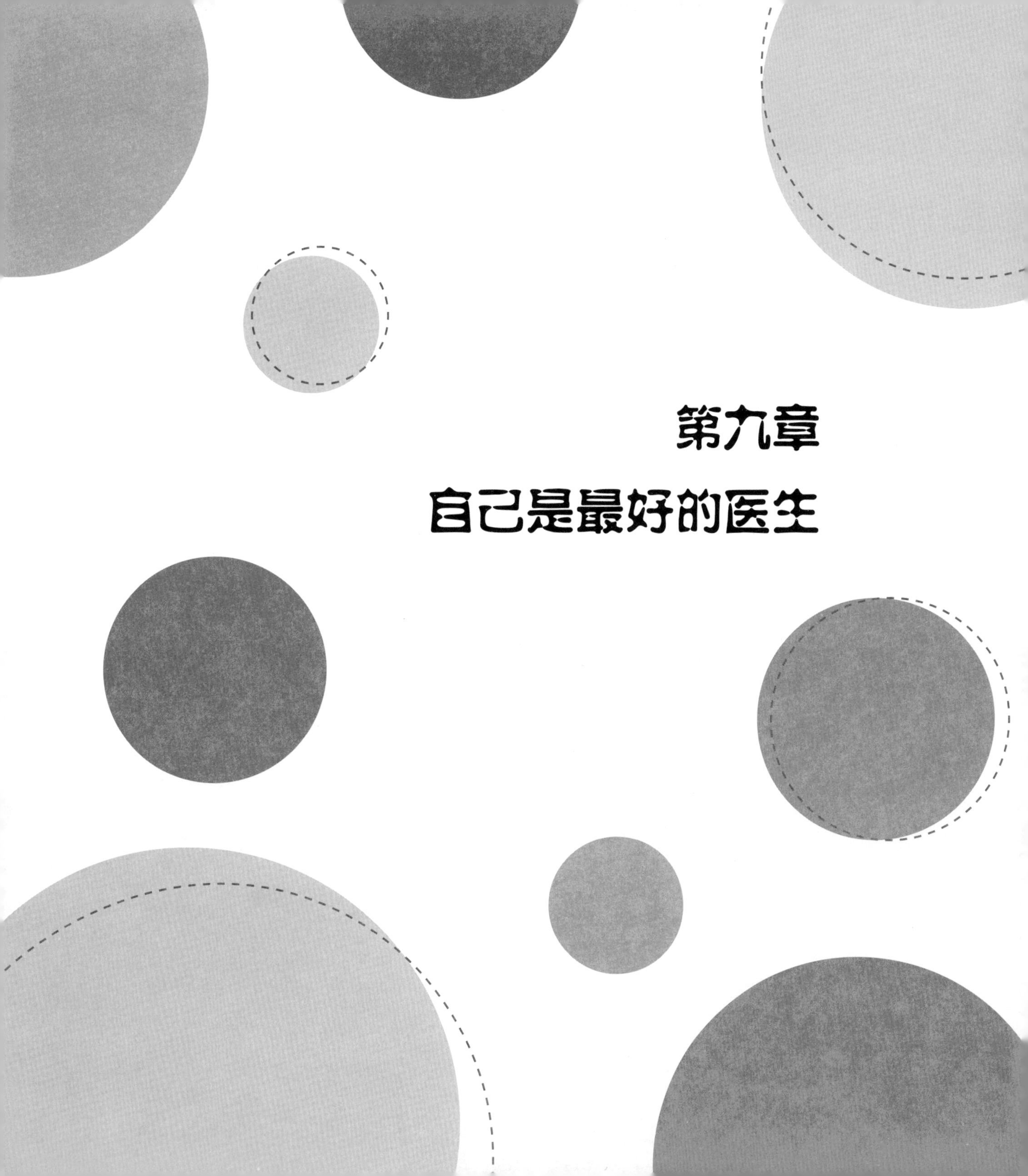

# 第九章

# 自己是最好的医生

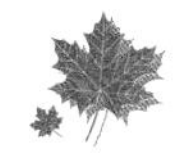

## 肠胃不好不妨按揉巨阙穴

胃就像是天气，阴晴不定。今天放晴，我们一身轻松，要做什么事都可以。不知什么时候胃痛起来，就像突然一阵雷阵雨，会让我们苦不堪言，什么事情都无法去做。

巨阙穴是肠胃不适的克星。比如胃口不好、饭后腹痛、半夜胃痛等现象都可以让它帮忙调理。调理肠胃，我们要控制好平时的饮食规律，每日按摩一下巨阙穴。

巨阙穴位于上腹部，在胸前的正中线上，在脐中上6寸，取穴时，用手摸到左右肋骨相交处，巨阙穴就在左右肋骨相交处的下面。将食指、中指和无名指三者并拢，取三指的宽度测量。该穴位就位于相交处下方三指宽的地方。

巨阙穴守卫的地方，是食管和其动静脉通行的地方，因此，巨阙穴对治疗肠胃疾病很有疗效。

您只需要每天坚持揉按巨阙穴，每次2~3分钟就可以了。

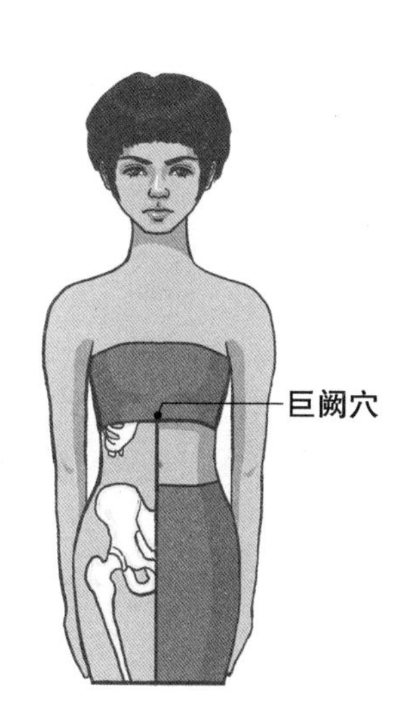


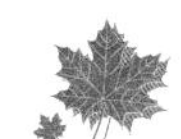

## 红辣椒抗感冒、降血脂、治头痛

椒类一般比橙含有更丰富的维生素C、铁、钙、磷和维生素B族，如每100克新鲜的红尖辣椒中，维生素C含量为144毫克，居新鲜蔬菜的首位。丰富的维生素C可以控制心脏病及冠状动脉硬化，降低胆固醇。辣椒中的β－胡萝卜素含量为1390微克，是获得类胡萝卜素、叶黄素、玉米黄质和β－玉米黄质的最好来源之一，它们都是最有效的抗氧化剂之一，可以使呼吸道畅通，有预防风寒感冒的作用。

一口咬下红辣椒的那种辛辣刺激感，会促使脑部分泌内啡呔，这种化学物质可以减轻疼痛并能产生轻微的快感。最近已经有人拿辣椒来治疗神经性头痛或特别严重的头痛症状，效果非常好。

辣椒不光对于伤风受寒的人很有用，对于调整血脂似乎也有帮助。国外研究指出，老鼠吃下富含辣椒的食物后，血液中的甘油三酯和低密度脂蛋白（俗称坏的胆固醇）都明显地减少了许多。辣椒含有一种特殊物质，能加速新陈代谢以达到燃烧体内脂肪的效果，从而起到减肥的作用。这种物质还可以促进荷尔蒙分泌，对皮肤有很好的美容保健作用。

虽然辣椒中含有丰富的维生素C，但由于维生素C不耐热，易被破坏，在烹调中会有绝大部分的维生素C流入汤中或被破坏，在铜器中更是如此，所以烹调时要尽量避免使用铜质器具。

**小贴士**

尽管吃辣椒有很多好处，但是，食用辣椒应适量，鲜辣椒每次100克、干辣椒每次10克为宜。食用过量反而会危害人体健康。因为过多的辣椒素会剧烈地刺激胃肠黏膜，引起胃痛、腹泻，并使肛门烧灼刺痛，诱发胃肠疾病，促使痔疮出血。此外，患有火热病或阴虚火旺、高血压、肺结核、咽喉炎、食管炎、胃肠炎、胃溃疡以及痔疮等患者均应少吃或忌食辣椒。

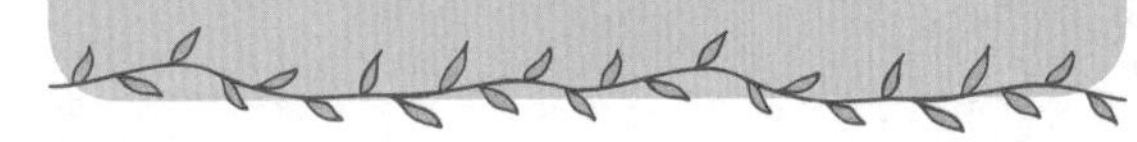

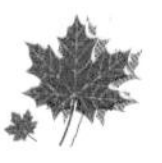

## 消除关节疼痛、怕冷可常按阳池穴

生活中，不少女性朋友都有怕冷的现象，如果您不想被它一直困扰下去的话，按按阳池穴是个不错的选择。

阳池穴是三焦经上的重要穴位，让身体气血畅通，对治疗女性怕冷很有效果。该穴在腕背横纹中，指总伸肌腱的尺侧缘凹陷处（靠近无名指一侧）。

刺激阳池穴的时候，动作不要太快，要缓缓按摩，手势轻揉。具体可以这样操作：如果您要先按摩左手阳池穴，就用右手的中指缓缓按揉左手的阳池穴上，拇指托在手腕下面，左手按摩1分钟左右再换右手。这种姿势自然流畅，很好地刺激了阳池穴，操作起来很方便。

平时多多揉动阳池穴，别看它只是一个小小的穴位，却能帮您暖身。

此外，不少人都有手腕关节疼痛的经历，阳池穴就在我们手腕背部的中心，对于消除腕关节疼痛很有效果。

关节是我们身体上平时活动最多的地方，因为经常活动，也很容易磨损，尤其是手腕部位的关节。我们每天都免不了使用电脑，经常在键盘上敲敲打打的动作十分频繁，所以，腕关节的防护是很重要的。

在工作过程中，感觉手腕活动不灵活，您可以马上按压阳池穴。具体方法很简单，如果是您的右手手腕酸痛，就暂时放下手头的工作，用左手拇指按压在右手的阳池穴上，其他四指按在手腕的另一端，然后五指同时用力按压并揉动阳池穴。按摩的同时，不停转动右手。不用多久，您的手腕就会轻松很多的。

如果出现手臂前部和肘部疼痛、颈肩部疼痛，也可以按阳池穴配合治疗。

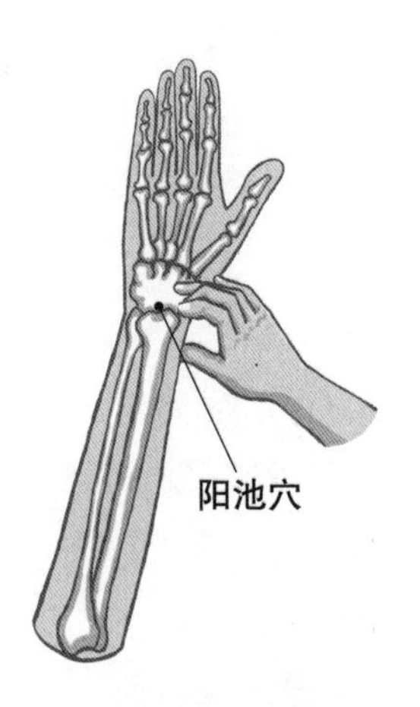


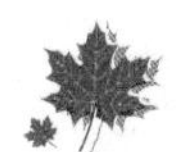

## 看清恶性淋巴瘤的真面目

2009年6月5日清晨，中央电视台著名播音员罗京因患淋巴瘤在北京病逝。据了解，著名爱国人士霍英东父子两代均因恶性淋巴瘤过世。这些名人患恶性肿瘤先后逝去的消息既让大众触目惊心，又为其家人留下无穷遗憾。

淋巴瘤并非只钟情于名人，据统计，全世界每9分钟就有1名淋巴瘤新发病例。它已跻身我国恶性肿瘤前十名，在血液系统恶性肿瘤里排名第二。那么，到底什么是淋巴瘤？如何积极预防以及早期发现？

### · 淋巴系统——人体的重要防卫体系

很多人都有这样的体验，当身体出现感染、发热的时候，在颈部、腋窝或腹股沟等处，会摸到肿起的硬结，这就是淋巴结。淋巴结是产生身体免疫物质的场所，它和淋巴组织构成淋巴网状系统分布于全身，是人体的重要防卫体系。

人受伤以后组织会肿胀，要靠淋巴系统来排除积聚的液体，恢复正常的液体循环。沿着毛细淋巴管有100多个淋巴结或淋巴腺，身体的颈部、腹股沟和腋窝特别密集。每个淋巴结里有一连串纤维质的瓣膜，淋巴液就从此流过，滤出微生物和毒素，并加以消灭，以阻止感染蔓延。当病毒侵入人体发生感染时，淋巴结会肿大疼痛。炎症消失后淋巴肿块也会自然缩小。

由于淋巴组织遍布全身各处，而且同血液系统和免疫系统密切相关，因此，淋巴瘤可以发生在身体的各个部位。

### · 淋巴瘤的病因推测

恶性淋巴瘤可发生于任何年龄，其病因并不完全清楚，和遗传、病毒与细菌感染，各种原因引起的免疫力下降，环境及生化致癌物，电离辐射等有关。

**遗传因素** 肿瘤本身并不遗传，家族遗传的是发生肿瘤的素质，某些人的身体素质在致癌物质作用下，容易产生变化，或对异常细胞免疫力明显下降，导致肿瘤发生。霍英东先生的淋巴瘤的发生，有“遗传”因素存在，霍英东的父亲就是因为淋巴瘤而去世的。

**神经与精神因素** 是致癌的重要原因之一，因为大脑皮层对人体各器官的病理过程起着重要作用。如果神经系统持续地受到压力的刺激，可导致大脑控制失调，细胞生长失去控制而异常增殖。

**内分泌失调** 生活无规律，会引起内分泌失调。内分泌参与调节机体器官组织的代谢功能，这种过程与癌症病理过程的发生，有直接关系。

**代谢失调** 因为代谢失调，可以让机体产生过多的自由基。增加的自由基超过了人体的自我调解能力，就会去攻击健康细胞，让其发生变异，这是一种很重要的致癌原因。

**机体的自然防御机制** 免疫系统是人自身的国防部，正常情况下，“国防部”紧紧监视每一个异常细胞，及时把它消灭。如果“国防部”弱了，监测失灵了，那些“叛逆”细胞就会乘机繁殖，这样癌症就发生了。

### · 淋巴瘤早期症状类似感冒

由于恶性淋巴瘤表现比较隐匿，不易被察觉。淋巴瘤早期症状与很多常见感冒等“小毛病”类似，最明显的症状就是颈部、腋窝或腹股沟出现无痛性的浅表淋巴结肿大，生长可快可慢，有的甚至经消炎治疗可以好转和消退，更易误诊。其他的表现有不明原因的发热（尤其是夜间发烧）、体重下降、没有胃口、乏力、消化不良、腹泻、咳嗽、呼吸困难、皮肤发痒、扁桃体肿大、头疼等，均需警惕患上淋巴瘤的可能性。

**小贴士**

如何早期发现淋巴瘤？专家介绍了一个简单的自测办法——摸。因为多数淋巴瘤患者先在浅表淋巴结发病，如颈部、腹股沟和腋下淋巴结，这些部位都很容易自测到。所以除了牙痛、过敏性鼻炎等显而易见诱发淋巴结肿痛的原因外，如果淋巴结出现无痛性、进行性肿大，自测者就应去医院看医生并做B超或X线等检查，以排除淋巴肿瘤。

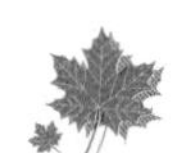

## 看体质选水果

人有各自的体质，水果也有各自的性质，所以一旦不注意，多吃水果也会让人不舒服。体质分类是传统中国医学的独特理论，也就是常说的寒、热、虚、实；而水果则有寒性、热性、温性、凉性之分。

想吃对食物，首先要认清自己的体质。寒冷体质的人，手足通常很冰冷，而且易出汗、肤色淡、口淡无味、较少口渴，他们在饮食上宜选择偏温热食物。温热体质的人，一般脸色红赤、容易口渴、喜喝冷饮，只有多吃寒凉滋润的食物，方能维持身体平衡。

**·温热类水果适宜寒冷体质人群**

枣、栗、桃、杏、荔枝、樱桃、石榴、菠萝等都属于温热类水果。它们热量密度高、糖分高，吃过以后肝脏的葡萄糖磷酸化反应会加速，肝糖合成增加，脂肪酸和甘油三酯的合成也随之提高，其结果就是容易上火，身体能量增加。

**·寒凉类水果适宜温热体质人群**

柑、橘、菱、香蕉、雪梨、柿子、百合、西瓜等都属于寒凉类水果，吃过之后不上火，反而会有清热去火之效，体质虚寒者宜减少食用量。

**·甘平类水果适合各种体质人群**

甘平类水果的性质介于温热类和寒凉类之间，典型的有葡萄、木瓜、橄榄、李子、梅、枇杷、山楂、苹果等。一般来说，这类水果适宜于各种体质的人群。

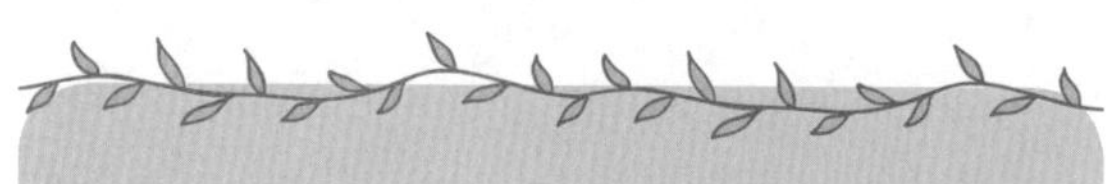

**小贴士**

其实，无论什么体质，任何一种水果吃太多都会对身体产生不良影响。例如苹果，虽然通常都认为它是好东西，但过量食用同样会伤及脾胃。

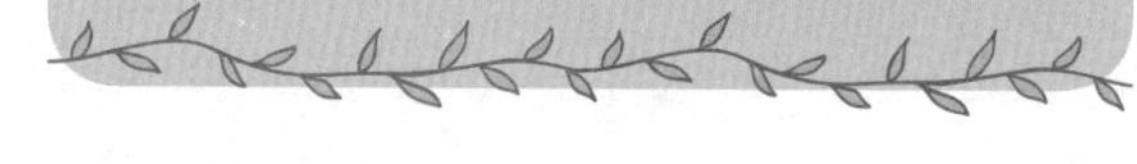

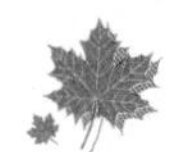

## 看中医需要注意什么

中医诊病讲究望、闻、问、切四诊，其中望诊是诊病的首要环节，它包括了望精神状态、望面部气色、望舌苔、望舌质、望唇甲等诸多方面，它是患者留给医生的最初印象，对其他三诊有非常重要的参考价值。

从中医角度说，面部不同的颜色、舌苔不同的色质所代表的病症是不同的。

如：面色发黄提示脾胃不和消化不良，颜面浮肿、面色发黑提示有肾脏疾患，面色苍白大多见于贫血的患者，面色红赤多为高血压病，面色发青考虑肝脏疾病的可能性较大；舌体胖大边有齿痕为脾胃虚弱的征象，舌尖发红有刺者多为心火亢盛，舌苔黄腻为胃内热盛，舌苔黧黑肾病多见。

有些患者平素还有涂指甲油的习惯，但是就诊前必须保持本色，因为很多微循环障碍的病人指甲色淡、色白，一些心血管疾病和呼吸系统疾病的患者指甲发紫，这些都需要通过望诊进行诊察。

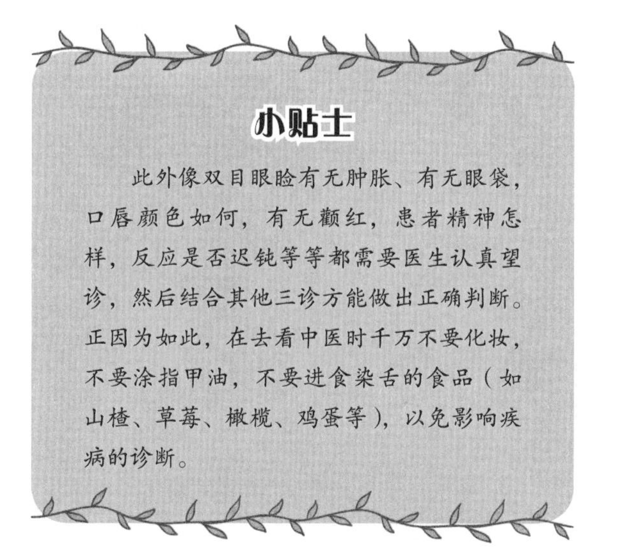

**小贴士**

此外像双目眼睑有无肿胀、有无眼袋，口唇颜色如何，有无颧红，患者精神怎样，反应是否迟钝等等都需要医生认真望诊，然后结合其他三诊方能做出正确判断。正因为如此，在去看中医时千万不要化妆，不要涂指甲油，不要进食染舌的食品（如山楂、草莓、橄榄、鸡蛋等），以免影响疾病的诊断。

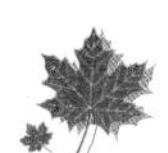

## 家中老人如何应用营养性化妆品

如今，使用化妆品已不再是年轻人的专利，许多老年人也加入了化妆品消费行列。但目前市场上的化妆品品牌繁多，性能复杂，老年人如何根据自身皮肤的特点选购适宜的化妆品呢?

老年人的皮肤特点是松弛而有皱纹，皮下脂肪减少甚至消失，汗腺及皮脂腺萎缩，皮肤干燥、变硬变薄、防御功能下降。因此老年人只能选择适当的营养性化妆品，方可延缓皮肤老化、保持肌肤活力。

常见的营养性化妆品有以下几类：

**珍珠类** 即在一般化妆品中添加珍珠粉。珍珠中含有 24 种微量元素及角蛋白肽类等多种成分，能参与人体酶的代谢，促进组织再生，起到护肤、美颜、抗衰老的作用。

**人参类** 即在一般化妆品中加入人参成分。人参含有多种维生素、激素和酶，能促进蛋白质合成和毛细血管血液循环，刺激神经，活化皮肤，起到滋润和调理皮肤的作用。

**蜂乳类** 蜂乳中尼克酸含量较高，能较好地防止皮肤变粗；另外，蜂乳还含有蛋白质、糖、脂类及多种人体需要的生物活性物质，从而滋润皮肤。

**花粉类** 花粉中含有多种氨基酸、维生素及人体必需的多种元素，能促进皮肤的新陈代谢，使皮肤柔软、弹性增加，减轻面部色斑及小皱纹。

**维生素类** 维生素 A 可防止皮肤干燥、脱屑；维生素 C 可减轻色素，使皮肤白净；维生素 E 能延缓衰老、舒展皱纹。

**水解蛋白类** 水解蛋白类可与皮肤产生良好的相溶性和黏性，有利于营养物质渗透到皮肤中，并形成一层保护膜，使皮肤细腻光滑，皱纹减少。

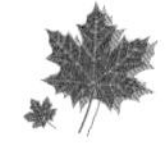

## 遇到老人跌倒不要急扶

能够引起老年人跌跤的原因比较多，其中最常见的原因是高血压。当老年人血压较高时，如果一些诱发因素存在，像气温变化、剧烈运动、精神紧张等，都可以导致病人血压一过性增高，而老年人本身血管已发生硬化，脑血管亦不例外，在血压异常增高的情况下，有可能突破脑血管的自身调节能力，导致脑血管破裂引起脑出血，也就是人们通常所说的脑中风。这时患者会跌倒昏迷，如果此时急于唤醒患者，又推又拉，会使脑血管的破裂口扩大，脑出血量增加而使病情加重，甚至危及生命。

这时，正确的做法应让病人保持安静，保持头高脚低半卧位，在条件许可的情况下，还可用冰袋或冷毛巾敷在病人头上，以减轻脑出血。脑血管受到冷的刺激后血管收缩，可减小破裂口达到止血的目的，同时应立即拨打120急救电话，以便医生及时赶到进行抢救。

除上述情况外，由脑缺血引起的跌倒也不要轻易扶起，因为脑供血不足会引起晕厥，病人应平卧，如此时将其扶起，会加重脑部缺血。

另外，跌倒发生骨折时也不要匆忙扶起，否则不但会加重损伤和骨骼错位，而且有些骨折如脊柱骨折可能会损及脊髓，导致病人截瘫。

由此可见，当遇到老年人跌倒时，首先要观察病人的表情、神态，如神志清醒的，可询问摔倒的原因，然后给予帮助，再视情况送往医院；遇到昏迷或有语言障碍者，要立即打急救电话；碰到呕吐病人，应立即将其头部侧向一边，以防呕吐物返回流入呼吸道导致病人窒息。

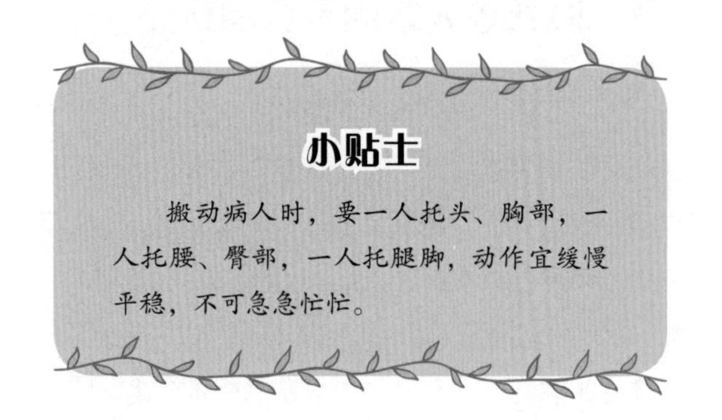

**小贴士**

搬动病人时，要一人托头、胸部，一人托腰、臀部，一人托腿脚，动作宜缓慢平稳，不可急急忙忙。

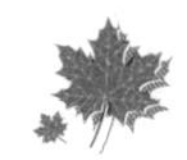

## 锻炼后喝水要“小口”

在锻炼、洗澡后，需要补充适量水分，但要注意喝水方法。

首先，在运动和洗澡后要先休息一下，因为这时候心脏跳动强烈，如果喝水，会加重心脏的负担，尤其是有心脏病的人。

在心脏跳动感觉稍微平稳时，可以开始缓慢、小口、多次地喝温开水，每喝一小口的频率最好能大概保持与心跳频率相近。这样，心脏可以有规律、平稳地接受并促进喝入水分的吸收。

在高温出汗后，也不能一次性大量饮水，否则容易出现心慌、气短、出虚汗等现象。

高温造成的大量出汗会使身体丢失很多盐分，如果再大量饮水，则会稀释血液中的盐分并增加出汗，进一步加重“口渴”的感觉。

大量出汗时，人体胃肠的血管处于收缩状态，吸收能力差，大量饮水易在胃肠道里积聚，使人感到闷胀，并会引起消化不良。

正确的做法：最好先用水漱漱口，润湿口腔和咽喉，再喝50毫升~100毫升淡盐水（100毫升水加食盐2克）；休息30分钟后，再喝常温（25摄氏度左右）的白开水。

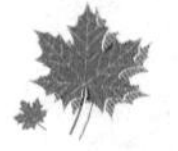

## 健身要得法

在进行体育健身时，要采用适合自身的科学健身方法，否则很可能会适得其反。

**慎做摇头转颈动作**　因为颈椎几乎呈水平排列，颈部肌肉又欠发达，在脊椎骨中，它是最不稳定的一段，摇头转颈动作用力过猛或幅度过大，易造成颈椎错位。再者，有的人患多有动脉粥样硬化，摇头转颈时，颈部动脉内血液易形成涡流，很可能会把动脉壁上粥样硬化物冲刷脱落，脱落物随血流进入颅脑，会有导致脑梗死的危险。若一定要进行颈部旋转摆动锻炼，动作应慢，幅度应小。

**单腿独立应量力而行** 单腿独立时，可能不足以承受全部体重，易发生不必要的损伤，如膝、踝关节扭伤，甚至可能摔倒，造成腰、腿等部位的骨折。如果进行单腿独立姿势的锻炼，也应用手扶住其他物体以固定身体。

**加强四头肌的锻炼** 股四头肌是由四块肌肉组成的大腿前侧的一组肌群。它的强壮与否，对膝关节病的预后转归至关重要。若股四头肌强壮，膝关节病即使症状严重，其预后也好；若股四头肌瘦弱，即使膝关节病症状较轻，其预后也不好。股四头肌锻炼方法是：取坐位或仰卧位，下肢伸直，用劲使股四头肌收缩鼓起，维持一小会儿，再放松，反复数次。

**加强腰背肌的锻炼** 腰背肌强壮了，可预防腰背痛的发生，对腰背痛也有一定的辅助治疗作用。其方法是：取仰卧位，头颈肩及足跟着力，用力向上挺腹，使腰背部悬空，反复数次；也可取俯卧位，以腹部为支点，身体两头往上翘，形似灵燕飞翔，也称“飞燕式”。

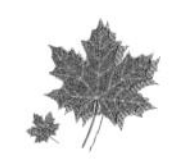

## 生病总是难免的，床边锻炼不可少

生病总是难免的，养病期间不能到户外运动，不妨试试以下的健身方法。只要在起床或睡前花点儿时间，就可以轻松健身。

**· 织布疗法**

坐在床上，两腿伸直并拢，脚尖朝前，双臂伸直，双手掌心朝脚尖方向做推的动作。同时，上身前俯，向外呼气，双手应尽量向脚尖方向推，推到不能再向前时，保持姿势 3 秒钟，收回手掌，并吸气。连续往返 30 次，每天早晚各做 1 遍。这套健身法有按摩内脏、调理肠胃功能的作用，可以预防和治疗消化系统、心血管系统的疾病。

**· 抱枕疗法**

用棉布缝制一个长约 1 米、直径约 35 厘米的布口袋，用棉絮或海绵填充好，做成一个椭圆形的长枕。睡眠时应侧卧，双臂抱枕，长枕下段可垫在大腿下面。这样可使睡眠好，还可以使肩关节拉开，减轻上肢关节的“晨僵”现象，预防和治疗关节炎。

**· 旋转疗法**

双腿盘坐在床上，双手掌放在膝盖上，双目微闭，舌抵上腭，以腰部为轴，慢慢旋转，旋转时腰部要尽量弯曲，上身前俯。先自右向左旋转 30 次，再自左向右旋转 30 次，每旋转 1 次约 25 秒钟，全部完成约 30 分钟左右，一般在睡前进行。此法可以调节大脑，对神经衰弱、消化不良、便秘、肠胃炎等疾病有预防和治疗作用。

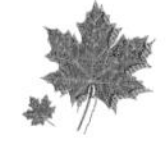

## 长期处于低胆固醇状态也不好

长期处于低胆固醇状态，得不到正常的新陈代谢，而且还会导致身体缺乏锌、锰等微量元素，从而出现味觉减退、食欲不振、皮肤生病、伤口难以愈合、头发早白等。

因此在生活中，为了您的身体健康，适当吃些肥肉还是很有必要的，那么怎样吃肥肉才能有益身体健康呢？这里向您介绍几个小窍门。

**·将肥肉用文火慢慢炖煮**

一般炖煮 2 小时以上，其饱和脂肪酸就可以减少 30%～50%，胆固醇可以降低 50%以上，而对人体有益的不饱和脂肪酸却可以明显增加。如果在食用肥肉时，再配以适量的海带、萝卜熬汤来吃，则会使营养更加全面丰富。

**·用糖和酒**

首先用糖和酒把肥肉烹制之前腌一段时间，让糖和酒解去肉中的肥油，经过这种方法处理后的肥肉，色泽近乎透明，因此有人将其取名为“冰肉”，传统粤菜中的“桂花扎”就是用这种肉作为原料的，并且这种肉脂肪含量会明显变少，更益于人体的健康。

**·用面粉和豆沙馅**

将肥肉洗净，放入锅内用清水煮熟，取出后放凉，将肉切成条或片，每片中间再横劈一刀，注意不要批断，中间夹入少许面粉，再嵌入少许豆沙馅抹平。然后上锅炸或煎，熟后即可食用。用这种方法烹制出的肉肥而不腻，并且香甜酥脆，尤其是加入了豆沙馅，使营养更加丰富，更有益于人体健康。

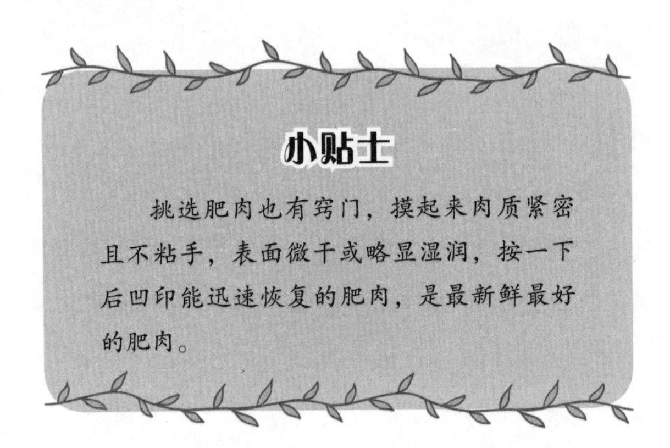
**小贴士**

挑选肥肉也有窍门，摸起来肉质紧密且不粘手，表面微干或略显湿润，按一下后凹印能迅速恢复的肥肉，是最新鲜最好的肥肉。

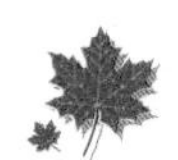

## 用烤的橘子治病

橘子是人们生活中习以为常的果品，既是极好的美食佳果，又对人体健康有着很多有益之处。橘子中含有丰富的维生素 C 和尼克酸等，它们有降低人体中血脂和胆固醇的作用，所以，冠心病、血脂高的人多吃橘子很有好处。

日本果树研究所对 6045 人进行调查发现，爱吃橘子的人患冠心病、高血压、糖尿病、痛风的比率比较低。他们还发现橘子等柑橘类的皮中所含的橙皮油素具有抑制肝脏、食道、大肠及皮肤发生癌症的效果。

日本中医食疗研究会会长田村稻生教授认为，就橘子的营养价值来说，维生素 C 与柠檬酸含量最丰富。前者具有美容作用，而后者则具有消除疲劳的作用。如果把橘子内侧的薄皮一起吃下去，除了维生素 C 以外，还可以摄取膳食纤维（果胶），它可以促进通便，并且可以降低胆固醇。值得注意的是橘皮甙，它可以加强毛细血管的硬度，能降血压、扩张心脏的冠状动脉。因此，可以说橘子是预防冠心病与动脉硬化的食品。

橘子的吃法也有讲究，以烤着吃的方法最好。具体方法是将橘子（1~2 个）洗净后放在 40℃ ~50℃的开水中浸泡 1 分钟，然后用布擦干放在铁网上，用中火烧烤至微焦为止。这样，橘皮中的成分可以渗透到橘子里面去，且这样处理以后，橘皮也可一起吃下去。

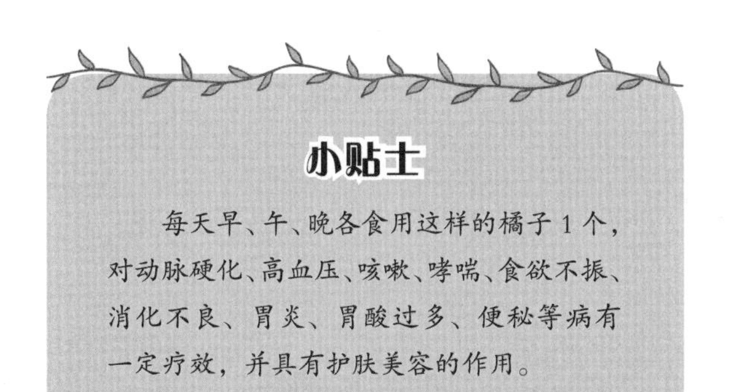

**小贴士**

每天早、午、晚各食用这样的橘子1个，对动脉硬化、高血压、咳嗽、哮喘、食欲不振、消化不良、胃炎、胃酸过多、便秘等病有一定疗效，并具有护肤美容的作用。

## 生大蒜不能治腹泻

由于细菌极易繁殖，使食品容易腐败变质。加上苍蝇叮爬，人们如果吃了带有致病菌的食物后就很容易发生腹泻，而大蒜能防止腹泻的发生。因为大蒜含有一种辛辣含硫的挥发性植物杀菌素——大蒜素，它对葡萄球菌、痢疾杆菌、霍乱弧菌、大肠杆菌、伤寒杆菌、炭疽杆菌、霉菌、阿米巴原虫等均有杀灭或抑制作用。利用大蒜的杀菌功能，在肠道传染病流行期间，每天生食1~2头大蒜，能起到预防肠道传染病的作用。

如果因此认为多吃生大蒜可以治好腹泻却是一种误解。人们由于受凉或误食沾有致病菌的不洁食物后，由于细菌的作用，使肠壁血管扩张、充血、肿胀、通透性增加，机体组织大量蛋白质和钾、钠、钙、氯等电解质以及液体渗入肠腔，大量液体刺激肠道，使肠蠕动加快、增强，因而出现阵阵腹痛、频频腹泻等症状。这时，如果食用大蒜，特别是过量食用大蒜，虽有抗菌作用，但因其中有辣性的大蒜素会刺激肠壁，促进血管进一步充血、水肿，使更多的组织液涌入肠内，从而加重腹泻症状。另外，过量生食大蒜，还会使胃受到强烈刺激而引起急性胃炎，出现腹痛等不适，这对于患者来说无异于雪上加霜。

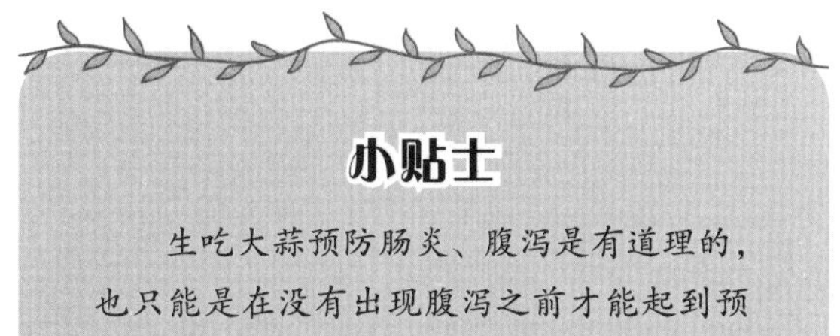

**小贴士**

生吃大蒜预防肠炎、腹泻是有道理的，也只能是在没有出现腹泻之前才能起到预防作用，即便是用大蒜来预防肠道传染病时，也不可过量生食。

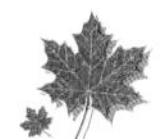

## 用食物“通”血管

防止血管过早老化应多吃清理和保护血管的食物。医学研究证明，以下食物对疏通清理血管、预防血管硬化有特殊的功效。

**· 玉米**

含不饱和脂肪酸，特别是亚油酸的含量高达60%以上，有助于人体脂肪及胆固醇的正常代谢，可以减少胆固醇在血管中的沉积，从而软化动脉血管。

**· 苹果**

苹果富含多糖果酸及类黄酮、钾及维生素E和维生素C等营养成分，可使积蓄于体内的脂肪分解，避免过胖，对推迟和预防动脉粥样硬化发作有明显作用。

**· 海带**

海带中含有丰富的岩藻多糖、昆布素，这类物质均有类似肝素的活性，既能防止血栓，又有降胆固醇和脂蛋白，抑制动脉粥样硬化的作用。

**· 茶叶**

含有茶多酚，能提高机体抗氧化能力，降低血脂，缓解血液高凝状态，增强红细胞弹性，缓解或延缓动脉粥样硬化。经常饮茶可以软化动脉血管。

· 大蒜

含挥发性辣素，可消除积存在血管中的脂肪，有明显降脂作用，是主治高脂血症和动脉硬化的良药。

· 洋葱

含有一种较强血管扩张作用的前列腺素A，它能舒张血管，降低血液黏度，减少血管的压力，同时洋葱还含有二烯丙基二硫化物和含硫氨基酸，可增强纤维蛋白溶解的活性，具有降血脂、抗动脉硬化的功能。

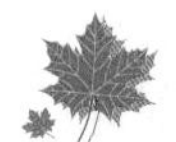

## 生命在于脑运动

现代医学对“生命在于运动”有了新的认识，认为“生命在于脑运动”，因为人的衰老首先是从大脑开始的，有健康的大脑才能有健康的身体；只要大脑健康，长寿就有可能实现。而大脑健康者又可细分为三种类型：

· 智者寿

智者寿也可以说是有所为者寿。我们在社会参与、人际交往、有所作为过程中，不断接受来自社会的新信息，对新鲜事物富有好奇心，对新知识都想学一些，这种大脑发达的心理表现，正是生命力的体现，正是健康长寿的动力。

· 仁者寿

仁者寿也可以说是“大德必得其寿”或心理健康者寿。

仁者都有正确的人生观，思维能够跟上社会发展，行动能够服从社会需要，遵守社会道德规范；同时能宽厚待人、乐善好施。这样的人能得到人们的尊重与爱戴，自己也感觉精神愉快、充实。当这种良好的、愉悦的信息传输给大脑，脑垂体会分泌一种激素——β－内啡肽，也叫“快乐荷尔蒙”，同时引发脑内产生一种脑电波——α 波，也叫“好波”，这两种活性物质能使机体血液循环、代谢功能及神经细胞的兴奋调节到最佳状态，从而提高免疫力，增强身心健康。

· 乐者寿

研究表明，人要笑，大脑要先做很多运动；开怀大笑时，能牵动到不经常运动的很多神经和面部、胸部、腹部肌肉；笑是最高级的脑运动，因为它会同时牵动15条面部肌肉和全身230多条肌肉；笑能使人敞开心怀，缓解压力，即使笑较短的时间，也能使大脑产生大量的快乐荷尔蒙，从而增强身心健康。

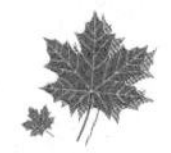

## 睡不好吃这些常见安神菜

· 黄花菜

黄花菜又称“安神菜”，具有镇定神经的功效，除了煮汤喝，也可以与其他菜炒成各种美味佳肴。而在改善失眠症状时，主要是坚持每日三餐时喝黄花菜汤。做时将黄花菜先用热水焯半分钟，去除表面过敏物质，再加水以大火煮沸后，再用小火续煮30分钟，滤渣取汤，再加点盐即可。也可以加一些其他菜料，如小芹菜、豆腐皮、香菇等，味道更好。

· 酸枣仁

酸枣是中药，而酸枣仁更是以助眠闻名。若想用酸枣仁来对付失眠，方法很简单，只要拿它来煮汤或泡茶喝就行了。失眠较多的人，除了常喝酸枣仁茶，还可以用酸枣仁汤来煮小米粥喝，由于小米也含有能助眠的色氨酸，所以这道粥对于改善失眠会有显著的功效。

**·洋葱**

一般人都认为洋葱是调味菜，其实它也是功效极强的“安神菜”。它不仅含有刺激泪腺的大蒜素，更能提升人体吸收维生素 $B_1$ 的能力，促进新陈代谢，消除疲劳，改善注意力涣散状况，对安神助眠帮助最大。

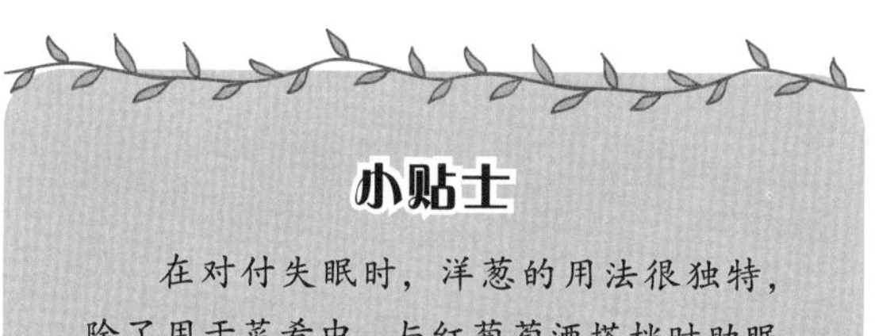

**小贴士**

在对付失眠时，洋葱的用法很独特，除了用于菜肴中，与红葡萄酒搭档时助眠效果最好。将1个洋葱剥去皮切成片，不能沾到水，然后放入一个用滚水烫过并晾干的玻璃罐中，再加入约500毫升的红葡萄酒。将盖子封好，放进冰箱冷藏，大约三天后可以饮用。这道酒又香又好喝，每天睡前喝30~50毫升，不久就能睡得很香了。

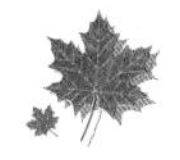

## 睡前应坚持做好6件事

**·刷牙洗脸擦身**

睡前刷牙比早晨更重要，不仅可清除口腔积物，并且有利于保护牙齿，对安稳入睡也有帮助；电视看完后，洗洗脸、擦擦身（特别是腋下、阴股部、肛门周围等处），以保护皮肤清洁，使睡眠舒适、轻松。

**·梳头**

古医家探明头部穴位较多，通过梳理，可起到按摩、刺激作用，能平肝、熄风、开窍守神、止痛明目等。早晚用双手指梳头，可疏通头部血流，提高大脑思维和记忆能力，促进发根营养，保护头发，减少脱发，消除大脑疲劳，早入梦乡。

**·散步**

平心静气地散步10~20分钟，这会使血液循环到体表，入睡后皮肤能得到“活生生”的保养。躺下后不看书报，不考虑问题，使大脑的活动减少，较快地进入睡眠。

**·喝杯加蜜牛奶**

古代民间流传这样一句话：“朝朝盐汤，暮暮蜜。”就是说早喝淡盐开水，晚饮蜜糖水。据国外医学专家研究，牛奶中含有促进睡眠的L-色氨酸。睡前1小时喝杯加蜜的牛奶，可助眠。蜂蜜还有助于整夜保持血糖平衡，从而避免早醒，尤其对经常失眠的老年人更佳。

**·开窗通气**

保持寝室内空气新鲜，风大或天冷时，可开一会儿，睡前再关好，有助于睡得香甜。但注意睡时不要用被蒙头。

**·洗（搓）脚**

民谚曰，“睡前烫烫脚，胜服安眠药”“睡前洗脚，胜服补药”“养树护根，养人护脚”等等。早在1400多年前孙思邈就提出寒从脚上起的见解，“病从脚上来，双脚如树根，治脚治全身……”国外医学家把脚称：“人体第二心脏”“心之泵”，十分推崇脚的保健作用。祖国医学认为，脚上的60多个穴位与五脏六腑有着十分密切的联系。若能养成每天睡觉前用温水（40~50℃）洗脚、按摩脚心和脚趾，可起到促进气血运行、舒筋活络、阴阳恢复平衡状态的作用。对老年人来说，更具有祛病健身的功效。

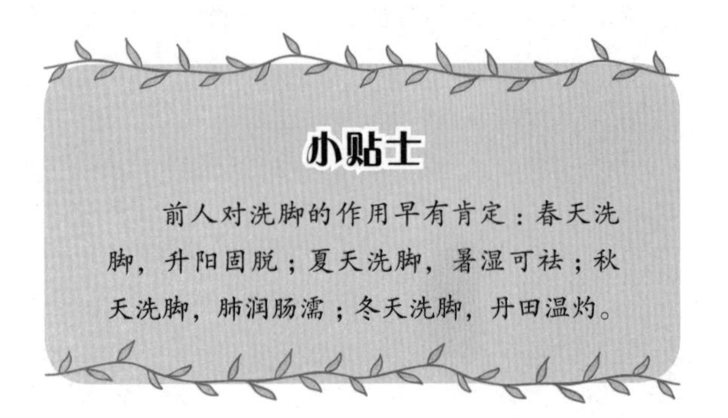

**小贴士**

前人对洗脚的作用早有肯定：春天洗脚，升阳固脱；夏天洗脚，暑湿可祛；秋天洗脚，肺润肠濡；冬天洗脚，丹田温灼。

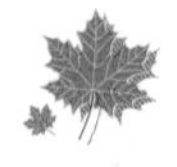

## 玩具清洁法：细菌走开，健康满分

玩具对孩子的成长过程来说，扮演着非常重要的角色，小朋友必须经由手接触玩具，或是正处一岁左右口腔期的幼儿，容易把玩具放到口中，若是玩具充满着细菌，很容易病从口入，因此玩具的清洁与保养就万万不可忽略。这一点作为家长和幼儿园老师敬请关注。

**· 材料工具**

婴儿油或绵羊油、酒精、牙刷、棉花棒、布、洗衣袋、漂白水。

**· 消毒水 DIY**

将漂白水稀释，比例为 1∶99，漂白水 1，水 99 的量去稀释，就可以将玩具清洁杀菌。

**· 可水洗的塑料类**

（1）将没有装电池的塑料玩具放进水中，倒入漂白水稀释，浸泡约 30 分钟。

（2）利用牙刷将有脏污的部分刷洗，再用清水冲洗干净。

（3）最后再用干净的布将玩具擦干净，再放进干净的玩具箱来存放。

· 小叮咛

因为消毒水的浓度非常低，所以浸泡过后只需用清水冲洗一次即可，若是不喜欢消毒水的味道，则可多冲洗几次。

**· 布质类**

（1）洗涤前，把玩具放入 1∶99 的稀释漂白水中浸泡 30 分钟。

（2）再利用牙刷将有脏污的地方刷洗干净。

（3）将布质玩具放进洗衣袋中，再以一般洗衣程序进行即可。

· 小叮咛

洗涤前一定要看清楚标示的洗涤说明，标示上载明可使用水洗者才能使用以上方法，以免入水后造成玩偶变形或产生起毛球的现象。

**· 芭比类**

（1）娃娃的头发就跟人洗发的程序相同，用洗发精先洗发再润发。

（2）身体就以塑料玩具的方式清洁即可。

不可泡洗的绒毛类

（1）绒毛娃娃不能水洗，但可用毛巾沾消毒水轻轻擦拭，再用清水擦拭一遍。

（2）拿至太阳底下晒晒阳光，也能赶走藏在毛绒娃娃里的细菌。

（3）送至洗衣店干洗是不错的选择。

· 小叮咛

家中若有会过敏的孩童，应避免绒毛玩具及容易发霉的布质玩具。若不得已就要照上述方法来清洁，并常拿出去曝晒，建议选择不易沾灰尘，好清洁的玩具，如塑料类。

· 木制类

可用婴儿油或绵羊油来擦拭，或用稀释的酒精或酒精棉片擦拭，再用干布擦拭一遍。

· 小叮咛

因木质材料的玩具容易潮湿生蛀虫，所以不能水洗，除非选择有上漆的木质玩具。若玩具表面上过浸泡漆，就可以水洗并阴干即可。好的木制玩具是比较耐玩也比较安全的玩具，保养上也不困难，长期摆放若让木头变黄，只要用磨砂纸磨一磨即可。

· 电子类

（1）用布蘸些酒精或以 1∶99 的稀释的漂白水来擦拭塑料壳。

（2）隙缝处可用棉花棒或牙刷来清洁，再以干净的布浸水擦拭一遍。

· 小叮咛

◎有装电池的玩具，如会动的玩偶、玩具电子琴、音乐铃等，这类玩具也不能泡水来清洗。

◎若有外层布料，如衣物等，可先拆解下来。

· 维护保养

· 看说明

在使用说明中应标明维护保养或清洁的方法，如图说明要以温水 30 度来清洗玩具。婴儿玩具应注意是否有清洁或消毒方法。

· 要检查

3 岁以下儿童的玩具，应要定期检查，如螺丝钉是否松动；毛绒玩具上的小零件是否松脱；塑料玩具的外壳有否破裂引起其他危险的产生等。

· 要清洁

干电池用完应及时取出。童车应定期进行加润滑油等保养工作。绒毛玩具应定期干洗或以擦拭方式再晒太阳，以减少细菌滋生等。

**小贴士**

选购玩具注意事项

1 岁左右的宝宝处于懵懵懂懂的阶段，常因好奇心及口腔期等因素将玩具放入嘴巴，加上宝宝的肌肤细嫩及抵抗力较脆弱，所以在选购时必须特别注意下列事项。

★玩具上彩色漆料是否为无毒漆料，防止宝宝因长期咬食而造成漆的脱落。

★是否可清洁或可使用特殊清洁液清洁，防止细菌的滋生。

★玩具接合处是否平滑，避免割伤宝宝。

★绒毛玩具之毛长是否过长，是否容易脱落，避免引起宝宝的呼吸问题及滋生细菌。

★玩具的材质是否坚固，避免碎裂而割伤宝宝肌肤。

★有音乐的玩具其分贝不宜过高或尖锐，而影响宝宝的耳膜及 EQ 的发展。

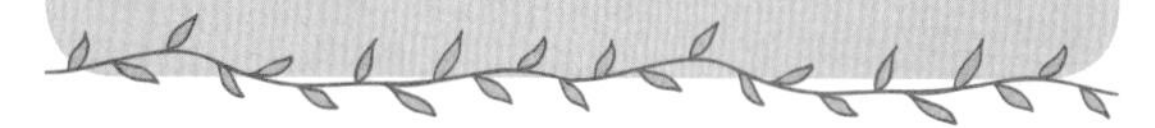

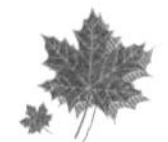

## 维生素与运动

经常参加运动的人比普通人更需要补充维生素。这是因为充足的维生素供应不仅能提高运动效果、预防运动性疾病，还能使肌肉得到充分的恢复和休息。

在进行运动时，机体能量消耗增加，加速了代谢过程，各种酶的活动增加，使得维生素消耗相应增加。同时，运动时出汗使得水溶性维生素流失严重。

另外，肌肉生长需要大量的蛋白质，而维生素则是肌肉生长的催化剂，它对肌肉组织有保护、修复和促进生长的作用。如果缺乏维生素和矿物质，肌肉生长不仅会减缓或受阻，而且还会增加运动损伤的几率。

但是很多人只是胡乱补充维生素，或顾此失彼。其实不同的维生素在运动中和运动后的作用并不一样。

维生素C参与肌肉组织的生物氧化过程，促进物质代谢等，对提高机体的运动能力有重要作用。另外，维生素C不仅是连接组织间的润滑液的主要成分，还可保护细胞免遭毁坏和防止衰老。每日需要量：最少量是90毫克，大运动量的人可以超过2000毫克，分成2~3次摄入。摄取来源：柑橘类水果和果汁、青椒、红辣椒、甘蓝、水蜜桃和猕猴桃。

同维生素C一样，维生素E也是一种抗氧化物，抵抗自由基对身体的副作用。经实践和研究发现，运动之后服用维生素E，有助于减轻肌肉酸痛。每日需要量：400~800国际单位。摄取来源：坚果类、种子类、深绿色蔬菜、菜籽油、全谷类。

维生素$B_6$帮助蛋白质的代谢和血红蛋白的构成，更重要的是能促进血红细胞的生成。肌肉在运动和代谢过程中需要氧气，血红细胞便是载氧的运输工具，血液的血红细胞含量越多，载氧能力就越强，肌肉的供氧来源就越充足，从而减轻心脏的负荷。反之，心脏的压力就很大。每日需要量：1.3~2毫克。摄取来源：鱼类、豆类、土豆、香蕉、鸡肉、火鸡肉。

维生素$B_1$可以促进身体代谢，维护神经系统功能，减轻运动后的疲劳。来自美国运动医学界的一项研究结果表明：同等运动量下，在运动后服用维生素$B_1$的人，其体内乳酸积累值比不服用维生素$B_1$的人群要低45%。每日需要量：1.0 ~ 1.5毫克。摄取来源：动物内脏、肉类、蘑菇、酵母、青蒜等。

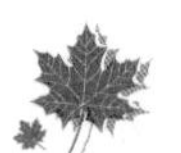

## 金秋季节远离疾病“十二防”

**·防感冒**

由于秋季气候忽热忽凉，是伤风感冒的多发季节。因此，要遵循“耐寒锻炼从初秋开始”的规律，注意随天气变化及时增减衣服。已感冒者可用连根葱烧豆腐吃，效果极佳。

**·防气管炎、哮喘**

由于天气由热转凉，容易发生呼吸道感染，导致“老慢支”复发。因此要改善居室环境，室内保持安静整洁，空气流通新鲜，并要积极预防感冒。据统计，“老慢支”病人感冒后90%以上可引起急性发作。还要科学调理饮食，合理药物防治等。

有哮喘病史的人对气温、气湿等气象要素的变化极为敏感，而且适应能力弱，容易引起上呼吸道感染而诱发。另外，草枯叶落的深秋，过敏物质大量增加，也是该病易发的重要原因。因此，要弄清引起哮喘发作的致敏源，尽量避免与之接触，随气温的变化，及时增添衣服、被褥，还要注意加强营养，重视体育锻炼。

**·防胃病复发**

每到秋季，人体受到冷空气的刺激，血液中的组胺酸增多，胃酸分泌增加，胃肠发生痉挛性收缩，自身的抵抗力和对气候适应性下降所致。此外，由于气候转凉，人们的食欲随之旺盛，使胃肠功能的负担加重，导致胃病的复发。此类病人除了注意保暖之外,应当进行体育锻炼,改善胃肠道的血液循环,减少发病机会,注意膳食合理,少吃多餐,定时定量,戒烟禁酒，以增强胃肠的适应力。

**· 防关节炎**

时入秋季，一方面暑湿蒸腾，另一方面又寒意袭人，极易发生外寒内湿的关节痛症。因此患者应注意防寒保暖，尤其是大汗后不宜立即接触冷水或用冷水洗澡。有关节炎症病史者，可选食猪蹄炖海风藤、木瓜鸡蛋酒，可祛风通络、化湿止痛，还可用当归、鸡血藤、桂枝、杜仲等煎汤药浴，对防止关节痛发作有积极治疗作用。

**· 防秋雨病**

秋天下雨,气压低,湿度大,可对人的血压、血沉、尿量等产生影响，使有些人出现沮丧、抑郁情绪。湿度大的天气有利于细菌的生长繁殖，会大大增加人体患伤寒、痢疾、各种消化系统及皮肤病的机会。克服秋雨天气对人的影响，一是加强人体对环境的适应能力，二是根据天气采取适当的预防措施。

**· 防皮肤感染**

秋季，皮肤易被病源寄生虫和蚊虫叮咬，出现红肿且奇痒，搔抓后可继发细菌感染，出现脓疱疮（疹）等。所以，被蚊虫叮咬之后切不可抓搔，可涂抹风油精、清凉油消肿止痒。

**· 防肺炎、秋燥症**

入秋时节，因湿度降低而出现秋燥。而秋燥对人体危害最大的部分是肺部。因此,应积极加强锻炼,增强肺功能，预防肺炎的发生。饮食方面调养也是一种积极的因素，应少吃辛辣食物，多吃养阴润肺的食物，如梨、萝卜等，以增强肺部的水分。

**· 防胃肠道疾患**

民谚“秋瓜坏肚”，是指立秋以后继续生食大量瓜类水果容易引发胃肠道疾患。夏令大量食瓜虽不至于造成脾胃疾患，却已使肠胃抗病力有所下降，立秋后再大量生食瓜果，势必更助湿邪，损伤脾阳，脾阳不振不能运化水湿，腹泻、下痢、便溏等急慢性胃肠道疾病就随之发生。因此，立秋之后应慎食瓜类水果，脾胃虚寒者尤应禁忌。

**· 多吃秋果惹病生**

秋天是水果丰收的季节，但吃水果并非多多益善，食用时应适可而止，吃多了也会影响健康。比如下列七种常见的秋果就要悠着吃。

**苹果**　果汁可止泻，空腹吃可治便秘，饭后吃可助消化。孕妇妊娠反应期间，吃苹果能补充维生素 C。但苹果富含糖类和钾盐，患有肾炎、糖尿病、冠心病者应少食。

**梨**　具有生津、润燥、清热、止咳、化痰的作用。它还有降低血压、清热镇痛功效。高血压、心脏病患者如有头晕目眩、心悸耳鸣，吃梨大有益处。梨还是肝炎、肝硬化患者的食疗佳品。但食梨过多会伤脾胃、助阴湿，使胃肠功能失调，引起腹泻等病，因而胃寒、脾虚泄泻者应忌食。

**柿子**　柿蒂煎服可治呃逆，青柿汁可治高血压，生食柿子有润肺去痰、健脾、止咳、止血、解毒作用。但柿子含有较多单宁,具有收敛性,多食会口涩、大便干燥。它还含有鞣质，如空腹食用或溃疡患者食用过多，会上腹部疼痛、饱胀、不思饮食等。

**大枣**　生食有健脾养胃、益气生津、养血安神等作用，可防治脾胃虚弱、倦怠乏力、失眠心悸、盗汗等症，是高血压、肝炎患者的食疗佳品。但过量吃大枣易损脾助湿热，引起消化不良、厌食，多食亦易损齿。

**柑橘** 生食有益气、强身、助消化、健脾胃、降血压作用，对防治化脓性咽喉炎、扁桃体炎、糖尿病、病毒性感冒有一定效果。因柑橘富含胡萝卜素，如果吃得过多会引起胡萝卜素血症（俗称橘黄症），出现呕吐、食欲不振、乏力等症状。同时，多食柑橘会上火，导致机体功能紊乱，出现口腔溃疡、舌炎、咽炎等症。

**葡萄** 生食能补气益血、强筋骨、通经络、利小便，久食能健身延年。对治疗高血压有益，还能使人精力充沛，并有抑制病菌作用。因葡萄含较多柠檬酸、苹果酸等，如果一次吃太多，会伤脾生内热。脾胃虚寒及糖尿病患者应少食或不食。

**石榴** 生食石榴，有生津止渴、止泻、止血的作用。对津液不足、咽干口燥、烦渴者，可谓食疗佳品。石榴还对咳喘、醉酒、高血压、动脉硬化、肝病等有较好疗效。但多食石榴伤齿。

· **中风**

秋季，北方来的冷空气不断南下，人体受冷空气刺激，常导致交感神经兴奋，引起血压升高，促使血栓形成，导致中风发生。要重视高血压等原发疾病的治疗，注意发现突然眩晕、剧烈头痛等先兆症状，还要搞好家庭急救和护理。

· **颈椎病**

天气转凉，颈椎病患者愈来愈多，这是因为在炎炎夏日里过用空调、电扇，或夜晚过分贪凉，图一时之快，而使颈椎凉损冷伤，导致秋后发病。其症状除颈部活动受限外，还伴有眩晕、恶心、上肢麻木、视物模糊等症状。一旦发病治疗便很棘手，与其既病方治，不如防患于未然。主要方法有：①在夏季防过寒过凉，冬季注意颈部保暖；②做颈部保健操；③按揉风池穴；④推擦手臂；⑤叩击肩井穴；⑥枕头不宜过高（15厘米为宜），也不宜太软。

· **过敏性鼻炎**

在夏秋季节转换之时，白天气温高，夜晚气温低，昼夜温差加大，体质弱的人，或有过敏体质的人，对这种明显的改变一时难以适应。一到秋天，不少人便频频打喷嚏直打得头疼、胸疼、肚子疼……这是过敏性鼻炎患者的难言之苦。此时应特别注意保暖避免受凉，消除此主要诱因，再注意饮食清淡及尽量远离过敏源。

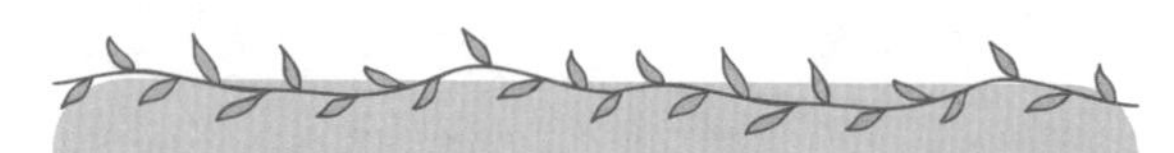

**小贴士**

立秋之后，秋雨渐多，昼夜温差悬殊，是各种疾病的多发季节，养生保健、适当运动也愈显重要了。

衣服方面：初秋，气温逐渐下降，宜穿素装薄衣。俗话说："春捂秋冻"，适当地"冻冻"，可增强皮肤的耐寒力。中秋以后，气温降低，宜及时增添衣服、被褥，以免受凉感冒，胃病复发。

饮食方面：秋季以后，降雨少，空气干燥，易引起咽干、鼻燥、肤涩等"燥症"，故应多饮开水、淡茶、菜汤以及牛奶等饮料，还应多吃些萝卜、番茄、豆腐、银耳、梨、柿子等，这些食物有润肺生津、养阴清燥的功效。

居住方面：深秋季节，气候较冷，夜间睡觉要关好门窗，入睡后腹部要盖一些衣被，以防腹部受凉，诱发感冒、腹泻。秋季要避免熬夜，每晚要保证 6~8 小时的睡眠时间，使机体有较强的免疫力。

活动方面：金秋时节，景色迷人，是人们户外活动、锻炼和旅游的黄金季节，早晨到公园做操、打拳、散步、跑步等适量的体育锻炼，对人体健康大有益处。

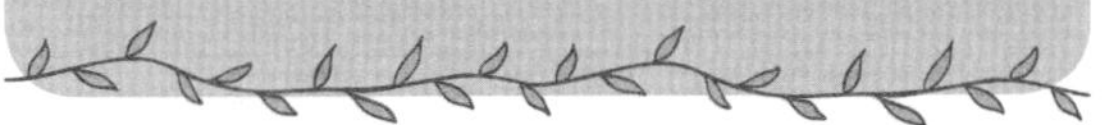

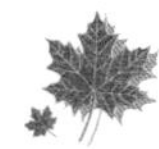

## 穴位疗法巧治前列腺肥大

前列腺肥大又称前列腺增生，为中老年男性的常见病和多发病，症状大都是由于肥大的前列腺压迫尿道引起的。起病初期有尿急、尿痛等现象，往往因夜尿多引起患者注意。此后尿道变窄，排尿渐渐发生困难，尿线变细，尿末淋漓不尽，加压间断排尿，最后发展成尿潴留、膀胱胀疼等。

前列腺肥大的治疗方法很多，概括起来有手术治疗和非手术治疗两大类。非手术治疗目前有局部渗透法、直肠注药加红外线法、局部注射法等。临床应用证明，采用外治法对改变排尿不适等症状也有较好疗效。这里介绍几种自己可掌握的外治法，仅供参考。

**贴中极穴法** 甘遂 9 克研成细粉，加面粉适量；麝香或冰片少许，用温水化开，与甘遂粉调成糊状，外贴中极穴（脐下 4 寸处，接近 5 横指的宽度），每日 1~2 次，每次 1 小时。

**熨小腹法** 生葱 250 克洗净切碎，加食盐 500 克，入锅炒熟后取出，用新棉白布包好，待温度适宜时熨小腹，凉后再炒再熨，连熨数次，总时间为 2~4 小时。

**贴肚脐法** 去皮独头蒜 1 头，栀子 3 个，捣烂如泥状，食盐少许，摊在塑料布或牛皮纸上，贴在肚脐处。外用纱布覆盖，胶带固定，每日更换 1 次。

**熨肚脐法** 艾叶 60 克揉碎，石菖蒲 30 克，入锅炒热后取出，用新棉白布包好，待温度适宜时熨肚脐部位，至药凉为止，每日 2 次。

**探吐刺鼻法** 用消毒棉签刺探咽喉部位产生呕吐，或用消毒棉签轻轻刺激鼻腔诱打喷嚏，使上窍开而下窍自通，小便排泄就会自然顺畅。

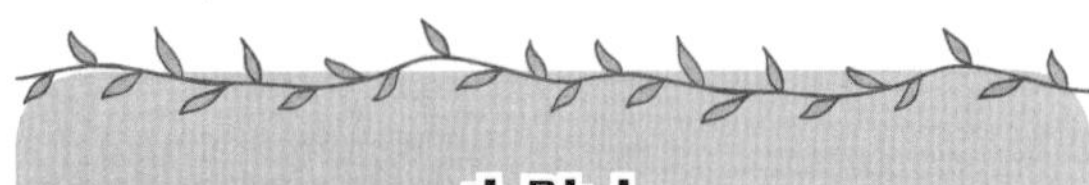

**小贴士**

指压疗法也较有效，可一试：取中极穴（脐下 4 寸）、关元穴（脐下 2 寸）、阴陵泉穴（胫骨内侧髁直下方陷窝中）、三阴交穴（内髁直上 3 寸、胫骨后缘）4 个穴位，用手指分别掐按几分钟或加灸气海穴（脐下 1 寸 5 分）10 余分钟，小便即能通利。

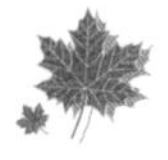

## 眼睛也要做 SPA：轻松改善干眼症

眼睛是灵魂之窗，把眼睛保健好，才能看尽世界的万种风情。但是现代人常暴露在大量紫外线底下，或是近距离看电视或盯着计算机屏幕，这些辐射、电磁波对眼睛都是很大的负担，长时间戴隐形眼镜，也会使得眼睛干、红、痒。眼睛的各种毛病层出不穷。

上班觉得很累了吗？赶快透过几个简单的动作，保养一下您的眼睛，远离干眼症和高眼压等眼疾！

**· 眼睛跟着时钟走**

让眼睛通过看左、看右、看上、看下的方式，控制眼球的肌肉群，让肌肉群好好地做做伸展操！平时也可以看看暗处、再看看明处，或是做睁眼闭眼的动作，让瞳孔有收缩、放松的机会。

（1）两眼注视正前方 10 秒钟，闭目休息 10 秒钟。

（2）往 12 点钟方向看 10 秒钟，再闭目休息 10 秒钟。

（3）接着，依顺时针方向，从一点钟方向开始慢慢地看，直到眼睛转一圈到 12 点钟方向。

（4）每看完一个钟点，闭目休息 10 秒钟。

**· 眼睛也要做 SPA**

利用掌心的热度和能量刺激双眼及眼周肌肉、神经，可以活化双眼，让眼睛比较不那么绷紧，还能让眼部酸痛减缓，保健视力。

（1）将双手搓热，用掌心的温度及能量，沿着眼骨按摩。

（2）然后用双手蒙住双眼，两眼闭阖，将热气闷在眼窝中，促进眼睛四周的血液循环，达舒缓放松之效。

（3）也可拿一条热毛巾热敷双眼，或是拿一杯热水或茶，用水蒸气让眼睛湿润，然后用干净的杯缘或杯身轻按眼部四周，可按摩到眼周的穴道。

大家平常可试着改变只注意眼前物的习惯，试着转个方向，眺望远景，转换焦点去看，也许是窗外某栋大厦的楼顶，也许是坐在好几个座位之外的同事头上那根翘起来的头发。找到一个定点之后，再水平地延伸出去，找一个更远的焦点。让眼睛使用不同的焦距，对眼睛是很好的休息喔！

如果眼睛容易胀痛或有压迫感，这就表示您的眼压过高啰！可以做一些使眼睛低于心脏位置的动作，像是低头、弯腰等任何相关的动作，来帮助减压。

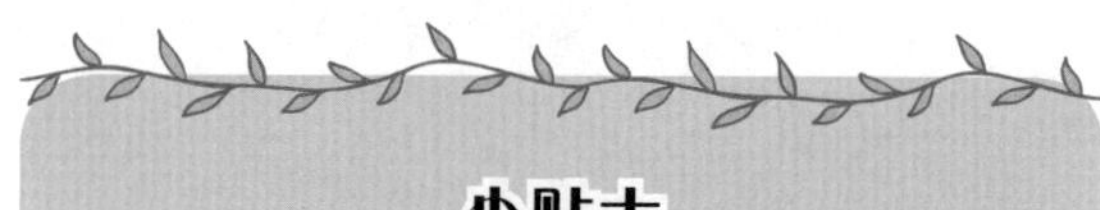

**小贴士**

做眼部保健运动时，眼睛如果出现酸涩或是想流眼泪都是正常的。另外，也可以利用大拇指的骨头突起部位，在眼窝周围轻轻地按压至太阳穴，还有眼周的眼轮匝肌，让眼轮匝肌保持弹性，久而久之眼睛看远看近都能变得更清楚。

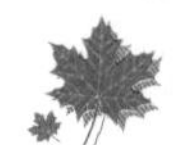

## 哪种洗碗布使用更安全

超市里出售的洗碗布种类很多，价格从几元到十几元不等，有的洗碗布用了一段时间就出现脱线，有的棉花脱脂不彻底很容易脏。哪种洗碗布清洗效果更好，对人体健康的影响有无差别？

**· 百洁布**

由尼龙、丙纶丝加胶粘剂黏合而成。百洁布擦洗餐具效果好，但其以化纤为原料，长期使用，脱落的细小纤维对人体有害。因为化学织物中有一些难以用肉眼发现的细小纤维极易粘在餐具上，很容易随食物一起进入人体的胃肠道内。化学纤维不能被胃酸和体内的多种活性酶分解，又容易滞留在胃肠道黏膜上，可刺激或诱发胃肠道疾病的发生。

· 棉织品

有的家庭习惯使用棉织品洗碗，如白色的毛巾、洗净的口罩等纯棉织品。棉布不容易发生化纤脱落，但缺点是挂放在厨房里容易滋生霉菌，更需要注意卫生清洁。如果不经常清洗，在使用毛巾时就会感到滑滑的、腻腻的，使用一段时间后就会变黄，晾干了还会发硬。这是由于在棉纤维中含有目前无法去除的植物蛋白等物质，这些物质与使用过的餐具中的油脂、盐类、毛巾上细菌的分泌物、水中的钙镁离子等物质接触后发生了化学变化，产生了新的物质，吸附在毛巾上出现的化合物。

· 胶棉洗碗布

以其红黄蓝色彩鲜艳的外观引人注目，这种洗碗布看似海绵，实际上是由聚乙烯醇高分子材料构成，更具弹性，抗腐蚀，吸水性强。

· 纯木纤维洗碗布

木纤维具有很强的亲水性和排油性，使用时一般无需添加洗洁精，即可将餐具上的食油擦干净，而且不粘油，用手稍微搓洗，便可将布上的油渍很快清洗干净，方便实用，是目前较为理想的一种洗碗抹布。

· 竹纤维毛巾

竹纤维毛巾可以避免传统棉织毛巾易生霉菌的弊端。因为竹纤维毛巾在生产过程中进行了脱脂、脱糖、脱蛋白处理，加之竹纤维的天然特性所致。同样数量的细菌在显微镜下观察，细菌在棉、木纤维制品中能够大量繁衍，而在竹纤维制品上的细菌在 24 小时后被杀死 75% 左右。同时，竹纤维织物的天然抗菌、抑菌作用在经多次洗涤、日晒后，仍能保持其原有特点。

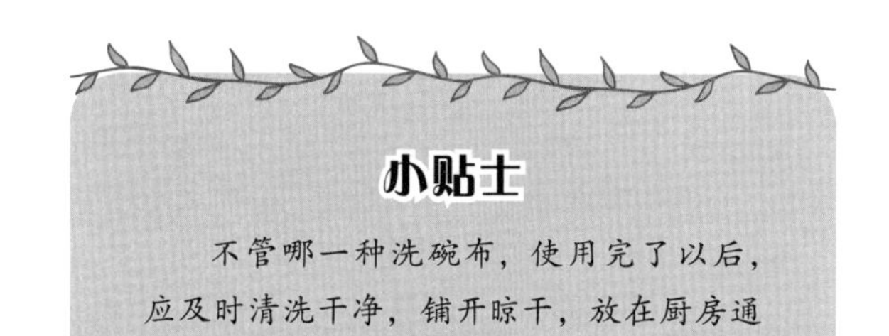

**小贴士**

不管哪一种洗碗布，使用完了以后，应及时清洗干净，铺开晾干，放在厨房通风处。用一段时间后要放在水中煮一下消毒。一两个月更换一块新的洗碗布。

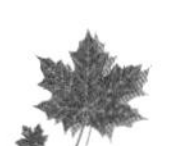

## 用健康密码自测健康指数

人们应该重视健康管理的作用，即通过非药物的方法，建立健康的生活方式等促进健康。

检测自己是否健康，其实只要记住“14005436248”这个“健康密码”即可。

· “140”

表明成年人一定要将自己的收缩压控制于 140 毫米汞柱以下；

· “0”

指的是零吸烟；

· “543”

是一组关于总胆固醇的数字，“5”指的是健康、无不良嗜好的成年人，应该将血液中的总胆固醇控制在 5 毫摩尔每升以下，“4”指的是有心脑血管病风险，即有吸烟等不良嗜好及肥胖的人，需要将血液中的总胆固醇控制于 4 毫摩尔每升以下，“3”指的是已患有心脑血管疾病或糖尿病的人，应该将血液中的总胆固醇控制于 3 毫摩尔每升以下；

· “6”

指的是健康成年人的空腹血糖量应控制在 6 毫摩尔每升以下；

· “248”

是关于腰围的数字，它是指成年女性的腰围不应超过二尺四，而成年男子的腰围不应超过二尺八。

只要以这几个数字控制自己的身体指标，就能远离亚健康。

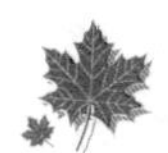

## 男人剃须的10件大事儿

剃须就像男人每日必行的成人礼，内容重于形式，方法决定结果。

剃须如吃饭，是男人每天都要做的事儿。赫莲娜女士曾经说过：没有丑女人，只有懒女人。这话用到男人身上也一样，今天就一起了解一下关于剃须的10件大事儿吧。

**· 选择在清晨剃须**

清晨是剃须的最佳时间，睡眠中由于新陈代谢加快，皮脂腺分泌旺盛，使得毛发生长迅速。经过一夜“疯”长，早晨正是最好的“砍伐”时机。而且这时的皮肤比较放松，剃须也可减少被刮伤的几率。

**· 忌讳从不同方向刮胡须**

您不需要从各个方向向胡子发起猛攻，这样的结果，只能是把胡须剃得太短，最终形成倒须。

**· 不要在洗澡前剃须**

刚刚剃须后的皮肤有很多肉眼看不到的微创，比较敏感，这时马上洗澡，沐浴液、洗发液还有热水等的刺激，容易引起剃须部位的不适，甚至发红。

**· 不要在运动前剃须**

运动时，身体的血液循环加快，大量的汗液会刺激您刚刚刮过的皮肤，引起不适甚至感染。

**· 26度剃须法则**

剃须时应绷紧皮肤，以减少剃刀在皮肤上运行时的阻力。然后适量涂抹剃须膏，先从鬓边、两颊和颈部刮起，其次是下颚，理想角度是26度左右，并尽可能减少回刮。

**· 不要剃除毛粒**

虽然剃毛粒会刮得更干净，但容易刺激皮肤形成倒须。

**· 不要拔向内生长的胡须**

不要用镊子把它拔掉，应小心地把它拉出来，用剃须刀刮掉，然后再用须后水和须后乳滋润皮肤。

**· 护理比剃须更重要**

“胡子区”的皮肤比其他部位更易干燥，每天的剃须即使手法再娴熟、动作再仔细，都不可避免地产生刺激，这时须后护理就显得尤为重要。正确的剃须程序是：基础剃须过程、剃须后护理（须后水）、基础护肤程序（爽肤水、面部滋润乳液、防晒霜）。

**· 须后水≠爽肤水**

千万不要将“须后水”与“爽肤水”的概念混淆，虽然都是水，但作用却不同。须后水是用在剃须后，主要的护理部位是胡子区域的皮肤。而爽肤水则是用在洁面后，是针对整个面部的洁后护理。

**· 使用清爽的护肤品**

男性皮脂腺多而发达，角质层粗厚，所以看起来更爷们儿。从春夏开始男人们的脸上就泛起了油光，这时用清爽的润肤露或保湿啫喱，可调理剃须后的肌肤，以水抑油，改善出油现象。

## 眨眼睛缓解视力疲劳

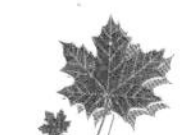

正常人的眼皮，每分钟大约要眨动 15 次。眼睛有泪腺，储存着泪水，每次眨眼睛时，泪腺开口处受到压力，流出泪水，防止眼睛干燥。眼泪是由泪腺产生和分泌出来的，是一种弱碱性透明液体，其中 98.2% 是水，其余为少量无机盐和蛋白体，还有溶菌酶、免疫球蛋白 A、补体系统等其他物质。因此，眼泪能起到湿润、清洁和保护眼球结膜、角膜的作用。每次眨眼睛的时候，通过眼皮的开合，眼泪就被均匀地敷布在眼球表面，可以起到清洁和湿润眼球的作用。

当眼睛感到疲劳的时候，眨几下眼睛，就会觉得舒适一些，这是因为眨眼睛的一瞬间，光线被中断，这就让眼睛得到了短暂的休息，就可缓解视疲劳。看电视的时间尽量控制在 45 分钟以内，看电视时可以有意眨几下眼睛利用一开一闭的眨眼来放松眼肌。同时用双手轻度搓揉眼皮，增进眼球的滋润，两眼紧闭一会儿再放松，防止长时间一开一闭形成习惯性眨眼。

**小贴士**

患有某些眼病，眼睛为减轻不舒适的感觉，只好加快眨眼睛的频率，时间一长就养成爱眨眼的习惯，频繁眨眼睛，造成眼睛过于劳累，从而影响视力。爱眨眼睛并不是病，如果没有不舒适的感觉，就不需要治疗，只需克制，尽量减少眨眼的次数，过一段时间就会好转。如果在爱眨眼的同时，还有怕光、流泪、视力下降等症状，就应及时到医院诊治。

## 紫菜汤功效各异

中国人吃紫菜已有千年以上的历史。明代药王李时珍所著《本草纲目》中就有记载，紫菜可以“主治热气，瘿结积块之症”。紫菜虽为植物，却有着海鲜特有的鲜香，因此受到很多人的喜爱。不仅如此，紫菜营养也是异常丰富。合理搭配其他材料，更可以做出具有各种口味和食疗功效的紫菜汤。

**· 紫菜虾皮汤作用**

补碘又补钙。紫菜的碘含量非常丰富，几乎是粮食和蔬菜的 100 倍！此外，紫菜含的铁和维生素 $B_{12}$ 也很丰富，它们都是造血所必需的营养素。虾皮含钙丰富，两者配伍相得益彰，对缺铁性贫血、骨质疏松症有一定效果。

**· 香油紫菜汤作用**

治便秘。将紫菜放入开水中煮开，再滴入香油并调味即可。做法虽然简单，但缓解便秘的效果很好。紫菜中 1/5 是膳食纤维，可以促进排便，将有害物质排出体外，保持肠道健康，香油亦有润肠通便的作用。

**· 紫菜海带汤作用**

去脂减肥。由紫菜、海带辅以冬瓜皮和西瓜皮做成，适合体胖的女性经常饮用，可达到瘦身塑形的效果。因紫菜和海带含丰富的膳食纤维，且热量很低，再加上具有利水效果的冬瓜皮、西瓜皮，减肥效果会更加明显。

**· 紫菜瘦肉汤作用**

延年益寿。紫菜素有“长寿菜”之称，每 100 克干紫菜含蛋白质 25~30 克，与大豆含量相当，还含有丰富的维生素等营养成分。紫菜中的蛋白质和其他营养成分容易被消化吸收，非常适合消化功能减退的老年人食用。加上瘦肉，营养更均衡，且不油腻，对老年人有延年益寿的作用。

· **豆腐兔肉紫菜汤作用**

能降血脂。本方中豆腐性味甘凉，能益中气、和脾胃，而兔肉也有补中益气的作用。中医认为，紫菜有化痰、除湿、利尿作用，合而为膳，味美汤鲜，易于吸收，为老年高脂血症患者所适用。

需要注意的是，紫菜每次食用 15 克为好。食用前最好用清水泡发，并换一两次水，以清除污染物。紫菜性寒凉，因此，胃肠消化功能不好或者腹痛溏便者应少吃。

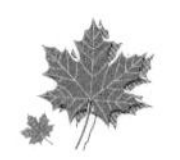

## 油盐酱醋如何用更健康

· **油**

炒菜时油温不宜太高，一旦超过 180E，油脂就会发生分解或聚合反应，产生具有强烈刺激性的丙烯醛等有害物质，危害人体健康。因此，“热锅凉油”是炒菜的一个诀窍。先把锅烧热再放油，油八成热时就将菜入锅煸炒，不要等油冒烟了才放菜。此外，有时也可以不烧热锅，直接将冷油和食物同时炒，如油炸花生米，这样炸出来的花生米更松脆、香酥，避免外焦内生。用麻油或炒熟的植物油凉拌菜时，可在凉菜拌好后再加油，更清香可口。

· **盐**

盐是电解质，有较强的脱水作用，因此，放盐时间应根据菜肴特点和风味而定。炖肉和炒含水分多的蔬菜时，应在菜熟至快冒烟时放入，过早放盐会导致菜中汤水过多，或使肉中的蛋白质凝固，不易炖烂。使用不同的油炒菜，放盐的时间也有区别：用豆油和菜籽油炒菜，为了减少蔬菜中维生素的损失，应在菜快熟时加盐；用花生油炒菜则最好先放盐，能提高油温，并减少油中的黄曲霉素。

· **酱油**

烹调时，高温久煮会破坏酱油的营养成分，并失去鲜味。因此，应在即将出锅前放酱油。炒肉片时为了使肉鲜嫩，也可将肉片先用淀粉和酱油拌一下再炒，这样不仅不会损失蛋白质，炒出来的肉也更嫩滑。

· **醋**

醋不仅可以去膻、除腥、解腻、增香，而且还能保存维生素，促进钙、磷、铁等溶解，提高菜肴的营养价值。做菜时放醋的最佳时间在两头，即原料入锅后马上加醋或菜肴临出锅前加醋。炒土豆丝等菜最好在原料入锅后加醋，可以保护土豆中的维生素，同时软化蔬菜；而糖醋排骨、葱爆羊肉等菜最好加两次——原料入锅后加可以去膻、除腥，临出锅前再加一次，可以增香、调味。

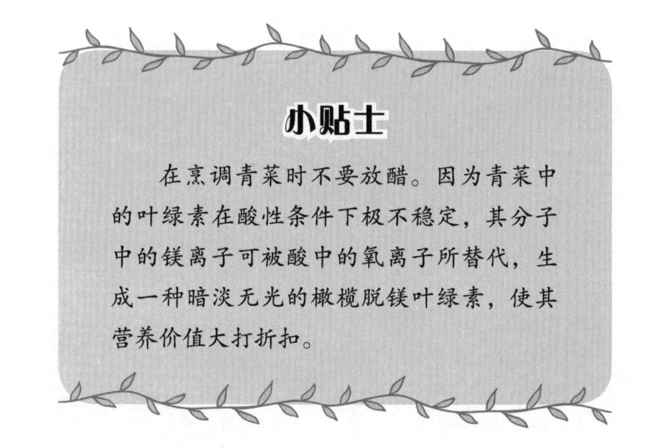

**小贴士**

在烹调青菜时不要放醋。因为青菜中的叶绿素在酸性条件下极不稳定，其分子中的镁离子可被酸中的氧离子所替代，生成一种暗淡无光的橄榄脱镁叶绿素，使其营养价值大打折扣。

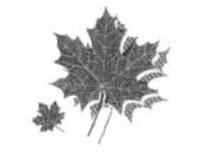

## 食物处理窍门多

食物的处理有很多讲究。

**· 木耳、葡萄**

木耳营养价值很高，是很多人喜欢吃的食品。可是由于木耳特殊的生长环境，使其里面总是藏着很多沙子和杂质，清洗很麻烦。这里教您用淀粉来清洗木耳，具体方法是：在温水中加入两勺细淀粉，再用手将木耳、细淀粉、温开水三者搅拌均匀，这样附着在木耳上的细小脏物就会很轻易地脱离木耳。这种方法还可以用来洗葡萄。

**· 猪肉**

有些人常把买回来的新鲜猪肉放在热水中浸洗，认为这样能洗干净。其实这样做，会使猪肉失去不少营养成分。猪肉的肌肉组织和脂肪组织内，含有大量的蛋白质。猪肉蛋白质可分为肌溶蛋白和肌凝蛋白两种。肌溶蛋白的凝固点是15℃～60℃，极易溶于水。当猪肉在热水中浸泡的时候，大量的肌溶蛋白就溶于水中而流失。同时，在肌溶蛋白里含有机酸、谷氨酸和谷氨酸钠盐等各种成分，这些物质被浸出后，会影响猪肉的味道。所以猪肉不要用热水浸泡，而应用干净的布擦净，然后用凉水快速冲洗干净。

**· 冻鱼**

在冷冻鱼肉时，不可以连同鱼鳃和内脏一起冷冻，这样做会有害于身体健康。因为江河湖海中生存着许多耐寒冷的微生物，当鱼离开水后，虽然已经死亡，但由于鱼体中还存在水分，因此鱼的体内会容纳很多耐低温的微生物。如果遇上停电，温度升高时，这些微生物就会借助鱼体的营养进行繁殖，而使鱼肉逐渐腐败变坏。鱼的内脏主要是鱼的消化器官，这些器官基本上是藏污纳垢的地方。鱼的消化道中容纳着食物残渣，含有大量细菌；鱼的肝脏、胰脏则含有一些有毒的物质，这些都容易造成鱼体的腐败变质。所以在冷冻鱼肉之前，一定要将鱼的鳃和内脏去除掉，然后再进行冷冻。

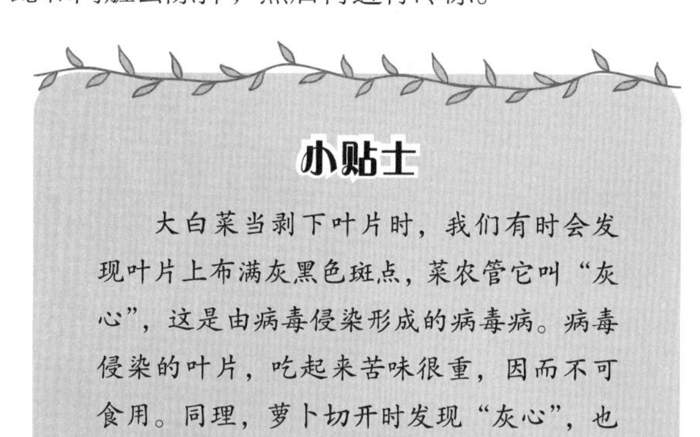

**小贴士**

大白菜当剥下叶片时，我们有时会发现叶片上布满灰黑色斑点，菜农管它叫“灰心”，这是由病毒侵染形成的病毒病。病毒侵染的叶片，吃起来苦味很重，因而不可食用。同理，萝卜切开时发现“灰心”，也不能吃。

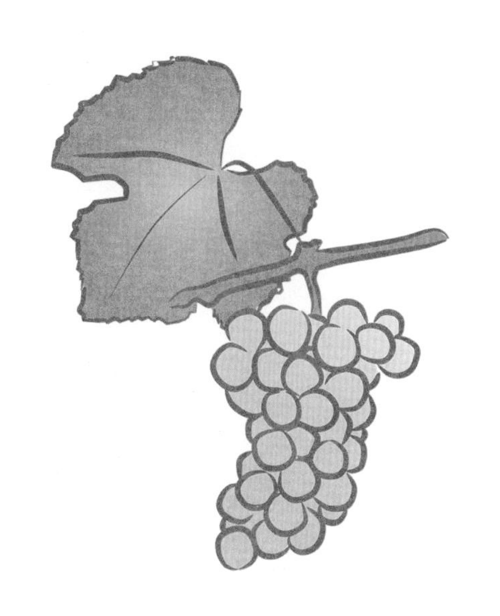

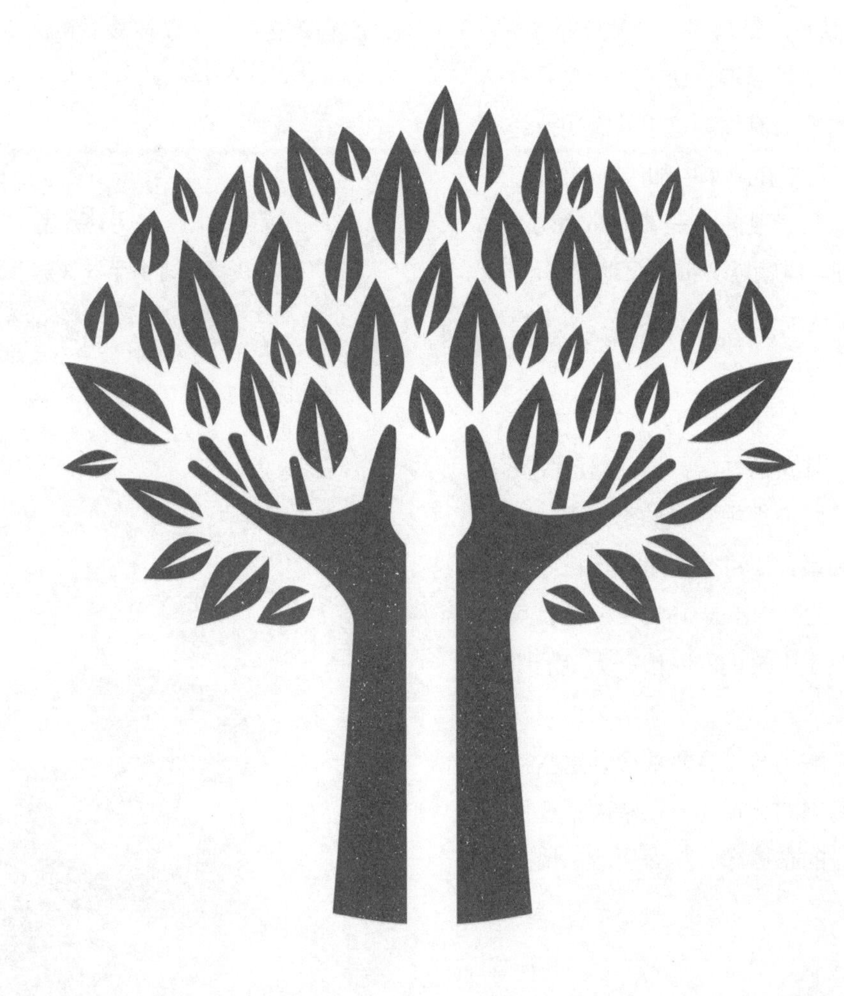

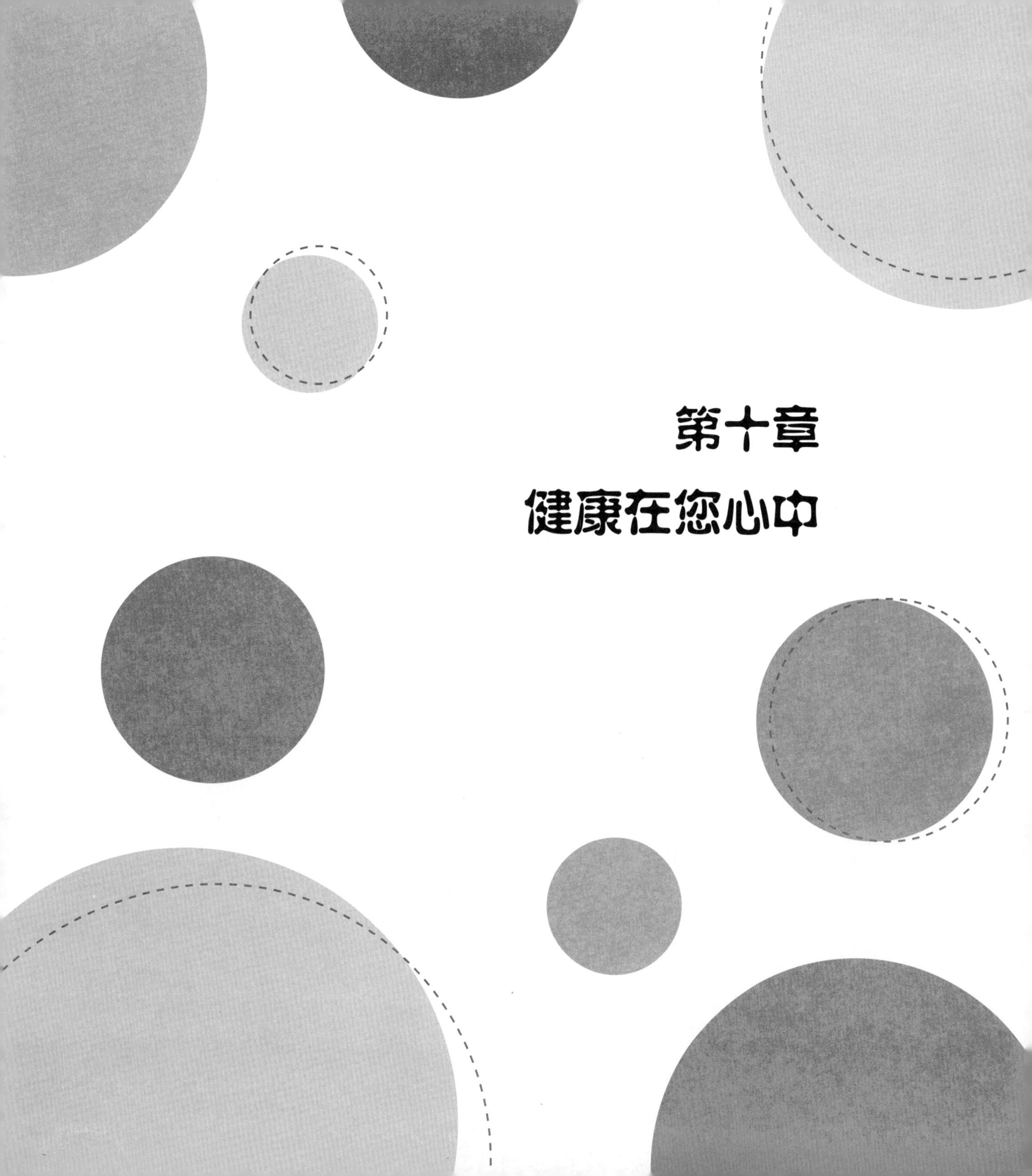

# 第十章
# 健康在您心中

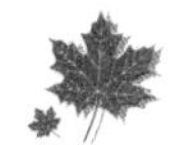

## 草莓——“水果皇后”

草莓含有丰富的维生素和矿物质，每百克含维生素C高达80毫克，远远高于苹果和梨；还含有葡萄糖、果糖、柠檬酸、苹果酸、胡萝卜素、核黄素等。这些营养素对人体的生长发育有很好的促进作用，对我们的健康大有益处。尤其丰富的维生素C可以防治牙龈出血，促进伤口愈合，并会使皮肤细腻而有弹性。

中医认为，草莓味甘、性凉，有润肺生津、健脾和胃等功效，饭后食几颗草莓，有助于消化开胃，健脾生津。近来医学家发现，经常食用草莓对防治动脉硬化和冠心病也有益处。据国外医学家研究，草莓中含有抗癌成分，可抑制肿瘤细胞的生长。在欧洲，草莓早就享有“水果皇后”的美称。

**·吃草莓的注意事项**

首先不买畸形草莓。正常生长的草莓外观呈心形，但有些草莓色鲜个大，颗粒上有畸形凸起，咬开后中间有空心。这种畸形莓往往是在种植过程中滥用激素造成的，长期大量食用这样的果实，有可能损害人体健康。特别是孕妇和儿童，不能食用畸形莓。

另外，由于草莓是低矮的草茎植物，虽然是在地膜中培育生长，在生长过程中还是容易受到泥土和细菌的污染，所以草莓入口前一定要把好“清洗关”。

**·吃草莓防治白血病**

经过最新研究证实，草莓对防治白血病、再生障碍性贫血等血液病具有非常好的疗效，其主要原因在于草莓中含有“草莓胺”和“鞣花酸”两种物质，都有抑制恶性肿瘤发生和生长的作用。

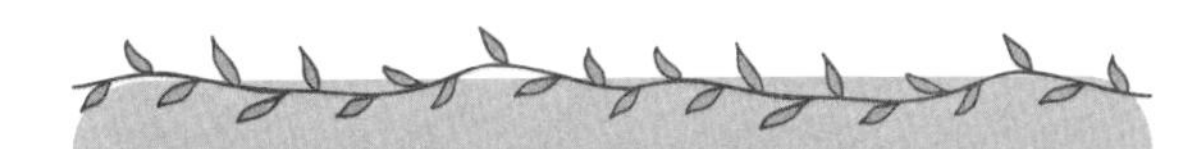

**小贴士**

草莓营养丰富，富含多种营养素，对生长发育有很好的促进作用。同时草莓也具有很高的药用价值，有润肺生津、健脾和胃、利尿消肿、解热祛暑之功，适用于肺热咳嗽、食欲不振、小便短少、暑热烦渴等。患有尿路结石和肾功能不好的人不宜多吃，因为草莓含草酸钙较多，过多食用会加重患者病情。

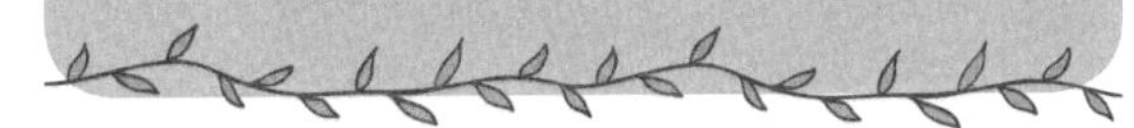

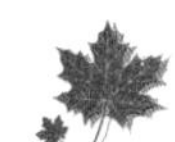

## 茶疗“N次方”

唐朝医药学家陈藏器云：茶为万病之药。在古代茶即为开门七件要事之一，柴米油盐酱醋茶，生活样样不离它。由此可见，茶在日常生活中占了一席之地。以下将介绍非常简便的茶疗方：

**·玫瑰茶**

将茶叶5克和玫瑰花3克以开水500ml冲泡数分钟后饮用，可缓解女性经期所引起的乳房胀痛及头痛。

**·菊花茶**

将茶叶5克和菊花3克以开水500ml冲泡数分钟后饮用。有清肝明目、清热解毒等功效，对干咳、咽痛、眼睛疲劳等也有一定疗效。

**·醋茶**

取茶叶3克，开水冲泡一杯后去渣，加陈醋1毫升饮用。可和胃止痢、散淤活血，适用于痢疾、小儿蛔虫、腹痛、牙齿疼痛等症。

**·参茶**

将参片放入茶水中冲泡。长期饮用具有强肾健脾功能，能治疗身体虚弱、神经衰弱。

**· 蜜茶**

取茶叶3克，开水冲泡一杯后去渣，稍冷后加蜂蜜2毫升调匀饮用。可止渴养血、润肺益肾，适用于便秘、脾胃不和等症。

**· 枣茶**

茶叶5克以开水500ml冲泡数分钟后，加入10粒红枣捣烂后服用。可健脾补虚开胃，能治疗厌食、倦乏等症。

**· 糖茶**

取茶叶7克、糖10克，开水冲泡后饮服。有和胃暖脾、补中益气之功效，适用于妇女经痛、感冒咳嗽等症。

**· 花茶**

将金银花3克与茶叶5克一起用开水500ml冲泡数分钟后饮用。对中暑、疔肿、肠炎等病症有较好疗效。此方不宜长期喝，见症状好转即停止饮用。或取乌龙茶及茉莉花、玫瑰花、白菊花、白扁豆花冲泡服用，适用于更年期烦躁不安、精神抑郁、高血脂、高血压等症。

**· 姜茶**

取去皮的生姜10片、茶叶7克，煮汁饭后饮用。可发汗解表、温肺止咳，适用于感冒、咳嗽、肠胃炎等症。

**· 翠衣凉茶**

取西瓜皮若干，切碎煮沸20分钟后，加入茶叶、薄荷，继续煮沸3分钟，去渣取汁饮用。适用于夏季防暑降温。

**· 萝卜茶**

白萝卜100克，茶叶5克，食盐适量。先将白萝卜洗净切片煮烂，加少许食盐，再将茶叶用开水泡5分钟后倒入萝卜汁内服用，每日2次，不拘时限。白萝卜清热化痰，茶清肺热。久服有理气开胃，止咳化痰之功。

**· 银耳茶**

银耳20克，茶叶5克，冰糖20克。先将银耳洗净加水与冰糖炖熟，再将茶叶泡5分钟，取汁兑入银耳汤中，拌匀服用。有滋养润肺，止咳化痰之功。

**· 橘红茶**

取橘红3~6克，先用开水冲泡，再放锅内隔水蒸20分钟后服用。每日1剂，随时食用，有润肺消炎，理气止咳之功。适用于咳嗽、痰多、痰黏者效果较好。

**· 姜苏茶**

生姜、苏叶各3克。先将生姜切丝，苏叶洗净，用开水冲泡10分钟代茶饮用。每日2剂，上下午各服1剂。具有疏风散寒、理气和胃之功效。适用于胃肠性感冒。

**· 薏仁茶**

炒薏仁10克、鲜荷叶5克、山楂5克。以热水煮开，就可以饮用。有清热、利湿、治水肿之功。想要去除体内多余的水分，减少浮肿，可以试试薏仁茶。

**· 荷叶茶**

荷叶3克、炒决明子6克、玫瑰花3朵。用开水冲泡即可。有清暑利湿之功，可治水湿浮肿。觉得情绪低落、精神压力太大而产生便秘时，也可试试荷叶茶。此茶还有降脂、降压、减肥之功。

## 南瓜是低脂食品，可充饥助消化

南瓜的果肉和种子均可食用，花也可以食用。

在我国，南瓜既当菜又代粮，在农村很有人缘。近年来，人们发现南瓜不但可以充饥，而且还有一定的食疗价值，于是土味十足的南瓜得以登大雅之堂。鲜南瓜中含有丰富的胡萝卜素、B族维生素、维生素C、维生素E和钙、钾、锌、铬、硒等矿物质。在三大产热营养素中，南瓜以碳水化合物为主，脂肪含量很低，为很好的低脂食品；南瓜中稀有氨基酸瓜氨酸含量达20.9毫克/100克，可溶性糖含量达到5.57%~7.52%，与西瓜接近。

常食南瓜可为人体排毒解毒。南瓜中丰富的维生素C可防止食物中的硝酸盐在消化道中转变成致癌物质亚硝胺，降低了硝酸盐的致毒作用。南瓜中还有一种分解亚硝胺的尿素酶，它与南瓜中的生物碱、葫芦巴碱、南瓜子碱等共同作用，可消除或分解亚硝胺的毒性。南瓜中还含有甘露醇，它有较好的通便作用，可以减少粪便中毒素对人体的危害，尤其对结肠癌有预防作用。

近年来的实验研究表明，南瓜汁的某些成分可以中和食物中的部分农药，从而降低农药对人体的蓄积毒性。南瓜中含有较丰富的果胶，含量为1.14%~2.03%（干重的9.98%~15.49%）比富含果胶的胡萝卜都高，果胶具有极好的吸附性能，能粘接并有效地消除体内的细菌毒素和汞、铅等重金属及放射性元素的毒害影响，减少人体的中毒概率。南瓜所含果胶还可以保护胃肠道黏膜，免受粗糙食品刺激，促进溃疡愈合，适宜于胃病患者。南瓜所含成分能促进胆汁分泌，加强胃肠蠕动，帮助食物消化。

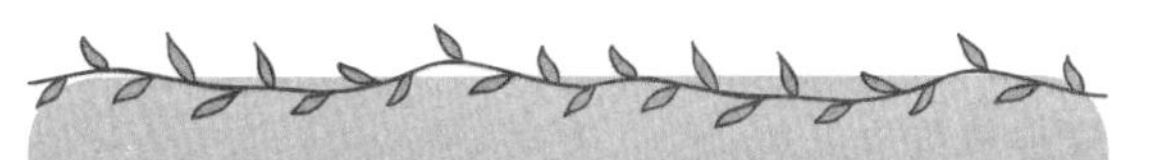

**小贴士**

南瓜含有丰富的钴，钴能活跃人体的新陈代谢，促进造血功能，并参与人体内维生素$B_{12}$的合成，是人体胰岛细胞所必需的微量元素，对防治糖尿病、降低血糖有特殊的疗效；南瓜中含有丰富的锌，参与人体内核酸、蛋白质的合成，是肾上腺皮质激素的固有成分，为人体生长发育的重要物质。

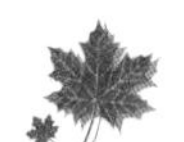

## 葱姜蒜怎么用

做菜时用的调味品五花八门，可葱、姜、蒜、花椒这四样很多时候都少不了，有些人不管做什么菜，都要放上一点，殊不知，针对不同的食物，它们的调味作用也是不同的，烹调时应有所侧重。

**· 花椒适合烹调肉食**

中医认为，它有健胃、除湿、解腥的功效，可除去各种肉类的腥臊臭气，并且促进唾液分泌，增进食欲。烹调中花椒的使用方法很多，可以在腌制肉类时加入，也可以在炒菜时煸炸，使其散发出特有的麻香味，还可以使用花椒粉、花椒盐、花椒油等。不过，中医认为，花椒属于温性食物，烹调羊肉、狗肉时应少放一些。

**· 姜适合烹调鱼类**

鱼类不仅腥味重，而且性寒，生姜则性温，既可缓解鱼的寒性，又可解腥，增加鱼的鲜味。一般来说，老姜适宜切片，用于炖、焖、烧、煮、扒等做法中；新姜辣味淡，适宜切丝，可做凉菜的配料。

中医认为，姜属于温性食物，烹调带鱼、鳝鱼等温性鱼类时要少放。

**·葱适合烹调贝类食品**

它不仅能缓解贝类的寒性，还能避免吃了贝类后咳嗽、腹痛等过敏症状。小葱更适合烹制水产品、蛋类和动物内脏，可以很好地去除其中的腥膻味。

**·蒜适合烹调鸡、鸭等禽肉**

因为其能提味，可使禽肉的香味发挥得更充分。此外，大蒜的杀菌、解毒作用对于禽肉中的细菌或病毒能起到一定的抑制效果。不过，生蒜杀菌作用更大，可在食物做熟后将蒜切碎放进去。

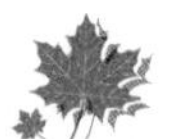

## 腹部按揉，养生一诀

腹部按揉能保健养生。在中医学的经典《黄帝内经》一书就有记载："腹部按揉，养生一诀。"我国唐代名医、百岁老人孙思邈也曾经写道："腹宜常摩，可去百病。"宋代著名的文豪苏东坡，善于自摩丹田养生术，并吟出过"一夜丹田手自摩"的诗句。

中医认为，人体的腹部为"五脏六腑之宫城，阴阳气血之发源"。脾胃为人体后天之本，胃所受纳的水谷精微，能维持人体正常的生理功能。脾胃又是人体气机升降的枢纽，只有升清降浊，方能气化正常，健康长寿快乐。

揉腹可通和上下，分理阴阳，去旧生新，充实五脏，驱外感之诸邪，清内生之百症。现代医学认为，揉腹可增加腹肌和肠平滑肌的血流量，增加胃肠内壁肌肉的张力及淋巴系统功能，使胃肠等脏器的分泌功能活跃，从而加强对食物的消化、吸收和排泄，明显地改善大小肠的蠕动功能，可起到排泄作用，防止和消除便秘，这对老年人尤其需要。

经常巧妙地按揉腹部，还可以使胃肠道黏膜产生足量的"前列腺素"，能有效地防止胃酸分泌过多，并能预防消化性溃疡的发生。揉腹还可以减少腹部脂肪的堆积。这是因为按揉能刺激末梢神经，通过轻重快慢不同力度的按摩，使腹壁毛细血管畅通无阻，促进脂肪的吸收和运走，防止人体大腹便便，收到满意的减肥效果。

经常按揉腹部，还有利于人体保持精神愉悦。睡觉前按揉腹部，有助于入睡，防止失眠。对于患有动脉硬化、高血压、脑血管疾病的患者，按揉腹部能平肝火，心平气和，血脉流通，可起到辅助治疗的良好作用。

腹部按揉的具体操作方法：一般选择在夜间入睡前和起床前进行，排空小便，洗清双手，取仰卧位，双膝屈曲，全身放松，左手按在腹部，手心对着肚脐，右手叠放在左手上。先按顺时针方向，绕脐揉腹 50 次，再逆时针方向按揉 50 次。按揉时，用力要适度，精力集中，呼吸自然，持之以恒，一定会收到明显的健身效果。

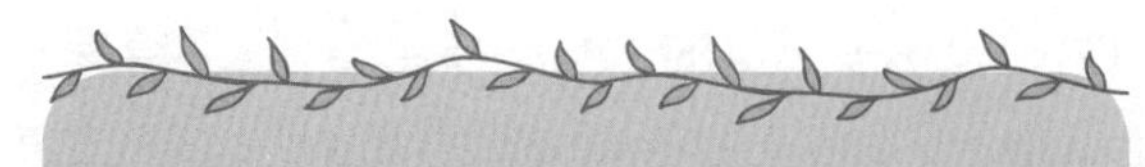

**小贴士**

值得注意的是，腹部皮肤有化脓性感染或腹部有急性炎症（如肠炎、痢疾、阑尾炎等）时，不宜按揉，以免炎症扩散；腹部有癌症，也不宜按揉，以防癌症扩散或出血。揉腹时，出现腹内温热感、饥饿感，或产生肠鸣音、排气等，也属于正常反应，不必担心。

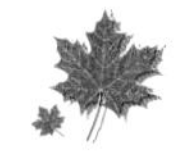

## 膏药贴法有讲究

膏药在我国由来已久，是中药五大剂型——丸、散、膏、丹、汤之一。膏药疗法是中医临床常用的外治法之一。

### · 膏药贴法有讲究

**找准贴药部位** 在贴膏药前，应选择正确的贴药部位，如偏头痛贴太阳穴；跌打损伤、各种皮肤病等贴敷患处；慢性支气管炎贴肺俞、天突等穴；胃痛贴脾俞、胃俞或上脘、中脘。

另外，有些膏药必须贴于体表特定部位，如治疗小儿寒积腹痛的小儿暖脐膏，必须贴于肚脐上。

**清洗贴药处** 在贴膏药前，应先用毛巾蘸温水洗净患处，擦干后再贴膏药；红、肿、痛部位，应先用医用酒精消毒后再贴膏药。

**关节扭伤后应先冷敷** 关节扭伤后，不应马上贴膏药。因为用于扭伤的膏药具有活血化瘀的作用，如伤后马上就贴膏药，不但达不到消肿止痛的目的，还会使局部软组织充血肿胀、疼痛加重。

正确的方法是：在皮肤无破损的情况下，先用冷水冲洗患处或用冰敷患处，待 24 小时后，再热敷或贴敷膏药，这样既可减轻疼痛和肿胀，又可缩短病程。

**热敷可贴牢膏药** 冬天气候寒冷，橡皮类膏药往往不易粘贴住，这时可将膏药贴好后用热水袋热敷一下或用电吹风吹 2~3 分钟，以便粘贴牢靠，提高治疗效果。

### · 对证选膏药

科学选膏药的方法是对证选择，并非根据价格或者品牌来选。因为每一种膏药都有其独特的功效和适应症，世上没有通治百病的膏药。最可靠的方法是在医师或药师的指导下根据适应症来选择。

关节疼痛（如风湿痛）、僵直、肌肉麻木、骨折、伤筋（扭伤、挫伤）的患者，可选用有祛风除湿、行气活血、通经止痛作用的消炎止痛膏、活血膏、橡皮类膏药和接骨膏等。

因热毒郁结引起的痈疽，初起时硬结不消、红肿疼痛、脓成不溃或久溃不散者，以及有疖、疮、疔的患者，可选具有消肿止痛、去腐生肌等作用的太乙膏、拔毒膏、独角莲膏和黄连膏等。

因感受风寒引起的腰痛、关节痛等，可用狗皮膏药或追风膏药，以散寒祛风、舒筋通络、活血止痛。

救心膏是选用活血化瘀、芳香去湿的中药，如麝香、冰片、红花、乳香、没药等，再加上硝酸甘油制成的敷贴膏药。一旦出现心绞痛症状，可立即取 1 片贴于心前区，5~6 分钟心绞痛即可缓解，如每日贴 1 次，有预防心绞痛的作用。

### · 贴膏药期间注意啥

贴膏药期间应注意休息，活动量不宜过大（尤其是膏药贴在关节处或附近），不能用电热毯、热水袋敷贴膏药处，以避免膏药移位或药膏渗出而污染衣被影响疗效；停止在贴膏药的部位进行理疗按摩、针灸、牵引等治疗。

贴膏药的部位应注意保暖。

为了尽量减少过敏反应的发生，应忌食韭菜、香菜、海鲜、辛辣刺激食物。

传统的膏药如狗皮膏、拔毒膏等，应存放在阳光不能直射到的地方，以避免过热使膏体溶化。

现代工艺制成的外用贴剂等，存放比较方便，只需放在干燥处即可。

软膏是由植物油等油脂配制而成，在遇到空气、光，或温度过高等情况时，特别容易败坏，故应将其置于棕色广口玻璃瓶或瓷罐内密封，放在阴凉干燥处保存，但保存时间不宜过长。这些装软膏的瓶或罐，用前一定要洗净，消毒晾干后再使用。

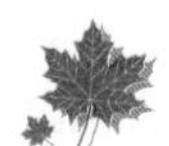

## 脊椎保护手册

以下所介绍之技巧应成为您日常作息的一部分。

**·睡觉时的卧姿**

床铺的底垫要坚实，睡觉时应平躺，膝盖下放一枕头使膝盖及臀部变曲。这一个姿势可以使您的背部拉平。您也可以侧躺，膝盖弯曲（胎儿姿势）。两膝之间放一枕头以减轻膝盖内侧的压力。

不要趴着睡，它会形成“背部下凹”的姿势，因而增加平面关节的压力而造成疼痛。如果您习惯趴着睡，改不过来，那么就在骨盆下（非腹部）放一枕头，使背部拉平。

**·坐姿**

当您坐着的时候，您的背部所承受的压力比其他部位多了30%。所以如果您坐太久，可能会导致背部疼痛。

（1）坐的时候不能无精打采的。

（2）但是也不能像在军中一样，背部成反弓而且没有支撑。

（3）选择一张有扶手，靠背稍微向后倾的椅子。如果您坐在没有靠背的椅子，您的背部肌肉就必须随时用力来支撑您的脊柱。如此一来就会造成疲倦及疼痛。

（4）利用椅子的扶手来支持您的肩膀及颈部。

（5）膝盖应该比臀部高，背部才会挺直。当然您可以交叉着腿，可是最好是用脚凳垫高，或是用厚的电话簿也行。

（6）经常换姿势并起来走动一下以减轻脊柱的疲倦。

（7）坐在桌边时，将椅子拉到桌子底下，使身体尽量靠近手边的工作。

（8）读书或写东西时，将手肘放在桌上来支持您的脊柱。阅读时，书本或杂志等应放在正前方，不要倾身去读东西。书架可以帮助您将阅读的东西放在正确的位置。

（9）如果您在电脑前工作，注意看看屏幕和您的视线是否保持水平。如果是的话，可以减轻颈部、肩膀，及背部的压力。把要打的东西架在打字架上可以帮助您保持这个正确的姿势。

（10）将要做的工作放在伸手可及之处，免得您必须经常倾身或弯腰。

（11）讲电话时，持听筒的手臂必须有所支撑。不要将听筒夹在下巴和肩膀之间。同时隔一段时间就换边听，以减轻颈部及肩部的负荷。

（12）如果您必须弯腰去捡东西，记得坐在椅子的边缘，一手放在桌上或扶手上，保持一只脚在身体前面以支撑背部。

**·上下车时**

（1）下车时，全身向外转，两脚着地后再下车。

（2）上车时也一样，只是把程序倒过来。先背对车门坐下来,两脚一起与身体转动,以免扭曲背部。

（3）上下车时，记得不要扭转背部。

**·站姿**

脊柱本身的结构使人们可以不花太多的力量保

持站姿，而且也不会有不适的感觉。背部所以会疼痛经常和姿势有关。正确的姿势使得重量平均分配到椎骨各部，因而减轻对脊柱本身的压力，尤其是平面关节。一个练习良好姿势的方法是靠墙站立。一旦习惯养成就可以不须依赖墙壁。

（1）背靠墙站好，抬头，下巴收起，肩膀放松，手臂自然下垂在两侧。

（2）缩紧臀部及腹部的肌肉，使骨盆保持平坦。

（3）双脚保持平行，脚趾向前。

站着工作时（例如洗碗、熨衣服、在工作台上工作），一只脚跨在脚垫上，以保持骨盆的正确姿势，并使背部拉直。经常变换姿势以避免疲劳。

（1）不要倾身站立，它会使软骨及背部肌肉承受莫大之负荷。

（2）转身时不要扭动身体，应该全身朝同一方向移动。

（3）不要长时间保持同一个站姿。

（4）尽量避免穿高跟鞋，因为高跟鞋会增加腰椎的前凸，因而使平面关节承受 压力而造成背痛。

**· 长时间站立时的短暂歇息**

背靠墙蹲下。两手放在膝上会使您更为舒适，站起来时可以扶着椅背来保持平衡。

但如果您的膝盖有问题，不要采取这个蹲的姿势。

**· 推拉动作**

推要比拉安全。尽可能避免做拉的动作。

（1）一只脚向前。

（2）骨盆倾斜并缩紧腹部肌肉。

（3）保持背部挺直，不要弯腰。

（4）靠近要推的对象，用身体的力量去推。

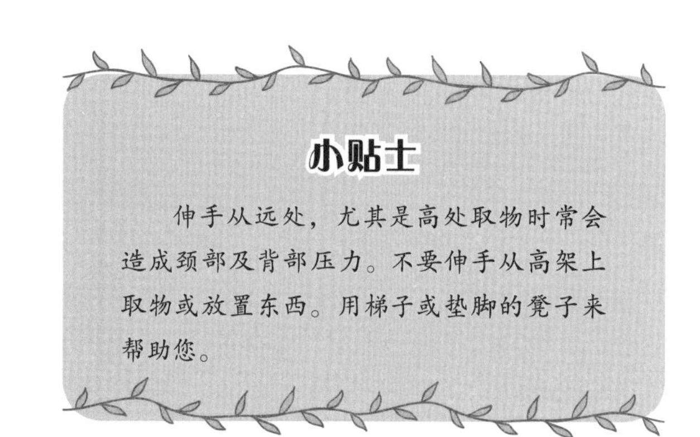

**小贴士**

伸手从远处，尤其是高处取物时常会造成颈部及背部压力。不要伸手从高架上取物或放置东西。用梯子或垫脚的凳子来帮助您。

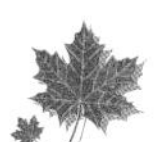

## 豆腐4种科学搭配

豆腐是豆制品的精华，所以有人提出应该多吃豆腐少吃肉。

豆制品具有丰富的营养，每百克大豆可为人体提供近40克的蛋白质，是瘦猪肉的2倍、鸡蛋的3倍、牛奶的12倍、鱼的2倍多。大豆含有人体不能合成的8种必需氨基酸，其氨基酸配比非常接近人体需要，因此容易被人体吸收。更为重要的是大豆不含胆固醇，没有吃肉制品的后顾之忧，还可降低人体胆固醇，从而抑制和预防一些癌症的发生。但是，吃豆腐时应该注意科学搭配，科学的搭配方式有以下几种：

**· 豆腐配鱼**

营养丰富的豆腐蛋氨酸含量较少，而鱼类的含量非常丰富；鱼类苯丙氨酸含量比较少，而豆腐中则含量较高。这样两者合起来吃，可以取长补短，相辅相成，从而提高营养价值。由于豆腐含钙量较多，而鱼中富含维生素D，两者合吃，借助鱼体内维生素D的作用，可使人体对钙的吸收率提高很多倍。因此，特别适合中老年人、青少年、孕妇食用。

**· 豆腐配肉蛋**

营养高的豆腐虽含有丰富的蛋白质，但缺少一种人体必需的氨基酸——蛋氨酸。如果单独烧菜，蛋白质的利用率则很低。如果将豆腐和其他的肉类、蛋类食物搭配在一起，可以提高豆腐中蛋白质的营养利用率。

· 豆腐配海带

豆腐及其大豆制品，营养丰富，价格便宜，能补充人体需要的优质蛋白质、卵磷脂、亚油酸、维生素 $B_1$、维生素 E、钙、铁等。豆腐中还含有多种皂角甙，能阻止过氧化脂质的产生，抑制脂肪吸收，促进脂肪分解；但皂角甙又可促进碘的排泄，容易引起碘的缺乏，海带含碘丰富，将豆腐与海带一起烹调，是十分合理的搭配。

· 豆腐配萝卜

豆腐属植物蛋白，多食会引起消化不良。萝卜，特别是白萝卜的消化功能强，若与豆腐拌食，有利于豆腐的吸收，人也就不会受消化不良的困扰。

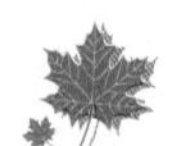

## 咳嗽病因需细辨

咳嗽是秋冬季最为常见的外感疾病的症状之一，在许多呼吸系统疾病中都可见到，如流感、支气管炎、肺炎、哮喘等。遇到咳嗽，很多人根本不当回事，结果耽误了治疗疾病的最佳时机。其实咳嗽本身不是病，是机体排出呼吸道异物的一种自我保护，但它常常就是隐疾的“信号”，引起咳嗽的病因千差万别，主要有以下几个方面：

· 胃酸反流病

由胃酸反流刺激食管引起的咳嗽约占全部慢性咳嗽病人的 20%。病人除咳嗽外，还常伴有发烧、吐酸水打嗝、胸骨后疼痛等症状。用促胃动力药（如吗丁啉）和制酸药（如泰胃美、雷尼替丁等）疗效显著。

· 心源性咳嗽

心脏病人当出现左心功能不全时，最初常有慢性持续性咳嗽，平卧位或劳累时加剧，同时伴有胸闷、呼吸困难，严重时咳粉红色泡沫痰，被迫端坐呼吸。体检在两肺底可闻及密集湿性啰音。

· 慢性鼻窦炎

患者由于鼻分泌物增多，向后倒流滴落到咽喉部黏膜上，因刺激引起咳嗽，病人有明显的咽部异物感且屡咳不爽，仰卧位或清晨起床时剧。此外，病人常感到头疼，大量流清涕或脓涕。检查时可发现病人口咽有黏液或脓性分泌物，咽后壁欠光滑呈鹅卵石样改变，鼻窦区有明显压痛，鼻窦 X 线摄片有助于诊断。

· 咳嗽变异型哮喘

是一种临床表现以咳嗽为主，无明显喘息症状和体征的特殊类型哮喘，约占哮喘患者总数的 5%。这种病人的咳嗽有昼轻夜重、干咳无痰等特点，听诊肺部无哮鸣音，胸部体征也多正常。对这类咳嗽，使用抗生素及镇咳药通常无效，而解痉平喘治疗可收到立竿见影的效果。

· 肿瘤

不仅肺本身会长原发瘤，而且全身各处的肿瘤一旦发生细胞脱落，就会转移到肺部而引起咳嗽，所以很多不容易发现的肿瘤，往往是先在肺部发现了转移灶后，才被“揭发”出来的。

· 心理因素

精神心理因素也可引起咳嗽，往往在精神紧张、情绪波动时出现，受暗示影响大，睡觉后不咳嗽，对睡眠无影响。通过心理治疗，病人症状可望好转或痊愈。

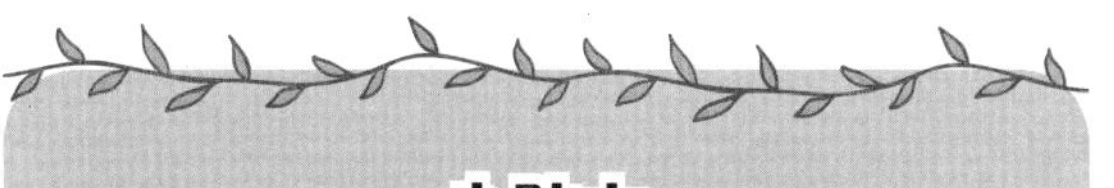

**小贴士**

找出咳嗽病因的目的，还是在于治疗。所以发生了咳嗽，尤其是超过两周的慢性咳嗽，千万不要草率地喝点咳嗽药水了事，更不能置之不理，一定要去医院，在医生的帮助下“查明真相”。

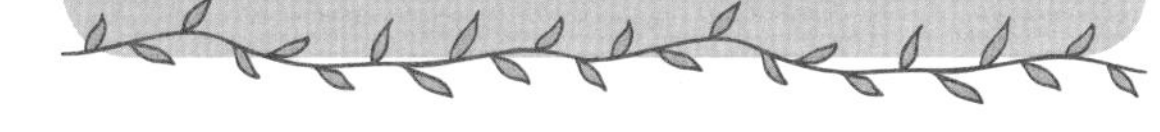

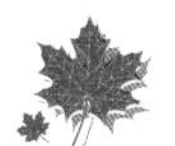

## “热泪盈眶”藏眼疾

有些人到了秋冬季节，被冷风一吹就会“热泪盈眶”。眼泪是由泪腺分泌的，其中的主泪腺是一种反射分泌器，如果受到寒冷、疼痛、情绪明显变化等因素的刺激时，泪液分泌就会增多。在寒冷季节，当面部和眼眶周围的皮肤和肌肉受到冷刺激时会发生收缩，泪液排出一旦受阻，就会被迫从眼角流出。除了上述生理反应外，许多眼科疾病也是导致泪流不止的“元凶”。因此，如果经常不自觉地流泪，可能是患上某些眼科疾病的信号。

**· 慢性结膜炎**

在秋冬季节，慢性结膜炎是导致流泪的主要原因之一。风沙、灰尘、烟雾、有害气体的刺激，以及经常熬夜、睡眠不足、嗜烟过度、用眼疲劳等都会导致慢性结膜炎。因此，作为慢性结膜炎的一大症状，如果经常流泪，就应该及时去医院做眼科检查。

**· 鼻泪道堵塞**

鼻泪道阻塞大都是后天形成的。沙眼、结膜炎、慢性鼻炎等疾病的病菌侵入鼻泪管，都会引起鼻泪管黏膜发炎，造成阻塞，并逐步发展成慢性泪囊炎。因此，不少患有过敏性鼻炎的人也比较容易患上鼻泪道阻塞。如果鼻泪道比较狭窄，并未完全堵塞，平时可以通过抗炎治疗及按摩鼻根靠近眼睛的位置来缓解泪溢症状。但假如鼻泪道已经全部堵塞，泪溢情况很严重，甚至经常造成眼睛红肿发炎，就要考虑通过手术进行治疗了。

**· 干眼症**

干燥寒冷的冬季，是“干眼症”的高发季节。干眼症会使人的基础泪液分泌变少，眼睛干涩难受。如果眼球表面受到损伤，眼睛就会反射性地大量流泪。更年期女性、过敏性结膜炎患者、年轻时曾感染沙眼者、角膜留下疤痕组织者，都容易因干眼症导致流泪。

**· 雪盲症**

又称雪光性眼炎，主要是因为太阳光中的强紫外线经大片雪地反射至人的眼部角膜，导致角膜损伤所致。研究表明，阳光中300微米的中波紫外线照射到雪地上，由其反射的阳光射到眼睛上，便可能引发雪盲症，出现畏光、流泪、红肿疼痛、奇痒及眼内异物感等症状。所以，大雪天外出时，一定要戴墨镜，防止雪地反射的强光刺激眼睛。

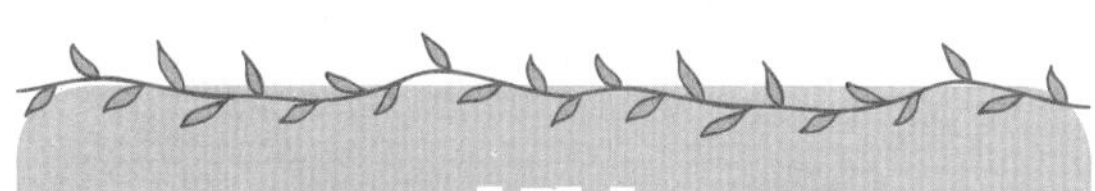

**小贴士**

眼睛自我保健法

早上起床时，喝一杯加了菊花的绿茶，不仅清香润口、提神醒脑，而且绿茶和菊花均有清肝明目的作用，对治疗目赤和目昏颇有疗效。

如果眼睛经常有血丝或突然有小范围充血，可以用 1/3 或 1/2 张新鲜的荷叶煮水喝。荷叶能解暑清热、升发清阳、散瘀止血，可消除眼睛中的血丝和充血，使眼睛明亮。

如果感到目赤肿痛，可用 50g 新鲜的车前草煮水饮用。车前草具有清热、利水、明目的功效。

经常按摩眼眶和面部也有良好作用。人体五脏六腑的许多经脉都经过面部和眼睛，每次按摩 10 分钟，每天数次，持之以恒，不仅对眼睛有保健作用，对整个人体的健康也大有好处。

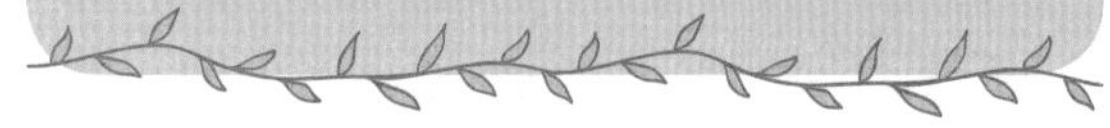

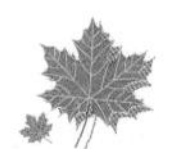

## 膝盖不要常揉

经常有人会因膝关节疼痛来医院诊治，并向大夫询问：我每天都进行压腿、摇晃膝关节、揉膝盖骨等锻炼，还经常去爬山，可这膝关节怎么会越来越痛呢？

人体的所有器官随着年龄的增长都会出现不同程度的老化，膝关节最早出现老化的部位是髌骨和股骨滑车之间的关节软骨，这个关节的作用是加强伸膝的力量，所以在下肢用力伸直的过程中，髌骨会向后紧紧地压向股骨滑车并上下滑动，产生很大的摩擦，当磨损积累到一定程度后，不管有没有外伤或者老化的原因，都会损伤软骨。由于人体内关节软骨组织损伤后几乎不能自然愈合修复，所以一旦出现轻微的裂痕，就会产生明显的疼痛。有的人觉得上下楼梯膝关节疼痛、上厕所站起来很吃力、走平路会突然打软腿，这是因为做这些动作的时候病损的软骨受到了挤压和摩擦，产生了疼痛。所以，出现髌骨附近的疼痛时，尽量不要再去做增加髌骨软骨磨损的动作，同时尽量节约使用膝关节。

在人群中流传的揉膝盖，误认为通过摩擦能把软骨磨平，减少咯吱咯吱的摩擦感，就能减轻疼痛。实际上这是完全错误的做法，这样的动作只能加重软骨的损伤、加重软骨的磨损，把已经病变的软骨磨得更坏，直到磨掉软骨，露出软骨下面的骨质，疼痛会更加严重。反复练习骑马蹲裆式、弯腿站桩、爬山、爬楼梯或下蹲站起等用力蹬腿的动作，都会明显增加髌骨的磨损，使症状加重。

请参阅本书第 19 页。

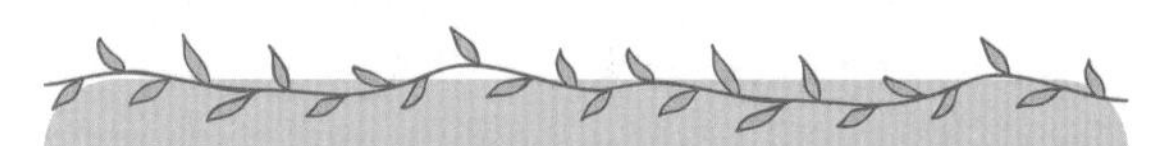

### 小贴士

膝关节不好的人做哪些运动既能达到健身的目的，又能尽可能地保护膝关节呢？

如果有条件，可以通过游泳进行锻炼。游泳可以增加心肺功能，又能在水的浮力作用下，减少下肢关节的压力，减少关节的磨损。也可以进行快走练习，因为走路腿伸直的时候比较多，弯腿的时候相对较少，膝关节的其他部分使用的多，髌骨磨损的比较少。

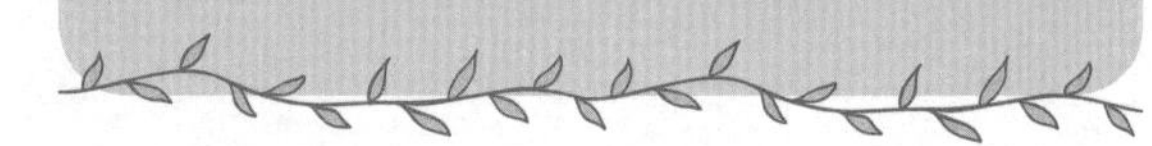

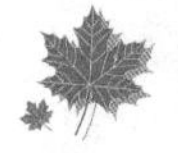

## 腿脚保健 8 法

“人老腿先老”已成为人们的共识。因而，健身防老抗衰也应从腿脚锻炼开始。这里推荐一套锻炼腿脚的保健动作：

· 卧位运动趾与踝

仰卧床上，双下肢平伸，双足一起做屈趾、伸趾交替运动30次，五趾分离、并拢30次，然后旋转踝关节30次，这是整套运动的准备动作。

· 坐位蹬滚子运动

把长40厘米，直径10~20厘米的圆木或石滚子，放在地板上，人坐在床边，双足蹬在滚子上前后滚动100次，可以达到舒筋活血的目的。

· 踮脚走路练屈肌

踮脚走路，就是足跟提起完全用足尖走路，行走百步，这不但可锻炼屈肌，从经络角度看，还有利于通畅足三阴经。

· 足跟走路练伸肌

即把足尖翘起来，用足跟走路，这样是练小腿前侧的伸肌，行百步，可以疏通足三阳经。

· 侧方行走练平衡

侧方行走可使前庭的平衡功能得以强化，有预防共济失调的作用。先向右移动50步，再向左移动50步。

· 倒退行走益循环

倒退有利于静脉血由末梢向近心方向回流，更有效地发挥双足“第二心脏”的作用，有利于循环。另外，倒退时，改变了脑神经支配运动的定式，强化了脑的功能活动，可防因废用而致脑萎缩，每次倒退百步为宜。

· 四肢爬行降血压

用四肢爬行50米。爬行时，躯体变成水平位，减轻了下肢血管所承受的重力作用，血管变得舒张松弛，心脏排血的外周阻力下降，有利于缓和高血压，这已为大量实践所证实。

· 踩足按摩促回流

如果家有3~5岁的小孩，您可趴在床上，双足背贴床面，足心朝上，让孩子赤脚踩压您的双足，孩子的足跟对准大人的足心，做踏步动作50~100次，对促进血液回流大有好处；没有孩子帮助，也可自己按摩。

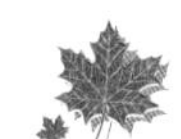

## 足病探因

人的脚和全身其他器官一样，随着年龄的增长，逐渐发生退行性变化。脚痛，便是退行性变化的一种表现。下面几种脚病更容易引起脚痛，应积极到医院检查治疗。

· 趾外翻

多见于中年以上女性，主要表现为行走或站立时，脚趾疼痛，拇趾端明显向小趾倾斜，趾跖关节肿胀，局部皮肤增厚，这种病有一定的遗传因素。防治的方法是穿松紧合适的鞋，夜间睡觉时可用特制的小夹板固定拇趾，尽量使外翻的拇趾回到中立位，病情严重时需用手术治疗。

· 跖底痛

多见于身体弱的人，有扁平足的人也常发生。引起这种病的原因是身体过度虚弱或长期卧床，维持脚弓的韧带逐渐松弛，致使无力维持脚弓的形状，使脚部的跖骨下陷，脚底板的肌肉出现疲劳。防治的方法是经常将五趾并拢屈曲，以五趾尖和脚后跟着地走路坚持锻炼下去使脚弓早日形成便可减轻。也可在鞋底的中间钉上一块1厘米高、2厘米长、3厘米宽的硬橡皮垫。走路时脚心卡在硬橡皮垫上，使身体的重量不完全落在跖骨上，即可减轻跖底痛。

· 腱膜炎

随着年龄增加，有的人跖腱膜弹性变差，功能降低，如果剧烈跑跳、长时间走路以及受到寒冷潮湿的刺激，容易发生炎症。防治的方法是不要剧烈跑跳，多用热水洗脚，平时尽量踮着脚尖走路，病情严重的请医生用强的松龙配普鲁卡因局部封闭。

· 跟腱周围炎

跟腱及其周围的组织，因外伤、过度摩擦或长期劳损易发生无菌性炎症，尤其是穿着又小又硬的皮鞋，鞋后跟反复摩擦跟腱时，更容易发病。防治的方法是换上宽大的软帮布鞋，少走路，多用热水烫脚后跟，休息几天便能治好。

· 跟骨骨刺

跟骨骨刺是多发病。多数人因为脚后跟长骨刺，引起滑囊无菌性炎症造成的疼痛。长了骨刺并不一定开刀才能治好脚痛，只要防止骨刺周围的滑囊发炎便能防治脚痛。常用的方法是经常用热水烫脚，少做剧烈的跑跳活动，也可用理疗、针灸、按摩的方法治疗。疼痛严重的，请医生往脚后跟注射普鲁卡因和强的松龙混悬液，每周一次，一般三四次即可治好。

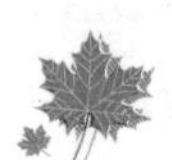

## 血脂高，不妨常吃点烤麸

一提起烤麸，很多人会想到上海的美味小吃——四喜烤麸，这道味道甜咸、冷热兼可的菜肴不但鲜香爽口，还具有非常高的营养价值，特别适合肥胖、血脂高和患有心脑血管疾病的人食用。

在各大超市的副食品货架上，可以经常见到外观像蜂窝一样的烤麸。其实，烤麸是由生面筋经保温发酵后高温蒸制而成的，它松软而富弹性，表面有很多气孔，是一种海绵状的健康食品。

烤麸是介于豆类和动物性食品之间的一种高蛋白质、低脂肪、低碳水化合物的健康食物，每 100 克烤麸中蛋白质含量为 22 克，仅低于黄豆，而明显高于谷类及猪、牛、羊肉，但脂肪、碳水化合物又明显低于黄豆和其他面食。此外，它还含有多种维生素和矿物质。

烤麸不但容易消化吸收，还有助于减少动物性蛋白质的摄入。肥胖、血脂高、胆固醇高以及患有心脑血管疾病的人常吃点，既保证了蛋白质的供给，又限制了热量的摄入。

从中医角度来看，烤麸味甘、性凉，有和中、解热、益气、养血、止烦渴等功效，体虚劳倦、内热烦渴的老人常吃也有很好的食疗作用。

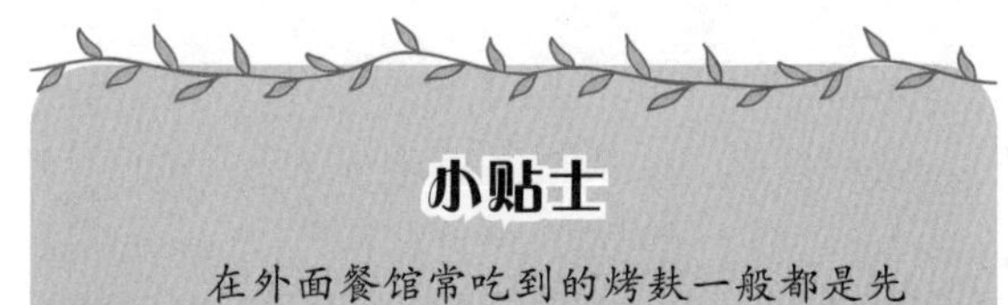

**小贴士**

在外面餐馆常吃到的烤麸一般都是先用油炸过的，这样可以去除发酵的酸味，而且也比较紧实，吃起来有韧劲。此外，烤麸的吃法多种多样，可以凉拌，与肉类一起炒或炖，煮粥时也可以放一点，非常爽口。

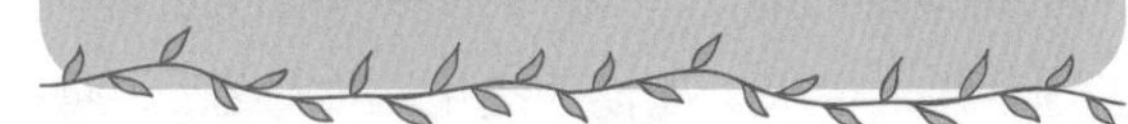

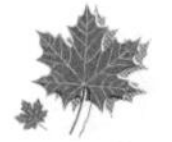

## 立秋后早晨喝碗粥

夏秋交替之际，会有脾胃功能减弱的现象，特别是体虚者。粥是此时调节脾胃最好的饮食，立秋后早晨喝碗粥，既可泻秋凉，又能防秋燥。

秋季最适宜的粥是玉米面红薯粥。玉米面富含不饱和脂肪酸等营养物质，红薯有祛病延年功效。具体做法是：将玉米面100克，先用凉水调成糊状，待水烧开后放入，然后将切成碎块的红薯一并放入，轻轻搅动以防止玉米面黏在锅底。熬粥时要用文火，中间可点几次冷水，玉米面红薯粥以不稀不稠为好。

另外，还有一些粥类，不妨试着做来尝尝：

**山芋粥** 山芋与粳米同煮，常食可防高血压、动脉硬化、过度肥胖等症。

**芝麻粥** 捣碎芝麻与大米同煮，可治眩晕、记忆力衰退、须发早白等。

**莲米粥** 将莲子发胀后，在水中用刷子将表皮擦去，抽出莲芯放清水煮烂，再与粳米同煮食用，具有健脾止泻、益肾固涩、养心安神之功，适用于脾虚食少、遗精带下、心烦失眠、健忘多梦。

**红枣糯米粥** 山药、薏苡仁、荸荠、大枣、糯米同煮，放入适量白糖，有健脾胃、益气血、利湿止泻、生津止渴之功效，适于病后体弱及贫血、营养不良、食欲不振、慢性肠炎等患者食用。

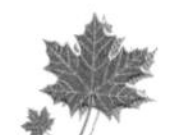

## 天气变凉谨防面瘫

立秋后，天气渐凉。养生专家提醒说，天气变凉时要防止风寒之邪侵犯面部，出现面部神经炎，即面瘫病症。

面瘫由脉络空虚、风寒之邪乘虚侵袭面部阳明、少阳经脉，以致经气阻滞，经筋失养，筋肌迟缓不收而发病。睡眠时全身的肌肉和毛孔疏松、开放，如果把空调的温度开得很低，或者直接对着风扇、空调猛吹，体表微循环受到寒冷刺激，局部营养神经的血管就会发生痉挛，导致神经组织缺血、水肿、受压迫而招致面瘫。

秋风是“邪风”“贼风”，如果过度吹风，常常会导致面部神经麻痹，严重时嘴歪眼斜。养生专家表示，面瘫的临床表现为，闭不上眼睛，脸部一侧松弛，嘴歪，流口水，流眼泪，眉毛抬不起来，耳后疼痛等。面瘫病症发生于任何年龄，其中以中青年居多，男性略多于女性。

面瘫不会对患者的生命和日常生活造成严重威胁，一旦治疗效果不佳，就会因表情功能的丧失而容貌受损。因此，对于面瘫的治疗预防不容忽视。面瘫要早发现、早治疗，中医针灸对面瘫治疗效果较好。

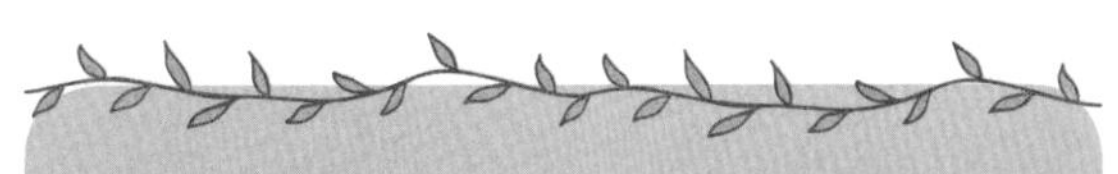

**小贴士**

为防止面瘫，养生专家建议，一是要注意保暖，出门尽量戴口罩；二是开车或坐车时，最好不要摇下车窗；三是在疲劳之时或洗浴后，不能再受风；四是尽量不要开窗睡觉；五是适当锻炼，多食蔬菜水果。

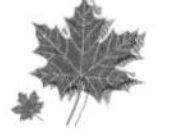

## 凉席收起前要用醋擦洗

夏日里与我们相依相伴的凉席在秋天就要“卸任”了，为了第二年能放心使用，收竹凉席时，最重要的是要注意除螨，如果除螨不当，很容易在第二年使用时造成“凉席性皮炎”。

收纳凉席时，可以将樟脑丸用榔头敲碎，把碎末均匀地撒在凉席面上，随后卷起，捂上1个小时后除去樟脑丸碎末。之后用抹布蘸清水擦抹两次，置于阳光下吹晒10~15分钟即可。这样处理之后，就可以把凉席装入收纳袋中，放在阴凉干燥处保存了。还可以使用白醋充分擦洗凉席表面，既简单，又可以除螨。

对于亚麻凉席，收之前要用40摄氏度的温水加中性洗涤剂浸泡10分钟，轻轻揉搓、充分清洗。注意不要用有漂白作用的洗衣粉和肥皂，以免褪色。为了防止亚麻凉席在保存过程中出现"跳丝"的现象，洗净后应再浸入加有衣物柔顺剂的水中泡两小时。洗完后不要用力拧，略控一下水，整平后自然阴干至七八成时，再进行高温熨烫，这样才能保持平整、光滑。

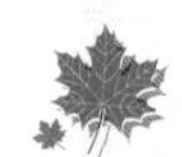

## 芦荟长黑斑，室内有污染

如果您家里养着芦荟，您可要对它仔细观察了，如果芦荟叶子上长出了黑斑，很有可能是室内污染比较严重的表现，因为芦荟被称为"空气污染报警器"。

芦荟是百合科多年生肉质草本植物，它有很强的净化室内空气的功能。无论是白天还是晚上，芦荟均能吸收二氧化碳、甲醛和有机性挥发物质等有害气体，甚至可以吸收一些吸尘器难以吸到的悬浮颗粒，是净化室内空气的"高手"。芦荟还被称做"空气污染报警器"，当空气中的有害气体含量超过一定的限度，芦荟的叶片上就会出现褐色或黑色的斑点，以此发出"警报"，提醒人们注意净化空气。

芦荟不仅是净化空气的好手，它还有很多其他的用处。芦荟含有芦荟甙、芦荟多糖、氨基酸、有机酸、维生素、多肽、微量元素等多种对人体有益的生物活性物质。在发达国家，很多家庭都种植有芦荟，用于小病、小伤的治疗，还可以食用、美容，使芦荟享有"家庭百宝箱"之美称。

如果您家里还没有种植芦荟，就赶紧养一盆吧。

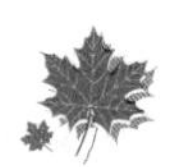

## 胖大海不能当茶饮

中药胖大海，味甘、淡，性凉。有润肺开音、清热解毒的功能。主治干咳无痰、喉痛、音哑、目赤、牙齿痛等。由于胖大海有润肺开音等疗效，很多人往往把它当成茶叶服用。殊不知，胖大海也有一定的毒副作用，且过敏反应为数不少。

首先，胖大海是一味中药，每种中药都有其性味，应用时必须根据个人体质的属性，或者所患疾病的寒热虚实来选用。中医认为，胖大海性寒味甘，其有两大功能，一是清宣肺气，可以用于风热犯肺所致的急性咽炎、扁桃体炎以及感冒时身体感到发热、口干、咽痛，同时伴有干咳；二是清肠通便，用于上火引起的便秘。

以下情况不适合使用胖大海：一是脾胃虚寒，表现为食欲减低、腹部冷痛、大便稀溏，这时服用胖大海容易引起腹泻，损伤元气；二是风寒感冒引起的咳嗽、咽痛，表现为恶寒怕冷、咳嗽吐白黏痰；三是肺阴虚导致的咳嗽，也表现为干咳无痰、声音嘶哑，此种情况多属于慢性呼吸道疾病。

临床药理学研究表明，胖大海能促进小肠蠕动，产生缓和的泻下作用，因此肠胃不好的人不要长期服用。该药还具有降压作用，因此，如果血压正常或者血压偏低的人长期服用的话，可能会出现血压过低的危险；另外，胖大海外皮、软壳、果仁的水浸出提取物有一定镇痛功效，其镇痛原理目前尚未得知，但可以肯定的是，如果是因为抑制中枢而产生止痛作用的话，长期服用胖大海也具有潜在的危险。临床上还遇见有些人对其过敏，会引起过敏反应，表现为全身皮肤发痒，弥漫性潮红，周身布满大丘疹及风团，口唇水肿，伴有头晕、心慌、胸闷、恶心、血压下降，严重者可危及生命。

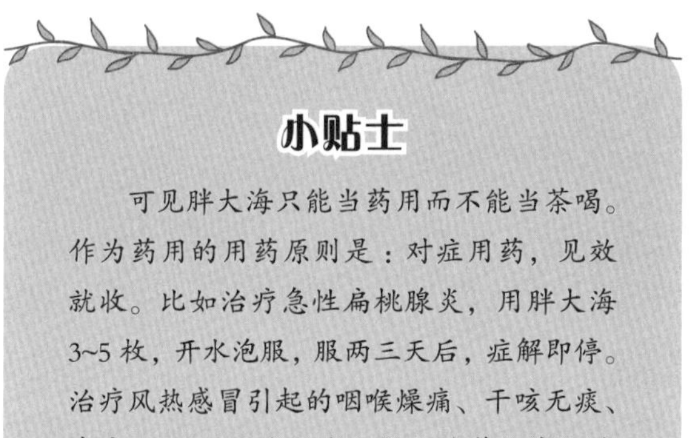
小贴士

可见胖大海只能当药用而不能当茶喝。作为药用的用药原则是：对症用药，见效就收。比如治疗急性扁桃腺炎，用胖大海3~5枚，开水泡服，服两三天后，症解即停。治疗风热感冒引起的咽喉燥痛、干咳无痰、声音嘶哑，用胖大海5枚、甘草3克，泡茶饮用，一般服用两三天，药到病除，见效就收；无效就要及时看医生，根据医生医嘱治疗。

## 苹果不宜长时间泡洗

大多数人在吃苹果的时候习惯连皮一起吃掉，这是因为苹果皮确实含有丰富的营养。相比较果肉而言，苹果皮有更强的抗氧化性，还能预防高血压等慢性疾病。但有时候人们也会疑惑，吃苹果皮的时候感觉表面会有油状和蜡感，这层蜡对身体到底有没有危害性？专家表示，这层蜡不会对身体产生危害，大家不用过于担心。

苹果皮上的蜡一般分为两种，一种是苹果生长过程中形成的蜡，这是一种脂类成分，是在苹果表面生成的植物保护层。它可以有效地防止外界微生物、农药等入侵果肉，起到保护作用；另一种则是人工加上去的果蜡。正是这种“人工果蜡”，让不少人忧心。其实，它是一种壳聚糖物质，多从螃蟹、贝壳等甲壳类动物中提取而来。这种物质本身对身体并无害处，其作用主要是用来保鲜，防止苹果在长途运输、长时间储存中腐烂变质。

尽管苹果皮中的蜡本身对身体无害，但如果您想带皮吃，还是要洗干净，因为这层“保护膜”可能含有农药残留物等有害物质。如果不放心的话，有两个“妙招”可以试试。一是挤点牙膏揉碎后将其溶在水里，用这个水洗后再用清水冲洗干净即可；二是把苹果放进温度适中的热水里，蜡遇热会融化，但水温不可太高。

不过，千万不要泡洗。因为将水果长时间泡在水里，可能导致农药残留物、微生物菌等有害物质渗入果肉里，不仅达不到清洗目的，还会“越洗越脏”，不利于健康。

## 茄子是佳肴也是良药

茄子，夏秋季节的时鲜蔬菜，自古就在全国各地栽培。

正如苏颂所说：“茄子处处有之，其类有数种：紫茄、黄茄，南北通有；白茄、青茄，唯北土有之。”从颜色上看，茄子有紫色、黄色、白色和青色四种；

从形态上分，茄子常见的有三种：球形的圆茄、椭圆形的灯泡茄和长柱形的线茄。

茄子的吃法，荤素皆宜。既可炒、烧、蒸、煮，也可油炸、凉拌、做汤，都能烹调出美味可口的菜肴。

茄子的营养丰富，含有蛋白质、脂肪、碳水化合物、维生素以及钙、磷、铁等多种营养成分。特别是维生素 P 的含量很高。每 10 克中即含维生素 P 750 毫克，这是许多蔬菜水果望尘莫及的。维生素 P 能使血管壁保持弹性和生理功能，防止硬化和破裂，所以经常吃些茄子，有助于防治高血压、冠心病、动脉硬化和出血性紫癜。特别是紫皮茄子的皮中含有丰富的维生素 E 和维生素 P，不要去皮吃。另外，茄子去皮后因其中的微量元素铁被空气氧化，很容易发黑，这样可能影响人体对铁的吸收，因此茄子最好不要去皮吃。

中医学认为，茄子属于寒凉性质的食物。所以夏天食用，有助于清热解暑，对于容易长痱子、生疮疖的人，尤为适宜。消化不良，容易腹泻的人，则不宜多食，正如李时珍在《本草纲目》中所说："茄性寒利，多食必腹痛下利。"《滇南本草》记载，茄子能散血、消肿、宽肠。所以，大便干结、痔疮出血以及患湿热黄疸的人，多吃些茄子，也有帮助，可以选用紫茄同大米煮粥吃。《本草纲目》介绍，将带蒂的茄子焙干，研成细末，用酒调服治疗肠风下血；《妇人良方补遗》记载把茄子细末用水调匀，外涂治疗乳房皲裂；现代的《中药大辞典》又介绍将冰片混入茄子细末之中，撒布于皮肤溃疡，都有一定效果。《随息居饮食谱》说茄子有"活血、止痛、消痈"的功效，确为经验之谈。

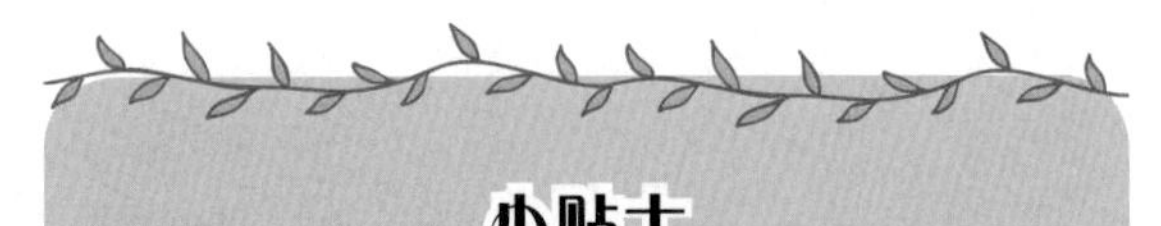

**小贴士**

茄子性寒，对于容易长痱子、生疮疖的人较为适宜，但脾胃虚寒、哮喘者不宜多吃。茄子所含热量极低，老年人和肥胖者不妨常吃。

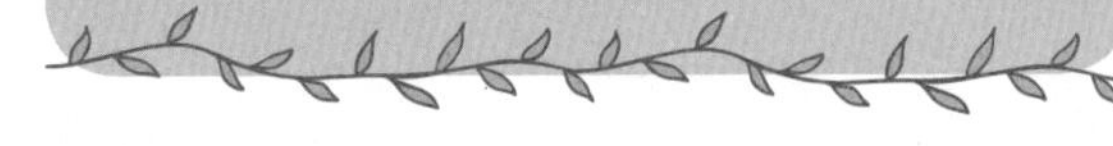

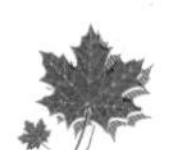

## 芹菜营养在根叶

古往今来，人们都将常见的芹菜视为佳肴。在吃芹菜时，大都喜欢去掉根和叶片，留下芹菜茎，殊不知，这种吃法浪费了芹菜的营养和药用价值。

中医认为，芹菜叶性凉，味甘，具有散热，祛风利湿，健胃凉血，清肠利便，润肺止咳，降低血压的作用。研究发现，芹菜叶的营养成分比芹菜茎高得多。营养学家曾对芹菜的茎和叶片进行过 13 项营养成分的测试，发现芹菜叶片中有 10 项指标超过了芹菜茎。其中，叶中胡萝卜素含量是茎的 88 倍；维生素 C 的含量是茎的 13 倍；维生素 $B_1$ 是茎的 17 倍；蛋白质是茎的 11 倍；钙的含量超过茎 2 倍。

芹菜叶片含有的芳香性物质，可以增进食欲、开胃健脾、抗菌消炎。芹菜叶对癌细胞还具有一定的抑制作用。春天上火引起的嗓子疼痛，可用芹菜叶若干，在开水中焯 2 分钟，捞出马上冷却后控水，然后置于盘中，依据个人口味加入食盐、胡椒、香油、鸡精等调料，拌匀即可食用。

相对其他部分来说，芹菜根的药用价值更高，根部本身就是一味中药材。那么芹菜根怎样吃食疗作用最好呢？给大家介绍几种妙法：用芹菜根 90

克，加酸枣 9 克熬汤，睡前饮服，可治失眠；芹菜根适量洗净切碎，炒鸡蛋吃，可治头痛；芹菜根切碎放入粳米中熬成芹菜粥，加一点冰糖，对高血压、血管硬化、神经衰弱等有辅助治疗作用。

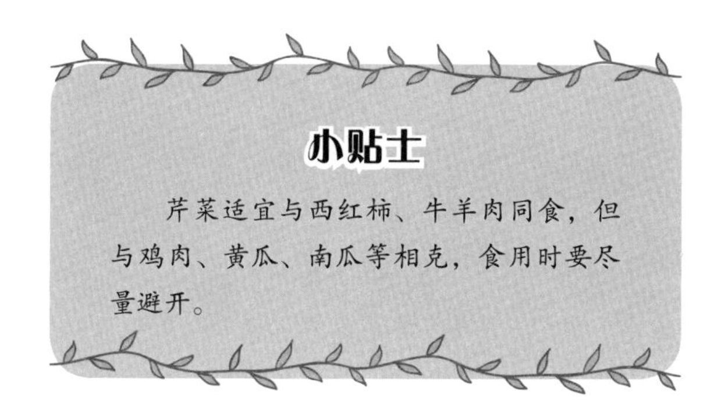

**小贴士**

芹菜适宜与西红柿、牛羊肉同食，但与鸡肉、黄瓜、南瓜等相克，食用时要尽量避开。

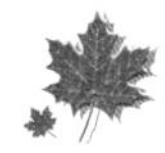

## 秋季护肺食物可多吃

**· 多吃鲜蔬果**

如富含维生素 C、E，β－胡萝卜素和番茄红素及类黄酮的食物：花椰菜、荠菜、香芹、菠菜、香菜、青椒、橄榄、柠檬、刺梨、沙梨、山楂、鲜枣、西瓜、紫葡萄、芒果及胡萝卜、甜菜、南瓜、番茄、麦芽油、豆油等。每天食用 400~500 克鲜蔬菜，吃两种不同的水果。

**· 常吃洋葱**

每周吃两三次洋葱，可生食或炒食 1/3 个中等大小的洋葱，因其含有天然的抗炎物质。

每天吃一个苹果

因苹果富含大量槲皮素，可以改善呼吸系统防御能力和肺功能。

**· 常食含脂鱼类**

如鲑鱼、沙丁鱼、金枪鱼等含 Ω－3 脂肪酸丰富的鱼类，能缓解或有助防止哮喘的发生。

**· 吃些坚果**

每天吃一小把富含维生素 E 及不饱和脂肪酸的干果，如杏仁、花生仁、榛子等，具有独特的抗氧化及护肺功能。

**· 食物护肺讲吃法**

中医一向讲究药食同源，很重视通过调节饮食提高人体的抗病能力。不过，人们食用时应首先了解清楚食物的药效，如食用白萝卜，以痰多、咳嗽者较为适宜；食用百合，以熬粥、煮水饮效果较佳；食用绿豆，适宜于内火旺盛的人；而荸荠能清热生津，生吃、煮水均可。清肺的食物，如胡萝卜、梨子、木耳、豆浆、蜂蜜等。梨可生津止渴，清热止咳等，一种做法是把内部掏空，放入川贝、冰糖、蜂蜜等煮食；二是带皮切块，放到碗里再蒸，碗里最好再放上冰糖，煮好后可拌入蜂蜜，趁热吃效果最好；三是连皮切成块，和木瓜、蜜枣、猪骨一起煮汤，有清肺热、开胃作用；四是将银耳泡发后，和梨一起放到凉水中煮汤，根据口味不同可再放入枸杞、枣等。另外，还可捣泥成梨糕，加冰糖后食用，也能清热，治疗咳嗽。

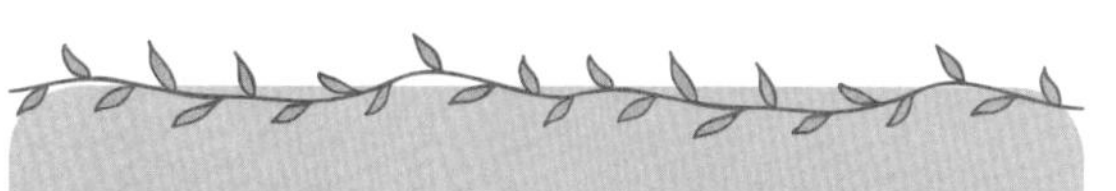

**小贴士**

由于人的个体素质差异较大，服用时要根据自身的情况对症选食，而且要注意同时忌食过于辣、咸、腻等食物。

## 秋燥上“火”对症吃

到了秋天，有些人的痔疮又出现了，也有些人出现了牙痛或口疮，许多年轻人脸部又出现了痘痘、嘴角也出现了糜烂，连张口都困难了。对此，应该注意饮食调节，对症“灭火”。

**· 牙痛脸肿，清凉解毒**

秋燥使得许多人都出现了牙龈肿痛、口腔溃疡、脸肿甚至精力不集中、嗜睡的症状，部分中老年人还出现了牙齿松动、脱落的现象。这是胃火上升的表现。对这样的“火”要多吃清凉解毒的食物，如金银花、决明子等，同时多喝水、多吃蔬菜。别再吃巧克力、辣椒、羊肉等高热量食品。

**· 嘴角烂，吃粗饭**

对口角糜烂这样的“火”，应多吃米粉、豆类、小米等粗粮和绿色新鲜蔬菜、肉、牛奶等，增加进食品种。避免进食辛辣、烧烤和烟酒等刺激性食物，减少对口腔和肠胃的刺激，去除不良嗜好，防止暴食或过饥。

**· 脸上痘生，清凉祛热**

秋燥加上睡眠不足，会虚火上升。很多女孩子还喜欢一边玩一边吃，瓜子、花生、巧克力等热性零食不离手，体内热量堆积太多，脸部发出很多痘痘，有碍观瞻。

这样的“火”，大多源自内热，所以吃得越清淡越有利于皮肤状况的改善，特别应该多吃具有清凉祛热功能的食品，如木耳、芹菜、鸭肉、菠菜、兔肉、油菜、山楂等，败火润燥。并要注意劳逸均衡适当，防止疲劳过度。

**· 痔疮，多吃果蔬多喝水**

痔疮的发生主要与饮食习惯有关。鱼肉及精细食品吃得多，减少了粗纤维摄入，容易使大便干燥。此外，许多人喜欢搓麻将，久坐后活动减少，肛门处的静脉回流受到阻碍，引起血管扩张容易出现便秘乃至痔疮。对这样的“火”要多喝水，多吃水果蔬菜，保持每天大便通畅，并适当增加运动。

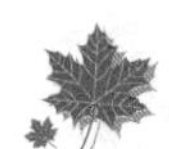

## 肉与食物搭配妙法

**· 鸡肉与食物搭配**

**鸡肉—栗子** 鸡肉补脾造血，栗子健脾，脾健则更有利于吸收鸡肉的营养成分，造血机能也会随之增强。用老母鸡汤煨栗子效果更佳。

**鸡肉—茉莉花** 茉莉花与温中益气、补髓填精的鸡肉相配，有助于人体防病健身。适合五脏虚损且虚火之人食用，对于贫血、疲倦乏力者尤其适用。

**· 鸭肉与食物搭配**

**鸭肉—山药** 鸭肉既可补充人体水分又可补阴，并可消热止咳。山药的补阴之力更强，与鸭肉同食，可消除油腻，补肺效果更佳。

**鸭肉—桂花** 桂花是有名的观赏花，也可作药食用，桂花含有许多芳香物质。从食物药性来看，桂花性味辛温，具有化痰、散瘀的功效，是治疗痰瘀、咳喘、牙痛、口臭的良药。鸭肉具有滋阴补虚、利尿消肿之功效。两者搭配合用，可滋阴补虚、化痰散淤、利尿消肿。最适合阴虚、多痰、水肿等病人食用。亦可作为肺气肿、肺心病等患者的辅助饮食。

**· 羊肉与食物搭配**

**羊肉—生姜** 羊肉可补气血，温肾阳，生姜有止痛、祛风湿等作用。同时食用生姜既能去腥膻等滋味，又能有助羊肉温阳祛寒。

**羊肉—凉性蔬菜** 吃羊肉时，可以搭配一些凉性蔬菜，如冬瓜、丝瓜、油菜、菠菜、白菜、金针菇、莲藕、茭白、竹笋、菜心等，能起到清凉、解毒、去火的作用，既能利用羊肉的补益功效，又能消除羊肉的燥热之性。如果有条件，还可以放点莲子心，有清心泻火的作用。

**· 牛肉与食物搭配**

**牛肉—土豆** 牛肉营养价值高，并有健脾胃的作用，但牛肉粗糙，有时会影响胃黏膜。土豆与牛肉同煮，不但味道好，且土豆含有丰富的叶酸，起着保护胃黏膜的作用。

**牛肉—白菜** 白菜含有的粗纤维有促进肠胃畅通的作用。牛肉含有丰富的蛋白质和其他营养成分，有补脾胃、益精血的功效。白菜与牛肉，素荤相配，互为补充，营养全面、丰富，具有健脾开胃的功效，特别适宜虚弱病人经常食用。对于体弱乏力、肺热咳嗽者有辅助疗效。

**牛肉—南瓜** 从食物的药性来看，南瓜性味甘温，能补中益气、消炎止痛。牛肉性味甘平，归脾、胃经，具有补脾胃、益气血、止消渴、强筋骨的功效。南瓜与牛肉搭配食用，则更具有补脾益气、解毒止痛的疗效，适合于辅助治疗中气虚弱、消渴、肺痈、筋骨酸软等病症。

**· 鱼与食物搭配**

**鱼—豆腐** 二者同食，有助于人体对钙质的吸收，可预防佝偻病、骨质疏松等。

**鲤鱼—黄瓜** 从药性来看，鲤鱼性平、味甘，有开健脾、消水肿、利小便、安胎气、下乳汁的功能。黄瓜可抑制糖类转化成脂肪，有减肥和降低胆固醇的作用。故鲤鱼与黄瓜搭配同食，有利于人体健康，特别适合于消化不良、下肢浮肿、高血压等病患者及孕产妇、肥胖者食用。

**鳝鱼—藕** 补精最好是鳝鱼。鳝鱼所含的黏液主要是由黏蛋白与多糖类组合而成，能促进蛋白质的吸收和合成，而且还能增强人体新陈代谢和生殖器官功能。藕所含的黏液也主要由黏蛋白组成，还含有卵磷脂、维生素C、维生素$B_2$等，能降低胆固醇含量，防止动脉硬化。两者搭配食用，具有滋养身体的显著功效。此外，藕含有大量食物纤维，属碱性食物，而鳝鱼属酸性食物，两者合吃，有助于维持人体酸碱平衡，是强肾壮阳的食疗良方。

**鲤鱼配米醋** 鲤鱼本身有涤水之功，人体水肿除肾炎外大都是湿肿，米醋有利湿的功能，若与鲤鱼共食，利湿的功能倍增。

**· 羊猪肝与食物搭配**

**羊肝—枸杞叶** 羊肝能明目宁心、温补肾气，枸杞叶有明目、益肾、壮阳之功效。二者同食，更可以补肾益精，并防治眼疾。

**猪肝—菠菜** 猪肝富含铁、叶酸、维生素$B_{12}$等造血原料，菠菜中的铁质与叶酸也不少，都有补血功能。两种食物同食，一荤一素，共同促进，相辅相成，防治贫血最好。

**猪肝—洋葱** 从食物的药性来看，洋葱性味甘平，其有解毒化痰、清热利尿的功效。它含有蔬菜中极少见的前列腺素，能降低血压。洋葱配以补肝明目、补益血气的猪肝，可为人体提供丰富的蛋白质、维生素A等多种营养物质，具有补虚损的功效。适合于治疗夜盲、眼花、视力减退、浮肿、面色萎黄、贫血、体虚乏力、营养不良等病症。

**猪肝—苦瓜** 猪肝性味苦温，能补肝、养血、明目。猪肝所含的维生素A能阻止和抑制癌细胞增长，并能将已向癌细胞分化的细胞恢复为正常。而苦瓜也有一定的防癌作用，因为它含有一种活性蛋白质，能有效地促使体内免疫细胞去杀灭癌细胞。两者合理搭配，功力相辅，荤素配伍适当，经常食用有利于防治癌症。

### · 虾与食物搭配

**虾皮—鸡蛋** 虾皮含钙多，鸡蛋也是钙元素的"富矿"，两者相加，补钙功效成倍增长。

**虾米—黄瓜** 虾米可温补肾阳，配以黄瓜，可制成家常菜虾米拌黄瓜。该菜具有清热、利尿、补肾的功效。适合于治疗消渴、烦热、咽喉肿痛、目赤、水肿、腰膝酸疼等病症。

**虾米—丝瓜** 虾米具有补肾壮阳、通乳的功效，与可止咳平喘、清热解毒、凉血止血的丝瓜搭配，具有滋肺阴、补肾阳的功效，常吃对人体健康极为有利。适合于辅助治疗肺虚咳嗽、体倦、腰膝酸软等病症。

### · 鸡蛋与食物搭配

**鸡蛋—洋葱** 洋葱不仅甜润嫩滑，而且含有维生素$B_1$、$B_2$、C和钙、铁、磷以及植物纤维等营养成分，特别是洋葱还含有芦丁成分，能维持毛细血管的正常机能，具有强化血管的作用。洋葱与鸡蛋搭配，不仅可为人体提供极其丰富的营养成分，洋葱中的有效活性成分还能降低鸡蛋中胆固醇对人体心血管的负面作用。

**鸡蛋—百合** 中医学认为，百合清痰火，补虚损，蛋黄能除烦热，补阴血。两种食物加糖调理，滋阴润燥、清心安神之功效更佳。

**鸡蛋—韭菜** 韭菜是我国南北方人都喜爱吃的蔬菜，能温中、下气、补虚、调和肺腑、益阳，与鸡蛋同炒，则相得益彰，可以起到温补肾阳、行气止痛的作用，对尿频、肾虚、痔疮以及胃脘疼痛等均有一定的疗效。

**鸡蛋—丝瓜** 丝瓜性味甘平，可清暑凉血、解热毒、润肤美容。丝瓜含有丰富的营养物质，它所含的蛋白质、淀粉、钙、磷、铁、胡萝卜素、维生素C等在瓜类蔬菜中都是较高的。鸡蛋可润肺利咽、清热解毒、滋阴润燥、养血息风。二者搭配同食，具有清热解毒、滋阴润燥、养血通乳的功效。适合于治疗热毒、咽痛、目赤、消渴、烦热等症，常食还能使人肌肤润泽健美。

**鸡蛋—黄花菜** 黄花菜与滋阴润燥、清热利咽的鸡蛋相配，具有清热解毒、滋阴润肺、止血消炎的功效，也可为人体提供丰富的营养成分。适合于治疗咽痛、目赤、虚劳吐血、热毒肿痛、痢疾、便血、小便赤涩、营养不良等病症。

**小贴士**

西红柿含有丰富的维生素C、糖类、芦丁等成分，具有抗坏血病、润肤、保护血管、降压、助消化、利尿等作用；鸡蛋中含有丰富的蛋白质、脂肪、多种维生素等成分，具有滋阴润燥、养血等功效。二者同食，能为人体提供丰富的营养成分，具有一定的健美和抗衰老的作用。

## 入秋莲藕美味又营养

立秋过后，是莲藕上市的时节。美丽的荷塘令多少文人墨客流连忘返。而它的营养价值也已被历代食物养生医生们所推崇。

**· 莲藕营养丰富**

莲藕味甘，富含淀粉、蛋白质、维生素 C 和维生素 $B_1$，以及钙、磷、铁等无机盐，藕肉易于消化，适宜老少滋补。生藕性寒，有清热除烦、凉血止血散瘀之功；熟藕性温，有补心生血、滋养强壮及健脾胃之效。藕段间的藕节因含有 2% 左右的鞣质和天门冬酰胺，其止血收敛作用强于鲜藕，还能解蟹毒。莲藕的花、叶、梗、须、蓬及莲子、莲子心各有功效，均可入药治病。

不喜生吃的人，也可以炖鸡炖肉，既能滋补，又能治病。尤其是藕粉，既富有营养又易消化，是妇幼老弱皆宜的良好补品，常以开水冲后食用，久食可安神，开胃，补髓益血，轻身延年。

**· 莲藕治病也有效**

由于受我国古代医学的影响，目前，在韩国、日本等国家和港台地区，对莲藕的食疗功效颇为重视，流传有不少实用方法。

感冒咽喉疼痛，用藕汁加蛋清漱口有特效。蛋清可滋润咽喉，止咳；莲藕能消除疲劳，安慰精神。方法是将莲藕削皮洗净，捣碎挤出藕汁，与蛋清（鸡蛋 1 个可分 3 次用）一起拌匀，保存在阴凉处，即可用来漱口。

莲藕汤又能消除口腔炎症。将切细的莲藕加水熬汤，每日漱口 5~6 次。

患支气管炎，用藕汁，藕皮也有药效，因此不必削去，将藕洗净取汁即可。藕汁对晨起时痰中带血丝及晚上声音嘶哑的病人，亦有良好效果。藕汤也能防治咳嗽，可将带皮莲藕切薄片，同稀饴糖一起熬汤饮用。此外，将藕节部分粉碎取汁饮用，也可止咳和解除胸闷。

发烧且口渴严重时，可饮用鲜藕汁，既能退烧，又解除口渴。

若加入梨汁，效果更佳。将莲藕与泡开的米一起熬粥食用，也有同样效果。无特殊外因的鼻出血患者，每日 1~2 次饮 1 小酒杯鲜藕汁，效果良好。

将藕汁与生姜汁一起掺和饮用，或将藕汁兑开水饮用，1 日 2 次，每次 1 小杯，能迅速解除酒醉引起的疲劳，调整不稳定的神经。因莲藕有恢复神经疲劳的功效，故还可用于防治过度紧张、焦虑不安等引起的心神不定、失眠、眼睛疲劳等。通常饮用藕汁，每千克体重按 10 毫升计算为适量，可分几次服用，或煎煮后在进餐时吃。

更年期妇女出现月经不调、不定期出血或情绪不稳、坐立不安等症时，最好经常吃莲藕，可将藕捣成汁或加少许食盐后服用。

莲藕还有调节心脏、血压、改善末梢血液循环的功用。用于促进新陈代谢和防止皮肤粗糙，可将莲藕 20 克洗净、去皮，切成细片在开水中烫一下，然后加米 1 杯和水 2 杯，以慢火煎，待凉后加食盐少许食用，若加入莲子效果更好。

### 小贴士

莲藕的药用功效十分可观，相传南宋孝宗曾患痢疾，就是用鲜藕汁以热酒冲服治好的。李时珍在《本草纲目》中称藕为“灵根”，味甘，性寒，无毒，视为祛淤生津之佳品。

**莲藕生食** 能清热润肺，凉血行淤。

**莲藕熟吃** 健脾开胃，止泻固精。

**老年人常吃** 藕可以调中开胃，益血补髓，安神健脑，具延年益寿之功。

**妇女产后吃** 妇女产后忌食生冷，唯独不忌藕，是因为它能消淤。

**肺结核病人吃** 藕有清肺止血的功效，肺结核病人最宜食用。

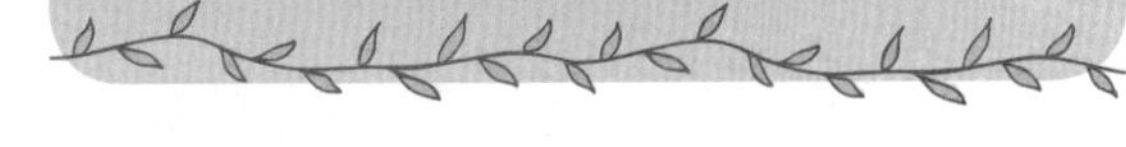

## 巧吃三种果

**· 内热不宜多吃桃**

桃子纤维能预防便秘，同时也是补气养血佳果。但桃子再好也不能贪吃，否则易引起腹胀，还可能导致毛囊炎，也就是疖子。

相对来说，内热的人不宜多吃桃。拿桃子当饭吃易上火，口干、口渴、严重的还会长疖子。对于上火引起的便秘，吃桃子反而会加重便秘。消化不良者、对桃毛过敏者以及老人、儿童也不适合多吃桃。

吃桃子前可用盐直接搓桃皮，再用水冲洗，能较干净地去除桃毛。如果是刚从树上摘下来的鲜桃，最好放半天等其暑气散尽再吃，一天吃桃最好不超过两个。

**· 李子加冰糖润喉**

成熟的李子有促消化、增加食欲的效果。但李子果酸含量高，多吃伤脾胃，易引起胃痛，儿童不宜多吃。胃酸缺乏、食后饱胀、便秘者可适量吃一些。此外，未成熟的青李子千万别吃，否则会出现中毒现象。熟李子与冰糖一起炖，有润喉开音作用，十分适合音哑或失音时食用。

**· 荔枝浸盐水解滞**

鲜荔枝具有健脾生津、理气止痛的功效，体虚的人更适合吃。但荔枝性温热，多吃会口舌生疮、口臭口干甚至流鼻血。

过多吃荔枝，尤其空腹食用，还会导致低血糖，出现头晕等症状。患有慢性扁桃体炎和咽喉炎的人，多吃荔枝会加重虚火。可把荔枝连皮浸入淡盐水中，再放入冰柜里冰后食用，不仅不会上火，还能消滞、增食欲。

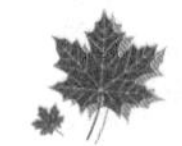

## 虾皮——钙的宝库

虽然没有鲜虾亮丽的色泽、饱满的肉身，虾皮却因为其便宜实惠、味道鲜美、营养丰富，和前者一样“声名鹊起”,成为备受人们青睐的“健康食品”。

和大家想的不一样，虾皮并不是鲜虾的前身，只是它的“亲戚”，是海产小毛虾经过煮熟、晒干等工序，加工而成的一种食品。粗看上去，虾皮虾肉很少，但正是因为如此，它才有了“钙的宝库”的美誉——钙含量高达 991 毫克 /100 克（成人的每日钙推荐摄入量为 800 毫克），可以称得上是含钙量最高的食品之一。丰富的钙含量让虾皮成为缺钙者补钙的较佳途径，可以预防骨质疏松等症。此外，它还含有丰富的蛋白质和矿物质，如所含的镁元素具有重要的调节作用，能很好地保护心血管系统，减少血液中的胆固醇含量，对于预防动脉硬化、高血压及心肌梗死有一定作用。

不过，值得提醒的是，由于虾皮含钙量丰富，因此最好不要晚上吃，以免引发尿道结石。人体排钙高峰一般在饭后 4~5 小时，而晚餐食物中含钙过多，或者晚餐时间过晚，甚至睡前吃虾皮，当排钙高峰到来时，人们已经上床睡觉，尿液就会全部潴留在尿路中。这样，尿路中尿液的钙含量也就不断增加，不断沉积下来，久而久之极易形成结石。此外，体内火气比较大的时候最好不要吃虾皮；患过敏性鼻炎、支气管炎、过敏性皮炎的人也不宜吃。

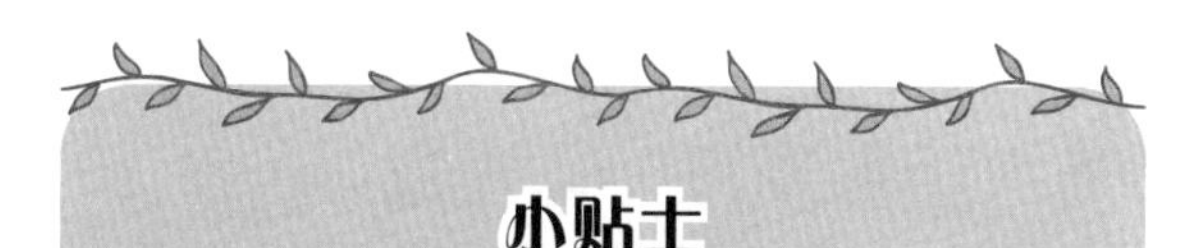

**小贴士**

虾皮不仅营养丰富，而且味道也很鲜美，无论在什么菜肴或汤中放点，都可以起到增鲜提味的作用，是中西菜肴中不可缺少的海鲜调味品。同时，还能减少盐的摄入量，可谓一举多得。平时，虾皮炒冬瓜、虾皮炒韭菜、虾皮拌青椒等都是不错的佳肴。

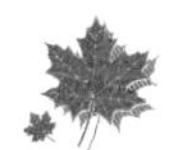

## 腰椎病的“轻运动”处方

当前，腰椎间盘突出症发病率较高，常表现为腰痛、腿痛、肢体麻木等症状。椎间盘位于椎骨之间，由较韧的外层和柔软的胶样核心构成，富有弹性，具有连接、稳定、减震、活动四大功能。当人体背部用力过度时，会把椎间盘里面的胶样物质从其外层的脆弱点挤压出来，压迫神经根引起疼痛。当椎间盘受到外力的损伤，中央的柔软物质在压力下会从一个软弱点被挤出外层，造成椎间盘丧失了它的衬垫作用，而压在椎间盘挤出部位的神经上面导致疼痛。

当椎间盘突出的急性症状缓解后，要及时进行增强腰背肌力量和恢复脊柱活动度的轻柔运动，如飞燕点水、直腿抬高、仰卧拱桥等。

**· 飞燕点水**

俯卧位，双上肢伸直靠身旁，以头、肩带动双上肢向后上方抬起；再把双下肢直腿向后上抬高；最后将两个动作同时进行如小燕点水的动作，反复 10~20 次。

**· 直腿抬高**

仰卧位，腿伸直，两手自然放体侧，做直腿抬举动作，角度可逐渐增大，双腿抬高或双下肢交替抬高，每次做 10~20 次。注意：双下肢抬举角度应根据患者的耐受性，不应勉强，出现疼痛即放下。

**· 仰卧拱桥**

仰卧位时，以两手叉腰作支撑点，两腿屈膝 90°，脚掌放床上，以头后枕部及两肘支持上半身，两脚支持下半身，成半拱桥形，挺起躯干。当挺起躯干架桥时，膝部稍向两边分开，反复 10~20 次。

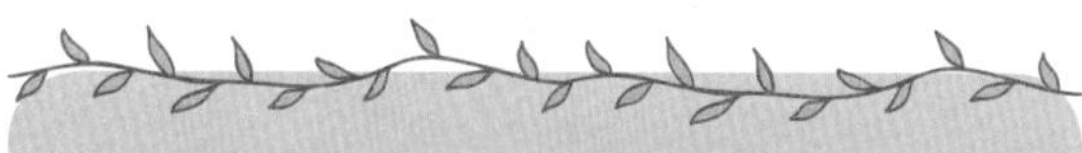

**小贴士**

平时对向前弯腰的动作要严加控制，提起或搬动重物不可弯腰，而应蹲下，然后起立，保持腰部伸直，并避免参加需要扭腰的劳动和过度负重，防止症状复发。睡觉时要卧硬板床，避免卧软床，不要卧席梦思。避免着凉和贪食生冷之物。加强腰背部的保护，最好佩戴护腰，一是防止受凉，二是起到运动保护的作用。

## 药补人参不如食用大蒜

大蒜这一神奇而古老的药食两用珍品，被称作“健康保护神”。

**· 大蒜是血管清道夫**

研究表明，人类的很多疾病是因为血液中脂肪水平过高引起的。许多日常食物，像鸡蛋、香肠、奶酪、咸肉等，吃了之后就会使血液中的脂肪成倍上升。但是如果同时吃蒜，脂肪上升的趋势就会受到遏制。除了有助于降低血脂外，大蒜还具有预防和降低动脉脂肪斑块聚积的作用。这一点很重要，因为脂肪斑块在冠状动脉聚积后，就有可能导致心脏病。

大蒜所具有的这些潜在功效，为预防和改善粥状动脉硬化、防治心脏病，开辟了一条崭新的天然护理途径。同时，大蒜对降低高血压也有一定作用。高血压患者每天早晨吃几瓣醋泡的大蒜，并喝两汤勺醋汁，连吃半月就可以降低血压。

**· 熟吃不如生吃**

大蒜之所以能有这么出色的功效，是因为它含有蒜氨酸和蒜酶这两种有效物质。蒜氨酸和蒜酶各自静静地待在新鲜大蒜的细胞里，一旦把大蒜碾碎，它们就会互相接触，从而形成一种没有颜色的油滑液体——大蒜素。大蒜素有很强的杀菌作用，它进入人体后能与细菌的胱氨酸反应生成结晶状沉淀，破坏细菌所必需的硫氨基生物中的SH基，使细菌的代谢出现紊乱，从而无法繁殖和生长。

但是大蒜素遇热时会很快失去作用，所以大蒜适宜生食。大蒜不仅怕热，也怕咸，它遇咸也会失去作用。因此，如果想达到最好的保健效果，食用大蒜最好捣碎成泥，而不是用刀切成蒜末。并且要先放10~15分钟，让蒜氨酸和蒜酶在空气中结合产生大蒜素后再食用。

**· 不是吃得越多越好**

吃大蒜并不是吃得越多越好。因为大蒜吃多了会影响维生素B的吸收，大量食用大蒜还对眼睛有刺激作用，容易引起眼睑炎、眼结膜炎。另外，大蒜不宜空腹食用。因为大蒜有较强的刺激性和腐蚀性，胃溃疡患者和患有头痛、咳嗽、牙疼等疾病时，不宜食用大蒜。

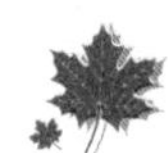

## “下肢发冷”莫大意

气温偏低时，若下肢特别是脚部感到寒冷，是因为人的下肢离心脏最远，局部血流相对缓慢的缘故，属于正常现象。若在气温不太低，腿脚保暖很好的情况下仍感下肢寒冷、麻木，甚至夏季也不例外，这往往是某些疾病的先兆，应该引起足够的重视。

**· 血栓闭塞性脉管炎**

是周围血管的慢性闭塞性病变，主要累及四肢中小动脉，以下肢最多见，青壮年男性多于女性。初期多表现为受寒后脚部发冷、麻木、疼痛，走路时小腿酸胀、乏力。若病情进一步发展，可出现间歇性跛行，患肢发凉、怕冷、麻木、疼痛加剧，夜间为甚，严重者可并发肢端溃疡。

**· 甲状腺机能减退症**

是由甲状腺素分泌不足引起。表现皮肤苍白而粗糙、四肢发冷、凹陷性水肿，伴有脉率缓慢、心动过缓、全身乏力、食欲减退等一系列代谢功能低下的症状。通过测定基础代谢率和实验室检查即可确诊。

· **闭塞性动脉硬化**

是全身动脉粥样硬化性疾患的特殊表现形式，常累及大中动脉，双下肢同时发病。多见于高血压及高血脂、糖尿病等病人。早期症状为患肢发冷、麻木感及间歇性跛行，继之出现患肢肤色苍白、触觉减退、温度减低、肌肉萎缩、趾甲增厚变形等，晚期可出现坏疽。

· **多发性大动脉炎**

该病较为少见病，多发于女性。表现为下肢发冷，并伴有下肢酸软、麻木、疼痛，同时有间歇性跛行。检查时可发现从股动脉开始，下肢动脉搏动减弱或消失，血压测不出或明显降低，上肢血压增高等一系列阳性体征。

· **肢端动脉痉挛症**

又称雷诺氏病，是一种血管神经功能紊乱引起的肢体末端小动脉痉挛性疾病。多发生于女性，发病年龄多在 20~30 岁，一般在寒冷的季节发病，尤其是与冷水接触后发作，夏季症状减轻。表现为四肢末端对称性阵发性发白、紫绀，继而潮红、疼痛，通常因寒冷刺激或情绪激动而诱发或使症状加重。

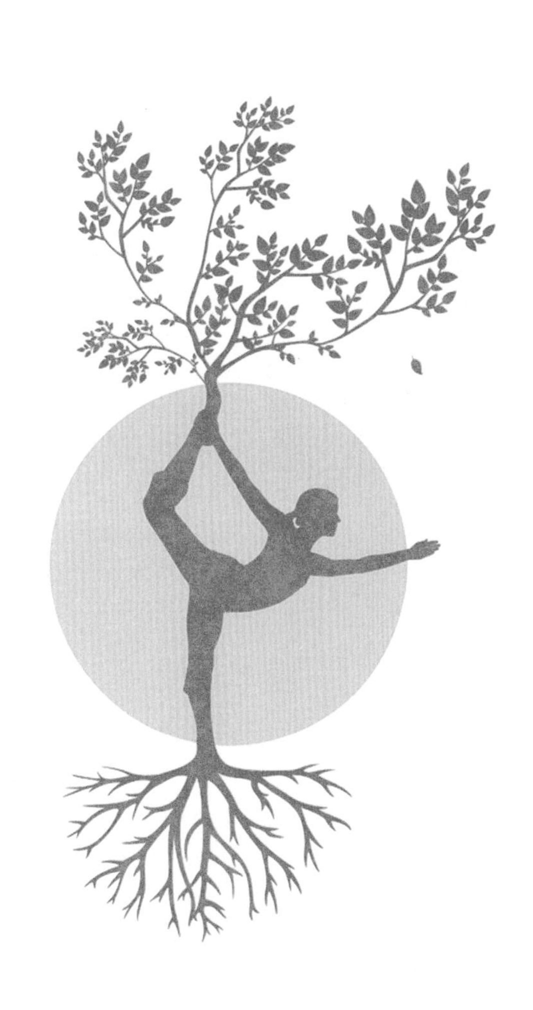

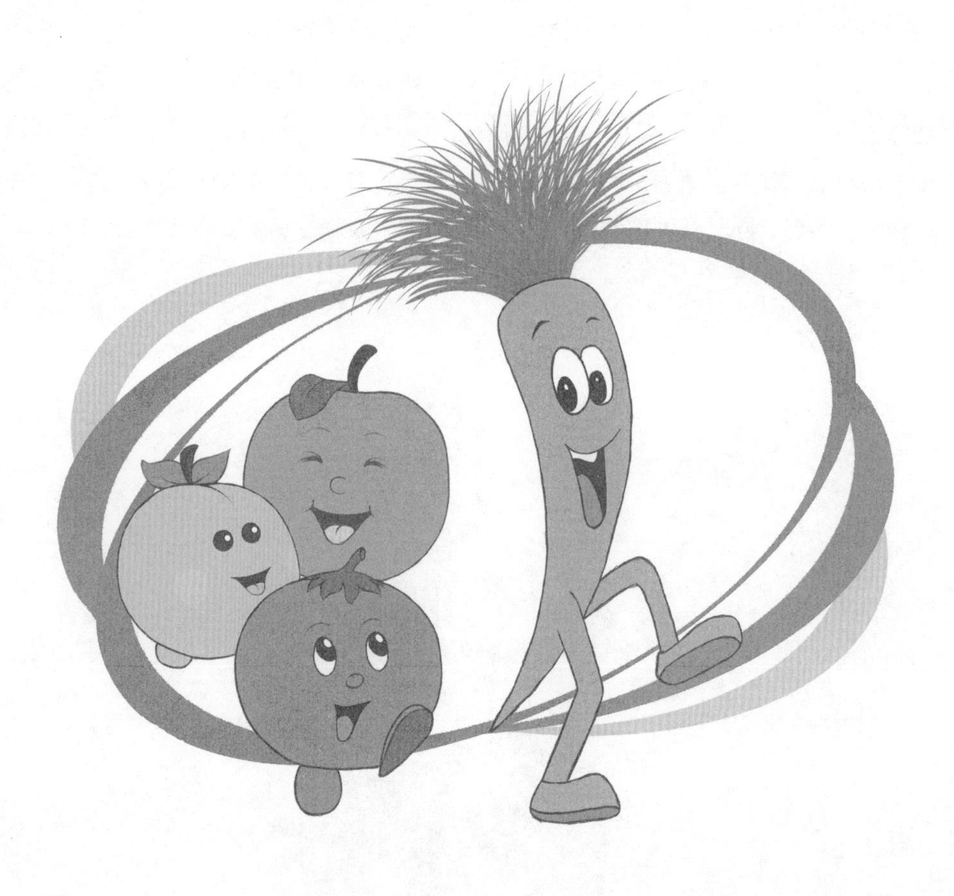

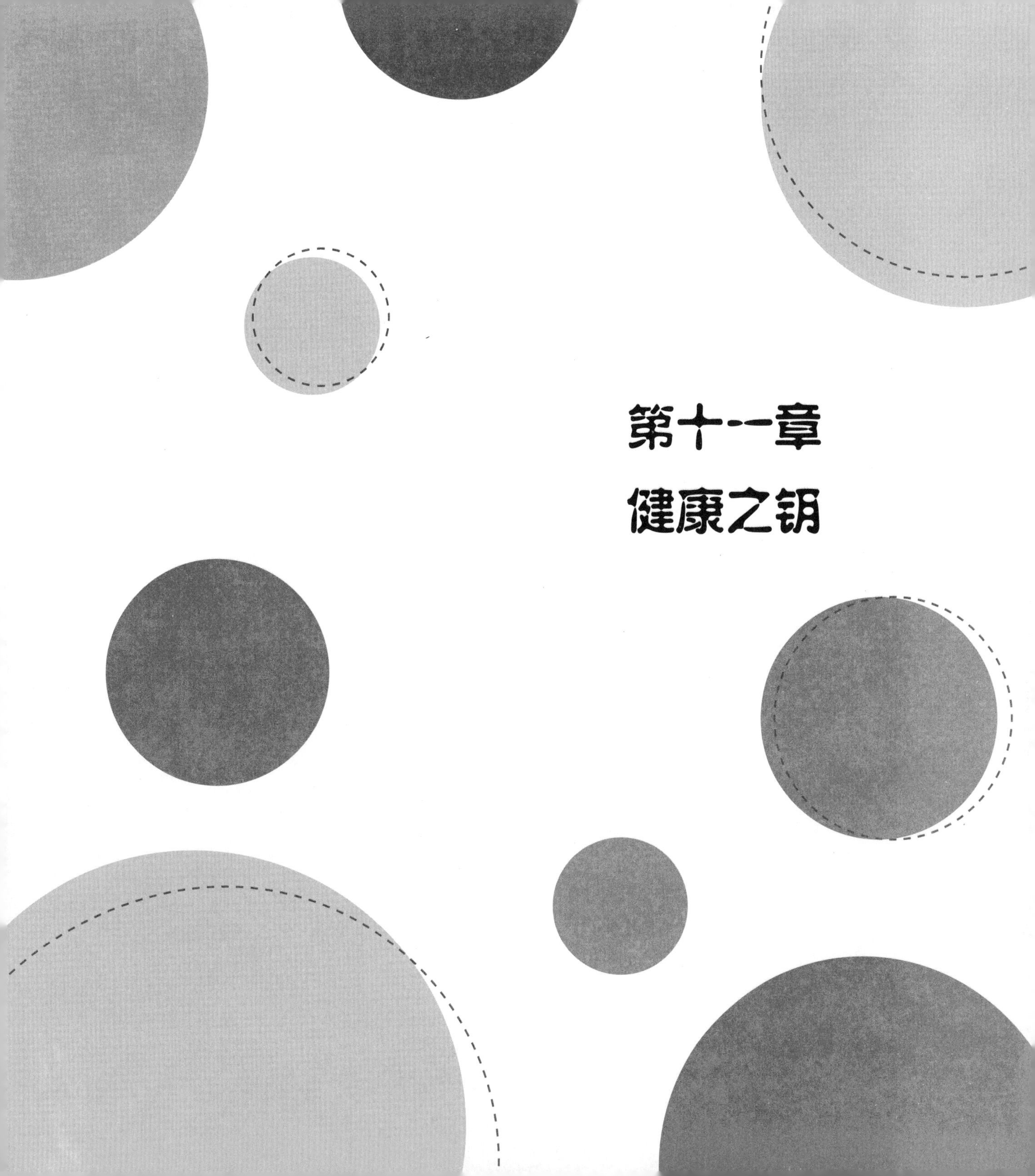

# 第十一章

# 健康之钥

## 巧为孩子养护眼睛

儿童正处于长身体、长知识的时期，对眼的养护尤为重要。这里介绍几种简单易行的护眼方法，父母不妨给孩子一试。

**· 养目**

平时注意膳食均衡，做到粗细搭配、荤素搭配，保证微量元素和维生素的补充，多吃新鲜蔬菜和水果以及海产品等，少吃糖果及甜食。

**· 极目**

早晨在空气清新的地方，自然站立，两眼先平视远处的一个目标，再慢慢将视线收回，到距眼睛35厘米的距离时，再将视线由近而远转移到原来的目标上。如此反复数次，然后再进行深呼吸运动，对调节眼功能有一定好处。

**· 熨目**

每天早晨或睡前，取坐姿或立姿，闭目，两手掌快速摩擦发烫，而后迅速按抚于双眼上，这时眼睛会感到有一股暖流。如此反复数次，可通经活络，改善眼部血液循环。

**· 浴目**

以热水、热毛巾或蒸汽熏浴双眼，每天1~2次，每次5分钟左右。也可结合洗脸、喝热开水时进行，也可单独将菊花、竹叶之类的中药水煎取汁，趁热熏眼部，待水放温后再以药水洗眼，有清热明目之功。

**· 运目**

站立于窗前，顺时针方向或逆时针方向依次注视窗户的上、下、左、右四个窗角，可舒筋活络，运转眼球，改善视力，每日早晚各做5~10分钟。

**· 补目**

中医认为，肝开窍于目，肝得血而能视，动物眼睛可以睛补睛，以脏补脏，因此吃动物肝及眼，可有效地保护眼睛，如猪肝鸡蛋汤、洋葱炒猪肝、枸杞炖动物眼、瘦肉炖猪眼、香菇炖鱼头等，可以经常食之。

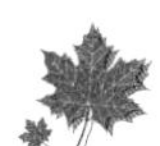

## 拒绝感冒的面部穴位按摩

季节交替时，是感冒多发的时期，当教室、办公室里弥漫着流感病毒的时候，您不妨试试用下面的小动作，来预防感冒的来袭。

通过下面这些机械的刺激按摩可使鼻周围血管充血，改善血液循环，提高鼻子的抗寒能力，增强身体的抵抗能力，让您不再惧怕感冒。

**· 搓迎香穴**

取穴：迎香穴位于鼻翼两旁鼻唇沟处。

按摩手法：每天早起或晚上睡觉前，用双手大鱼际，在鼻翼两旁的迎香穴处，反复搓动约200次。

作用：迎香穴是预防和治疗鼻部疾患的首选穴位，有疏风通窍，解痉止痛的功效，可以有效缓解鼻塞流涕。注意搓迎香穴时，要全身放松，仰卧闭目。切不可憋气瞪眼。

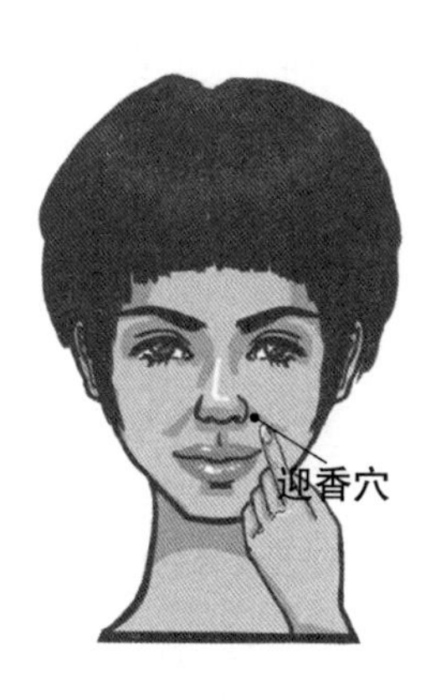

· 揉四白穴

取穴：两侧眼眶中间正下方约一寸半处各有一个稍稍凹进去的小“窝”，按上去有酸酸的感觉。

按摩手法：用手指指腹按压四白穴，按压时注意闭眼、放松，按压以酸胀感能忍受为佳。

作用：按揉四白穴能有效缓解眼胀、鼻塞、流涕症状，配合迎香穴效果更好。

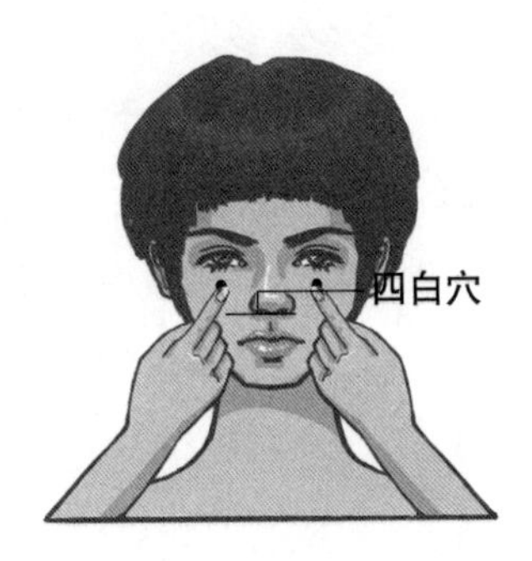


· 揉风池穴

取穴：风池穴位于头颈部，后发际向上一寸，左右各有一个按上去感觉酸酸的小坑。

按摩手法：端坐于椅子上，双手抱拢头部，将两手拇指指腹分别按于同侧风池穴，其余四指附于头部两侧，由轻至重按揉 1 分钟。以有酸胀感为佳，注意按摩时闭眼。

作用：疏风清热，开窍镇痛。

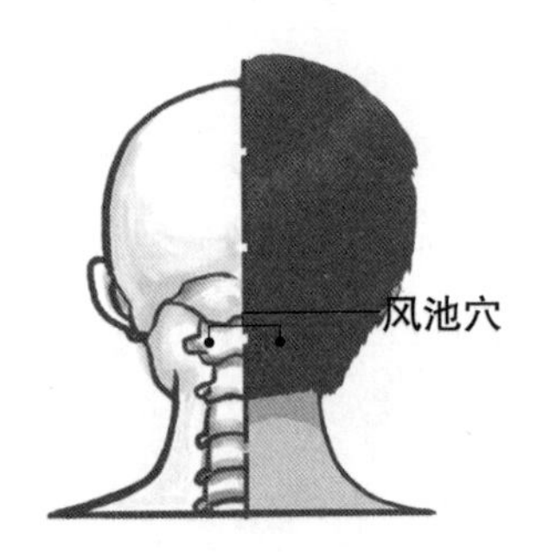


· 按揉太阳穴

取穴：太阳穴位于两眼外角向外一寸。

按摩手法：用指腹按压太阳穴，力度适中为宜，按揉时闭眼，全身放松。

作用：按揉太阳穴能够有效缓解头痛。

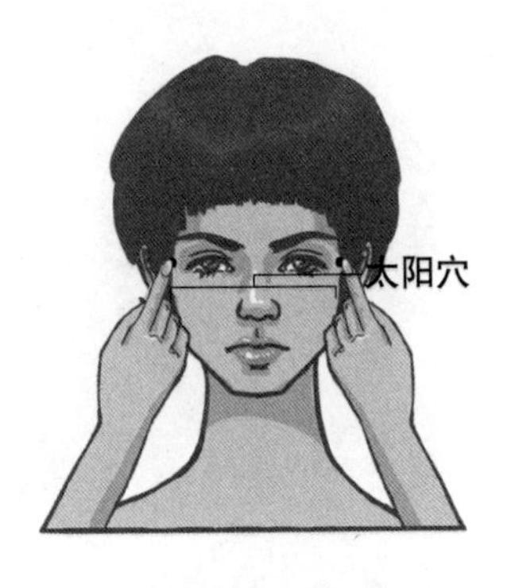


· 承浆穴

取穴：承浆穴位于面部，颏唇沟的正中凹陷处。

按摩手法：用拇指轻压此穴，每秒 1 次，连按 20 次。

作用：长期按压此穴能调节内分泌，增强免疫力。

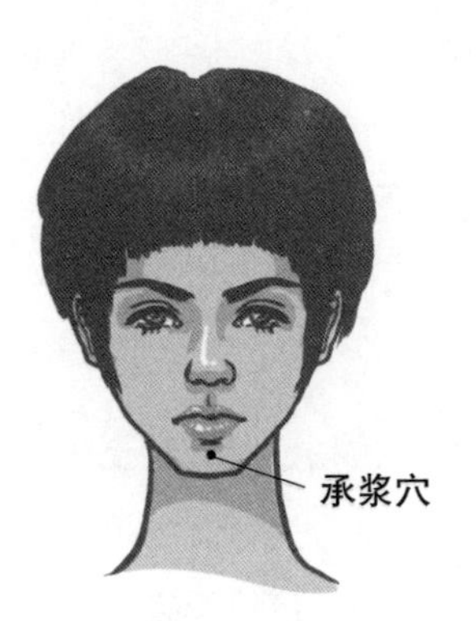

· 干浴面手法

按摩手法：取坐位，用两掌贴于面部，上下擦动。

作用：这个动作可以有效松弛紧张的面部肌肉，放松疲劳的眼肌，改善眼部供血。在防治感冒过程中，这个手法也是很有效的。操作时务必记住要闭目放松全身，紧贴面部皮肤，擦动可快可慢但要力量均匀，才能起到松弛面部肌肉、改善不适症状的作用。

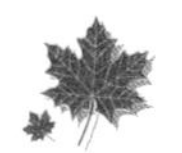

## 醋泡黑豆助视力、强腰膝

视力下降、头晕目眩、腰膝痛，这是案头工作的人最大的痛苦，吃黑豆就能缓解这些不适。

黑豆的功效已得到人们高度评价。明朝李时珍在《本草纲目》中有记载："常食黑豆，可百病不生"。黑豆能够滋补肝肾，而肝肾的健康对改善视力有很大的帮助。黑豆能缓解眼睛疲劳，也助于防止视力下降。

因为黑豆中富含抗氧化成分——花色素和对眼睛有益的维生素 A。其中陈醋能促进黑豆中的营养元素溶出，有助于高效摄取营养成分。

醋泡黑豆做法非常简单，首先准备一个平底锅，放入黑豆，但不放油，用中火炒 5 分钟左右，等黑豆皮迸开后，改为小火，再炒 5 分钟，注意不要炒糊。将炒好的黑豆晾 15 分钟后，放入带盖子的干净容器中，之后加入陈醋，浸泡两个小时左右，陈醋被黑豆吸收后，就可以食用了。

醋泡黑豆除了能帮助抑制视力下降外，对治疗慢性疲劳、寒症、肩膀酸痛、腰膝酸软、高血压、高胆固醇等也都很有效，这些都是在办公室里工作的人最容易得的疾病。

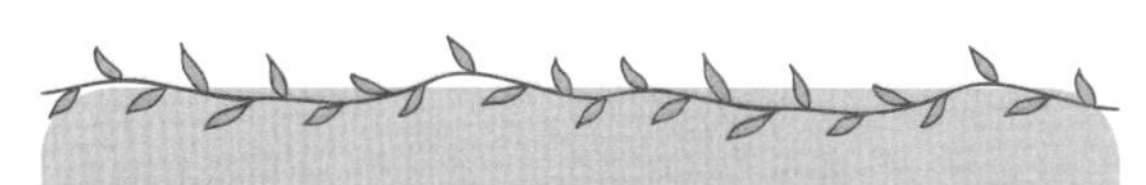

**小贴士**

醋泡黑豆做好后当天就可食用，放入冰箱可以保存半年，因而可每次多做一些。黑豆本身具有天然的甜味，醋泡黑豆味道醇和，比较好吃。如果不喜欢醋的酸味，还可以加入少量的蜂蜜。

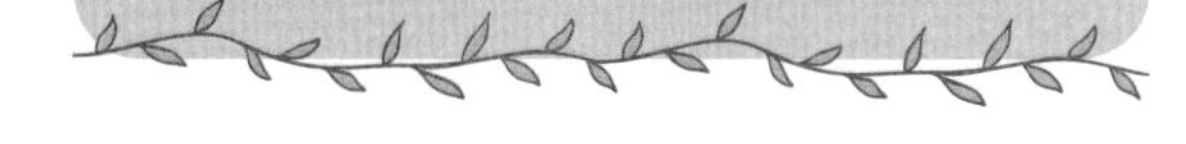

## 醋葡萄干能病延年

我们的身体有所谓"自由基"的物质，它的职责是保护我们的身体，以免受到病原菌的侵犯。不过，这只是在一般的情况之下才有的现象。一旦因某种原因使自由基的作用变得超常的话，它将会干扰到细胞的正常状态，导致黑斑、皱纹等老化现象，并且还会成为癌、动脉硬化、高血压、糖尿病等现代文明病的原因。为了保护身体，以免受到自由基之害，必须摄取能够消除自由基的抗氧化物质。以食品所含有的抗氧化物质来说，最为大众所知晓的，就是红葡萄酒所含有的多元酚。但是，"多元酚"有很多不同种类，它们的作用力与效力各有不同。如果考虑到我们身体状况的话，最好是摄取含多元酚最多、效果比较好、又不必费时间处理的葡萄干。葡萄所含有的多元酚集中于果皮的部分，所以想多摄取多元酚的话，那就必须连果皮也吃下去。但是一般人在吃葡萄时总是剥掉葡萄的果皮，只吃里面的果肉；这样的吃法不可能充分地摄取到多元酚。所以就这一点来说，葡萄干由于颗粒比生葡萄小得很多，很容易地连皮跟种子都吃进去，这样的吃法才能得到效果，当然也能够摄取到大量的多元酚。

以效果方面来说，葡萄是不能跟葡萄干相比的。以绿茶所含有的抗氧化物质“儿茶酸”来说，它的化学组合只有单独一个而已。然而，葡萄干的化学组合却有三到四个，而且连在一起，形状显得非常大。此种物质称之为“花色素”，具有很强大的抗氧化力。葡萄干经过暴晒后，也就是经过脱水的过程后，由于它的成分被浓缩，所以就算吃很少的量，也可以充分地吸收花色素等有效成分。另外它不像生葡萄容易腐坏，能够长期地保存。葡萄含有很多的糖分，所以霉菌等微生物很难繁殖，保存起来相当地容易。过去人们在制造葡萄干时，喜欢把连皮带子的葡萄晒干，而后加以保存。这种做法以现代科学眼光看来，也是非常合乎道理。因为葡萄皮所含有的多元酚，具有防止霉菌生成的作用。说到此，相信大家都已经明白了葡萄干所具备的好处。但是，有一种方法可以使这种好处倍增，那就是使用醋来腌渍葡萄干。

葡萄干与醋配合之后，使它所含有的花色素更趋安定。正因为如此，葡萄干只要与醋配合，将有如老虎添翼一般，能够更有利地发挥出花色素的效果。

· 加醋葡萄干的做法

· 材料

葡萄干一杯（十天份），醋（天然酿造醋）一小瓶，一个能够密封的容器。

· 做法

（1）把一杯葡萄干放入玻璃瓶之类的密封容器里。

（2）将醋倒入放置葡萄干的容器里面，一直到醋淹过葡萄干为止。

（3）只要腌一夜，醋就会沁入葡萄干里面，使葡萄干膨胀了起来，一天吃一大匙就足够了。

如果不喜欢强烈酸味的话，不妨在浸泡的容器里再加入一大匙冷开水，如此就能够冲淡酸味。

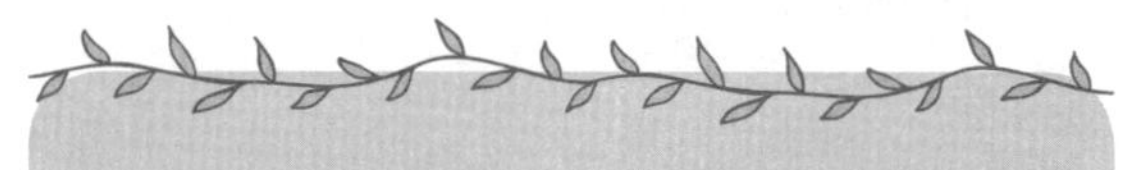

**小贴士**

醋葡萄干的另外两种吃法

醋葡萄干加养乐多在喝养乐多或者酸奶时，不妨加入一些醋葡萄干，以替代蜂蜜或者砂糖。醋葡萄干的风味会使养乐多更为可口，对健康的增进有很大的帮助。

醋葡萄干加色拉在色拉上面加一些醋葡萄干，不仅能够使气味以及营养更好，同时也能够使一盘色拉看起来更为美丽夺目。

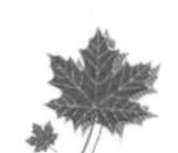

## 蛋类营养比较

市场上鸡蛋、鸭蛋、鹌鹑蛋、鹅蛋等种类很多，您知道他们中的营养差别呢？尽管这些蛋品都是高蛋白食物，但在营养上也有些不同。除了鸡蛋，常见的还有鸭蛋、鹅蛋、咸鸭蛋、鸽蛋、鹌鹑蛋等。他们的营养成分大致相当，但也存在一些细微的不同：

**鸭蛋**　蛋白质含量与鸡蛋相近，但蛋氨酸和苏氨酸含量最高。需注意，煮鸭蛋要水开后再煮 15 分钟，以防沙门氏菌感染。

鸭蛋中维生素 $B_1$ 含量略高一些，经常被制成咸蛋或皮蛋。咸鸭蛋中钙含量高出鸡蛋的一倍，与鸽蛋中的钙含量相当。

**鹅蛋**　蛋白质含量略低于鸡蛋，而钙、铁、磷含量较鸡蛋高，脂肪、胆固醇含量也较高，因此，高血脂、急性肾小球肾炎患者不宜食用；而体虚、贫血者宜食用。

**鸽子蛋** 脂肪和蛋白质含量低于鸡蛋，但钙、铁含量却高于鸡蛋，因此补钙、补血效果会优于鸡蛋。它曾被称作“清宫御食”，又有“动物人参”之称，也很适合老人补肝益肾，女性养颜润肤。鸽子蛋各种矿物质元素的含量与鸡蛋很接近。

**鹌鹑蛋** 鹌鹑蛋营养全面，蛋白质和脂肪含量等同于鸡蛋，而卵磷脂含量却是鸡蛋的3~4倍，对保护肝脏及增强记忆力很有好处。尤其维生素A和D的含量较高，其含锌量也高于鸡蛋。因其胆固醇含量是禽蛋中最高的，高血脂人群要少吃。

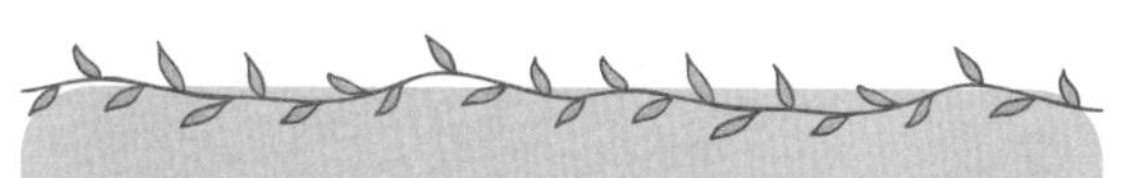

**小贴士**

蛋中的营养物质主要存在于蛋黄部分，蛋白部分含量较低。如果依据蛋黄中微量营养元素含量高低来给蛋品排序的话，分别为鹅蛋、鸭蛋、鸽蛋、鸡蛋。从单一营养元素看，如根据蛋中的钙含量从高到低排序，依次为：鸭蛋、鸡蛋、鹌鹑蛋、鹅蛋；按照锌含量排序为鸭蛋、鹌鹑蛋、鹅蛋、鸡蛋。蛋中的维生素含量受到品种、季节和饲料中维生素含量的影响，一般说来，鸭蛋和鹅蛋的维生素含量高于鸡蛋。

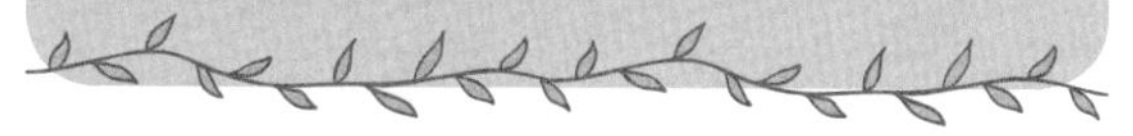

## 巧学挂糊

炸制食物时经常要给原料挂糊，挂糊可以让原料少吸油，其营养也较少被油脂氧化。但挂糊也是很有讲究的，不适当的挂糊方式往往起不到保留营养的作用，要想保留营养，则要根据原料的不同，采用不同的挂糊方法。

**· 猪瘦肉、鸡肉**

要先用盐拌匀，再分次加入清水抓匀上劲，然后放入料酒、姜、葱汁、嫩肉粉拌匀，最后下淀粉或蛋液拌匀，静置一会儿即可烹饪。

**· 牛肉**

由于牛肉血腥味重，则要先用清水浸漂去血水，沥去水分入盆，加入嫩肉粉、料酒、盐、蚝油、生抽、清水等调成的腌制液腌30分钟，待其吸收部分腌制液后，再用力搅拌至肉表面发黏，吃足水分，再放入水淀粉、鸡蛋清拌匀上浆，盆上加保鲜膜封严，入冰箱冷藏2个小时，即可炸制。

**· 虾仁**

虾仁的水分含量大，不易挂糊，要先沥去水分，用净布擦干表面，放少许盐腌一会儿，再用干纱布包住虾仁轻轻挤压，吸去余水后入盆，加入蛋清、干淀粉搅拌至上劲发黏，用少许油拌匀静置一会儿即可。

**· 鱼**

鱼肉处理好后，切片，沥干水分，取蛋清，加盐、胡椒粉、少许糖调料，均匀地抹在鱼肉上，不要过多，浸润就够了。取100克面粉，加20克粘米粉、5克生粉，搅拌均匀，鱼肉放进去均匀地蘸上干粉就可以了。

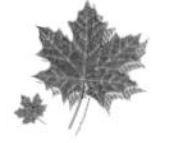

## 蜂蜜食疗的12种方法

研究显示，每天吃蜂蜜不仅满足甜食瘾，而且可提高血液中抗氧化成分的含量。在食物或饮料中加入一匙蜂蜜，可提升身体抵抗力。

蜂蜜含有不同浓度的多酚物质，这些成分大多是抗氧化剂，被认为能降低心脏病与癌症的发生几率，多酚物质还存在于水果、蔬菜、茶和橄榄油中。

在这项研究中，研究人员让25位参与者每天吃4匙蜂蜜，同时维持正常的饮食，研究为期29天。两种不同的蜂蜜含有多酚物质的量也不同。在实验前与实验结束后抽血检查，结果显示，摄取蜂蜜量愈多，则血液中的多酚物质浓度也愈高；吃多酚物质含量高的蜂蜜，则血液中的抗氧化剂浓度也愈高。

蜂蜜食疗的12种方法：

（1）白蜂蜜、威灵仙各50克，每日一剂分早晚服，连服一周，对食道癌有一定疗效。

（2）蜂蜜50克，开水冲服，早晚各一次，治干咳、痢疾、习惯性便秘；若加冰片粉末0.3克同饮，可治声音嘶哑。

（3）蜂蜜与冬瓜汁各一杯，共调服，治妊娠小便不通。

（4）每日早晚服蜂蜜两三次，每次三汤匙。可治高血压、冠心病。

（5）藕粉30克，用滚开水冲搅成糊状，加入蜂蜜30克温服，有清除虚热、润肺止咳作用。

（6）鲜藕汁100毫升，蜂蜜30克，拌匀服用，每日一次，连服数天。可治肺热咳嗽、咽干喉痛、血热鼻衄等热性病。

（7）川贝末5克，蜂蜜30克，蒸半小时服用。治经久不愈的肺燥咳嗽，干咳无痰，或痰中带血。

（8）金银花30克，用水两碗煎成一碗，去渣取汁，冲入蜂蜜20克，分早晚两次服。可治流感、咽炎。

（9）黑芝麻15克，冲入蜂蜜、牛奶各30克，早晨空腹时服用。可治女性产后便秘，亦有美容黑发作用。

（10）白芨、百部各12克，瓜蒌仁15克，水煎去渣取汁，冲入适量蜂蜜，分作两次服，可治肺结核。

（11）鲜桑椹子不限量，捣烂后用纱布包好取汁，加热浓缩后加入适量蜂蜜，煮成膏状，冷却后装瓶。每天早晚各服两汤匙，开水冲服。可防治白发、病后气血两虚、神经衰弱等症。

（12）牛奶250克，煮开后加入蜂蜜30克，空腹温服。有滋补健身、美容健肤作用。

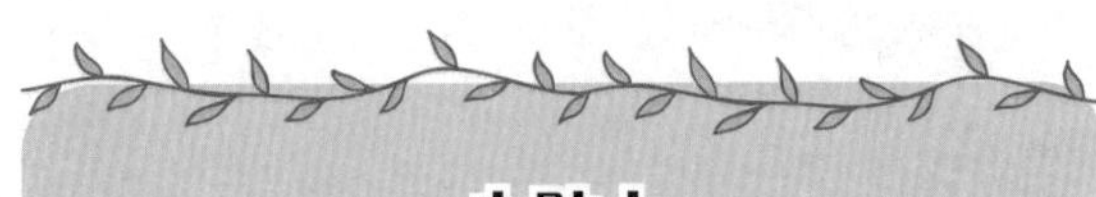

**小贴士**

抗氧化剂是通过减缓体内疾病的发生过程而达到保护人体作用的。这些抗氧化剂具有清除自由基的功能，而自由基是体内的不稳定物质，它会损害细胞。研究人员表示，平均每人每年会摄取超过150磅的糖类，而以蜂蜜取代一些传统的糖类，是更健康的选择。

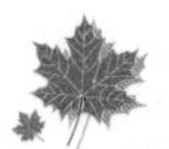

## 乳房保健：6种方法预防乳腺增生

**·乳腺增生是内分泌紊乱导致**

乳腺增生是一种“良性乳腺结构不良”，是由内分泌紊乱引起的一种非炎症非肿瘤性疾病，多见于25~40岁女性。主要表现为乳房刺痛、胀疼，有时会向腋下或肩部放射，常与月经周期有关，也有表现与月经无关系的不规则疼痛，乳房内可触及不规则的结节，质韧或中等硬，边界不清，可活动。少数患者可伴有少量的乳头溢液，液体多为淡黄透明液或白色液体。

作为一种慢性疾病，乳腺增生在药物治疗方面，无论西医还是中医都是通过调节内分泌紊乱达到减轻乳腺增生的症状。由于乳腺增生的治疗疗程较长，因此患者应在自己信任的医院或者专科医生处相对稳定地治疗一段时间，不要轻易频繁更换，以免医生不了解全面病情而重复检查和做出不正确的处理。

也不要因为一时没有见到明显效果而轻易放弃原疗法，又重新开始新的治疗。要配合医生制订合适的治疗方案，注意体察自己的病情变化，随时和医生交流自己治疗后的感受，治疗间歇期间学会自我检查方法，发现问题及时就诊，3–6个月到经治医生处体检一次，必要时配合临床仪器检查。

如何预防乳腺增生?

在日常生活中避免或减少对乳腺增生不利的因素也是非常重要的。特别提示大家通过以下几个方面预防乳腺增生：

**保持良好心态**　少生气、少发脾气，保持情绪稳定。

**改变饮食习惯**　少吃油炸、高热量、高脂肪食物；少吃辛辣刺激食物；多吃含碘丰富如紫菜海带等海产品、蔬菜、水果、豆制品、菌类、木耳和粗粮等。

**保持良好生活习惯**　生活规律、劳逸结合、不要熬夜；保持和谐性生活，可调节内分泌失调；保持大便通畅可减轻乳房胀痛。

**减少体内雌激素**　多运动，消耗过多的脂肪，防止肥胖；保护肝脏，加强肝脏对多余雌激素的灭活。

**控制雌激素摄入**　禁止滥用避孕药物及含雌激素的美容用品；少吃用饲料(含有激素)喂养的家禽、水产品；慎用含有雌激素的保健品；慎用激素替代疗法缓解更年期症状。

避免多次人工流产、药物流产　多鼓励产妇母乳喂养，防增生于未然。

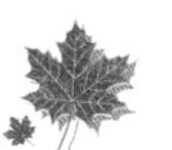

## 头部按摩防治神经衰弱

头部的自我保健按摩具有健脑宁神、开窍镇痛、聪耳明目的功效，对头晕、耳鸣、神经衰弱、失眠、头痛等症有较好的保健治疗作用。

**·预备式**

取坐位，腰微挺直，双脚平放与肩同宽，左手掌心与右手背重叠，轻轻放在小腹部，双目平视微闭，呼吸调匀，全身放松，静坐1~2分钟。

**·分推前额**

将双手拇指指腹放在前额正中两侧，其余四指附在头部两侧。双手拇指适当用力沿前额分推至太阳穴30秒至1分钟。

**·揉按角孙穴**

取穴：角孙穴位于耳尖正上方入发际处。

按摩手法：将双手拇指分别放在同侧角孙穴上，其余四指附在头顶两侧，适当用力揉按30秒至1分钟。

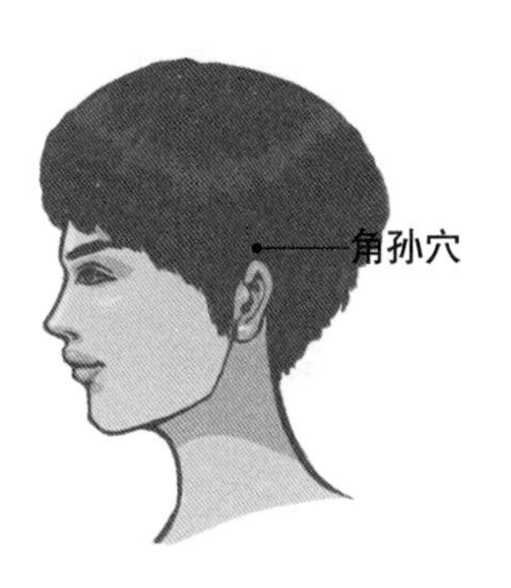

· 搓手摩面

将双手相互搓热，然后分别放在同侧面部，轻轻摩揉面部，反复操作 5~10 次。

· 按揉百会穴

取穴：百会穴位于头顶正中线与两耳尖连线的交叉点处。

按摩手法：将右手中指指腹放在头顶百会穴上，适当用点力按揉 30 秒至 1 分钟。

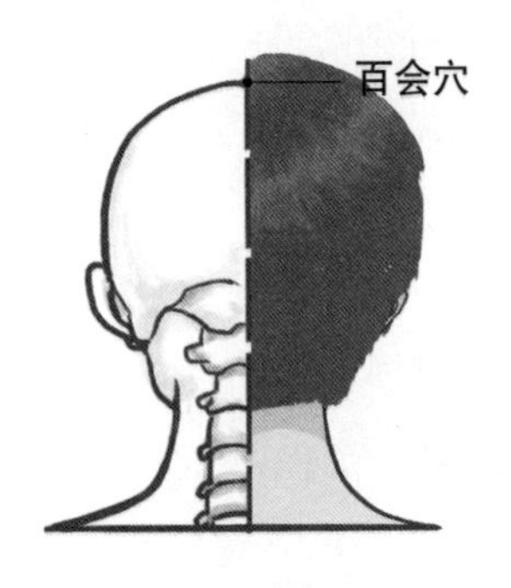


· 按揉风池穴

取穴：风池穴位于颈项后枕骨下，大筋外侧凹陷处。

按摩手法：将两手拇指指腹分别按在同侧风池穴，其余四指附在头部两侧，适当用力按揉 0.5~1 分钟。

· 震耳孔

将两手食指指尖插塞入同侧耳孔，轻轻震动 10 余次后用力外拔，反复操作 10~20 次。

· 梳推头部

双手呈爪状，放在同侧眉部上方，适当用力从前额梳推至头后部，连续做 10~15 次。

以上方法，在操作前应将面部和双手洗净。

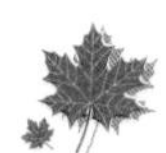

## 降低胆固醇，9 类食物最有效

根据分析，现代人的血几乎都“太油”了，胆固醇与甘油三酯过高更是中年人最普遍的问题，对健康将是一大隐忧。其实，用饮食的自然方法，就可以安全降低血中胆固醇及甘油三酯，其中有九类食物最有效。

· 早餐吃一碗燕麦粥

每天早餐只吃 1 碗燕麦粥，持续 8 星期就可使血中坏的胆固醇浓度降低 10%，好的胆固醇上升。燕麦中含有丰富的可溶性及不可溶性纤维，能在肠胃道中阻止胆固醇及脂肪的吸收，因而达到降低血中脂肪及胆固醇的效果。

· 中餐吃半碗豆类

豆类都是又便宜、又安全有效的降血脂肪及胆固醇的食物，每天只要吃半碗豆类，可以在 8 周时间内使血中坏的胆固醇浓度降低 20%。豆类食品含有多种降胆固醇的有效成分，其中最主要的物质要属豆类中的可溶性及不可溶性纤维。

· 晚餐吃三瓣大蒜

每天吃 3 瓣大蒜，持续 8 周就能使血中坏的胆固醇浓度下降 10%。大蒜中的含硫化合物可以直接抑制肝脏中胆固醇的合成，而达到降胆固醇的功效。

· 每天吃半个洋葱

洋葱是价廉物美的保健食品，每天只要吃半个生洋葱持续 8 星期，就能使血中的好胆固醇浓度增加 20%，并降低血中胆固醇及甘油三酯。洋葱以吃生效果较好，煮得越久降胆固醇的效果就越差。

· 以橄榄油作为食用油

橄榄油可让血中坏胆固醇下降，也会让好胆固醇上升，能对心血管系统产生最佳的保护作用。选择用冷压方式萃取出的橄榄油最佳，以高温加热抽取的橄榄油，则易使油质变性致癌。

**·每天吃酪梨或苹果一个**

酪梨中所含的脂肪是单一不饱和脂肪酸，因此对人体非常有益处。苹果含有丰富的果胶，有降胆固醇的功效。

**·每周吃两次清蒸鲑鱼**

鲑鱼含 Ω-3 脂肪酸的量非常高，如果用烤及油炸的方式，容易造成脂肪酸变质，所以最健康的吃法是清蒸。3 两鲑鱼以清蒸方式每周吃 2 次，经过 8 周可让体内的好胆固醇上升 10%。此外，吃鲑鱼也可以让血中的甘油三酯下降。

**·每星期喝一碗姜汤**

将晒干的姜磨成粉冲热水喝下，姜中的成分“生姜醇”及“姜烯酚”可使高脂血症患者甘油三酯的浓度下降 27%，而且使坏胆固醇的浓度下降了 33%。

**·添加红曲于菜肴中**

红曲是古老中国的伟大发明，除了用作调味料和酿酒外，它还有降低胆固醇的医疗作用。科学家发现红曲菌的成分可抑制胆固醇的合成。

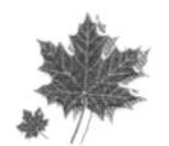

## 降低热量的饮食窍门

懂得计划饮食、选择食物之外，如果能再具备调制食物的正确技巧，可以更容易控制热量摄取，吃出健康来。

现代人饮食最常见的问题是高脂高醣，尤其高脂饮食，与多种癌症、糖尿病、心血管疾病、痛风等，几乎都脱不了关系，所以摄食时最好多选“低热量”者。

所谓低热量饮食，又分绝对低热量与相对低热量。绝对低热量是指不会增加热量摄取的食物，既有饱足感，又几乎不含热量；相对低热量则指同一种食物，因烹调方式或使用部位不同，而有不同热量，例如，同样是蛋，一颗茶叶蛋就比荷包蛋少九十大卡。

所以，比较好的烹调方式为蒸、涮、煮、烫、烤、卤、炖、焖烧、凉拌等，但有些方法虽热量低，却可能因烹煮时间久，易流失营养素。至于国人最常用的煎、炒、烩等方式，因食物易吸油，热量较高，不宜多用，且最好食物先汆烫后再炒，可减少吸油量，起锅后也可先放在吸油纸巾上，吸掉多余油脂。

至于炸、酥、勾芡、三杯等作法，都是易吸油、热量高的烹调法，少用为妙。如果真想偶尔换口味，最好别吃裹粉再炸的食物，或吃的时候先把皮剥掉。而勾芡食物因汤汁中含太白粉和油，热量不低，最好以筷子挑出食物吃，别用汤匙进食。

此外，有多种小技巧，可在烹调前先处理食材，减少成品热量。例如，要炸、勾芡、蘸酱的食物，尽可能切大块一点，因为表面积大且形状不规则的材料，油分较难吸附，水溶性维生素也较不会流失。

其次，带皮的肉类最好去皮后再烹调。以一块一百六十克的带皮鸡胸肉为例，其热量就达三百八十大卡，去皮后则少掉一百六十大卡，相当于半碗饭的热量，当然应去皮再食用。

要控制热量摄取，市售半成品也宜少用。像各种丸子、油炸品、火锅饺类等，因多含五花绞肉等含脂量较高的肉品，常不知不觉让人吃下过多热量；喜欢这类食品的民众，不妨在家自制，选择瘦肉绞碎，加上荸荠等，增加口感，如担心丸子太涩，加入豆腐润滑即可。

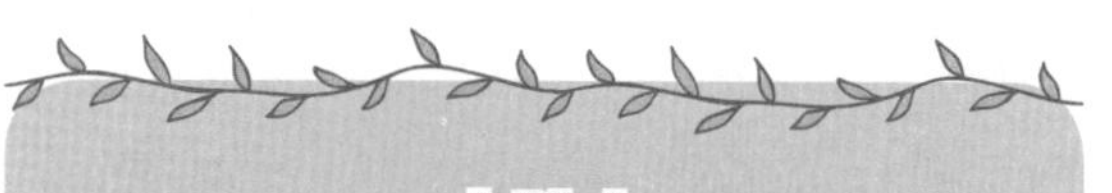

**小贴士**

还有一招减少热量的技巧，可选择用油量少的烹调器具，如不粘锅、烤箱、微波炉等。像以不粘锅炒菜，有时甚至不需要放油，可以让控制热量摄取变得更容易。

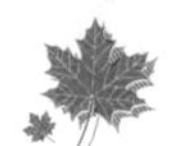

## 降糖要选对玉米

玉米是糖尿病人理想的食物之一，但是让许多糖尿病人困惑的是，玉米有不同的品种，如糯玉米、老玉米，这些品种的玉米都适宜糖尿病人吃吗？

其实，糯玉米、老玉米它们之间并没有特别大的差别，只是在营养成分上有少许不同。老玉米所含粗纤维多，含可溶性糖低，其含糖量比普通大米低2.3%，而粗纤维含量却是大米的9倍，非常适宜糖尿病患者食用。但糯玉米支链淀粉含量高，支链淀粉含量越高，就越易转化为葡萄糖，血糖升高就越快。所以，对糖尿病人来说，可以适当地吃些老玉米，但是糯玉米最好不吃。玉米中的维生素含量非常高，为稻米、小麦的5~10倍。同时，玉米中含有大量的营养保健物质也让专家们感到惊喜。

研究还显示，特种玉米的营养价值要高于普通玉米。比如，甜玉米的蛋白质、植物油及维生素含量就比普通玉米高1~2倍；“生命元素”硒的含量则高8~10倍；其所含有的17种氨基酸中，有13种高于普通玉米。此外，鲜玉米的水分、活性物、维生素等各种营养成分也比老熟玉米高很多。

负责这项研究的德国著名营养学家拉赫曼教授指出，在当今被证实的最有效的50多种营养保健物质中，玉米含有钙、谷胱甘肽、维生素、镁、硒、维生素E和脂肪酸。经测定，每100克玉米能提供近300毫克的钙，几乎与乳制品中所含的钙差不多，丰富的钙可起到降血压的功效。如果每天摄入1克钙，6周后血压能降低9%。此外，玉米中所含的胡萝卜素，被人体吸收后能转化为维生素A，它具有防癌作用；植物纤维素能加速致癌物质和其他毒物的排出；天然维生素E则有促进降低血清胆固醇、防止皮肤病变的功能，还能减轻动脉硬化和脑功能衰退。研究人员指出，玉米含有的黄体素、玉米黄质可以对抗眼睛老化。此外，多吃玉米还能抑制抗癌药物对人体的副作用，刺激大脑细胞，增强人的脑力和记忆力。

**小贴士**

**糖友怎样吃坚果**

糖尿病合并肾病或伴胆固醇高者，可以选择吃开心果。开心果主要含单不饱和脂肪酸，可降低胆固醇含量，同时还含有烟酸、泛酸矿物质等，有助于机体排毒。

糖尿病合并心血管疾病者，可选择性地食用花生的种皮（红衣），其中所含的白藜芦醇，可以预防和治疗动脉硬化，对防治糖尿病心脑血管并发症有好处。

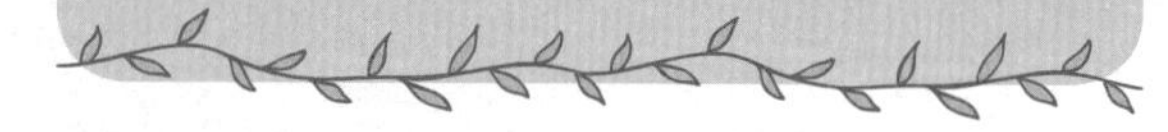

糖尿病伴有经常盗汗者，可以选择食用榛子。榛子有补益脾胃、益气力、明目的功效，并对消渴、盗汗、夜尿多等肺肾不足之症颇有益处。

糖尿病合并气管炎、气喘等呼吸道感染疾病者，可以选择食用杏仁。杏仁可以润肺、止咳、化痰，对呼吸系统疾病起到辅助治疗的作用。

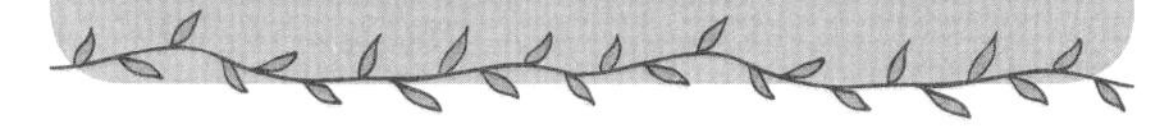

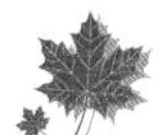

## 近视眼与饮食偏好关系密切

据研究，多食甜食会助长近视眼的发展。由于糖分在人体内代谢需要大量的维生素 $B_1$，会降低体内钙的含量，使眼球壁弹力减弱，助长近视加深。因此，患近视眼的青少年应尽量少食甜食。

青少年过多摄入淀粉会使体内胰岛素含量上升，导致眼轴生长失控，而易患近视眼；过多摄入味精会降低体内的牛磺酸含量，影响视网膜发育；经常食用熏烤过度的蛋白类食物，可使体内钙的代谢发生异常，不利于人体维持正常眼压和眼球壁硬度，同样易患近视。因此，一日三餐饭菜清淡可口，有利于防治近视眼。

另外，近视患病率高低与叶黄素摄入量有直接关系。叶黄素对视网膜中的“黄斑”有着重要保护作用，如果人体缺乏叶黄素，易引起眼底“黄斑”退化与视力模糊，而叶黄素富含于新鲜绿色蔬菜和柑橘类水果中，多吃新鲜蔬菜和柑橘类水果可以防止“黄斑”退化。同时，多食动物肝脏、水产品、豆制品以及山药、胡萝卜、西红柿、芋头、龙眼、枸杞、芝麻、核桃仁、花生、红枣等养肝健脾、益气补血的食物也有益于防治近视。

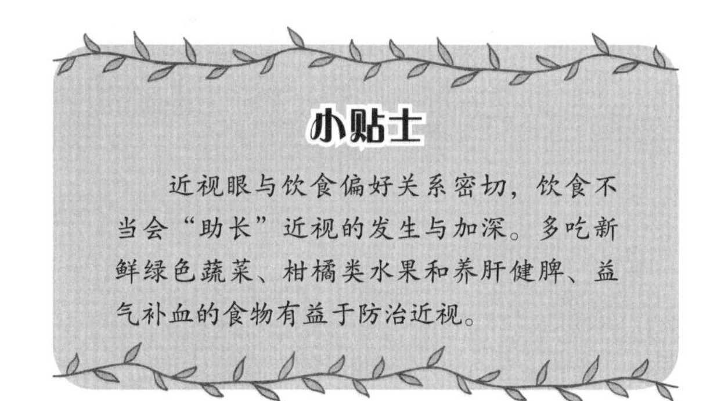


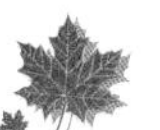

## 饮食应选择的最佳温度

许多食品的口味不仅与加工过程及保鲜有关，而且与食用食品的温度有关。如：

· 70℃ ~ 80℃泡茶

用这个温度的水泡出的绿茶水色香味俱佳，且茶叶中所含的维生素 C、咖啡碱、鞣酸等不遭破坏。

· 60℃ ~ 70℃煮牛奶

牛奶富含蛋白质，蛋白质在加热的情况下会发生较大的变化，在 60℃ ~62℃时，呈胶体状态的蛋白质微粒出现脱水，由溶液变为凝胶状，随之会出现沉淀；当温度升高到 100℃时，牛奶中的乳糖开始焦化，使牛奶呈现褐色，并逐渐分解形成乳酸，使其带有酸味，营养价值下降。所以，牛奶不宜高温久煮，一般在 60℃ ~70℃时，即可达到杀菌消毒之目的，且味道鲜美。

· 50℃ ~ 60℃冲蜂蜜

过热的开水不仅改变了蜂蜜的甜美味道，使之变酸，而且可使蜂蜜中的酶类物质变性，产生过量羟基甲糖醛，使营养成分被破坏。

· 70℃ ~ 90℃放味精

炒菜时不宜过早放味精，一般应在菜肴快熟时或者刚出锅时加入，因为这时菜温在 70℃ ~90℃左右，是味精溶解度最好的温度，鲜味也最浓。相反，当温度超过 120℃时，味精中的谷胺酸钠就会焦化，焦化的谷胺酸钠既没有鲜味，还具有一定的毒性。

· 70℃炸海鲜

海鲜类含蛋白质，煎炸海鲜的油温过低时，未熟的海鲜不卫生，易引起腹泻。但温度过高时，既会凝固蛋白质，使之不易消化，也会有损于海鲜之美味。

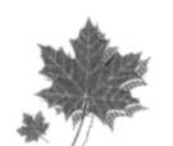

## 赖床 3 分钟可保健康

当今全世界心脑血管疾病的死亡率，为各种疾病的死亡率之首。

不过若是睡觉醒来之后能够“闭目养神三分钟”，就可以大大减低这类疾病特别是中风的发生率。中风大多发生于夜晚，而且最危险的时刻是刚醒来的时候，所以睡醒时先养神休息三分钟再起床，可以预防中风，尤其中老年人、高血压或心脏病患者更该遵行。

人经过一夜睡眠醒来以后，如果立即从卧姿改为坐姿，甚至突然下床走动，那是非常危险的。因为这时候人身上的血液经过一夜未喝水较黏稠，头脑较昏沉，立即下床很容易跌倒，造成脑溢血或头颅撞伤。只要做到睡醒“闭目养神三分钟”就可以避免，可以说是简单易行，值得推广。

因此每位中老年朋友都应该牢记：睡醒勿立即下床，先养神休息三分钟，以免有中风的危险。尤其是患有高血压及心脏病的患者，一觉醒来切勿随意摇动头部，先躺在床上休息三分钟再下床活动。

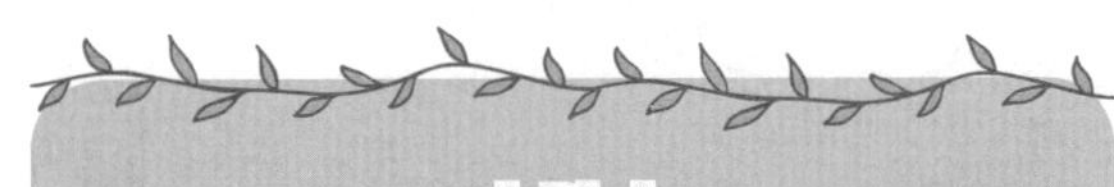

**小贴士**

冬天早晨气温低，鼻子过敏者起床时，可用双手搓热后捂住鼻子，感觉暖和了再下床，也可常按摩双眉中间的印堂穴，及鼻孔两旁、位在笑纹之处的“迎香穴”，可舒缓过敏不适。

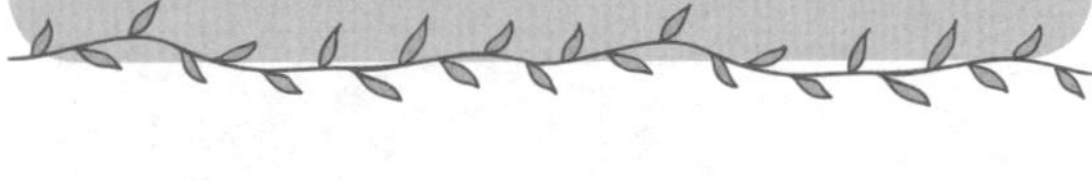

## 跑步能帮前列腺“按摩”

运动有益健康，这可谓老生常谈。而找到合适的运动方式，不仅强身健体，还有助于给一些特定的器官保养。比如，跑步对男性来说，就是非常好的前列腺保养法。

前列腺位于盆腔底部，上方是膀胱，下方是尿道，前方是耻骨，后方是直肠。它的左右由许多韧带和筋膜固定，决定了其位置的隐蔽和相对固定。跑步时，盆底肌肉规律而有节奏地张弛，仿佛是把前列腺放在“蹦床”上，使前列腺及周围器官和组织的血液活跃起来。同时，腹腔内脏器尤其是肠管及大网膜，也会有规律、有力度地对前列腺造成冲击，起到了“按摩”前列腺的作用。

散步，由于身体在垂直方向上的运动幅度减小，“弹跳”和“按摩”作用明显减弱；游泳是人在水平方向的移动，失去了内部的运动，难达到“按摩”效果，双腿夹水的动作能锻炼盆底肌肉，但对前列腺的“弹跳”作用微乎其微；在骑自行车时，盆底肌肉和前列腺同时受到挤压，不但“弹跳”和“按摩”没有了，连盆底肌肉都变得紧张，更无法和跑步相比。

## 小贴士

需要注意的是，剧烈运动会造成前列腺充血、水肿，对其保养不利。所以，跑步不能过分强调快，而要根据自身体力，掌握好速度、时间和距离。

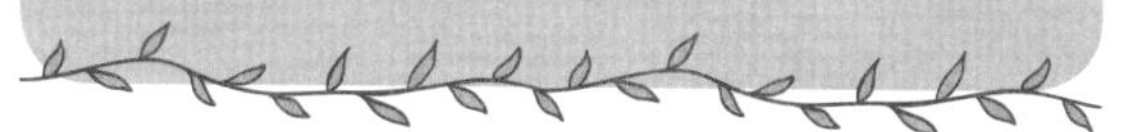

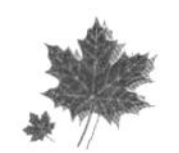

## 让您轻松美白的方法

· 白菜美白

**材料** 新鲜的白菜适量。

**做法** 白菜帮切成片状，贴于面部，有使黑色皮肤转白的功用。

· 马铃薯美白

**材料** 马铃薯 1/3 个，面粉或者奶粉适量。

**方法** 马铃薯去皮，研磨捣烂成糊状，滤去水分，调入上等的面粉，作为面膜涂在脸上，25 分钟后用清水洗去。对皮下的黑色素有漂白的作用，尤其对消除黑眼圈十分有效，若加入上好的奶粉效果更佳。

· 西红柿美白

**材料** 西红柿一个。

**方法** 将西红柿捣烂，滤汁涂于脸部，20 分钟后洗净，每日数次，可使皮肤变白，还兼治雀斑。

另外还有几种自制美白面膜，效果超好：

（1）把醋和盐用水溶解，比例是水：白醋：盐 ＝ 9：3：1，用调好的混合液把毛巾润湿，擦在脸上，早晚各一次，效果不错，而且见效很快，皮肤会变白，痘痘也会不见了。

（2）用草莓榨成汁，放上蛋清。每 2~3 天擦一次。

（3）用水和蜂蜜调配后加入珍珠粉，每 2~3 天擦一次。

（4）最简单、最便宜、最方便，但是十分有效的美白方法是将香蕉弄成糊状，然后倒入全脂牛奶，再加入少量水。这些东西的比例大概是 2：5：1，然后往脸上抹，再轻轻拍打脸部，20 分钟后洗掉。

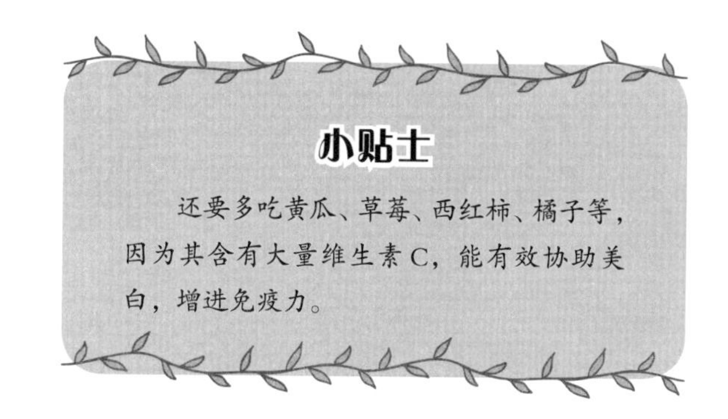

## 小贴士

还要多吃黄瓜、草莓、西红柿、橘子等，因为其含有大量维生素 C，能有效协助美白，增进免疫力。

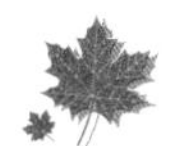

## 纤腰瘦腹自己来

各位美女们，是不是一方面想要减肥，另一方面又找不到适合的运动呢？看看下面的几个动作，只要每天临睡前做一组，就让您简简单单的一个月瘦掉 4 公斤，腰围减少 2.5~3cm，还不赶快跟着来？

（1）首先是仰卧抬腿：30 个一组，做 4 组。

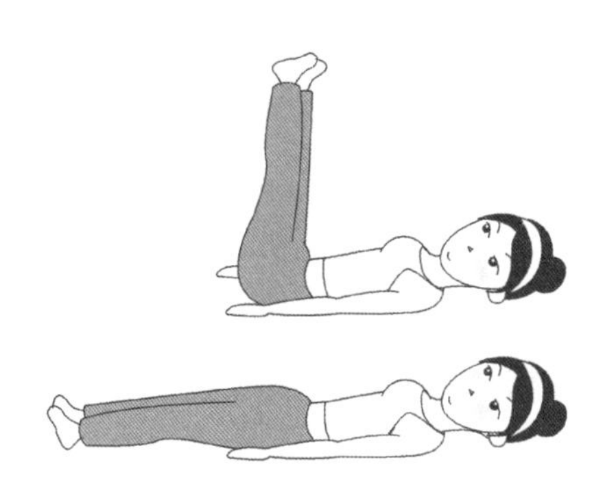

（2）做收屁屁的动作，两腿要分开，两手平放在身体两边，把腰抬起来，也是做4组。

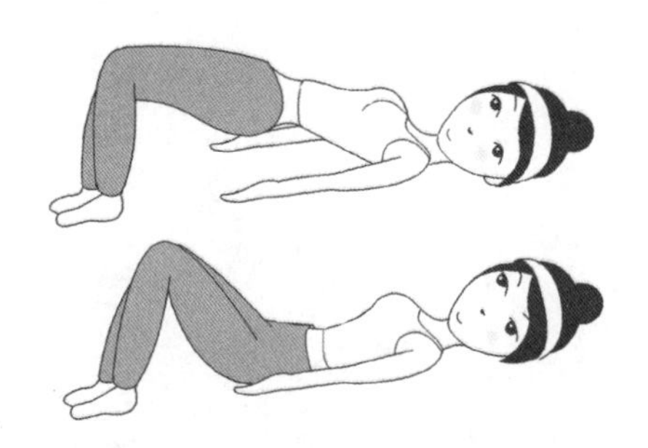

（3）侧卧，一只手支着头，一只手扶床，做侧抬腿。注意，脚尖向下，脚跟向上，另一条腿绻起来。速度不要那么快，要慢些，不要猛地把腿抬起来。

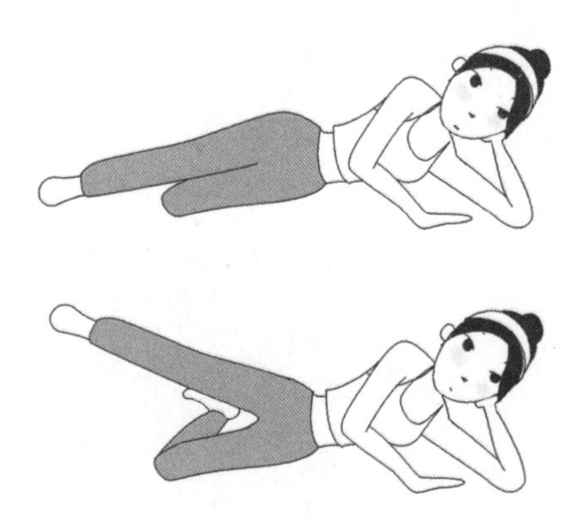

别做错了，如果做完了，屁屁侧面不酸，您就没做对哦。这个每条腿做20个，最后一个要抬起来后停一会，再换另一条腿，也是做4组。

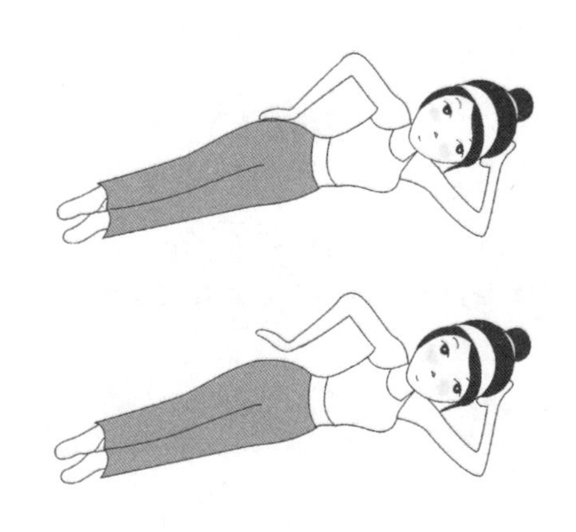

（4）侧抬腿做完时，用手轻轻拍拍酸酸的地方，放松肌肉。不是全做完才拍哦，要做完20个就拍拍，再换另一条腿做侧抬腿。

## 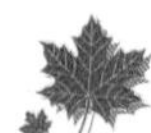 身体排毒四大方略

· **助肝排毒**

**胡萝卜** 是有效的排汞食物。含有的大量果胶可以与汞结合，有效降低血液中汞离子的浓度，加速其排出。

**大蒜** 大蒜中的特殊成分可以降低体内铅的浓度。

**葡萄** 可以帮助肝、肠、胃清除体内垃圾，还能增加造血机能。

**无花果** 含有机酸和多种酶，可保肝解毒，清热润肠，助消化，特别是对二氧化硫等有毒物质有一定抵御作用。

· **助肾排毒**

**黄瓜** 其利尿作用能清洁尿道，有助于肾脏排出泌尿系统的毒素。含有的葫芦素、黄瓜酸等还能帮助肺、胃、肝排毒。

樱桃　樱桃是很有价值的天然药食，有助于肾脏排毒。同时，它还有温和通便的作用。

**·润肠排毒**

魔芋　又名“鬼芋”，在中医上称为“蛇六谷”，是有名的“胃肠清道夫”“血液净化剂”，能清除肠壁上的废物。

黑木耳　其含有的植物胶质有较强的吸附力，可吸附残留在人体消化系统内的杂质，清洁血液，经常食用还可以有效清除体内污染物质。

海带　海带中的褐藻酸能减慢肠道吸收放射性元素锶的速度，使锶排出体外，因而具有预防白血病的作用。此外，海带对进入体内的镉也有促排作用。

苹果　苹果中的半乳糖荃酸有助于排毒，果胶则能避免食物在肠道内腐化。

草莓　含有多种有机酸、果胶和矿物质，能清洁肠胃，强固肝脏。

**·身体排毒**

芹菜　含有的丰富纤维可以像提纯装置一样，过滤体内的废物。经常食用可以刺激身体排毒，对付由于身体毒素累积所造成的疾病，如风湿、关节炎等。此外芹菜还可以调节体内水分的平衡，改善睡眠。

苦瓜　苦瓜中有一种蛋白质能增加免疫细胞活性，清除体内有毒物质。尤其是女性，多吃苦瓜还有利湿的作用。

绿豆　绿豆味甘性凉，自古就是极有效的解毒剂，对重金属、农药以及各种食物中毒均有一定防治作用。

**·健康排毒的膳食食谱**

祖国医学称排毒为“解毒”，许多传统膳食具有清热解毒之效，进行调节健康、排毒的作用。也有传统膳食以自然、健康的食疗来强化身体的解毒能力，使得身体的解毒系统回归正常的运作。

**·鱼草解毒茶**

材料：鱼腥草（干）1~2 两，红枣 15 粒。

做法：①先将鱼腥草洗净，红枣切开去核；②两者加水 3000 毫升，滚后小火再煮 20 分钟，滤渣即可。

效用：利尿解毒效果明显，恢复皮肤靓丽。

**·麦芽排毒奶**

材料：红萝卜、水果、小麦芽各适量。

做法：①将红萝卜、水果洗净切片；②将已催芽 1 厘米的小麦芽洗净；③将以上材料放入榨汁机榨汁。

效用：清热排毒，调整体质，补元气。

**·多酚排毒汁**

材料：乌梅 20 克，山楂 20 克，陈皮 20 克，桑葚 20 克，甘草 10 克，柠檬汁 5 毫升，冰糖 10 克。

做法：①将乌梅、山楂、陈皮、甘草加水（800 毫升）煮开后冷却；②再加入桑葚果、柠檬汁；③放入榨汁机打成汁。

效用：排除脂肪细胞毒素，尤其是针对毒素型肥胖或顽固型肥胖效果特别好。

**·冬瓜莲子排毒粥**

材料：白米 2 杯，莲子 50 克，冬瓜 200 克，姜丝，葱花，盐少许。

做法：①白米、莲子洗净，冬瓜去皮切丁备用；②将白米、莲子煮熟；③将冬瓜、姜丝放入锅中，加盐调味，煮至冬瓜熟软；④食用前撒上葱花。

效用：清热排毒兼宁神定心，提升脾胃功能。

## 适当吃点红糖

随着生活水平的提高，食用红糖的人越来越少。然而，不起眼的红糖却具有独特滋补保健功效，是很好的滋补品，女性更是不可“百日无红糖”。

红糖是未经精炼的粗糖，保留了较多的维生素和矿物质。每100克红糖含钙90毫克，含铁4毫克，还含有少量的核黄素及胡萝卜素。中医认为，红糖味甘性温，入脾经，具有益气补血、健脾暖胃、和中止痛、活血化瘀、行气散结、利肠通便、利肝明目的功效。红糖营养丰富，不仅含有大量的蔗糖，还含有少量维生素和矿物质，如铁、钙、锌、锰等。此外，红糖中还含有胡萝卜素和烟酸等人体必需的营养素。由此可见，红糖真不愧是一种药食同源的佳品，在进补防病的时候，可别忽视了它。

红糖特别适合体弱的人食用。对体弱者，特别是疾病初愈的人，红糖是极佳的疗虚进补之品。红糖中所含的微量元素中，有些元素可刺激机体的造血功能，促进血液的生成，食用红糖对气血亏虚的人以及贫血的人是不错的选择。红糖含较高的钙，对防治骨质疏松有明显效果。红糖对血管硬化也有一定疗效，特别是红糖中的黑色物质，能阻止血清中的胆固醇含量升高，对冠心病有一定的预防作用。平常脾胃功能不好的人，饮食摄入的营养素不足，适量喝点红糖水可补充一些人体必要的营养素，如钙、铁、锌等，以维持正常的营养需求平衡。

红糖对女性益处更大。女性经期月经不畅、痛经，可用开水冲服红糖，使身体温暖，增加能量，加快血液循环，月经也会排得较为顺畅。经后若感觉精神差，气色不好，可以在每天午餐前，喝一杯红糖水，持续一星期即可有效改善。

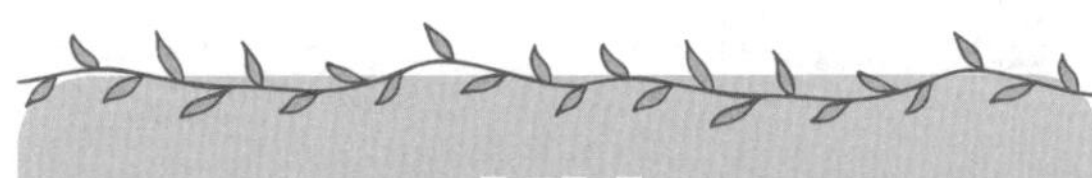

**小贴士**

儿童食用红糖可促生长。红糖中含有人体生长不可缺少的核黄素、胡萝卜素、烟酸和微量元素锰、锌、铁等，所以儿童平时适量食用红糖，可促进生长发育，改善食欲不振、营养不良状况。

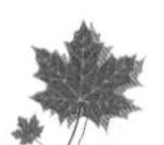

## 适量献血可防心脑血管疾病吗

据芬兰科学家的一项研究证实，经常适量献血对部分健康成年人，特别是成年男性，有意想不到的预防心脏病的作用。

专家对居住在芬兰东部的2万余名成年人进行调查，结果发现，与经常献血者比较，从不献血者的心脏病发病率要高出2倍之多。专家们对此解释说，人体血液中含铁过高会明显增加患心脏病的危险，而适量献血恰恰可使血液中的含铁量降低。

英国营养基金会科学部主任玛格丽特的研究结果也与上述研究结果不谋而合。她分析说，血液中过剩的铁和铜都会起到加剧血液中脂肪氧化的作用，而血脂氧化正是导致心脏病的重要因素。专家认为，反复适量献血会使血液黏滞性下降，对预防心血管疾病有积极的意义。

专家解释说，现代人由于体力活动的减少和生活水平的提高，体内积存了越来越多的脂肪。这部分人的血脂长期处于较高的水平，结果造成大量脂肪一层层地附着在人体的血管内壁上，这些附着的脂肪被不断氧化后，导致血管弹性降低，形成动脉硬化症，继而造成心脑血管疾病。而经常献血者，血液中血脂减少，血液得到稀释，也就降低了患动脉硬化的风险。有人怀疑反复献血可能会导致大脑的总供血量减少，进而影响到大脑正常机能的发挥。对此，专家随机抽检了 80 名反复献血者，应用彩色经颅多普勒仪（TCD）检测献血者献血前后的大脑中动脉、椎动脉和基底动脉的血流速度并进行了比较。结果表明，不论是首次还是长期献血者，只要未发生献血反应，献血 400 毫升对脑底动脉的血流动力学不会有影响，亦不会减少大脑的总供血量。

不仅如此，有研究表明，经常献血还可提高机体的造血功能。人自出生后，骨髓就成为其主要的造血器官。但随着年龄的增长，骨髓的造血功能和血细胞生成率逐渐下降。献血后，血细胞数量的减少会对骨髓产生一种反馈机制，促使骨髓储备的成熟血细胞释放，并刺激其造血组织促使血细胞生成。因此，只要间隔时间超过 4 个月以上的经常适量献血，就可使骨髓保持旺盛的活力。

有人怀疑，多次献血后，体内的免疫细胞免疫功能会下降。对此，有关专家选择了 30 名多次适量献血者，与 20 名从未献过血的、体检合格的正常人进行对照测定。结果表明，多次献血者除骨髓造血功能比从未献过血的正常人强外，细胞免疫功能并无差别。

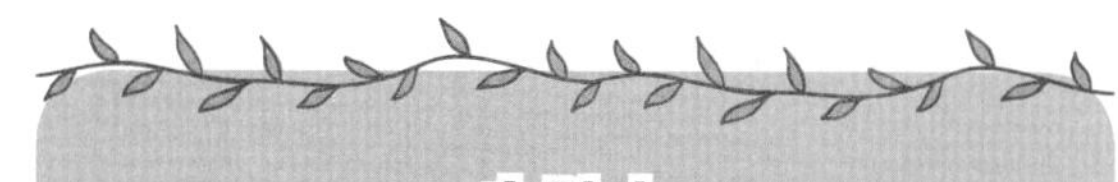

**小贴士**

过量献血则对献血者身体损害较大。过量献血者丢失了大量红细胞，导致血红蛋白下降，人体在剧烈运动时将可能导致机体供氧不足；同时，过量献血还导致了血清铁蛋白大量降低，血红蛋白合成迟缓，造成缺铁性贫血。

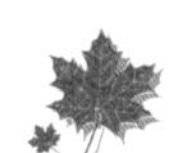

## 献血前后饮食讲究多

**· 献血前饮食应清淡**

**前几天应吃素**　为了确保血液质量，避免献血者在献血过程中出现意外情况，献血前几日应以吃素食为主，最好少进油腻食物；不要食用虾、蟹等蛋白质过高的食物，以免蛋白变质，致使血液中出现过敏物质。

**前一天不能喝酒**　献血的前一天晚上不要吃得过饱，献血的前两餐不要饮酒，更不能饮烈性酒。吃清淡食品，不要吃肉、鱼、蛋、牛奶以及豆制品等食物，以防止血液浑浊，影响血液质量。

**献血前要吃早餐**　献血前一晚要保持良好睡眠，不宜做剧烈运动。献血前不能空腹，献血当日早晨应吃些清淡饮食，如稀饭、馒头、面包、鸡蛋等，以免在献血过程中出现头晕、心慌、出汗等反应。

另外，献血前两天如有感冒、发烧、咳嗽等症状，应该暂缓献血；女性应避免在月经期间以及前后三天献血。

· **献血后要注重营养搭配**

献血后，适当增加一些营养，吃些瘦肉、鸡蛋、豆制品、新鲜水果和蔬菜等，可促进血液成分更快恢复。但切忌暴饮暴食，也不要饮酒。只要吃得科学合理，有营养价值，可口、舒服、适量，就能在短时间里恢复失去的那部分血液。

**注意休息**　献血后的1~2日应注意休息，最好能保证每天8小时以上的睡眠。献血后，不要做重体力劳动和剧烈运动，让自己的身体有一个适应的过程；少做学习、看书、看电视、上网等耗神的工作，休息好就等于是吃大补药。献血后还应该增加饮水量，以补充流失的体液；也可喝些红糖水，以达到补铁、补血的目的。

**别喝浓茶**　献血一个月内最好别喝浓茶。因为茶叶中含有较多的鞣酸，它易与蛋白质和铁相结合，生成不易被人体吸收的沉淀物，影响人体对蛋白质和铁的吸收，进而影响献血者血细胞的再生。因此有饮茶习惯的朋友，在献血后的一个月内最好与茶暂时保持距离，喝点果汁（如猕猴桃汁、橙汁等），既可解茶瘾，又可补充维生素和叶酸，以促进血细胞的再生。

**无需大补**　补充营养不要过量，可以进食新鲜瓜果和蔬菜、豆制品、奶制品、新鲜鱼虾和肉蛋等，但无需大补，避免进食过量。

**多吃造血食物**　造血的主要原料是蛋白质、铁、维生素$B_{12}$和叶酸等。身体尽快吸收这些物质，能达到快速补血的目的。含有优质蛋白质较多的食物有奶类、瘦肉、蛋类、豆制品等，含铁较多的食物有动物肝脏、海蜇、虾、芝麻、海带、黑木耳、紫菜、香菇、豌豆、大枣、桂圆等，猪肝、肾和牛肉等叶酸含量高，动物肝脏、猪或羊肾、腐乳等维生素$B_{12}$含量丰富。

**小贴士**

**推荐几种补血药膳**

正常人在献血后，一般情况下不会引起气虚、血虚的症状。但适当服用一些具有健脾、益气、养血的药膳，对于促进血液的再生还是大有裨益的。

山药龙眼粥龙眼肉20克，山药40克，大米75克。将大米淘洗干净与龙眼肉、山药同入锅中，加适量冷水文火煮至烂熟，根据个人口味调味后食用，每天1次。

猪肝参枣汤党参10~15克，大枣15~20枚，猪肝50~100克。将党参和大枣洗净，加温水浸泡20分钟，再加适量冷水，文火煎煮30分钟后滗出汁液。然后，加适量水煮20分钟取汁。两次汁液混合在一起，与洗净的猪肝一同入砂锅中煮熟，调味后分两次服用，每日1剂。

猪血汤猪血500克冲洗干净，葱、姜、黄酒少量入锅煸炒。然后加入适量水煮沸至熟，放少量盐、味精即可食用。

红枣花生粥红枣15枚，带皮的花生仁50克，大米75克。洗净后同放入锅中，加水适量，文火煮至烂熟，可每日早晚服用。

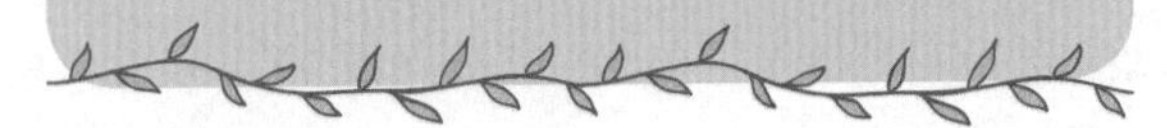

## 酸味水果与甜味水果不可一起吃

胃肠功能正常，或是体质较强的人，吃水果比较可以随心所欲，不必有所顾虑。但经常胃酸逆流、腹胀嗝气，或是体质较弱、具先天过敏体质者，最好小心些，谨守严格的饮食原则，才能常保健康。等到将来胃肠功能恢复正常或是体质强健些，就可以不受限制，自由进食了。

下面提供的这个胃肠不适者吃水果的原则，广被胃肠病患者认同流传，经实践后均获得肯定。另外还有数种民间饮食经验的传承，像是某些水果不宜与其他食物同伍进食。若自觉体质较弱者，以宁可信其有的心态规避，总是有益无害。

酸味水果与甜味水果不可一起吃

亚酸味水果可与酸味、甜味水果同食，酸味水果则不可与甜味水果一起吃，因为酸味水果会干扰甜味水果的顺利消化，延迟胃的排空，导致甜味水果的果糖成分长时间与胃酸接触并起作用，造成过度发酵，引发腹胀不适。水果简单分为酸味、亚酸味、甜味如下：

| 酸味水果 | 亚酸味水果 | 甜味水果 |
| --- | --- | --- |
| 葡萄柚 | 番　茄 | 哈蜜瓜 |
| 橘　子 | 红苹果 | 西　瓜 |
| 菠　萝 | 荔　枝 | 甜　瓜 |
| 奇异果 | 葡　萄 | 榴　莲 |
| 柠　檬 | 桃　子 | 香　蕉 |
| 苹　果 | 梨　子 | 甘　蔗 |
| 草　莓 | 文　旦 | 木　瓜 |

· **不宜同食的水果与食物**

橘子若与白萝卜同食，白萝卜食后所产生的“硫氰酸”代谢物，易与橘子中的类黄酮物质所产生的代谢物互相作用，可能诱发甲状腺肿。

桃子若与鳖肉一起吃，容易出现腹泻下痢的食物中毒现象。

甜瓜若与田螺一起吃，会引发腹胀不适。如果是平常消化不良者，任何瓜类水果一定要在空腹时间吃，千万不可与难以消化的食物一起吃，否则会嗳气不断、胃胀难消。

吃葡萄柚时，不可并服心绞痛药、高血压药、降血脂药、镇静剂、抗组织胺药、抗霉药等，否则会导致血液中的药物含量骤升，造成生命危险。服药后至少需 2 小时再吃葡萄柚比较安全。

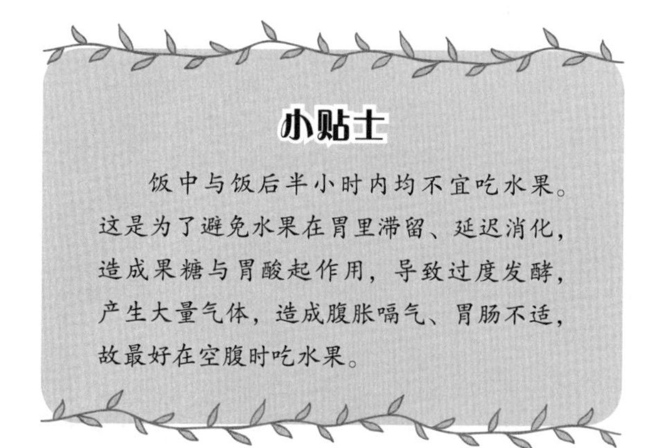


## 选用人参、西洋参进补应对证

如今人们越来越注重身体健康，关注生活质量，用参类保健已成了一种流行时尚。人参、西洋参都是看望病人、孝敬老人、馈送友人的好礼品，市场上也应运而生了许多参类保健品，如人参胶囊、西洋参片等。面对众多参类产品，究竟该怎样选择，消费者大多不甚了解。正确服用人参、西洋参进行食补对人体很有益处，但是，人参、西洋参都是药，不可随意服用。

人参主要产地在我国东北三省。由于生态环境的破坏和人类的过度采挖，真正的野山参已很难寻觅。临床所用的人参一般都是人工栽培的，根据加工炮制方法不同，晒干或烘干的称为“生晒参”，蒸制后晒干称为“红参”,红糖汁浸渍后晒干为“糖参”。

西洋参原产于北美，美国是主产地。由于美国的国旗是星条旗,所以美国产西洋参也被称之为“花旗参”。人参和西洋参同属补药，都具有强壮身体、抗疲劳、精神安定、增强免疫力等多种作用。但因其化学成分的差异，保健治疗作用差异也较大，在应用中要注意区别。如热证病人应选用西洋参，寒证病人应选用生晒人参或红参。最好在有经验的中医指导下服用。

**·人参适用于大病、久病体虚患者**

人参的作用是多方面的，可增强抗病能力，加强脑的生理功能，具有较强的抗疲劳、强心、抗休克作用，以及增强造血机能、延缓衰老、调节内分泌等作用。《本草纲目》记载：人参,味甘微苦而性温,入脾、肺经。具有补益强壮、补气固脱、补肺健脾之功效。人参是一味名贵滋补中药,能补五脏,有较强的补气、安神功能,既可用于久病体虚的调养,也可用于病后、产后、手术后的久虚不复及年老体弱、抵抗力下降等。晚期肿瘤病人，以及放疗、化疗期间的癌症患者，可适量服用，以培元固本、恢复元气。但一定要在医生辨证施治的基础上，根据患者体质和病情配伍用药。

人参药性偏热,长期大量服用会产生头痛、失眠、心悸、血压升高、精神抑郁等副作用，俗称“滥用人参综合征”。因此并不建议把人参当成保健品来自行食用,尤其是体质较强壮的年轻人及“实热证”病人，一定要在医生指导下食用，才能达到调补的作用。中医界有句俗语“人参杀人无过，大黄救人无功”，用来讽刺历史上有人滥用人参调补，结果反害了人，甚至病人到死都没有认识到是过量服用人参而送命的。

**·西洋参适合气阴两虚病人**

西洋参属清补之品，有益气、生津、养阴、润肺、清热的功效，最适合气阴两虚的病人，或烦热口渴、内有虚火者。其特点为清火除烦，不热不燥，不适合用人参治疗和热补的人群均可服用。现代药理实验表明，西洋参有抗疲劳、抗缺氧作用，可提高机体应激能力及镇静作用。对于肺结核、冠心病、急性病发热之后、证属气阴耗伤者均有调补作用。

此外，长期疲劳、工作压力较大、耗气伤阴者、术后病人也都适合服用西洋参。年老体弱者适量服用，可增强体质、延年益寿。西洋参的补气作用不如人参，但生津作用强于人参。体质虚寒、畏寒怕冷、胃有寒湿、感冒咳嗽、消化不良、身体健壮者不宜服用。伴有高热等感染表现的患者要慎用西洋参，发育迟缓、消化不良的小儿也不宜服用。

家庭服用人参（或西洋参）的方法如下：干燥人参不易切片，可将人参在锅中蒸软，即可切片，切好的薄片晾干备用。每天用量最好在1~3克。

**煎服**　将人参薄片放入砂锅，加水200ml浸泡1~2小时，加盖，文火煎煮半小时以上，取汁饮用，可连煎数次，待煎液无味时将药渣嚼服。

**泡茶**　用沸水冲人参薄片（还可以研成细粉用纱布或滤纸包好），加盖20分钟即可代茶饮，泡数次后可将药渣嚼服。

**含服**　将人参薄片在嘴中含至无味后嚼服。

**浸酒**　用全支新鲜人参浸泡于适量白酒中，密封1个月后即可服用。每服10~30毫升，日服两次。适用于气血虚弱、神疲乏力、脾虚食少、肺虚气短、虚烦失眠、筋骨酸痛等。

**装胶囊服** 将人参研成粉末，装入空心胶囊中服用。

此外，人参可与鸡、鸭、鹅、山药、百合等在砂锅中文火炖透，参、肉、汤一并食用。煎煮时，忌用铁器、铝锅。

在服用参类的同时，要注意其“反”藜芦、“畏”五灵脂、“恶”皂荚，忌一同服用。此外，萝卜为破气食物，绿豆有解毒功效，茶中含有鞣酸，在服用参类期间也不宜食用，以免影响其功效。

家庭在保存参类时，要防止其受潮发霉或被虫蛀。可以用吸潮纸包好放于阴凉、干燥、通风的地方保存或冷藏。

**小贴士**

**党参煲汤健脾益气**

党参性平味甘，可补中益气、健脾养血。常用的补气健脾名方“四君子汤”，就是采用党参、白术、茯苓、甘草配伍而成的。

党参为平补之品，功效较人参弱，一般慢性虚弱病症都可选用，如常感疲乏、食欲不振、大便溏薄、面色萎黄的脾虚病人。此外，手术后的病人往往脾胃功能受损，可适当服用党参，配以母鸡、老鸭、排骨，再根据病人体质加入适量山药、枸杞等炖汤，能起到健脾和胃、益气补肾之功效。党参用量一般不超过15克，如有大便干燥、烦热口渴、爱喝冷饮的“实热证”患者不宜食用。

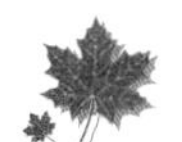

## 电视灰尘要常擦

电视机、计算机蒙上了灰尘，很多人以为，这只是个卫生问题，但事实并不这么简单。

研究证明，灰尘是电磁辐射的重要载体。如果您的家电不是经常擦拭，那么，即使它们关掉了，电磁辐射仍然留在灰尘，会继续对您的健康产生危害。

一些有显示器的电器，如电视机、计算机等，在这方面的表现尤其明显。这些电器的显示器特别容易吸附灰尘，如果不及时擦拭，电磁辐射就会滞留在灰尘中，并随着灰尘在室内空气飘浮，很容易被人体的皮肤吸附，甚至随着呼吸道进入体内，久而久之就会对健康造成影响。

人体也是个导电体，电磁辐射作用到人的身上，同样会产生电磁感应，并有部分的能量沉积，最终导致人体细胞功能和细胞状态异常，改变神经细胞的电传导，扰乱人正常的生理活动，日积月累还会造成神经衰弱及神经功能紊乱。

家用电器上的灰尘多了，还会带来其他环境污染和安全隐患。彩色电视机的灰尘里有一种叫溴化二苯的致癌物质。实验证明，电视机连续3天不擦，这种致癌物在空气中的含量就会急剧升高。

因此，带有显示器的电器最好经常擦拭，清除灰尘的同时，也就把滞留在灰尘里的磁辐射一并清除掉了，可以有效防止辐射对健康的危害。

**小贴士**

灰尘还会使电子元器件、电路板和散热器经常超负荷工作，最终导致耗电量增加，甚至会烧坏电子组件，引起火灾。

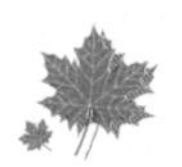

## 阴沉天气能强化记忆力

据英国《每日邮报》报道，心理学家说："虽然阴沉的天气可能会使人感到沉闷，但是它能改善并且强化记忆力。"

新南威尔士大学（澳大利亚）心理学学院的研究人员根据他们进行的记忆力测试结果发现，那些由于天气不好而带点消极情绪的人，比那些由于天气晴朗而心情愉快的人的记忆力好。主持这项研究的 Joe Forgas 教授说，"这看来违反直觉，但是少许忧伤确实对提高记忆力有好处。"

测试在悉尼的某家商店里进行，研究人员在结账柜台上随机地放 10 个小装饰品，包括 4 个塑料动物模型，1 个玩具炮，1 个粉色储蓄罐和 4 个火柴盒大小的车辆。

测试分两个场景进行：在雨天，商店里播放着悲伤的音乐，如安魂祈祷和肖邦的曲子；当阳光灿烂，顾客则听到愉快的音乐，如比才的《卡门》及吉伯特和苏利文的音乐。

"播放音乐是为了进一步影响他们走向消极或者积极的情绪"，研究人员说。在购物之后，研究人员去询问顾客他们能记得几个物品。与晴天相比，雨天的测试结果的得分要高出 3 倍。

该研究结果发表在实验心理学杂志上。报告结论指出，有越来越多的证据表明，积极和消极情绪在一定程度上影响着人们的思考、判断的正确性和记忆的准确性。Forgas 教授说，我们曾经预测并且现在已经证实，由于天气不好而引起的消极情绪有助于强化记忆。这是因为轻微的消极情绪可以使人们集中精力，引起更彻底和仔细的思考，而开心的时候，人们往往忽略周围的环境，所以此时就比较健忘。

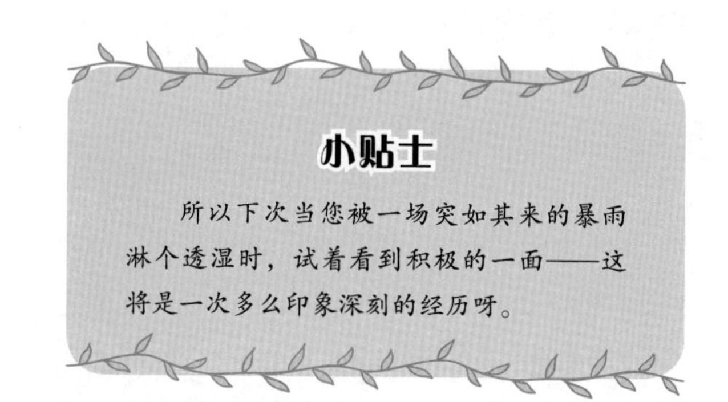

**小贴士**

所以下次当您被一场突如其来的暴雨淋个透湿时，试着看到积极的一面——这将是一次多么印象深刻的经历呀。

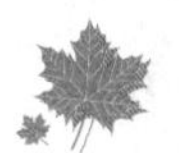

## 越吃越聪明的补脑糖

父母总是希望自己的小孩学习好、功课好、记忆力好。总之，就是希望自己的小孩够聪明。现在介绍可以增进聪明的药膳给大家：

**材料** 桃仁 250 克，黑芝麻 250 克，红糖 500 克。

**做法**

（1）将红糖放入锅中，加入适量的水，用文火把红糖溶化并且熬稠。

（2）把桃仁和芝麻炒香。

（3）将桃仁和芝麻倒入熬红糖的锅中，搅拌均匀后即可关火。倒入涂有熟葵花油的盘中摊平，放凉后切成小方块即可食用。

食物功效：

**桃仁** 活血祛瘀，润肠通便。

**芝麻** 滋养肝脏，养血舒筋。

**红糖** 健脾益胃，养心润肺。

"补脑糖"可以当糖果给小朋友常吃，有补肾健脑的功效。特别适合那些毛发稀少、易受惊吓、记忆力差的小孩常吃。

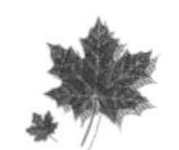

## 运动后放松 5 分钟再洗温水澡

运动后大汗淋漓，可能每个人都想马上洗个澡，但是体能消耗后洗澡问题不能小瞧。运动医学专家提醒，运动出汗后不能立即用冷水洗澡，应做 5 分钟以上的放松整理活动再用温水冲澡。

25℃ ~45℃的温水，可迅速放松肌肉、缓解运动疲劳，达到清爽解乏的效果。出汗后人体的毛孔处于打开状态，若水温过低，会使毛孔迅速收缩、闭合，体内热气不能散发出来，滞留在体内易引起高热症，还会导致抵抗力下降引发感冒、发烧。而且冷水并不能使肌肉放松，反而会使肌肉紧张、抽搐。运动后回心血量已经较平时减少，用热水洗澡会使外周血容量增加，导致回心血量更少，体质较差者可能出现头晕、恶心等症状。

因此，运动后，等汗干了再用与体温相近的温水洗澡，在水中滴几滴风油精可帮助更快缓解疲劳。

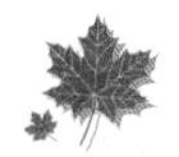

## 运动疗法能缓解腰痛

腰痛是人们生活中常见的病症之一，大部分腰痛是由运动系统疾病引起，如：腰部肌肉、筋膜、韧带等急慢性损伤，还有腰肌纤维炎、老年性骨质疏松症、强直性脊柱炎等。通过适当地运动，能有效地增强腰背肌力量，而强有力的腰部肌肉力量，能加强腰椎的稳定性，同时有效地分散脊柱的应力，减轻脊柱的负荷。运动锻炼还可增强腰部肌腱、筋膜、关节囊、韧带的柔韧性，改善血液循环，牵伸挛缩组织，减轻肌肉萎缩，使腰痛明显缓解。

腰痛的运动疗法有多种，下面几种不妨一试：

（1）站立位，两足分开与肩同宽，做左右身体旋转运动各 9 次。

（2）站立位，身体左右侧弯，向左侧弯时左手尽量下伸，右肘屈曲。向右侧弯时，右手尽量下伸，左肘屈曲，各练习 9 次。

（3）站立位，在疼痛能忍耐的范围内，做身体前屈、后伸运动，前屈时膝伸直，低头，双手尽量下伸，后伸时仰头，各做 9 次。

（4）悬挂牵伸。双手攀高处横杠，双足略离地即可，每次牵伸 1 分钟左右，每天做两次。

（5）后退行走。抬头挺胸，双目前视，两臂自然下垂，后退行走时自然摆动。向前走 9 步，向后退 9 步，反复进行，逐渐增加，至后退行走 100~200 步，每天 1~2 次，应注意安全。

（6）俯卧，头偏向一侧，双手在腰后紧握，腹部为支点，头胸和双下肢翘起，膝关节伸直，每次抬起时间维持 5 秒以上，做 9 次为一组，休息两分钟，再做一组。

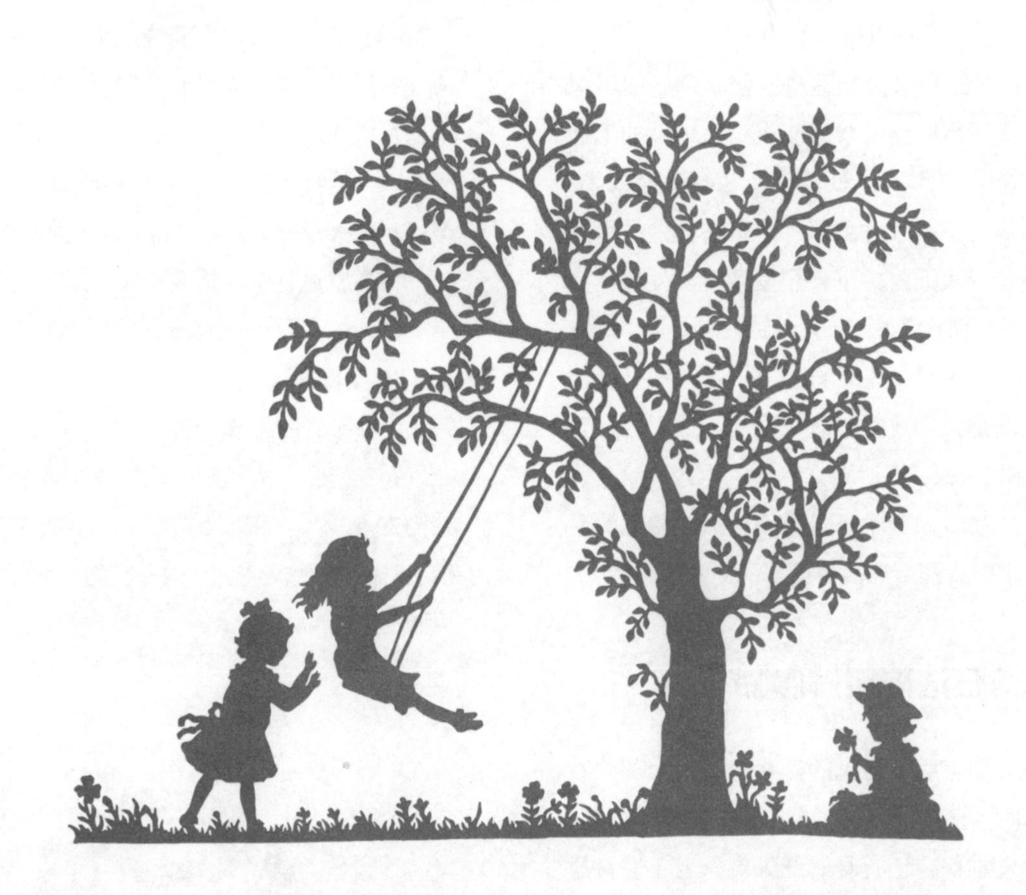

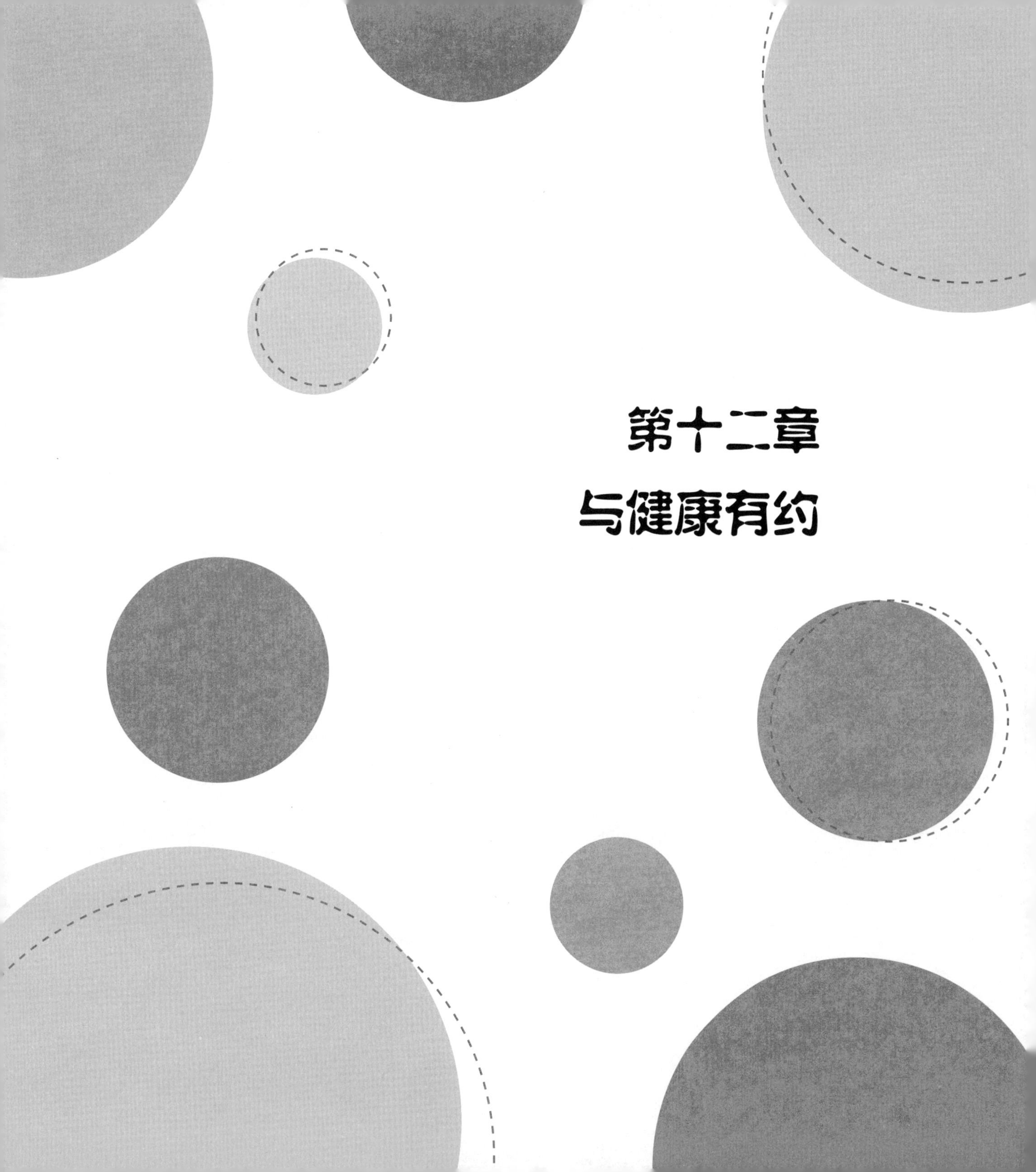

# 第十二章

# 与健康有约

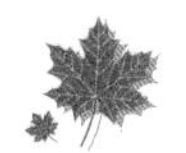

## 鼻出血的简单处理方法

干燥的季节里，较易发生鼻出血。特别是有的老师因鼻腔反复地慢性发炎，黏膜变厚，纤维组织增生，鼻腔容易干燥而发生鼻出血，即为局部原因鼻腔出血。倘若因高血压，以其肿瘤等病引起的鼻出血，即为全身原因引起的病症。鼻出血一旦发生，首先要镇静，出血量多时一定要到医院就诊；如果出血量不多，可采用下面一些比较简易的止血方法。

**冷敷法** 用冷水或冰块将毛巾浸湿，敷在鼻根部、前额中部或后颈部，每 2~3 分钟换一次冷毛巾，反复数次。这样可促进血管收缩，减少出血。

**压迫法** 用拇指和食指捏紧鼻翼双侧，压迫鼻中间软骨前部,同时让患者张口呼吸,经过一段时间，即可止血。

**举手法** 手向上直举过头，左鼻出血举右手，右鼻出血举左手，双侧出血举双手。血止后稍待片刻再将手慢慢放下。

**浸足法** 患者将双足浸入水中，有时可取得立竿见影的效果。

**贴蒜法** 生蒜 3 瓣捣成泥，涂在布上，外敷足心涌泉穴处。右鼻出血敷右脚，左鼻出血敷左脚，两侧出血敷双脚。对阴虚火旺、血不循经者有效。

**艾灸法** 可用艾条灸两手大拇指桡侧指甲角外侧的少商穴，一般悬灸 5~10 分钟。若无艾条时，用点燃的香烟代替也可。

**塞鼻法** 即用纱布卷、脱脂棉或吸水好的纸卷，先用冷水或麻黄素滴鼻药水浸湿，轻轻塞进鼻出血的鼻孔，可以有效地起到止血作用。中药三七粉、云南白药也是良好的止血药，用干棉球蘸取上述药物塞入鼻孔内，或取小蓟鲜汁适量，用干棉球蘸取鲜汁少许塞入鼻孔，均可起到止血作用。

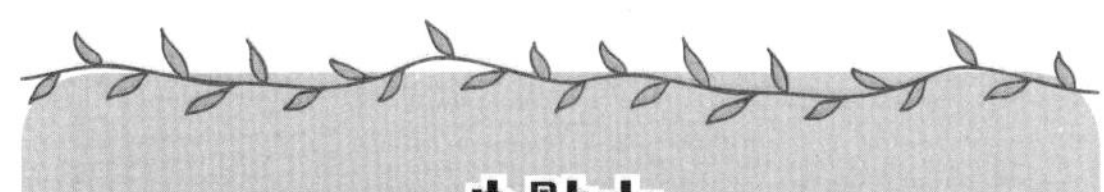

**小贴士**

以上各法可单独或联合使用，若仍无法止血应迅速到医院求治，以免贻误病情。对于经常发生鼻出血者，患者应尽快到专科医院，及早查明出血原因，并对症加以治疗，千万不可麻痹大意，耽误了治疗。

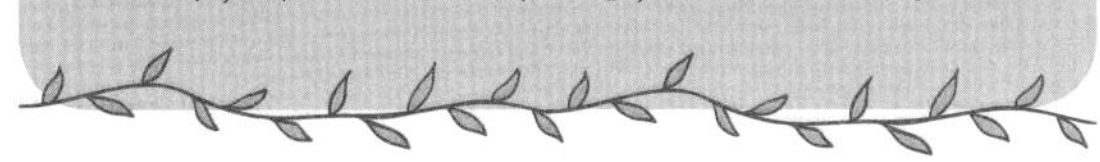

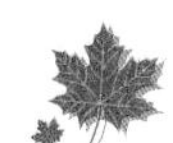

## 运动不当可引发妇科病

锻炼能使身体更健康，活力充沛，但若锻炼不当，尤其是超负荷运动，女性有可能引发妇科疾病，要特别注意。常见的伤害有：

**· 外阴创伤**

活动中不慎，如外阴部与自行车的坐垫、横档或其他硬物相撞，容易发生外阴部血肿，严重者伤及尿道和阴道，甚至盆腔。外阴部的大阴唇皮下组织疏松，静脉丛丰富且表浅，受外力碰撞后很容易引起血管破裂出血，造成较大面积淤血。

**· 月经异常**

国外专家调查从事较大运动量的女性，月经异常者占相当大的比例，多表现为月经初潮延迟、周期不规则、继发性闭经等，且运动量愈大初潮年龄越晚。其原因主要是由于剧烈运动会抑制下丘脑功能，造成内分泌系统功能异常，影响体内性激素的正常水平，从而干扰了正常月经的形成和周期。

· 卵巢破裂

剧烈活动、抓举重物、腹部挤压、碰撞等都可引起卵巢破裂，从而出现下腹部疼痛，甚至波及全腹。卵巢破裂一般发生在月经周期第10~18天，其中80%的黄体或黄体囊肿破裂，腹腔穿刺有血。

· 子宫内膜异位症

经期剧烈运动有可能使经血从子宫腔逆流入盆腔，随经血内流的子宫内膜碎屑有可能种植在卵巢上，形成囊肿。得了子宫内膜异位症后，患者常出现渐进性加剧的痛经，还常引起不孕。

· 子宫下垂

女性做超负荷运动，特别是举重等训练可使腹压增加，引起子宫暂时性下降，但不会出现子宫脱垂。若长期超负荷运动，就会发生子宫脱垂。有人试验，子宫位置正常的女性负重20公斤时，宫颈位置没有明显变化；负重40公斤时，宫颈就有明显的向下移位。

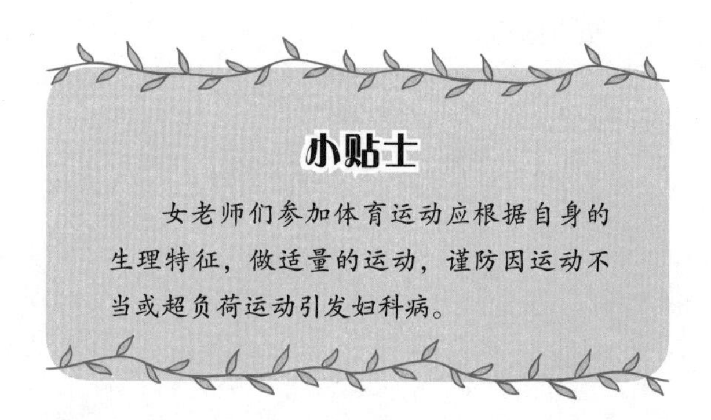

小贴士

女老师们参加体育运动应根据自身的生理特征，做适量的运动，谨防因运动不当或超负荷运动引发妇科病。

## 除臭去污妙招（一）

· 果汁机清洁法

果汁机刀刃的部分又尖又利，想伸手进去清理底部，又担心伤手……把半个蛋壳、水及一点洗洁剂倒入果汁机中，插上电按下“ON”的按钮，您就可以休息了。果汁机中翻搅出的细碎蛋壳，有如菜瓜布摩擦清洗的功用，而且深入各处，连小地方都清洗得到。加上洗洁剂与水，可以洗去油腻及残余的味道，效果没话说。

· 奶瓶、细口瓶的清洗

细颈口的小瓶子，手指头都不容易伸进去，这时没有细的奶瓶刷，还真是不知道该怎么洗。这时您可以将一点碎蛋壳放进玻璃瓶中，加水细晃，就像摇泡沫红茶的姿势；几分钟后您会发现玻璃上的污垢都洗掉了。用这种方法洗小瓶子，不用洗洁精也可以干干净净，更重要的是不残留洗洁泡沫，给宝宝使用特别安心。

· 洗菜小盆子的清洁

厨房总有许多小盆子，用它们洗蔬果、洗碗都好好用。但是常处于潮湿状态的小盆子，最容易产生污垢及霉菌，常清洁才能保持食物卫生。挤柠檬汁后，别把柠檬丢掉。在柠檬的剖面上滴几滴醋，在小盆子上搓洗，脏污很快就去掉了。醋有杀菌的功效，而柠檬剩下的一点汁液也有去污的效果，而且经过挤压的柠檬，表皮会渗出柠檬油，既清香又有软化油垢的效果。

· 抽油烟机除油垢的方法

常开伙的家庭两个星期下来抽油烟机上就积了一层油，要用清洁剂去软化它，用量可不少。告诉您一个让油垢变少、洗洁剂可以减量的环保方法，而且用的工具不用钱喔！过期的信用卡或旅行社送的塑料名牌都别丢掉。用它在油烟机壁上一刮，油垢很容易就刮下来，刮得差不多之后再使用除油清洁剂，抽油烟机很容易恢复原有的干净。顺便一提的是油垢以积了一两个月左右的最好刮除，所以此法最适合久久才清一次厨房的懒人。

· **茶包去污**

餐具的油污很多的时候，先用喝剩的茶包抹一下再清洗，可以节省洗洁精的用量。茶叶有吸油及去油的功效，如果碗盘不太油腻，甚至用茶包抹完后都不必使用洗洁精就很干净，天然又不伤手呢！

· **冰箱外壳的清洁**

将牙膏挤一点在冰箱外脏脏的地方，然后用湿巾或抹布以画圈圈的方式摩擦，很快的，积很久的顽垢就被牙膏中含的研磨剂成分磨掉了。接着用水轻擦掉牙膏的痕迹就行了。不要用粗糙的百洁布布去擦拭，容易伤到平滑的冰箱外表。

· **厨房小家电的表面去污**

固定放在厨房的小家电，沾染油烟的机会特别多，所以两个月下来表面的脏污也够可怕的，例如烘碗机、微波炉和热水瓶的表面，而且它们的外壳多半是塑料材质，不能刷也不能磨，要温柔对待。药房都买得到的药用酒精不只可以消毒，更是去污佳品。倒一点酒精到棉花上，擦拭一下烘碗机的表面，本来油烟遮盖而变得雾蒙蒙的盖子一下子就变透明了！去污快速又有效。

· **去除地板油污**

小朋友拿不稳碗，“啪”的一声把菜打翻，油渍溅到地板上，要用好多张纸巾才能吸干油……您也有这样的困扰吗？要省纸巾和洗洁剂，面粉就是个很好的吸油剂喔，而且效果好好又不损伤肌肤。将面粉洒一些在地板的油污上，很快的您会看到油污被吸住，变得像面粉条一样，这时轻轻一抹，地板就不再油腻腻了。

· **垃圾桶除臭**

除了市售的化学芳香剂，您应该试试天然不伤害呼吸道的除臭方法。随处买得到的炭就是个可以利用的东西。在垃圾桶底部垫张报纸，上面再放块炭，之后上面套上垃圾袋就可以了。报纸有吸湿的作用，而炭的毛细孔有净化空气的功效。在垃圾桶的盖子里面黏上画画用的炭笔，上下都有炭，效果更佳。

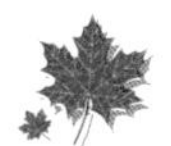

## 除臭去污妙招（二）

· **浴缸的清洁**

普通的压克力浴缸最怕刮伤，但是清洗时用普通的海绵又常刷不掉皂垢，很伤脑筋。记不记得蒜头通常附有网袋，可别随手丢掉，除了可利用来收纳，它也是清洁的好帮手。将海绵放入网袋中扎好，就是个媲美市售的浴缸用清洁海绵了！它的网孔可以轻易刮除掉皂垢，又不伤浴缸的表面。用来洗汽车也超好用。

· **墙壁油污轻松洗**

炒菜的油烟总让厨房的墙壁黏腻腻的，偷懒个两个星期没洗油污就变硬，不管是墙壁或是料理台面的油点与黄垢，洗刷起来真费力。要去油污还是湿布法最佳。用湿布盖在油垢处，喷上除油清洁剂，您就可以先去忙其他的家事了。等约 10 分钟后再来清洗，油垢易除多了！

· **水龙头狭缝的清洁**

丝袜的柔软与弹性也能应用在清洁上。水龙头与台面的接缝总是会积黑黑的垢，而且它后面与墙壁之间的位置窄小，手很难伸进去清洁水垢，这时可抹一点牙膏在丝袜上，钩在水龙头上像搓背般两手一拉一扯，丝袜马上就带走缝中的脏污了。

· 地毯去污

打翻了一杯果汁、滴下了几滴酱油，这时该如何清洗地毯呢？马上动手清洗的话，就不易留下污渍。不必用地毯专用清洁剂，家中随时有的洗发精就能派上用场。首先将洗发精在掌中搓揉成泡沫，发泡后置于地毯沾到脏污的地方，搓揉地毯一下，让泡沫渗进去。等约2分钟后，以含水抹布或湿巾擦过，污渍就消失不见了。

· 天然木地板亮光剂

如果家里有宠物，或是有个正值满地爬年龄的小朋友，总会担心他们吃进了化学的地板清洁剂。这时您可选择许多天然的素材取代市售的清洁剂。洗米水中的淀粉质除了去污，更可让木头地板发出自然的光泽。洗米水除了可擦地板，还可去除茶垢，用来浇花可滋养花木，是非常有利用价值的东西。

· 开关的清洁

电灯开关的污渍用清洁剂擦很怕会触电，那么就来个干洗吧！用橡皮擦擦一擦开关面板，脏印就像铅笔一样擦掉了！开关马上光亮鉴人。同理您也可以用面包边搓揉成团，也有擦掉污渍的效用。

· 电话的清洁

化妆水不管含不含酒精，都有清洁油垢的功能。我们在卸妆拍上化妆水后，通常就把沾了化妆水的化妆棉给丢掉，这时可顺手抹一下电话啦、对讲机或遥控器之类的面板之后再丢弃，如此您家的电话等就可常保清洁了。

· 晒衣竿的清洁

一般人恐怕很少清洗晒衣竿吧？想想它每天也是经过风吹日晒，灰尘是少不了了，如果不清洁，等于是每周用您洗干净的衣物来替它清除灰尘喔！将不要的衣服袖口或袜子剪一段，套在晒衣竿上，握着套子顺着竿子擦，一下子就清干净了。

· 烤箱去异味

烤箱及微波炉用久了都会有食物混杂的异味，除了定期清洗烤盘及烤箱内外，还有些小秘方可以试试。滤泡式咖啡的残渣留起来，放入烤盘中烤3分钟，恼人的异味就会消失，还有淡淡的咖啡香味。没有咖啡渣的人也可用喝剩的茶叶渣试试，这些渣滓晒干后放入丝袜中可除鞋臭。

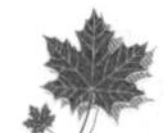

## 冬吃萝卜赛人参

冬天是吃萝卜的季节。萝卜也称莱菔、菜头、萝白等，祖国大地广为栽种。相传三国时曹操领兵南下，多患瘟疫，危难之时百姓送来萝卜终得解脱。还传说唐朝女皇武则天吃了洛阳的萝卜后颇为赞许，定为宫廷筵席的第一道菜，流传后世称为“洛阳燕菜”。

萝卜品种繁多，如白萝卜、红萝卜、青萝卜等，但民间俗称的黄萝卜（胡萝卜）不在此列。萝卜中含有蛋白质、糖、维生素A、维生素C、尼克酸，以及钙、磷、铁等。萝卜内含有的糖化酵素和芥子油成分，对人体消化功能大有裨益。原因是糖化酵素能分解食物中的淀粉、脂肪等成分，使之为人体所充分吸收和利用；芥子油具有辛辣味，能促进胃肠蠕动、增强食欲、帮助消化。

萝卜还有较好的抗癌作用。这是因为萝卜内含有纤维木质素，可以加强人体抗癌的能力。这种抗癌作用以生食萝卜为最好。另外，萝卜含有的糖化酵素还能分解致癌物亚硝胺，起防癌作用。

萝卜种类较多，成分也有差异，胡萝卜素、核黄素含量以白萝卜为多，尼克酸含量以红萝卜为多，磷及维生素 C 含量以“心里美”萝卜为多。

萝卜的药用民间流传颇多。萝卜味甘、辛，具有下气定喘、止咳化痰、消食除胀、利大小便和清热解毒的功效。

患有急慢性气管炎或咳嗽痰多气喘者，用白萝卜洗净切片或丝，加饴糖腌后食用，有降气化痰平喘的作用。

呕吐时，可将萝卜捣碎，加水煎煮，细细咽嚼，有和胃、止吐、消食作用。

再如，红萝卜煎汁可发汗，治风寒感冒、恶风、无汗；萝卜汁有预防胆结石的作用；白萝卜捣烂如泥，外敷局部，可治腮腺炎；常饮鲜萝卜汁有缓慢降压作用等。

所以，民间把萝卜当成看家菜，有“冬令萝卜小人参”之说。

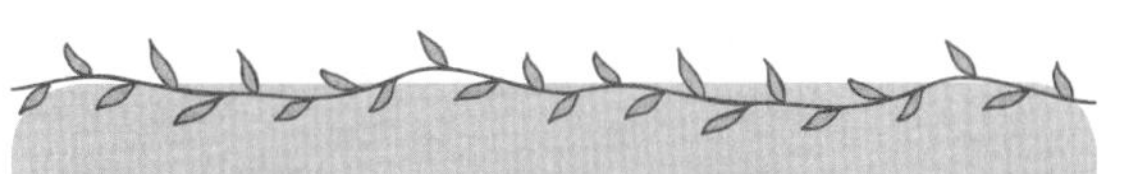

**小贴士**

**萝卜茶化痰**

民间验方萝卜茶帮助缓解咳嗽多痰，效果较好。其方法是，取白萝卜 100 克，生姜 6 克，分别洗净后切片，同入锅内加清水煮烂，熟时放入食盐少许，再加入绿茶 5 克泡水饮用，每日两次。

萝卜味辛甘、性凉，具有清热、生津、化痰、止咳作用；生姜味辛性温，具有发汗解表、化痰止咳、开胃止呕的作用。萝卜、生姜、绿茶共组方，具有清热化痰、下气宽中的功效，适合咳嗽多痰者饮用。

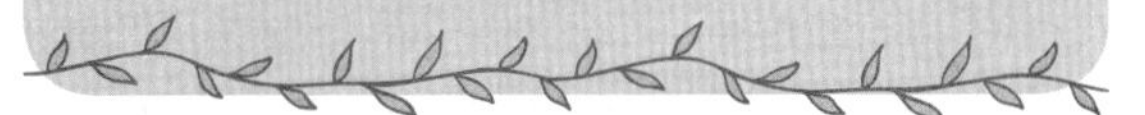

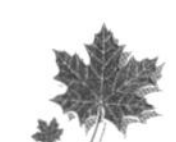

## 冬吃羊肉讲究多

在冬季里，羊肉备受青睐。其性味甘温，含有丰富的脂肪、蛋白质、碳水化合物、无机盐和钙、磷、铁等。羊肉除了营养丰富外，还能防治阳痿、早泄、经少不孕、产后虚羸、腹痛寒疝、胃寒腹痛、纳食不化、肺气虚弱、久咳哮喘等疾病。但是，冬吃羊肉应注意哪些问题呢？

**·羊肉炖吃最营养**

羊肉经过炖制以后，更加熟烂、鲜嫩，易于消化。煮过肉的汤是滋补身体的佳品。而且，如果在炖的时候再加上合适的中药或营养上能起到互补作用的食品，滋补作用会更大。如当归羊肉汤、枸杞羊肉汤、黄芪羊肉汤、羊肉萝卜汤、羊肉豆腐汤、猪蹄羊肉汤等。

**·合理搭配防上火**

羊肉性温热，常吃容易上火。因此，吃羊肉时要搭配凉性和甘平性的蔬菜，能起到清凉、解毒、去火的作用。凉性蔬菜一般有冬瓜、丝瓜、菠菜、白菜、金针菇、蘑菇、茭白、竹笋等；吃羊肉时最好搭配豆腐，它不仅能补充多种微量元素，其中的石膏还能起到清热泻火、除烦、止渴的作用；而羊肉和萝卜做成一道菜，则能充分发挥萝卜性凉，可消积滞、化痰热的作用。

**·涮羊肉时间不宜太短**

涮羊肉能够较好地保存羊肉中的活性营养成分，但应注意选用的肉片越新鲜越好，要切得薄一些，在沸腾的锅内烫 1 分钟左右，肉的颜色由鲜红变成灰白才可以吃，时间不宜太短，否则不能完全杀死肉片中的细菌和寄生虫虫卵。火锅汤中温度要高，最好一直处于沸腾状态。

· **涮羊肉的汤不宜喝**

有很多人认为涮羊肉的汤营养丰富，实际恰恰相反，吃涮羊肉一般要一个小时以上，这期间，配料、没捞出来的羊肉等很多物质在高温中长时间混合煮沸，彼此间会发生化学反应。研究证明，这些食品反应后产生的物质对人身体不仅没有益处，甚至还会导致一些疾病的发生。

· **不宜与醋、南瓜及茶同用**

《本草纲目》称："羊肉同醋食伤人心。"羊肉大热，醋性甘温，与酒性相近，两物同煮，易生火动血。因此羊肉汤中不宜加醋。羊肉中含有丰富的蛋白质，而茶叶中含有较多的鞣酸，吃完羊肉后马上饮茶，会产生一种叫鞣酸蛋白质的物质，容易引发便秘；若与南瓜同食，易导致黄疸和脚气病。

· **羊肉好吃应适可而止**

羊肉甘温大热，过多食用会促使一些病灶发展，加重病情。另外，蛋白质和脂肪大量摄入后，因肝脏有病不能全部有效地完成氧化、分解、吸收等代谢功能，而加重肝脏负担，可导致发病；经常口舌糜烂、眼睛红、口苦、烦躁、咽喉干痛、齿龈肿痛者及腹泻者均不宜多食。

## 冬季，请给室内空气消毒

冬季气温较低，人们往往只注意保温而减少了室内的通风换气，从而造成空气中的污染物质大量积聚。据调查,冬季室内空气污染比室外要严重数十倍。

冬季因为取暖的需要，会使室内的一氧化碳、二氧化碳及可吸入颗粒物含量都大大增加。这些有害物质会导致人体呼吸系统的刺激性伤害和免疫力的下降，增加了感染包括感冒在内的呼吸道疾病的机会，也会使已有的疾病症状加重而难以治愈。冬季由于采暖、封闭等原因，室温并不低，又不通风，因而所造成的室内化学污染，也比夏季更为严重。此外，冬季室内空气过于干燥，飘浮在空气中的细菌和病毒吸附于人体的几率也大大增加了。

为了有效防止冬季室内污染对健康的危害，保健学家提出"给室内空气消毒"的建议，具体方法如下：

· **开窗通风**

晨起后,晚睡前,打开门窗通风半小时。据调查,在空气不流通的室内，空气中的病毒细菌飞沫可飘浮30多个小时。如果常开门窗换气，则污浊空气可随时飘走，而且室内也得到充足的光线，多种病毒、病菌也难以滋生与繁殖。

· **物理化学消毒**

可在每个房间（十五平方米左右）安装一支30W的低臭氧紫外线灯，照射1小时以上，可杀灭室内空气中微生物90%左右。也可用过氧乙酸或食醋熏蒸，消毒室内空气，具体计量：每立方米空间用药液1克，熏蒸1小时，即可使空气达到消毒的目的。此外，室内点燃消毒卫生香，既能达到室内消毒，对人体又没有毒副作用。

· **做好室内空气的保湿和净化工作**

冬季室内空气湿度普遍偏小，可用地面洒水、蒸发水汽（条件允许，可使用加湿器）的方法，提高空气湿度，减小细菌和病毒吸附人体的几率。感觉空气不洁时，可使用市场上销售的空气净化产品，但是由于产品的使用方法和性能不同，最好能在专家的指导下，合理选择和使用，防止造成二次污染或损坏装修材料及家具。

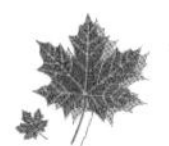

## 冬天该如何保护皮肤

一年四季，春夏秋冬，大自然的万物都随着四季的变化而变更。人的皮肤同样也随着四季的周而复始而发生各种微妙的改变，从而能够很好地适应各个季节气候的变化。

**· 冬季皮肤有何特点？**

冬季，气候寒冷，皮肤新陈代谢减慢，毛孔闭塞，汗腺、皮脂腺都处在最低功能状态。

皮肤也会出现一些相应的改变，如皮肤的光泽转暗，面部皱纹增多、加深，嘴唇会反复性地干裂、脱皮，手、脚的皮肤粗糙甚至裂开小口等。

**· 冬天应该怎样护肤？**

**· 提高皮肤抵御寒冷的能力**

需要加强健身运动，增强自身体质，使皮肤健康亮泽。

**· 做好防寒准备**

皮肤应注意保温，因为寒冷的北风，不仅吹干了皮肤的水分，还会冻伤皮肤组织，使皮肤水肿，产生冻疮等。因此要备好过冬的衣物，随气候的变化进行增减。

**· 选择适合冬天的护肤品**

冬用护肤品应具有滋润保湿的功能外，还应该含适当的油分，以减少皮肤水分的蒸发。如润肤霜、营养霜、护手霜、唇膏、滋润膏等，可保护皮肤，使之柔软和滋润。

**· 注意保湿**

在有暖气的房间里，要经常洒一些水，保持空气的湿度，防止皮肤的干燥，同时要多参加运动，以加强血液循环及汗腺分泌，从而提高皮肤表面的湿度，促进新陈代谢。

**· 皮肤护理**

要减少洗脸的次数以防皮肤干燥。面部皮肤可以通过面膜、按摩、磨砂来去除角化的脱落细胞，防止皮肤的粗糙。手足部皮肤干燥者，可于入睡前用温水浸泡后，涂以甘油及护手霜，以防止皮肤皲裂。

**· 饮食美容**

饮食美容，是护肤美容的根本。医家认为，西红柿可生津止渴、健胃消食，常吃可抗衰老；大枣能益气健脾、养血生津，常吃可疗面色不荣、皮肤干枯、形体消瘦等症；胡萝卜可清热解毒、补中安胎，常吃可治皮肤干燥、黑头粉刺等；芝麻可补肝益肾、养血润燥、乌发，常吃可令皮肤白嫩、润泽。

**小贴士**

可食用美容药膳。

**红枣菊花粥** 红枣50克、大米90克、菊花15克，加水适量，煮熟至粥食用。

**银耳鸽蛋汤** 银耳15克水发，炖至黏稠，打入鸽蛋2个，加冰糖调匀，文火炖熟食用。

**莲子芡实羹** 莲子30克、芡实30克、薏米50克、桂圆肉8克、蜂蜜适量，加清水煮1小时后食用。

## 高速行驶中发生爆胎怎么办

在高速行驶时，万一发生爆胎的意外，可能会造成车身倾斜或方向盘偏离的情况，这时如果紧急刹车或驾驶不当是非常危险的，驾驶人应特别小心才是。

爆胎就是指轮胎内的空气很快地漏掉的情形，尤其是指外胎或内胎发出很大的爆裂声而突然泄气的情形。在高速行驶时，如果后轮爆胎，车身仅会稍微倾斜，向爆胎的方向以缓和的曲线转弯，然后车身会摇摆，但不很激烈，所以后轮爆胎时的危险性较小。

当发现后轮爆胎时，慢慢地停车就可以了。但若是因为后轮爆胎时，车身仅有少许倾斜及摇摆，驾驶人没有发觉而继续行驶，在路况不好的道路或碎石子路上的话，不但是外胎，连内胎都会被压烂，所以还是需要特别注意。

如果是前轮爆胎时，虽然漏掉了一些空气，方向盘立即就会偏向爆胎的方向，驾驶人立刻就会有感觉，当发觉爆胎时，马上停车检查便可以了。但是若前胎整个爆裂时，方向盘会以极大的力量向爆裂的轮胎方向旋转，这时若手没有抓稳方向盘，车会当场转头，严重时甚至会翻到路外去，或和对面来车撞个正着。为了防止前轮爆裂时造成惨剧，驾驶人经常都要握紧方向盘，但若是一直紧握，又易疲劳，所以要轻轻地把持住方向盘，要领是用拇指扶在方向盘的横梁，发觉爆胎时若能立刻握紧，便不会使方向盘失去控制。

最后我们谈到最重要的一点，就是汽车在高速行驶中发生爆胎时，就慌忙踩下刹车，结果会是如何呢？答案是“非常危险”。因为爆裂的轮胎由于空气漏掉了，轮胎和轮圈之间松动，此时刹车，轮圈被迫停止转动，但是轮胎由于惯性作用仍旧在转动，因此不但严重损伤到外胎或内胎，还会使外胎脱离轮圈，使车身之倾斜加大，而造成打转或翻车事故。

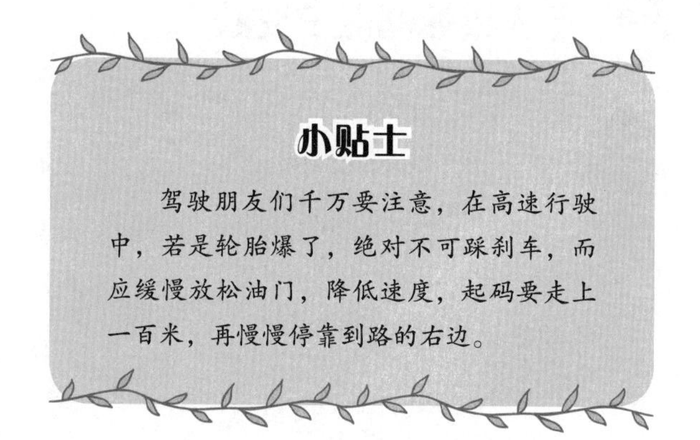


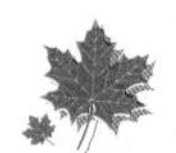

## 高血压患者少做深呼吸

深呼吸锻炼是比较流行的健身法。然而，近年来科学研究和临床观察都发现，深呼吸会给人体带来诸多危害，特别是中老年人中多见的高血压和冠心病患者，过度深呼吸会诱发心脑血管收缩，对患者有致命威胁。

人体在呼吸过程中，吸入氧气，排出二氧化碳。但过度深呼吸会使血液中的二氧化碳大量排出，此时机体即会做出自我调节，导致血管口径缩小。这样，就会引起循环阻力增加，从而使血压大幅度增高。

研究发现，强烈的深呼吸可使血管狭窄50%~66%，使大脑、心脏、肾脏等重要脏器的血流量减少75%~80%。因此，虽然深呼吸增加了氧气摄入，血液含氧量也明显增加，但组织器官的供氧量却显著减少。

大脑缺氧可引起头晕眼花，反应能力下降；心肌缺血缺氧容易导致冠心病患者的心绞痛发作。

特别是有心绞痛病史的冠心病患者，若强烈地深呼吸2~5分钟，常会诱发剧烈的心绞痛发作，甚至发生心肌梗死。对这种诱因的心绞痛，药物治疗无效，必须调整呼吸频率和深度，逐步恢复到正常呼吸，才能奏效。

为此，专家认为：心肌梗死、脑出血和其他血管意外的发生，都直接（如深呼吸锻炼）或间接（如高强度体力劳动、暴怒、大笑等）同强烈的深呼吸有关。因此，对已发生动脉硬化，尤其是高血压、心脑血管疾病患者，均不宜进行深呼吸锻炼，以免诱发心脑血管意外。

那么，高血压患者吃什么蔬菜好呢？

大家都知道，血压高要少吃盐，但生活中的减盐，其实涉及很多方面。不仅要注意在烧菜时少放盐，其他含钠高的食物也得注意，选择适当的低钠蔬菜也是控制盐摄入量的一种好方法。高血压患者在选择蔬菜时要注意，凡100g蔬菜中含钠量超过100mg者，如茴香、牛皮菜、茼蒿等，尽量少吃。

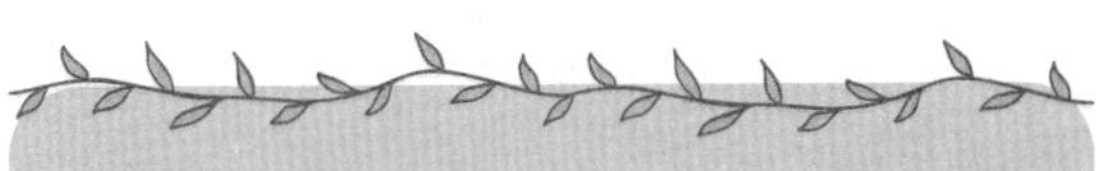

**小贴士**

钾有降低血压的作用，高血压患者在执行低钠饮食的同时，也该多吃些含钾丰富的蔬菜。可增加降压效果，钾对心肌细胞还有保护作用。富含高钾、低钠的食物有豆类（黄豆、青豆、黑豆、毛豆、蚕豆等）、玉米、马铃薯、芋头、竹笋、荸荠、苋菜、冬菇、南瓜、菜瓜、苦瓜、黄瓜、甜瓜等。这些食物既能补钾又能限钠，故最适合高血压患者食用。

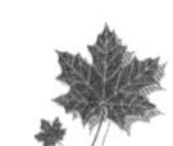

## 黑白木耳配着吃

黑木耳和白木耳大家一定都不陌生。白木耳晶莹透白，色如银，以制成甜羹食用较多，黑木耳色泽暗褐，状如人耳，可制作多种菜肴，近年人们也常做成甜羹当点心食用。

从食疗保健角度来看，黑木耳和白木耳都具有防止脂褐素形成的作用，均属于益寿、抗衰的食品。同时，两种木耳中都含有多糖类物质，具有增强免疫力、抗病毒的作用。但由于两者营养素成分含量不同，食用后对人体产生的作用仍有差异。

白木耳中富含维生素D，能防止钙的流失；所含磷脂有健脑安神作用。中医认为，白木耳有润肺生津、补养气血、滋肾益精等功效，适合呼吸系统较弱的人群。

黑木耳中铁的含量是各种素食中最多的，常吃能养血驻颜，并可防治缺铁性贫血。此外，黑木耳中的胶质具有极强的吸附能力，可减少粉尘对肺的伤害；黑木耳内还有一种类核酸物质，可以降低血中的胆固醇水平，对冠心病、动脉硬化患者颇有益处。

由此可见，黑白木耳若能搭配食用，营养素会得到相互补充，拌双耳就是非常简单的一款。先把水发黑白木耳去杂洗净，然后在沸水锅中焯一下捞出，投入冷开水中冲凉再捞出，最后把盐、味精、白糖、胡椒粉、芝麻油制成的调味汁浇在双耳上，拌匀即可，非常适合秋季食用。也可以将双耳用温水发泡后，与冰糖和水一起，放蒸笼中蒸熟，制成双耳汤，具有滋阴润肺、补肾健脑的功效。

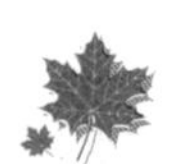

# 黑色水果营养价值高

黑色水果是近几年新兴的一类水果，其营养价值远高于同类品种。黑色水果因富含维生素、硒、铁、钙、锌等物质而具有防癌、抗癌、抗氧化、抗衰老等功效，目前已成为国内水果市场上的新宠儿。

营养学专家介绍，黑色水果之所以呈现出黑色外表，是因为它含有丰富的色素类物质，例如：原花青素、叶绿素等，这类物质具有很强的抗氧化性。相比浅色水果，黑色水果还含有更加丰富的维生素C，可以增加人体的抵抗力。此外，黑色水果中钾、镁、钙等矿物质的含量也高于普通水果，这些离子大多以有机酸盐的形式存在于水果当中，对维持人体的离子平衡有至关重要的作用。

几种常见黑色水果：

**桑葚**　桑葚营养成分十分丰富，含有多种氨基酸、维生素及有机酸、胡萝卜素等营养物质，矿物质的含量也比其他水果高出许多，主要有钾、钙、镁、铁、锰、铜、锌。现代医学证明，桑葚具有增强免疫、促进造血红细胞生长、防止人体动脉及骨骼关节硬化、促进新陈代谢等功能。桑葚味道酸美、多汁，但是品性微寒，因此女性来例假时要少吃，以防寒气过大，肚子疼痛。除生食外，桑葚还可做成桑葚布丁、桑葚蛋糕、桑葚果酱、桑葚水果沙拉等食用。

**乌梅**　含有丰富的维生素$B_2$、钾、镁、锰、磷等。现代药理学研究认为，血液呈碱性者长寿。乌梅是碱性食品，因为它含有大量有机酸，经肠壁吸收后会很快转变成碱性物质。因此，乌梅是当之无愧的优秀抗衰老食品。此外，乌梅所含的有机酸还能杀死侵入胃肠道中的霉菌等病原菌。

**黑葡萄**　葡萄本身就是一种营养丰富的水果。宋代的医书《备用本草》记述葡萄的作用为“主筋骨，温脾益气，倍力强志，令人肥健，耐饥忍风寒，久食轻身，不老延年，可作酒，逐水利小便”。黑葡萄的保健功效更好。它含有丰富的矿物质钙、钾、磷、铁以及维生素$B_1$、维生素$B_2$、维生素$B_6$、维生素C等，还含有多种人体所需的氨基酸，常食黑葡萄对神经衰弱、疲劳过度大有裨益。把黑葡萄制成葡萄干后，糖和铁的含量会更高，是妇女、儿童和体弱贫血者的滋补佳品。

**黑加仑**　黑加仑含有非常丰富的维生素C、磷、镁、钾、钙、花青素、酚类物质。目前已经知道的黑加仑的保健功效包括预防痛风、贫血、水肿、关节炎、风湿病、口腔和咽喉疾病、咳嗽等。

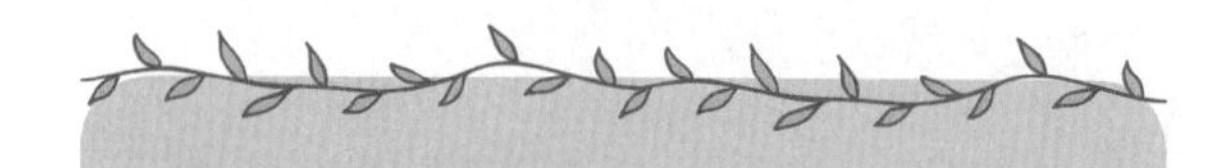

**小贴士**

水果都有一个规律：即颜色越深，营养价值越高。即使是同一品种或同一水果的不同部位，由于颜色不同，维生素、色素及其他营养物质含量也不同。因此，黑色水果的黑色表皮中含有更多营养成分，大家在食用时，最好将水果完全清洗干净，连皮一起吃。

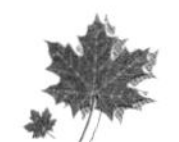

## 颈椎不适换个“6”字枕头

疼痛其实是我们最好的医生和朋友。因为是“疼”告诉您，您的生活方式不对，您的某些姿势不正确，需要立即改变，而改变的方法可能只是一些很小的技巧。

比如，现在市面上有很多的功能性枕头，颈部位置高出一截，就是为了保护颈椎。但是习惯了荞麦皮枕头的中国人还不太习惯这些时髦枕头的材质。办法很简单，而且对80%的人都有效——

睡觉前，把枕头边折起来，从侧面看就像是一个躺着的“6”，折过来的部分正好托住脖子。至于折过来多少，凭自己的感觉，反复试几次，最好是半肩高。

这种“6字枕头”可以让颈部韧带不再受到牵拉，在睡眠中就能轻松缓解颈部不适。

此外，脖子出问题的重要原因是电脑，尤其笔记本电脑对脖子伤害更大。可以在笔记本电脑下面垫两本书。书的厚度自己掌握，只要坐直时，视线基本和显示器的上檐齐平即可。

很多中年人站着时总是“低着头”，不用问，颈椎一定有问题。因为颈部感受器出了毛病，导致脖子不自觉地前倾，颈部外层肌肉总在使劲，不久颈部疼痛便会出现。

所以，不要以为练习站姿只是舞蹈演员才做的事情，中年人时刻注意要让头部保持直立，两肩稍向后打开。刚开始可能有点别扭，但只要坚持两三周，就会有良好的感受。

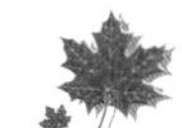

## 雷雨天在户外最好关手机

虽然手机与雷击是否有着必然的联系人们仍然在争论，但因为使用手机而被雷击的事例却屡屡出现。早在2004年就有10名游客在长城被雷击，当时有一名老者正在使用手机。事隔5年之后，仍然是在长城上5名游客被雷击，其中2人死亡。事件发生在长城一处名叫鹰飞倒仰的景点，这个景点海拔逾千米，且没有避雷设施，在这种地方活动本身就极易遭雷击，再加上如果这5名游客中有人正在使用手机或没有关闭手机电源，那么，此次悲剧就不是偶然而是必然的了。

雨天在户外最好还是关闭手机。很多专家倾向于这样一种说法：手机的信号强、范围广，而且手机发出的电磁波是雷电很好的导体，能在很大的一个范围内收集引导雷电。在使用手机时，手机会发射电磁波，如遇高空向下电流极易造成雷击。在雷雨天气，手机开通电源都极易引来感应雷，而在雷击区打手机，手机无疑充当了避雷针的角色。本来雷雨时孤身待在空旷场地里的人就很不安全，因为这时人是最高点，面临着直击雷的威胁。而手机即使不接打时也在不间断地自动发送电磁波。因此，为安全起见，雷雨天气当人们在周围没有防雷设施的户外活动时应及时关闭手机。

雷雨天防雷最好记住以下10条：

（1）应该留在室内，并关好门窗；在室外工作的人员应躲入建筑物内。

（2）不宜使用无防雷措施或防雷措施不足的电视、音响等电器，不宜使用水龙头。

（3）切勿接触天线、水管、铁丝网、金属门窗、建筑物外墙，远离电线等带电设备或其他类似金属装置。

（4）避免使用电话和无线电话。

（5）切勿游泳或从事其他水上运动，不宜进行户外球类、攀爬、骑驾等运动，离开水面以及其他空旷场地，寻找有防雷设施的地方躲避。

（6）切勿站立于山顶、楼顶或其他突出物体，切勿靠近导电性高的物体。

（7）切勿处理开口容器盛载柴油等易燃物品。

（8）在旷野无法躲入有防雷设施的建筑物内时，应远离树木、电线杆、桅杆等尖耸物体。

（9）在空旷场地不宜打伞，不宜把羽毛球拍、高尔夫球棍等工具物品扛在肩上。

（10）不宜驾驶、骑行车辆赶路。

## 麦片不要高温久煮

味道太香不宜买，选择类型看年龄

目前，市场上卖的麦片大多数都是速溶的，食用起来十分方便快捷，然而它在加工中经过了高温熟化过程，因此麦片的维生素含量有所减少。

速溶麦片根据主要原料的不同，可分为原味麦片和混合麦片两种类型。前者没有强烈的麦香和果香，只会散发出淡淡的天然麦香的味道。购买时要注意，味道过浓的原味麦片很可能添加了香味添加剂。此外，原味麦片不含有白砂糖和盐，保留了原麦中的大部分营养，对身体尤为有益，更加适合体弱者、糖尿病人、血脂偏高的人食用。

混合麦片中一般加了奶粉、豆粉、核桃和杏仁等。奶粉和豆粉有效地补充了纯麦片的蛋白质的含量，核桃和杏仁中含有的油脂则会大大增加能量的摄入，但它们共同的缺点都是添加了白砂糖，增加了热量供给。这种类型更适合儿童和青少年等对能量需求较高的人群。

麦片的一种很重要的营养物质，是可溶性膳食纤维，这种纤维主要存在于燕麦麸皮中，加工过程中会有不同程度的损失。选择麦片时要注意，每100克麦片的总能量、碳水化合物、可溶性膳食纤维以及蛋白质的含量，总能量最好不要超过350千卡，碳水化合物含量不高于60%，可溶性膳食纤维不低于8克，蛋白质含量则应在10%左右。这样的麦片营养损失小，营养也更均衡。

食用麦片的一个关键就是避免长时间高温煮，以防止维生素被破坏。麦片煮的时间越长，其营养损失就越大。

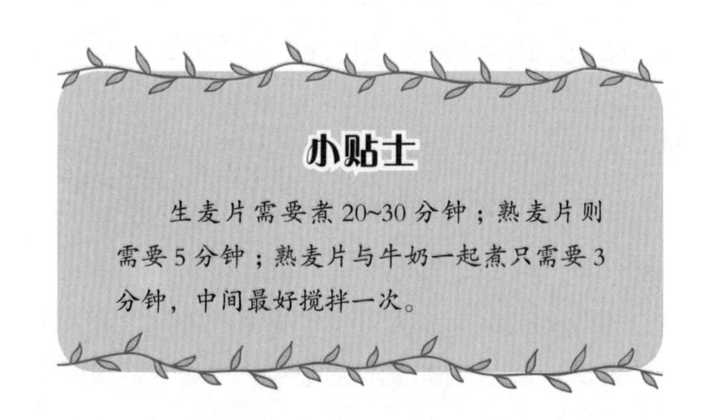


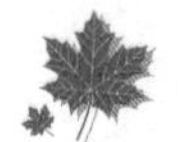

## 棉被暖被法

天气冷的时候，很想躲进温暖的棉被里睡觉，但棉被总是冰冰的。而使用电热毯、暖器或电暖炉，除了睡到半夜会被热醒之外，又要担心电费或是漏电走火等问题。

以下有一个好方法，既经济又可养身，欢迎大家一起试试看！尤其是对那些手脚总是冰冷的美女们最好用了！

（1）将一般洗脸用的长毛巾从中间剪一半。取其中一片对折，将两边缝起来翻到正面，形成一个袋状。

（2）将四杯生红豆倒入袋子里，再将袋子的开口缝起来，使红豆不会跑出来。

（3）睡觉前，将做好的袋子放入微波炉里温两分钟，就可以放到被窝内去了。

此时，包着温温的红豆的袋子除了摸起来很舒服以外，还会传来甜甜的红豆香喔！

（4）测量袋内的温度，竟然有62.9度，而且放进棉被以后，可保持约三小时才会慢慢降到跟体温差不多的温度。

（5）这个袋子可以重复使用，很经济实惠，除了睡觉时用，也可用于肩膀或关节等地方喔！

（6）为什么袋子可以保持三小时的温暖呢？

因为红豆是豆类中含水量最少的，加热以后温度不容易下降，所以最适合用在这个方法上。

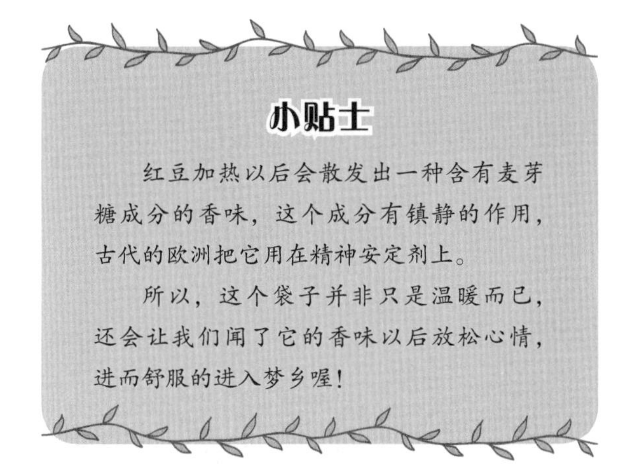


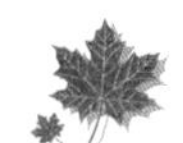

## 秋冬柑橘药用多

秋冬时节，柑橘已大量上市。柑橘在植物学中泛指芸香科柑橘属类，它包括橙子、柚子、柠檬、广柑、蜜橘等。柑橘含有丰富的糖分、果酸和多种维生素。据测定，无核蜜橘含糖9.3%，柠檬酸0.6%，每100克橘汁中含维生素C 23.9毫克。尤其是金橘，每100克橘皮含维生素C 200毫克，是果肉含量的5倍，可连皮一起食用。

柑橘具有顺气、止咳、健胃、化痰、消肿、止痛、疏肝理气等多种功效，所以是很好的中药材。临床上常用来治疗坏血病、夜盲症、皮肤角化、呕吐胃寒、胸闷胁痛、肋间神经痛、疝气、乳汁不通、睾丸肿痛等病症。

**·治咳嗽痰多**

橘皮、生姜、苏叶各6克，水煎后加红糖适量饮服，每日2次。

**·治慢性胃炎**

干橘皮30克。炒后研末，每次取6克，加白糖适量，空腹温开水冲服。

**·治乳腺炎**

橘核30克，黄酒适量，入锅略炒，然后加水3碗，浓煎至1碗半，分2次饮服，每日1剂。

**·治肺气肿**

连皮鲜橘1个，红枣5枚，隔水炖1小时后连橘皮服用。

**·治胃痛**

橘络（果皮内层的筋络）3克，生姜6克，水煎加红糖服用，对受寒胃痛者有一定疗效。

· 治呕吐

橘皮9克，大米50克，水煎后加少许姜汁冲服。

· 治支气管炎

橘饼30克，大蒜15克，泡水代茶饮。

· 治消化不良

干橘皮3克，大红枣10个，用开水浸泡10分钟，饭前代茶频饮。

· 治感冒咳嗽

鲜橘皮30克，水600毫升，白糖少许，水煎成400毫升，加适量白糖趁热喝200毫升，半小时后加热再喝200毫升。

· 治声音嘶哑

橘子皮20克，梨2个，将梨洗净后榨汁，橘子皮水煎，将梨汁与橘皮汤混合后同饮。

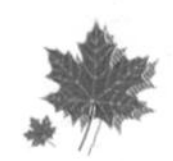

## 秋冬季节防便秘

秋冬季是便秘的高发季节，因为空气中的水分减少，气候干燥，人体“小环境”也发生类似情况而“津液亏虚”，便秘的情况就容易发生或加重了。

· 便秘的“帽子”别乱扣

很多人对便秘的概念不很清楚，认为只要一天没有大便就是便秘，其实不然，便秘是便次少及排出困难或两者兼有，并伴有腹痛、腹胀、恶心、口苦、肛门疼痛、排便不尽感、便血、心情烦躁等，且一周大便次数少于2~3次者才叫便秘。如果长期便秘，食物经胃肠消化吸收而形成的残渣在肠道内停留过久，就容易发酵腐败，产生诸多有害气体和毒物，如酚、胺、吲哚、硫化氢等，这些毒物不能及时排出，被肠壁吸收后进入血液循环系统，就会出现头晕、乏力、神志淡漠、心烦、口臭、恶心，以及皮肤干燥、粗糙、无光泽等自体中毒症状，加速身体老化。便秘时易引起肛门疼痛，可直接诱发肛门直肠疾患，如痔疮、肛裂等。特别是患有高血压的人，由于排便困难，屏气使劲，使腹压增加，从而诱发心脑血管疾病发作。

· 便秘多吃果蔬和粗纤维食品

北方气候干燥，更平时要注意饮食调理，要多饮水，以维持水代谢平衡，防止邪火上侵。可多吃一些生津止渴、润肠通便的果蔬，如银耳、蜂蜜、香蕉、西瓜、梨、萝卜、番茄等。还应多吃粗纤维食物，如韭菜、芹菜、冬菇、木耳、荞麦、全麦胚、黄米、全麦面包等粗纤维食品，可刺激肠壁使肠蠕动加快促进排便。便秘者应禁忌浓茶、咖啡、酒类、大蒜、辣椒等刺激性食品。禁食含鞣质较多、收涩大便的食品，如嫩蚕豆、莲子、芡实、巧克力之类。

· 便秘小验方

特别介绍几款疗效不错的小验方，便秘患者不妨一试：①番薯粥：番薯、小米各50克。用番薯（切小块）和小米煮粥，每日2次，作早、晚餐食用。适用于胃弱阴虚的习惯性便秘。②芝麻粥：黑芝麻6克，粳米50克，蜂蜜少许。将芝麻炒熟有香味时取出；粳米放入锅内，煮八成熟时，放入芝麻、蜂蜜，拌匀，继续煮至米烂成粥。每日2次，作早、晚餐食用。③萝卜汁：红心萝卜捣成泥状取汁（或榨汁机取汁），白糖适量，共煮2~3分钟，温服。

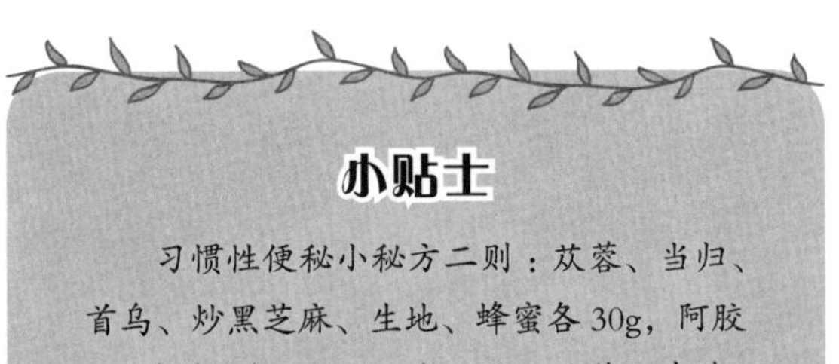

**小贴士**

习惯性便秘小秘方二则：苁蓉、当归、首乌、炒黑芝麻、生地、蜂蜜各30g，阿胶10g（烊化），一日2次口服；苁蓉、牛膝、熟地、当归、白术各15g，威灵仙10g，腹胀加莱菔子、厚朴各10g，一日2次口服。

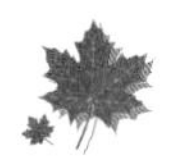

## 秋冬怎样驱寒保暖

秋冬如何做好驱寒保暖促健康，这是中医养生的重要一环。尤其是在耗损阳气的冬天，万物消长，最适合藏养生命活力。以下对抗寒冷的6招，不妨试试。

**· 规律运动效果好**

提高自己的抗寒能力，运动是最好的方式。持续规律的运动养生习惯，可让怕冷者的体质得到改善。运动可刺激肌肉、加快血液循环，提升免疫力。

但是冬季运动不宜太激烈，一般运动到身体微微出汗，在家打打太极拳、做做柔软活动，练练甩手功（轻松自然前后摆动），都可以加快血液循环。

**· 温暖食物不可少**

食物也是最快可以让身体感到暖和的一招，尤其是热腾腾的饮食。如含高蛋白质的热牛奶、温补功效的红糖姜茶，或是西洋的迷迭香茶、肉桂茶，都是取暖的好来源。

在寒冷的冬季，有些人由于身体阳气不足，因而表现出特别畏寒怕冷，对于这些人来说，如果在饮食上选用一些补气助阳的食物，可使代谢加快，分泌功能增强，有效地改善畏寒现象。

**肉类** 以狗肉、羊肉、牛肉、公鸡肉、鸭肉、鹌鹑肉、鲫鱼肉、乌龟肉、章鱼肉、草鱼肉的御寒效果为最佳。它们富含蛋白质、碳水化合物及脂肪，产热量多，有益肾壮阳、温中暖下、补气生血之功。

**根茎类** 据研究，老年人怕冷与机体内无机盐缺乏有关。胡萝卜、山芋、青菜、大白菜、藕、菜花、大葱、土豆等根茎类蔬菜中含有大量的矿物质，可将它们与肉类御寒食物掺杂食用。

**含铁食物** 缺铁性贫血的老人容易怕冷，因此应多食一些含铁的食物，如动物血、蛋黄、驴肉、猪肝、牛肾、羊舌、黄豆、芝麻、腐竹、黑木耳等。

**含碘食物** 人体的甲状腺可分泌一种叫甲状腺素的激素，具有产热效应，而甲状腺素由碘和酪氨酸组成。酪氨酸可由体内“生产”，碘却得靠外界补充。海带、紫菜、贝壳类、牡蛎、沙丁鱼、菠菜、鱼虾等食物含碘丰富，不妨选择食用。

另外，芝麻、花生中含维生素E和丰富的氨基酸，可以帮助维生素B的吸收，加强神经系统对抗寒冷的能力。维生素E具有扩张血管作用，可以加强末梢血液循环。补气养血的核桃，营养价值丰富，适合长期咳喘的人在冬天食用。

一些辛辣的香料，如葱、姜、蒜等，也会使体内产生温热感觉，但高血压、皮肤过敏者尽量少用。牛肉、羊肉、牛奶等营养丰富，适合在秋冬季节温补身体。另外，可适当增加主食，补充热量。

**· 充足睡眠养阳气**

中医提到阳气可以推动五脏六腑的运作，是人体温暖的来源，阳气不足时容易精神倦怠和怕冷。充足睡眠可以补充阳气的不足。尤其冬天宜早睡晚起，晚上10点睡，太阳出来之后再起床，一来可以避开清晨的严寒，也可以减少慢性病患者因温差过大而造成血管急速收缩，导致心脏病、中风发作的危险。尽量不要熬夜。据现代医学研究表明，凌晨1点时，人体肾上腺素分泌最低，此时抵抗力特别弱，只要温度降低一点，一些气喘的患者最易在此时发作。充足睡眠及休息，身体才有足够的体力去抵抗外来寒冷及压力。

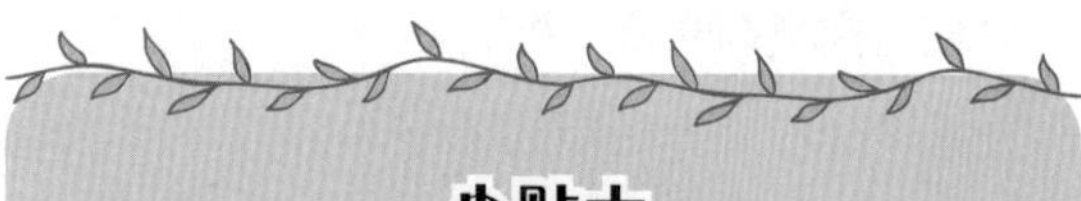

**小贴士**

足部是离心脏最远的地方，保暖能力差，冷冰冰的双脚是很常见的。尤其足部有许多穴位与上呼吸道黏膜有关，足部受凉，抵抗力下降，很容易引发上呼吸道感染。睡前足浴泡脚和按摩，可以引气下行，使足部即刻暖和起来，并助入眠。

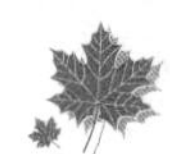

## 食疗法降血压

食物是可以降压的。那么，吃哪些食物可以降压呢？下述食品可供您选用。

**· 芹菜**

富含蛋白质、胡萝卜素和多种维生素、氨基酸以及钙、磷等矿物质。营养价值高、药用价值大，具有降压降脂的功效。治疗方法是取芹菜250克，捣烂取汁，每次口服20~30毫升，每天2次，也可用芹菜250克，大枣10个，煎水加白糖调食，每天2次。

**· 葫芦**

含有丰富的糖、维生素C、脂肪、蛋白质等，具有清热、利尿、降压的功效。治疗方法是取葫芦捣烂绞汁，以蜂蜜调服，每次20~30毫升，每天2次。

**· 荸荠**

含有淀粉、蛋白质、脂肪、钙、磷、铁、维生素。荸荠清脆可口，不仅是生吃熟炒的食品，而且也是治疗高血压的佳果。治疗方法是取荸荠、海蜇头（洗去盐分）各60~120克，水煎服，每天2次。

**· 萝卜**

含有多种维生素、糖类及钙、磷、铁等矿物质。具有清热利尿，凉血止血的功效，是治疗高血压的佳品。治疗方法是取白萝卜切碎，捣烂取汁，每次50毫升，每天2次。

**· 大蒜**

含糖、蛋白质、脂肪和维生素A、B、C及多种微量元素。具有止咳平喘，通窍行水的功效，是治疗高血压的常用食物。治疗方法是取大蒜适量，放糖、醋中浸泡7天，每次饭前空腹吃2~4瓣，并饮糖醋汁少许，连续服用15天；若伴有高血脂，则用大蒜捣汁，加适量牛奶口服，适用痰湿偏盛者。

**· 番茄**

营养非常丰富，不仅含有蛋白质、脂肪、多种维生素、多种微量元素，而且是治疗高血压、眩晕、血脂增高的常用食物。治疗方法是取红番茄1~2个，每天晨起空腹食用，15天1疗程。若高血压伴有高脂血症，则取红番茄100克，洗净绞汁；天麻10克，浓煎取汁，再将二汁合并混匀，温服，每次30毫升，每天2次。

**· 木耳**

含糖、脂肪、蛋白质、维生素B以及钙、磷等微量元素，具补益气血、凉血止血、降脂降压的功效。

治疗方法是取黑木耳 10 克，洗净以清水泡透，然后加冰糖清蒸 1~2 小时，每晚睡前常服。可治高血压、动脉硬化。

**· 西瓜**

西瓜除了不含脂肪外，它的汁几乎包括了人体所需要的各种营养成分。西瓜不仅是治疗高热伤津，暑热烦渴的妙品，也是治疗高血压的佳品。治疗方法是取西瓜皮 50 克，草决明 10 克，同煎当茶饮。

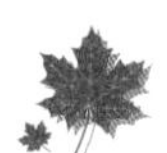

## 食物中毒急救要点有哪些

**· 催吐**

如果有毒事物吃下去的时间在 2 小时以内，可以用催吐的方法。取食盐 20 克，加开水 200 毫升，冷却后一次喝下。如果不吐，再喝两次，直至呕吐为止。取生姜 100 克，捣碎取汁，用 200 毫升温水冲服，也是催吐方法之一。如果吃下去的是荤食，可服用十滴水来促使迅速呕吐。此外，还可用手指等刺激咽喉引吐。

**· 导泻**

如果吃下去的中毒食物时间较长，已超过 2 小时，但精神较好，则可服用泻药，促使中毒食物尽快排出体外。一般用大黄 30 克，一次煎服；老年患者可选用元明粉 20 克，用开水冲服，即可缓泻。老年体质较好者，也可采用番泻叶 15 克，一次煎服，或用开水冲服，也可导泻。

**· 利尿**

大量饮水，稀释血中毒素浓度，并服用利尿药。

**· 解毒**

如果是吃了变质的鱼、虾、蟹等引起的食物中毒，可取食醋 100 毫升，加水 200 毫升，稀释后一次服下。此外，还可采用紫苏 30 克、生甘草 10 克一次煎服。若是误食了变质的饮料或防腐剂，最好的急救方法是用牛奶或其他含蛋白质的饮料灌服。

经过急救，如症状未见好转，应尽快送医院治疗。

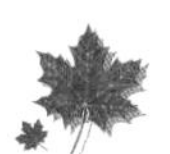

## 食用药粥预防花眼

中医认为，花眼是由于人上了年纪后，气血渐衰，肝肾精气亏损，不能荣养眼目所致。若能注意眼睛保健，视力的进一步衰退是可以预防或延缓的。现介绍几则防治花眼的药粥。

**· 枸杞粥**

取枸杞子 50 克，粳米 200 克，冰糖少许（根据自身状况也可不用冰糖）。先将粳米加清水煮至六成熟时，放入枸杞子、糖，拌匀后继续煮至米烂粥成，每天早晚食用。

**· 何首乌粥**

何首乌 60 克，粳米 200 克，大枣 10 枚（去核）。先将何首乌加适量清水煎煮半小时，然后去渣留汁，再将粳米、大枣一起加入何首乌汁中煎煮成粥，每天早晚食用。

**· 女贞子粥**

取女贞子 30 克，枸杞子 30 克，粳米 200 克，冰糖少许调味。先将女贞子和枸杞子加清水小火煮沸半小时，然后去渣留汁，再将粳米一起加入上述药汁中煎煮成粥，每天早晚食用。

**· 黑豆粥**

取黑豆 100 克，浮小麦 50 克，粳米 100 克。先将浮小麦用纱布包好与黑豆一起加水适量煎煮，待黑豆煮开花后，去掉浮小麦渣，再加入粳米煮成粥，每天早晚食用。

**· 胡萝卜粥**

取胡萝卜 100 克，粳米 200 克。先将胡萝卜洗净切成小碎粒，再与粳米一起加水适量煮成稀粥，每天早晚食用。

此粥若能经常食用，持之以恒，还可防治高血压，增强体质。

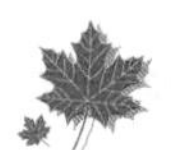

## 天冷常喝养胃汤

**· 桂枣山药汤**

红枣 12 粒，山药约 300 克，桂圆肉两匙，砂糖 1/2 杯。红枣泡软，山药去皮、切丁后，一同放入清水中烧开，煮至熟软，放入桂圆肉及砂糖调味。待桂圆肉已煮至散开，即可离火盛出食用。山药具有补脾和胃之功效；桂圆、红枣有益气血、健脾胃的作用。

**· 紫苏生姜红枣汤**

鲜紫苏叶 10 克，生姜 3 块，红枣 15 克，先将红枣洗净去核，再把生姜切片，将鲜紫苏叶切成丝，与姜片、红枣一起放入盛有温水的砂锅里用大火煮，水开后改用文火煮 30 分钟，然后将紫苏叶、姜片捞出来，继续用文火煮 15 分钟。此汤具有暖胃散寒，助消化行气的作用。

**· 胡椒猪肚汤**

白胡椒 30~50 粒，猪肚一个，食盐、料酒、味精各少许。先将猪肚洗净（可加盐、醋并用开水烫洗），锅内注水，猪肚块或丝下锅，加入白胡椒，煲两小时左右，汤稠肚烂时，加入食盐、料酒、味精即可食用。此汤可在饭前食用。胡椒性温热，有温中散寒作用；猪肚有健胃养胃的功效。

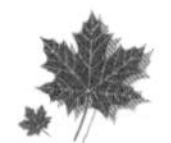

## 天冷多吃打卤面

眼看天气渐渐变冷，一碗热乎乎的打卤面不仅能帮助驱逐身体和肠胃的寒气，对于老年人来说，它更是健康午餐或晚餐的绝佳选择，营养全面均衡，暖身又暖心。

打卤面之所以好吃主要靠的是“卤”，而其中的主打四大原料——五花肉、黄花菜、木耳和鸡蛋，都是有益健康的食材。

香菇和口蘑等各种菇类也是入“卤”的好选择。香菇能起到降低胆固醇、降血压的作用。此外，多吃香菇对于预防感冒有一定帮助。

在面的选择上，牙口好的人可以用手擀面，而且最好是荞麦、玉米面等粗粮的。如果牙口不太好，吃不了较硬的面，可以选择切面、挂面、龙须面等好咀嚼的质地软的面条，更容易被胃肠道吸收。胃不太好的人，常吃点打卤面还有养胃的作用。

打卤面的做法也十分简单：首先，香菇、黄花菜、木耳、口蘑，用热水浸泡发开，洗净后，不要倒掉发蘑菇的水，滤出后打卤用。然后，取汤锅加葱姜五花肉煮熟切薄片，香菇切片与黄花菜、木耳、口蘑一起放入锅中，加入肉和肉汤，并和蘑菇水炖 20 分钟。加入盐、鸡精、老抽、调味后勾芡，再加入打散的鸡蛋，取出倒入汤盆，浇在煮好的面条上即可。

## 小贴士

### 西红柿打卤面

做法：

（1）鸡蛋3个，放在容器内搅匀。西红柿切块。

（2）锅内放入少许油。油热后，放入鸡蛋煸炒。（鲜黄色即可）

（3）放入西红柿，翻炒数下后，兑水（两碗）

（4）10分钟后加入盐和味精。

（5）勾欠后出锅。（淀粉及水）

（6）挂面（手干面最佳）1斤，煮熟后用凉水冲凉。

（7）面盛于碗中，上面浇上西红柿鸡蛋卤即可。

评语：简便，爽口。

### 鸡丝打卤面

做法：

（1）将香菇、黄花菜、木耳、榛蘑，用开水发好后，控干水，切成大小适合的长短。但是不要忘记留好发它们用的汤哦。

（2）两只鸡腿煮熟，用手撕成丝备用，不要用刀切哦。

（3）油热后，放葱，放鸡丝煸炒一分钟后，放入香菇、黄花菜、木耳、榛蘑，再煸炒2分钟，把泡发这些东西的汤先加到锅里，不够的话，再加水，没过这些东西。

（4）依次放老抽，盐，少许糖（一定不能多），盐。

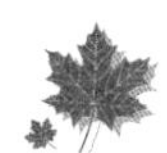

# 香蕉是您应多吃的好水果

平日不正常的生活习惯，是癌症、高血压、糖尿病等疾病形成的原因。为了防止这些疾病的发生，适度的运动，和均衡摄取营养的饮食，是相当重要的。而营养高卡路里低，且能预防癌症，而引起大家注意的就是“香蕉”。日本癌症学会中，发表了香蕉具有提高免疫力、预防癌症效果的报告，而一天吃2根香蕉,就能有效地改善体质；此外,香蕉价廉、易食、携带又方便，是维持健康的营养素，真可说是“神奇的水果”。

香蕉对减肥相当有效，是因为它卡路里低，且食物纤维含量丰富。香蕉非常甜，因此会被人们认为，卡路里一定很高，其实不然，一根香蕉（净重100克左右）的卡路里，只有87卡而已，与一餐的白饭量（150克220卡）比起来，大约只有一半以下的低卡路里。

香蕉可当早餐、减肥食品。在繁忙的生活中，利用健康食品或补充剂，来补充饮食不均衡的人，越来越多了。而香蕉几乎含有所有的维生素和矿物质，因此从香蕉可以很容易地摄取、各式各样的营养素。其中香蕉含有相当多的钾和镁。钾能防止血压上升及肌肉痉挛；而镁则具有消除疲劳的效果。由于香蕉的消化、吸收相当良好，因此从小孩、到老年人，都能安心地食用，并补给均衡的营养。最近不吃早餐的人越来越多，而一天的活力来源又是早餐,因此具有立即性、且能长时间保持能量的香蕉,便成为最适合当早餐的食品了。此外，因为香蕉是低卡路里的食品，就算是正在减肥的人，也能毫不担心地尽情食用。

我国是有名的香蕉出产国，每年外销很多的香蕉到世界各地，这些香蕉美味可口，但您知道它们也拯救了无数的高血压朋友？香蕉中含有很多的钾，用以平衡体内过多的钠，钠已知是高血压的帮凶，香蕉中天然的钾就成了高血压朋友的天然保健食品，经常食用香蕉的人，患高血压以及其他相关的心血管病变都比较少，如果您有高血压的困扰，每天吃一两支香蕉对您一定有帮助。

如果吃得太咸的话，为了不使身体内的盐分含量过重，水分的代谢能力就会变差，所以全身变得浮肿，连腹部也凸出来。这个时候，多吃含钾的香蕉，可帮助促进盐分的排泄，同时应调整饮食习惯，口味要清淡。

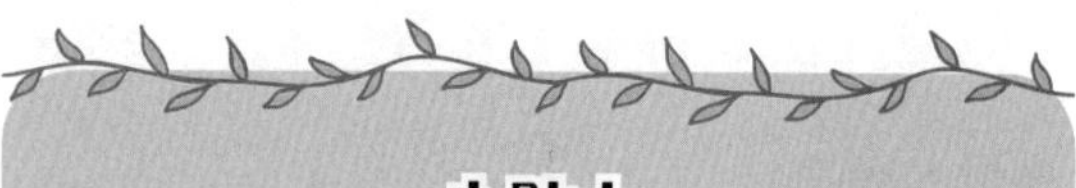

**小贴士**

意大利曾经有医学院做过研究，常吃香蕉者的体内“坏的胆固醇”会降低，让您的动脉清爽健康。如果法国人因为喝红酒让动脉年轻，那么我们多吃些香蕉也不会输给法国的红葡萄酒。英国剑桥大学也曾做过研究，多吃含钾食物如香蕉，得到中风机会降低40%。

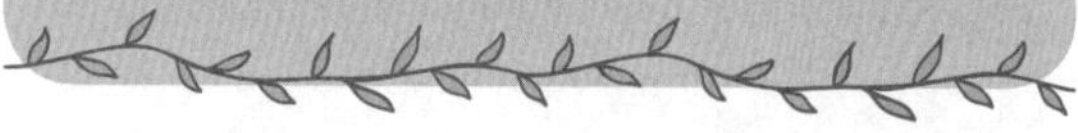

## 早餐营养加点料

在每天吃的早餐中加点“料”，就能让您更合理地摄取和吸收营养。

**·麦片粥＋桃子**

促进铁吸收早餐喝碗麦片粥已是很多人的选择。麦片中含有人体所需铁元素的50%，但实际上人体只能吸收其中的8%，因为人体对植物性铁的吸收率非常有限。不过，将含铁食物与富含维生素C的食物如桃子搭配在一起食用，就能使铁的吸收率大大提高。

**·全麦面包＋花生酱**

补维生素E全麦面包富含抗氧化剂维生素E，这种物质可以缓解剧烈运动后的肌肉疼痛，还能对心脏起到一定的保护作用。由于维生素E只溶于油，因此，将全麦面包和富含健康脂肪的花生酱或是沙拉酱一起食用，可以帮助身体吸收更多的维生素E。

**·豆浆＋橙子**

促矿物质吸收豆浆中含有多种营养成分，但其中的植酸会妨碍身体对豆浆中矿物质元素锌和铁的吸收。为了帮助身体更好地吸收这些矿物质元素，可以在饮食中将豆类与富含维生素C的食品（如橙子、柚子等搭配在一起，因为维生素C可以削弱植酸的作用。

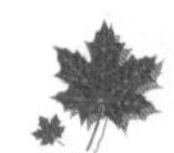

## 鱼吃哪部分营养高

**·吃营养：鱼肉、鱼脑**

鱼肉中含有丰富的优质蛋白，并且易消化吸收。鱼肉还含有钙、磷、钾、碘、锌、硒等无机盐，以及维生素A、维生素D及B族维生素等。鱼的肌肉有暗色肉和白色肉之分，暗色肉含有较多的脂质、糖原、维生素、酶类等，味道较腥，一般活动性强的金枪鱼、鲣鱼、沙丁鱼等暗色肉较多；银鳕鱼、大黄鱼、比目鱼等则白色肉较多，腥味较轻。

鱼脑中富含俗称“脑黄金”的多不饱和脂肪酸DHA，还有磷脂类物质，有助于婴儿大脑发育，对辅助治疗老年痴呆症也有一定作用。但鱼脑胆固醇含量较高，应控制食量。

**· 吃美容、吃口感：鱼肚**

鱼肚中含有生物大分子胶原蛋白质，有改善组织营养状况，促进生长发育，延缓皮肤衰老的效能。食用鱼肚在1600多年前的《齐民要术》中就有记载，称其与燕窝、鱼翅齐名，素有海洋人参之誉，是理想的高蛋白低脂肪食品。海水鱼的鱼肚壁较厚，通常制成干品。鱼肚制成的菜肴口感滑润、细腻，有浓厚感。

鱼肚在食用前，必须提前泡发，其方法有油发和水法两种。质厚的鱼肚两种发法皆可，质薄的鱼肚油发较好。油要保持低温，当鱼肚炸到手一折就断，断面如海绵状时，就可捞出。倒入开水，使其浸发回软、挤去水分，根据需要切成不同形状，再用温水漂去油质、洗净后即可做菜。

**· 吃新奇、吃情趣：鱼鳞、鱼眼、鱼唇**

鱼鳞含胆碱，可增强记忆力。它还含有多种不饱和脂肪酸，对防治动脉硬化、高血压及心脏病都有一定作用，可做成鱼鳞冻食用。鲥鱼和鳓鱼的鱼鳞中含有一定脂质和鲜味成分，烹饪时也可不去鳞，直接蒸制，食用时吮一下汁，可摄取一点从中溶出的胶原蛋白。带鱼鱼鳞中含有可抗癌的成分，价值较高，吃时不必刮掉。

鱼唇多以鲟鱼、鲨鱼、鳐鱼上唇部的皮及连带组织干制而成，主要成分也是胶原蛋白。它也属海味八珍之一，但其实没多少营养。鱼眼中维生素$B_1$和DHA的含量略高，但由于鱼眼毕竟量小，营养价值不大。此外还有鱼尾和鱼骨。鱼尾营养和鱼身的肉差不多；鱼骨确实有补钙的效果，但是一般人们吃得很少，鲨鱼的鱼骨则可以做成鱼骨粉。

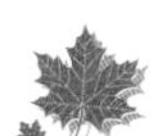

## 家中宝宝冬春季防感冒

冬春季节是呼吸道传染病的好发季节，主要有流行性感冒、流行性脑膜炎、传染性非典型肺炎、腮腺炎、麻疹、风疹等，大多是儿童时期的病毒性传染病，所以体弱的孩子在冬春季节适当地做些防治是应当的。

**· 运动锻炼**

“生命在于运动”，适宜的体育锻炼是预防疾病，增强体质的有效手段。有的家长担心外出活动宝宝会因此而受凉感冒，这是不必要。呼吸道易感儿平时要加强体质锻炼，多进行户外活动，常吸新鲜空气，晒晒太阳，还可选择游泳或慢跑活动锻炼，坚持每天用冷水洗脸，还可按摩鼻旁穴位迎香、四白等，锻炼小儿的耐寒能力。经常锻炼可以促使血液中的红细胞、白细胞、和血红蛋白增加，有效地改善与提高心脏、血管、呼吸和消化器官的功能水平。当然，在刚开始锻炼时应该根据人体的差异和具体情况进行，剧烈活动有可能带来过度疲劳，导致免疫力下降。

**· 调节免疫**

呼吸道易感儿的原因一般认为儿童时期免疫功能低下，但是目前临床研究认为反复呼吸道感染儿童的免疫功能并不一定是低，而是表现为免疫功能紊乱，一个时期免疫低下，一个阶段免疫亢进，容易为呼吸道病原微生物侵袭。对于这些患儿可去医院作免疫功能的检查，如果免疫功能低下的患儿可建议选择足三里穴位拍打或药物注射治疗，有较好效果。

· **防感药膳**

饮食疗法是中医的特色之一，有辅助治疗的作用。吃中药抗病毒，犹如给人体穿上了一件防护衣。但由于中药味苦，孩子不容易接受，家长不妨为孩子制作味佳易煮的药膳，进行饮食调节，也可以起到相应的预防呼吸道感染的作用。预防呼吸道感染的药膳品种较多，家长该如何选择，中医认为，还是应该根据孩子平时的体质、易患病情况，选择最适合孩子个体的药膳。

· **黄芪鸽子（或童子鸡）汤**

作用：补气固表。

适用人群：体虚自汗，贫血，容易感冒的孩子。

材料：鸽子（或250克以内童子鸡）一只，生黄芪10克，盐和黄酒少许。

做法：（1）洗净鸽子（或童子鸡），用纱布袋包好生黄芪。

（2）取一根细线，一端扎紧纱布袋口，另一端则绑在锅柄上。

（3）在锅中加适量水煮汤，等鸽子（或童子鸡）煮熟后，拿出黄芪包。

（4）加入少许盐、黄酒调味，即可食用。每周2次。

· **虫草红枣汤**

作用：滋肺补肾、稳定免疫力。

适宜人群：经常感冒咳嗽，尤其是哮喘的孩子。

材料：冬虫夏草1根，红枣5枚。

做法：用冬虫夏草和红枣一起烧汤，让孩子每晚临睡前或清晨空腹时代茶饮用。

· **菌菇汤**

作用：健脾开胃

适宜人群：平时胃口不佳、厌食缺锌的孩子。

材料：蘑菇、香菇、草菇、金针菇各50克，盐少许。

做法：把蘑菇、香菇、草菇、金针菇都洗净，加适量水同煮汤。等煮熟后加入盐等调味品，即可食用。每周2次。

· **白萝卜蜂蜜饮**

作用：清肺润肠。

适用人群：经常咳嗽，多痰、大便秘结。

材料：白萝卜250克，蜂蜜30克。

做法：（1）把白萝卜洗净，加适量水煮汤。

（2）等萝卜煮熟后，倒出汤水。在汤水中加入蜂蜜，调匀，即可服用。隔日一次。

· **麦冬鲫鱼汤**

作用：养阴润肺。

适宜人群：经常咳嗽，少痰，大便秘结，口干喜饮水的孩子。

材料：麦冬10克，鲫鱼1条（100克左右），调味品适量。

做法：（1）先将麦冬烧煮20分钟，留出麦冬汤备用。

（2）将鲫鱼用油煎片刻，放入麦冬汤汁同烧。

（3）加入调味品，共煮至鲫鱼酥烂即可食用。每周1次。

· **山药糯米红枣粥**

作用：健脾补虚和胃。

适用人群：对有慢性胃炎、肠炎的患儿有辅助治疗的作用。

材料：糯米50克，山药15克，红枣7枚，糖少许。

做法：把糯米、山药、红枣一起煮粥至黏稠，加少许糖即可食用。每周2~3次。

· 米仁赤豆汤

作用：健脾化湿。

适用人群：面色黄白，下眼睑虚浮，胃口不好，食欲不振的孩子。

材料：米仁20克，赤豆30克，糖少许。做法：将米仁，赤豆加水焖煮至酥烂，放少许糖，即可食用，让孩子每周吃两次。

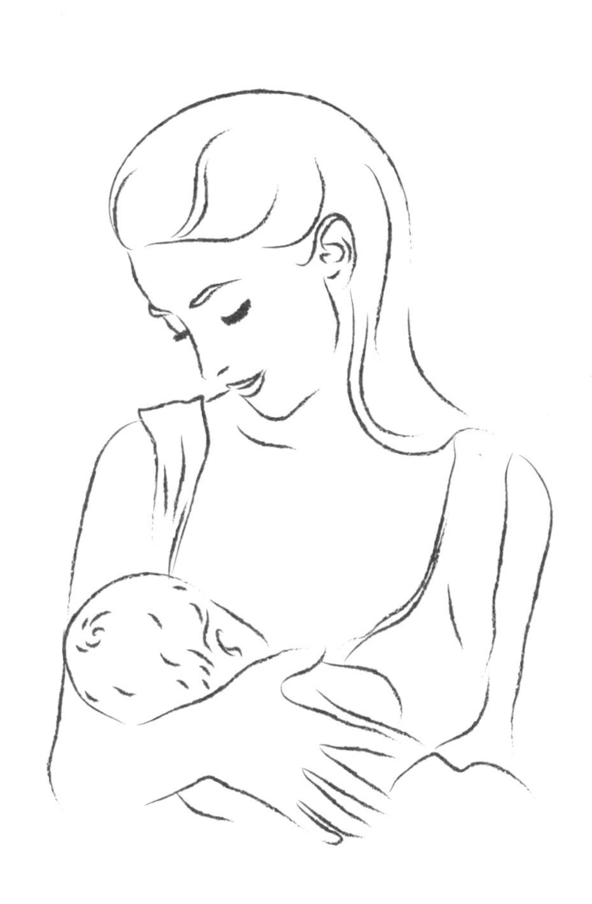

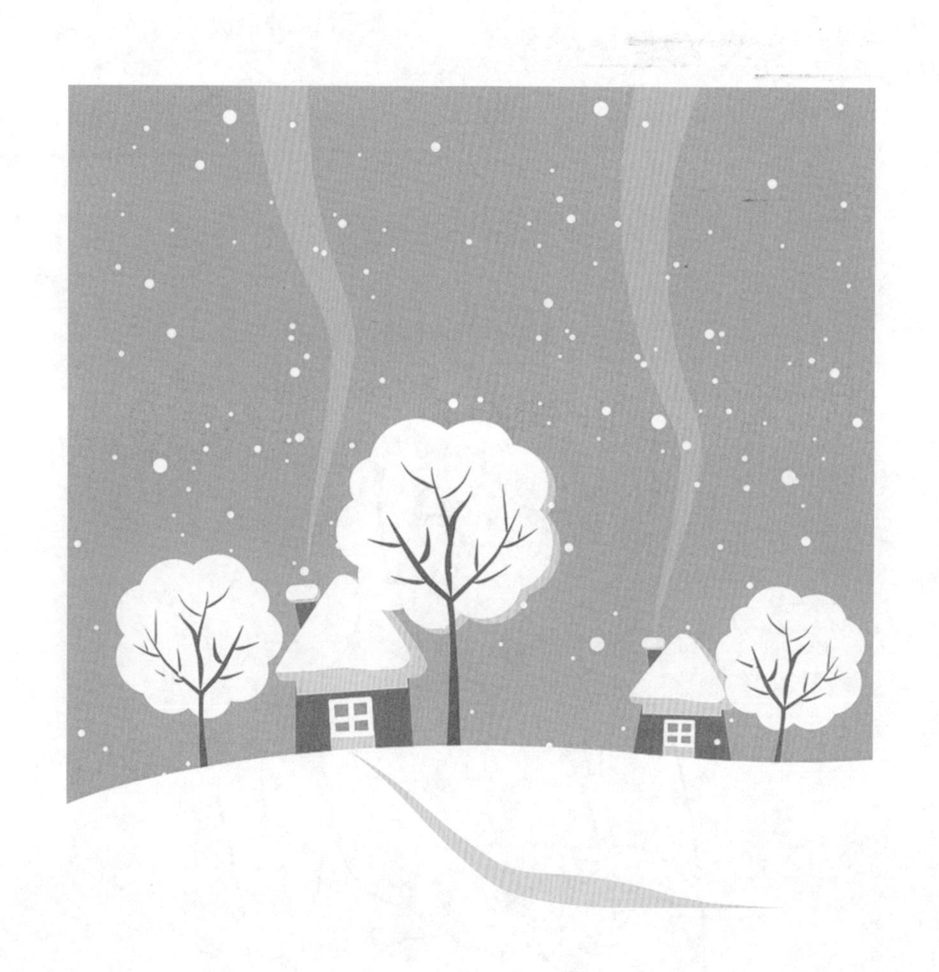

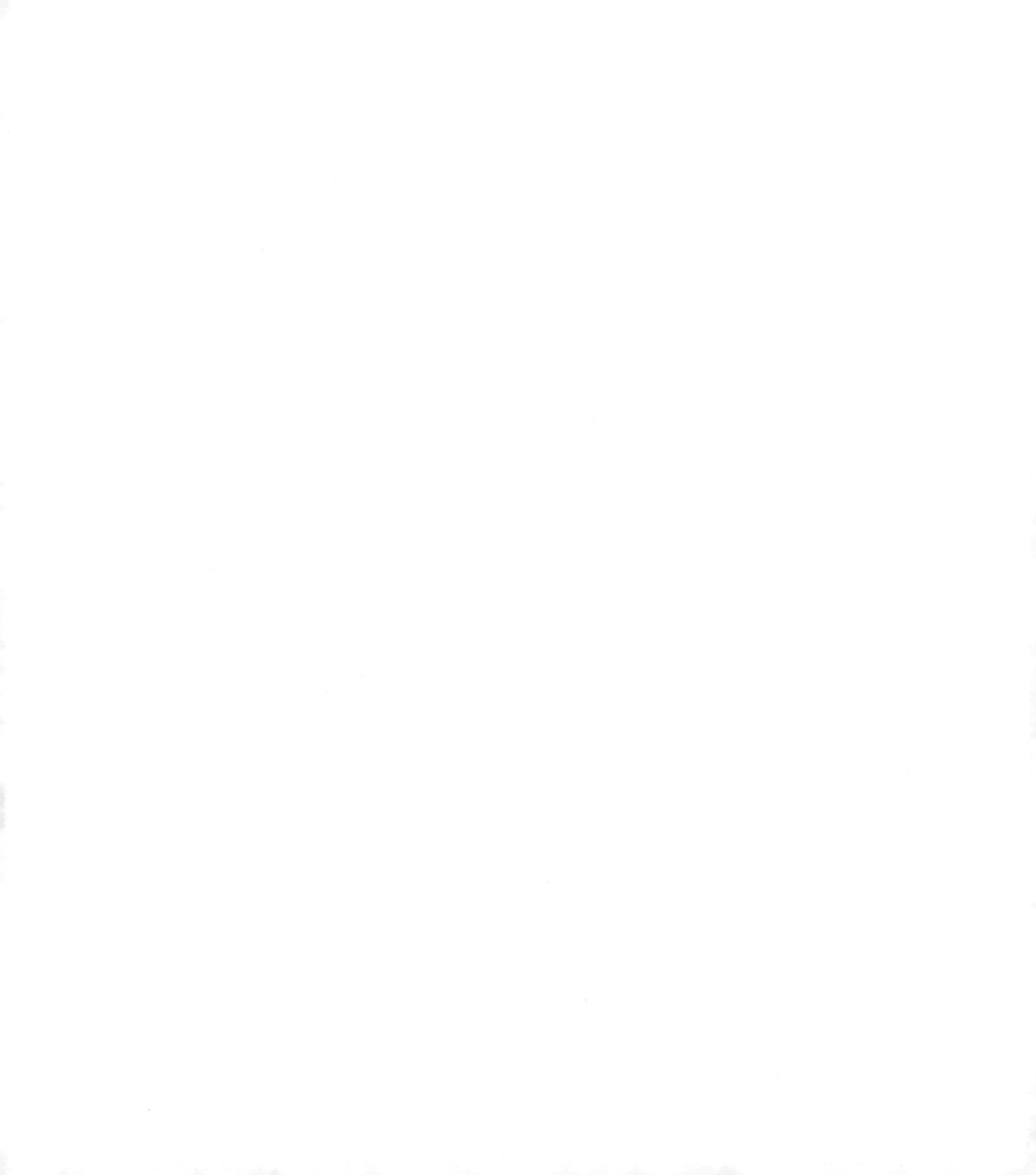